Hosein Zaeri-Esfahani

Wer weiß, wofür das gut war …

Ahura Mazda, dessen Name bedeutet *Herr der Weisheit*, der aus dem reinsten Licht entstandene Schöpfer der Welt, ist der oberste Gott der Perser. Er ist Quell der guten Gedanken, Worte und Taten. Sein Kampf gegen Ahriman, die zerstörerische Schreckgestalt mit ihrer Schar dienstbarer Geister, Dämonen und Divs dauerte 3000 Jahre. Ahura obsiegte und schenkte den Persern den heißesten Punkt der Erde in der Wüste *Dasht e Lut*, das größte Faltengebirge der Welt *Zagros* und den Esel, um dieses zu erklimmen. Er gab ihnen *Damavand*, der mit 6000 Metern den steilsten Abstieg vollführt, hinunter zum Kaspischen Meer, den größten See der Welt. Sie bekamen die Trockenwälder mit dem Granatapfelstrauch, den Mandeln und Pistazien. Sie empfingen die Schlingpflanzen der Urwälder, das betörende Öl der Gol e Rescht, der persischen Rose, und das heiße Wüstenklima, das ihnen die Dattelpalmen einbrachte. Dazu gab er ihnen noch die Steppe mit ihren Gazellen und Pferden und das salzige Land der Salinen. Dafür verehren sie ihn und sein Symbol des Lichts, das Feuer. Und stolz trugen sie später acht Jahrhunderte lang die Sonne auf ihren Wappen, Münzen und Flaggen, bis ein Dämon Ahrimans wieder zum Leben erwachte…

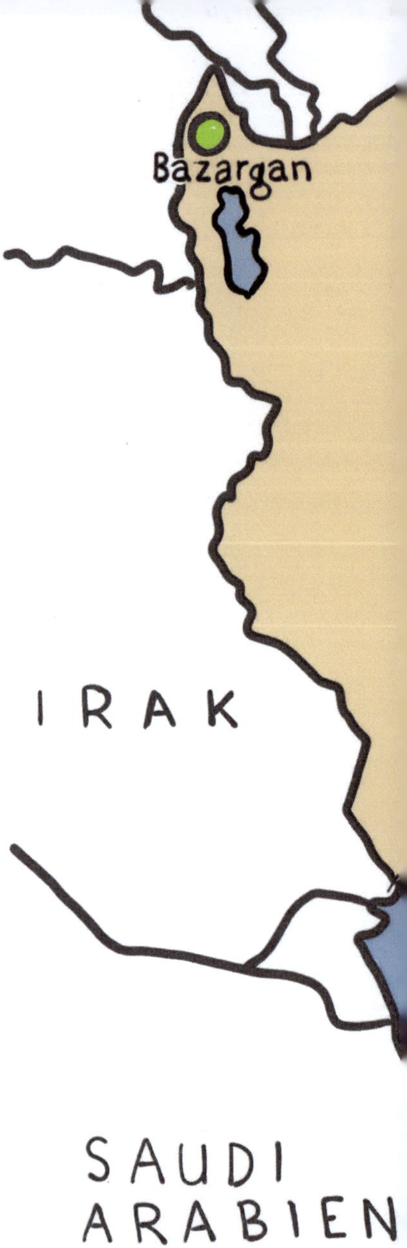

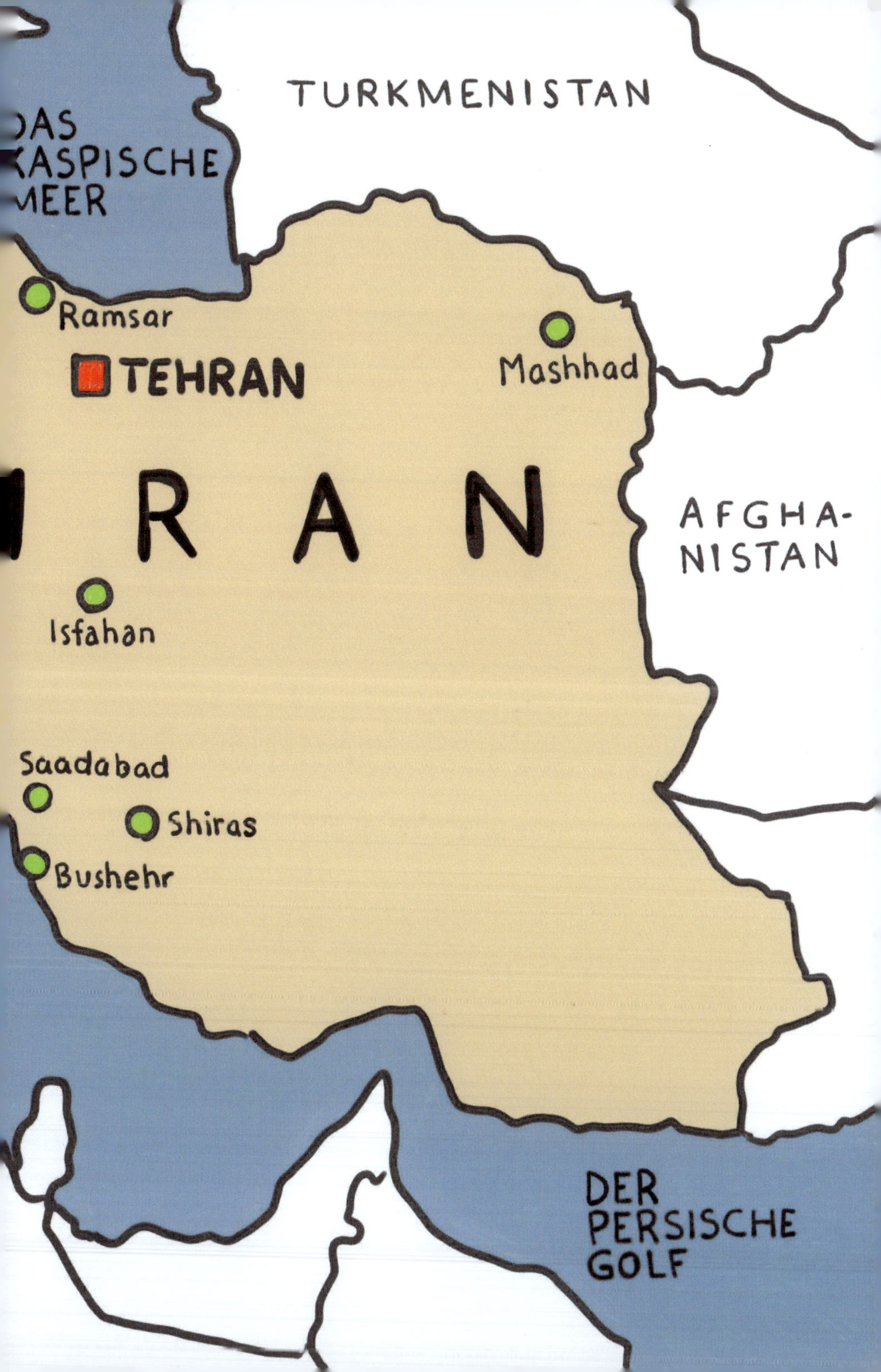
TURKMENISTAN
DAS KASPISCHE MEER
Ramsar
TEHRAN
Mashhad
IRAN
AFGHANISTAN
Isfahan
Saadabad
Shiras
Bushehr
DER PERSISCHE GOLF

Hosein Zaeri-Esfahani

Wer weiß, wofür das gut war …

Übersetzung aus dem Persischen:
Mehrnousch Zaeri-Esfahani

Illustrationen:
Mehrdad Zaeri-Esfahani

Verlag Ute Fuchs

تقدیم به خانواده عزیزم

Für meine geliebte Familie

Impressum:

www.verlag-fuchs.de

Übersetzung aus dem Persischen: Mehrnousch Zaeri-Esfahani
Illustrationen: Mehrdad Zaeri-Esfahani
Lektorat: Jutta Wilke
Buchgestaltung und Satz: Fabian Wippert
Druck: WirmachenDruck.de

ISBN 978-3-942941-31-0

Verlag Ute Fuchs

Eine begleitende Mediathek mit Musikvideos und historischen Hintergründen findet man unter www.zaeri-autorin.de/autorin/mediathek

Inhalt

Vorwort

Im Jahre 2000 erhielt ich von meinem Vater seine abgetippte dreihundertseitige Autobiografie in persischer Sprache. Telefonisch bat er mich, diese für ihn zu übersetzen. Ich freute mich sehr darüber, dass er sich diese Mühe gemacht hatte, um seine Erinnerungen für seine Nachfahren festzuhalten. Ich sagte ihm zu und fing bald mit der Arbeit an. Seine Aufzeichnungen trugen den Titel „Meine Lebenserinnerungen" und begannen mit den Worten: „Mein Vorname ist Hosein und mein Nachname ist Zaeri-Esfahani. Am fünfzehnten Tag des Monats Dey im Jahre 1318 wurde ich in Isfahan, in der Hafezstraße, Haltestelle Kermani, Stadtteil Takhte Gonbad in der Gasse Saddtomani-Ha geboren. Der Vorname meiner Mutter ist Hamideh, der Vorname meines Vaters ist Yadollah, der Vorname der Mutter meiner Mutter ist Khavar und der Vorname des Vaters meines Vaters ist Gholamreza."

Man sieht hier schon, mein Vater ist ein Naturwissenschaftler, der Fakten liebt. Schriftstellerische Tricks, wie Spannungsbogen, Dramaturgie oder gar Sinnlichkeit beherrscht er weniger. Nichtsdestotrotz las ich weiter und fing sofort an, alle Wörter, die ich auf Persisch nicht verstand, einzukringeln und alle wichtigen Stellen farblich zu markieren. Ich machte Notizen an den Rand und arbeitete zwei Stunden lang an den ersten zehn Seiten, so dass sie zum Übersetzen vorbereitet waren.

Ich begann zu ahnen, dass ich für diese Aufgabe Zeit brauchen würde. Zeit, die ich nicht hatte. Im Jahr 2000 war meine Berufstätigkeit als Sozialpädagogin gerade auf ihrem Höhepunkt. Das schwarzgelb geführte Bundesland Baden-Württemberg hatte gerade beschlossen, dass Flüchtlinge, deren Asylverfahren beendet waren, und die eine Duldung besaßen, keine Beratung brauchten. Also eine Gruppe mit meist chronischen Schwer- und Schwersttraumatisierungen, Menschen mit psychischen Erkrankungen und Menschen, die seit Jahren ohne Perspektive lebten, sollten ohne Beratung zurechtkommen. Daraufhin waren im Landkreis Lörrach alle hauptamtlichen Stellen in diesem Bereich gestrichen worden.

Da die Not unfassbar groß war, waren die ehrenamtlichen Flüchtlingsbegleiter und -begleiterinnen in diese Lücke gerutscht. Die Stimmung war explosiv. Die Diakonie hatte als Notlösung eine neue Stelle geschaffen, die sich mit einem Deputat von 75% um die Ehrenamtlichen kümmern und die Beratung dieser 400 geduldeten Flüchtlinge im Landkreis übernehmen sollte.

Ich war nun seit einem Jahr die „glückliche" Inhaberin dieser Stelle, die inzwischen auf 100% aufgestockt worden war. Mit einer täglichen Fahrtzeit von drei Stunden Dauer ging ich also morgens um sieben aus dem Haus und war nicht vor sieben oder acht Uhr abends wieder zuhause. Nebenbei übernahm ich im Jahr 2001 den ehrenamtlichen Vorsitz des Baden-Württembergischen Flüchtlingsrates, einer Dachorganisation für etwa zweihundert Flüchtlingshelfergruppen aus dem ganzen Land. Man könnte also behaupten, dass ich sehr beschäftigt war. Ich selbst bemerkte nicht, dass ich bis zur Erschöpfung arbeitete. Ich war jung und wollte endlich die Inhalte, die ich im Studium gelernt hatte, in der realen und freien Wildbahn umsetzen und ich machte meinen Job sehr gut.

Bereits eine Woche nachdem ich die Autobiografie meines Vaters erhalten hatte, rief er mich erneut an, um zu fragen, wie weit ich schon sei? Ich erzählte ihm von den ersten zehn Seiten und fragte ihn nach all den Stellen, die ich nicht verstanden hatte. Wir führten ein ausführliches Telefonat. Ich machte Notizen. Trotz seiner Dankbarkeit und seiner Freude äußerte er seine Überraschung, dass ich erst zehn Seiten geschafft hatte und bereits eine Woche später rief er wieder an.

Ich war verblüfft, wie schnell eine Woche vergangen war. Ich hatte nichts getan und musste meinem Vater die erste unzähliger folgender Enttäuschungen antun. Mein Vater rief in immer größeren Abständen an. Zunächst monatlich, dann zweimonatlich, dann quartalsweise... Inzwischen stand die Welt auf dem Kopf. Die Terroranschläge des

11. September 2001 hatten sie aus den Angeln gehoben und als Baden-Württembergische Abgesandte im bundesweit organisierten PRO ASYL war ich sehr gefordert. Mein Leben drehte sich so schnell, dass ich nicht bemerkte, wie die Quartale kamen und gingen.

Über die ersten zehn Seiten kam ich lange Zeit nicht hinaus. Im Jahr 2004 wurde ich Mutter und im Jahr 2005 ein zweites Mal. Mein Vater fragte nur noch einmal jährlich nach seiner Autobiografie. Als 2009 unser drittes Kind das Licht der Welt erblickte, rief er ein letztes Mal in dieser Angelegenheit an und teilte mir mit, dass er wisse, dass ich als berufstätige Mutter keine Zeit habe. Es sei ihm klar geworden, dass es ein Ding der Unmöglichkeit sei, dass diese Biografie jemals übersetzt werden könne. Er sei aber froh, dass er alles für seine Kinder und Enkelkinder festgehalten habe.

Tatsächlich fühlte ich mich nun befreit. Ich hatte in den schlaflosen Nächten einer jungen Mutter immer wieder dieses Werk in die Hand genommen und hatte bereits fast die ersten sechzig Seiten durchgelesen, aber ich war vollkommen überfordert. Es war angefüllt mit Details, da mein Vater anscheinend nichts vergisst. Ich erfuhr unter anderem alle Namen all seiner Lehrer in allen Fächern all seiner Klassen und all seiner Dozenten. Er hatte kein Detail ausgelassen. Ich hatte zu viel Respekt, um mir zu erlauben, bei einer Übersetzung, die ich tatsächlich auch schriftlich anfing, auch nur ein einziges Wort zu streichen. Ich fragte mich, was wenn ihm gerade diese Stelle sehr wichtig ist? Ich kann sie doch nicht einfach weglassen, nur weil es für den Leser langweilig erscheint? Das Reduzieren war mir unmöglich. Für das Werk bedeutete es den Tod. Die ausgedruckten Seiten verschwanden in mehreren Ordnern und waren vergessen.

Im Jahr 2017 hatte das Leben mich mitgenommen und an einer Stelle ausgesetzt, die ich niemals vermutet hätte. Ich hatte mich gerade als freischaffende Autorin selbstständig gemacht. Zuvor hatte ich im Jahr 2016 mit einem Doppeldebüt im Literaturbetrieb auf mich aufmerksam gemacht. Seit 2012 hatte ich mich ernsthaft als Autorin betätig und nun meinen erlernten Beruf an den Nagel gehängt. In der vierjährigen Schreibphase meiner ersten beiden Bücher hatte ich unter größtem Schmerz das Loslassen gelernt, das Reduzieren. Ich hatte zudem Schreibseminare besucht und mich in dieser Kunst geschult.

Ab 2017 begann ich also die Arbeit an meinem dritten Buch, einem Zeitreise-Roman, in welchem das Alter Ego meines Sohnes nach Isfahan in das Jahr 1950 reist, und sich dort mit meinem Vater, der damals selbst ein Kind war, anfreundet. Ich las alle Bücher über Isfahan, die ich in die Hände bekam und recherchierte zwei Jahre lang über diese wunderbare Stadt und ihre alte Geschichte. Ich betrachtete unzählige historische Fotos und schaute Filme. Ich wusste alles, was man über Isfahan im Internet in Erfahrung bringen konnte. Im Herbst 2018, nach fast zweijähriger Schreibarbeit, gab ich das halb fertige Manuskript meiner Agentin und erhielt von ihr die niederschmetternde Rückmeldung, das Buch sei nicht gut. Sie habe das Gefühl, dass ich eine Absicht hätte, und dass dadurch der Protagonist nicht lebendig geworden sei. Ich war erschüttert und legte eine dreimonatige Pause ein.

Am Neujahrstag 2019 unterhielt ich mich mit meinen Geschwistern und schilderte ihnen, was passiert war. Gemeinsam fanden wir heraus, wie es weitergehen musste. In Wahrheit wollte ich endlich mein Versprechen einlösen und die Autobiografie meines Vaters übersetzen. Diese Aufgabe hatte ich jedoch meinem Protagonisten aufgebunden. Ich musste also selbst die Biografie meines Vaters aufschreiben und mich selbst von diesem inneren Auftrag befreien. Doch wir entschieden, unseren Eltern diese Neuigkeit nicht mitzuteilen. Vater sollte das fertige Buch zu seinem achtzigsten Geburtstag im Januar 2020 bekommen. Wir Geschwister wussten, dass uns viel Arbeit bevorstand. Doch mit Unterstützung von Freunden würden wir es schaffen. Schon bald erschien uns der von mir vorgeschlagene Titel als der beste. „Wer weiß, wofür das gut war…“, denn wir alle kannten unseren Vater nicht anders. Egal, was uns zustoßen mochte, welche Schicksalsschläge oder Schikanen während des Asylverfahrens. Unser Vater, ein unverbesserlicher Optimist, erinnerte stets daran, dass das alles für irgendetwas gut sei, und dass man nur abwarten müsse, um es eines Tages zu verstehen. Bis heute hat sich an dieser Einstellung nichts geändert und wir vier Kinder sind davon überzeugt, dass er recht hat. Das Leben hat es uns bewiesen.

Ab dem 06. Januar 2019 machte ich mich ans Werk. Und siehe da, die Zeit war gekommen. Neunzehn Jahre nach dem ersten Telefonat und meinem leichtsinnigen Versprechen an meinen Vater, sein Werk für ihn zu übersetzen, schrieben sich die Worte wie von selbst. In diesen zwei Jahrzehnten hatte ich durch meine beiden ersten autobiografischen Bücher mich selbst gefunden. Ich hatte genug Selbstbewusstsein, um einen fremden Text zu reduzieren. Nichts fiel mir leichter, als die Edelsteine herauszusuchen und diese ins Deutsche zu übersetzen und zu schleifen.

Bald hatte ich seine Autobiografie komplett durchgelesen und hatte sie durch ein kompliziertes zwanzigseitiges Tabellensystem chronologisch geordnet, denn überraschenderweise hatte mein Vater sich nicht an die Chronologie gehalten. In dieser Zeit war mein treuester Begleiter die Homepage nabkal.de/kalrechiran, auf der ein gewisser Nikolaus Bär – ich bin ihm auf ewig dankbar – ein kostenloses Kalenderumrechnungsprogramm zur Verfügung stellt, mit dem man iranische Daten in abendländische umrechnen kann. Ohne diesen Rechner wäre es unmöglich gewesen, diese Biografie zu schreiben. Weitere unverzichtbare Online-Helfer waren die Seiten duden.de, wikipedia.de und youtube.de.

Zusätzlich hatte ich den Anspruch, keine falschen Tatsachen darzustellen. So recherchierte ich alles, was recherchierbar war. Ich erfuhr, wann die Dattelernte in der iranischen Region Borazjan stattfindet und wie sie vonstattengeht. Ich machte per Internet eine Pilgerreise nach Mekka und konnte die einzelnen Stationen auf der Weltkarte nachvollziehen. Ich fand heraus, wie viele unzählige verschiedene Uniformen die Nationale Volksarmee der ehemaligen DDR hatte, und welche davon die Grenzsoldaten am 25. Dezember 1985 am Berliner Grenzübergang Friedrichstraße getragen haben mussten.

Ich fand eine Homepage, die alle bisher registrierten Erdbeben Irans mit Datum, Stärke, Zahl der Todesopfer und entstandenem Sachschaden auflistete. Ich las alles über die jüngere Geschichte Irans und über alle nennenswerten Ereignisse während der Islamischen Revolution. Ich lernte Irans ehemaligen Monarchen Shah kennen. Ich besorgte mir politische Karten Irans mit Verwaltungsbezirken, Kreisen, Städten, Dörfern und Weilern. Ich erfuhr viel über die shiitischen Rituale in der Sterbebegleitung und bei einer Beerdigung. Ich recherchierte die verschiedenen Klimazonen der Erde und suchte stundenlang auf Google-Earth die Flüsse in der Region Borazjan, die mein Vater beschreibt. Ich habe noch viel mehr gesucht und wurde immer fündig.

Das Beschreiben der inneren Gefühlswelt meines Vaters war ohne Tränenvergießen nicht möglich. Ich reiste insgesamt neun Monate lang an der Seite meines Vaters zurück in die Vergangenheit bis zu seiner Geburt und dann wieder als Flüchtling zurück nach Deutschland, auf der Suche nach einer neuen Heimat. Ich hatte bislang nicht gewusst, was er und meine Mutter als Asylbewerber und dann als Geduldete in den zehn Jahren, in denen sie in Deutschland keine Aufenthaltserlaubnis hatten, durchlitten haben. Ich wusste nicht, welch unfassbar hohen Preis sie bezahlt haben, um uns Kindern ein neues Leben in Freiheit und Demokratie zu schenken. Ich empfinde große Demut. Ich bin meinem Vater, dem Helden meiner Kindheit und meinem heutigen Vorbild, einfach nur dankbar dafür, dass ich seine Autobiografie übersetzen durfte.

Mehrnousch Zaeri-Esfahani

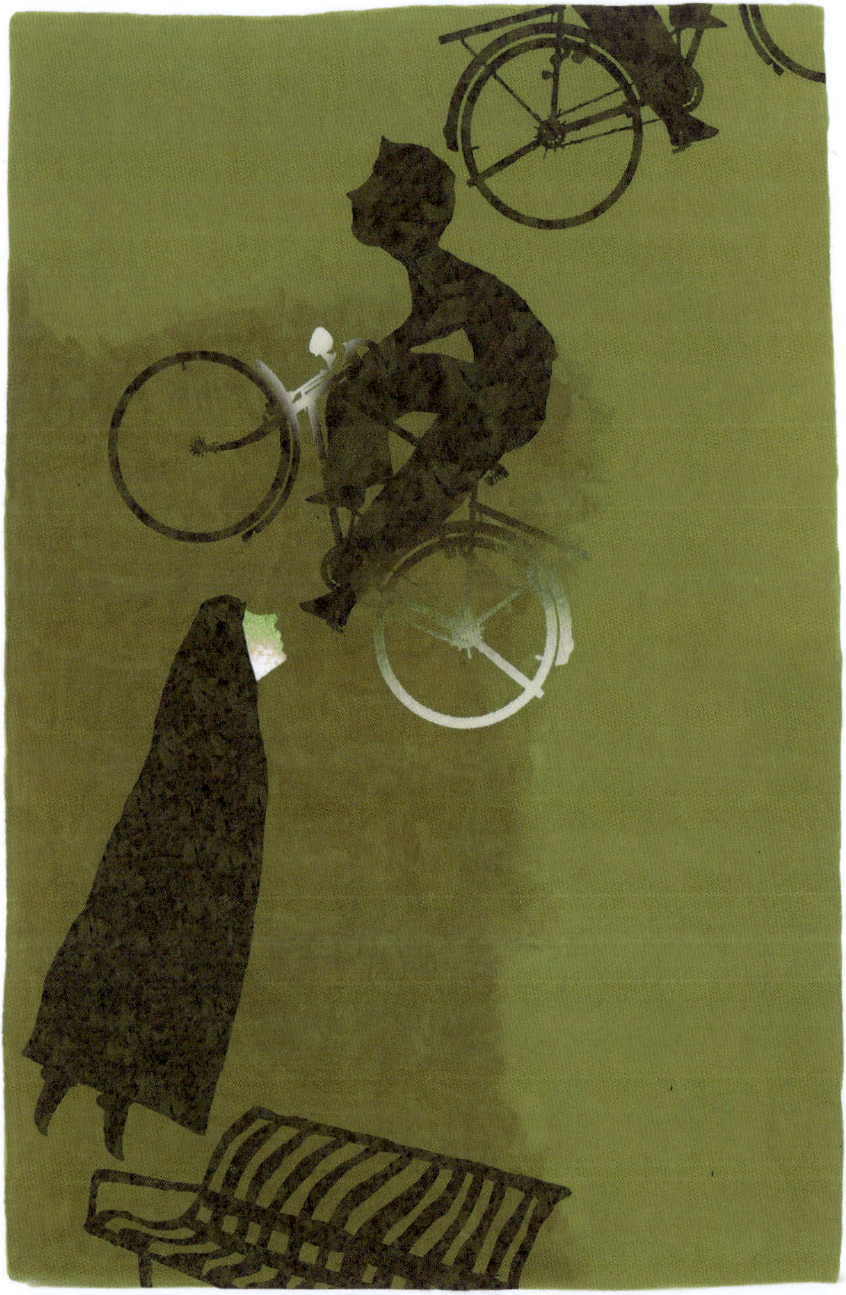

Kapitel 1

Rosinen, Mirabellen und Walnüsse

1940 – 1946

Letztendlich geht es uns allen gleich. Wir sind auf der Suche nach uns selbst. Wir stehen vor dem Spiegel und wie aus dem Nichts kommt dieser eine Moment, diese eine kurze Sekunde, in der wir uns in die Seele blicken und uns fragen: Wer bin ich? Warum bin ich hier? Wie konnte das Rad der Zeit sich so schnell drehen, dass mir manchmal schwindlig wurde? Nach acht Jahrzehnten Seelenblickens möchte ich meine Geschichte erzählen, die man spannend und ungewöhnlich nennen kann. Meine Kindheit begann mit Rosinen, Mirabellen und Walnüssen. Ich verbrachte meine Tage in einem derart großen Obstgarten, dass man für dessen Pflege genau genommen eine ganze Gärtnerei benötigt hätte. Mein Geburtshaus befand sich in Isfahan im Stadtteil *Takhte Gonbad*[1], der grünen Lunge Isfahans, einem Stadtteil, der zur Südseite des großen Shahplatzes[2] lag. Es war eines der *Khunebaghis*, eines der Wohnhäuser mit Obstgarten, die der Monarch des Landes, der alte Shah[3], großzügig zu einem günstigen Preis den Isfahanis verkauft hatte, jedoch mit der Vorgabe, dass sie sich um den Garten kümmerten und im Gegenzug das Obst ernten und verarbeiten durften. Einmal in der Woche ließ der junge Shah[4] durch das Öffnen von Schleusen, die die labyrinthartigen Wasserrinnen in unseren Gärten fluteten, eine Stunde lang aus seinen königlichen Wasserreserven die Gärten bewässern. Mutter, mit dem Vornamen Hamideh, was zu

1 Unter der Kuppel

2 Meydane Naqshe Dschahan, (=*Abbild der Welt*) ein Erbe des Safawidenreiches, gebaut um 1590, seit 1979 der *Platz des Imams* genannt, befindet sich im Zentrum von Isfahan und ist mit neun Hektar Fläche einer der größten Plätze der Welt. Zu Ehren Shahs wurde er zu seiner Herrscherzeit Shahplatz genannt.

3 Reza Shah Pahlavi, *1878 †1944 in Südafrika/Johannesburg, zunächst einfacher Soldat, wurde er 1925 zum Shah von Persien gekrönt. Nach der anglosowjetischen Invasion Irans dankte er ab und flüchtete nach Südafrika.

Deutsch *Lobenswert* bedeutet, war eine leidenschaftliche Gärtnerin. Sie entschied, wann geerntet, welcher Baum geschnitten, und wann Tagelöhner vom großen Shahplatz angeheuert werden sollten. Ihre Liebe zur Natur nährte sich aus ihrem unerschöpflichen Gottesglauben. Unter ihrem geblümten Ganzkörperschleier lebte eine Frau mit reichem Innenleben in geblümter Bluse und geblümtem Rock. Mit großer Ruhe und in scheinbarer Leichtigkeit lebte sie ihre Sehnsucht nach Freiheit. Wir alle, mein Vater, mein Bruder und ich, ließen uns von ihrer Weisheit und Geduld führen, in der Gewissheit, dass sie das Richtige tat. Vater mit dem Vornamen Yadollah, was *Gottes Hand* bedeutet, war ein Mann, der an Worten so reich gespart hatte, dass kaum noch welche übrig geblieben waren. Mutter, die zugleich seine Cousine und ihm vertraut war, ließ er mit leichtem Gefühl und ruhiger Freude gewähren. Für jene Zeiten, in den vierziger und fünfziger Jahren des zwanzigsten Jahrhunderts in der noch blühenden Monarchie, war solch eine Haltung eines Mannes gegenüber der eigenen Ehefrau mehr als verwunderlich und außergewöhnlich. Es hätte Anlass geben müssen für Klatsch und Schande. Manch einer aus dem großen Basar hätte ihm übel nachreden müssen, dass dieser Mann nicht wisse, wie man die Weiber züchtige, dass dieser Mann seiner Frau alles durchgehen lasse. Doch niemals kam es dazu, denn Vater war im Basar ein hoch geschätzter, weil ehrlicher Arbeiter. Tag für Tag öffnete er in der Frühe den Rollladen seiner Werkstatt, die sich irgendwo in der Gasse des Berufsstandes der Rikhtegaran[5] im Gewirr des großen Labyrinths im Hauptbasar befand. Tag für Tag heizte er, noch bevor die Morgendämmerung angebrochen war, seinen offenen Glutofen, worin er bei über tausend Grad verschiedene Metallgegenstände, insbesondere Silber, einschmolz und in Barren goss. Niemals fehlte bei Gießermeis-

4 Shah Mohammad Reza Pahlavi, *1919 †1980 in Ägypten/Kairo entstammend der Herrscherdynastie Pahlavi, bestieg 1944 mit 22 Jahren den Thron und errichtete durch Unterstützung der USA eine Alleinherrschaft mit einem brutalen Geheimdienst. Er krönte sich selbst im Oktober 1967 und nannte sich König der Könige (Shahanshah). 1979 wurde er durch die Islamische Revolution und deren Führer, Ayatollah Chomeyni, gestürzt.

5 Gießermeister

ter Yadollah, wie ihn alle respektvoll nannten, auch nur ein Gramm des ihm anvertrauten Silbers. Bald genoss er ein so großes Ansehen, dass die Menschen ihm sogar Gold brachten, um es einschmelzen zu lassen. Tiefgläubig harrte er den Fastenmonat Ramadan bei Hunger und Durst vor der Gluthitze dieses Ofens aus und arbeitete bis zur Erschöpfung. Beim Fastenbrechen am Abend dankte er Gott für das glückliche und reiche Leben, das wir hatten. Reich war meine Kindheit gewiss. Die vier Jahreszeiten kamen und gingen so absolut sichtbar, fühlbar und gnadenlos, wie nur die Natur sein kann. Sie hinterließen mit ihrem immerwährenden Zyklus in jeder einzelnen Zelle meines Körpers die ewige Erinnerung an Leben und Vergehen. Mein großer Bruder Asghar, dessen Vorname *Preisen und Loben* bedeutet, war mein Gefährte, mein Meister und Lehrer in der Kunst des Übermuts und des Streichespielens. Unsere Stunde kam zur Mittagszeit, wenn die große Hitze ganz Isfahan zur Geisel nahm, Vater seinen Rollladen herunterzog, um hinten im Laden ein Nickerchen zu machen, und Mutter sich zurückzog, um auszuruhen. Dann warteten wir ab, bis alles schlief und nur noch das Zirpen der Insekten sich in der flirrenden Hitze zu einem seltsamen Ton verbog. Dann hatte Asghar schon den Plan des Tages geschmiedet. Wir stahlen gemeinsam mit bloßen Fingern den saftigen fetten Rahm aus der Milchkanne, füllten unsere Taschen mit Rosinen, warfen grundlos Steine auf Dinge oder fuhren auf einem Tablett als Schlitten das Bettzeug hinunter, das bis zur Zimmerdecke aufgestapelt war. Ganz besonders liebten wir Trauben. Zu jeder Mahlzeit servierte Mutter die Trauben aus dem eigenen Garten. Und nie waren es genug für uns. Dann fragten wir: „Maman, hamineh?“, Mama, war das alles? Asghar konnte erstaunlich gut verhandeln und schmeicheln, so dass Mutter immer noch mehr Trauben holte, die sie eigentlich zu Rosinen verarbeiten wollte. Asghar war aber auch immer schon der Geschäftsmann gewesen. Die Schule besuchte er einen einzigen Tag lang. Schon am Einschulungstag schickte ihn sein Lehrer nach Hause. Asghar hatte mitten im Unterricht unerklärliche Zahnschmerzen bekommen. Vor Schmerzen geweint hatte er, obwohl wir Jungen niemals weinen durften. Mal hielt er die rechte Backe und mal die linke, bis Vater und

Mutter am Abend entschieden hatten, dass er nicht mehr in die Schule gehen müsse. Ihnen brach dies das Herz. Sie wollten uns das harte Arbeiterleben ersparen. Wie oft hatten sie uns erklärt, Analphabet zu sein, sei als wäre man blind. Doch augenblicklich, als sie Asghar von der Schulpflicht befreit hatten, hörten seine Schmerzen ebenso unerklärlich auf, wie sie gekommen waren. Am nächsten Morgen stand der gerade einmal sechsjährige Asghar, wie ausgemacht, noch vor der Morgendämmerung auf, zog sich an, verrichtete das Morgengebet und begleitete Vater ins Geschäft. Und dies tat er bis an seinem letzten Lebtag auf dieser Erde.

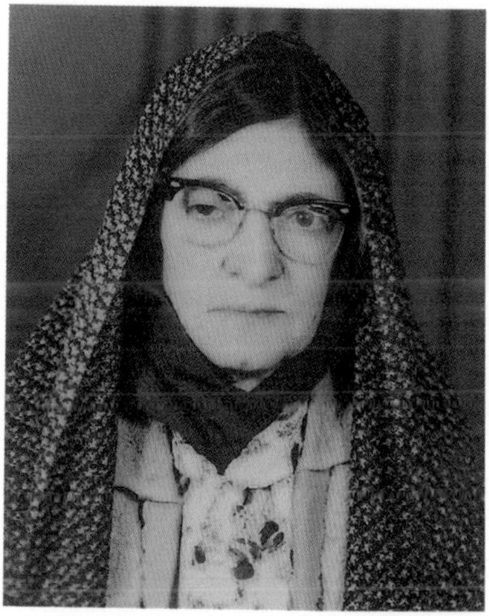

1958, Isfahan, Mutter Hamideh

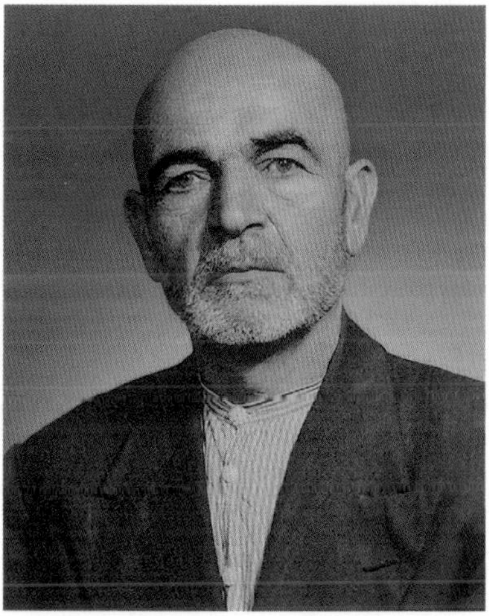

1958, Isfahan, Vater Yadollah

Den Basar kannte er zu diesem Zeitpunkt schon gut. Er hatte dort in den drei Monaten der Sommerferien vor seiner Einschulung gearbeitet. Das Geschäft und insbesondere die klimpernden Münzen in seinen Jackentaschen hatten zu gut geschmeckt und ihm jegliche Lust auf die Schulbank genommen. Auch ich musste, so wie alle Jungen aus Arbeiterfamilien, ab dem sechsten Lebensjahr in den Ferien im Basar arbeiten. Die Mädchen blieben zuhause, halfen den Müttern und lernten das Haushalten. Wir Jungen hingegen waren zu laut, zu zerstörerisch und zu wild. Die Mütter hielten diese lange Zeit mit der lärmenden Plage nicht aus. Meine erste Anstellung fand ich mit sechs Jahren im Sommer 1946 durch die guten Beziehungen von Vater beim Obst- und Gemüsehändler. Den ganzen Tag verbrachte ich in diesem Laden. Meine Aufgaben beschränkten sich auf das Müllaufsammeln, das Fegen, das Sprenkeln des heißen und staubigen Bodens mit kühlem Wasser und insbesondere auf das Obstessen. Auch Vater half ich das eine oder andere Mal aus, indem ich das Feuer des Glutofens mit dem Blasebalg anfachte. Doch ganz anders als Asghar hatte ich meine Einschulung kaum abwarten können, denn ich wollte Arzt werden. Diesen Wunsch hatte Onkel Neematollah, dessen Vorname *Segen Gottes* bedeutet, in mir geweckt. Onkel Neematollah mochte ich sehr. Er war ein immerzu fröhlicher Lebemann und ein Glückspilz. Stets und unermüdlich war er, und das war für damalige Zeiten sehr selten, mit seinem Fahrrad unterwegs gewesen. Sein Glück und sein Verstand hatten ihm schon früh sein geliebtes Schuhgeschäft, wo er seine Tage verbrachte, mehrere weitere Geschäfte, Ländereien und einen ausgedehnten Weintraubengarten außerhalb der Stadt eingebracht. Er hatte etliche Frauen geehelicht und geschieden ohne jemals Kinder zu bekommen, da er zeugungsunfähig war. Schließlich fand er jene Frau, die ihn so nahm, wie er war. Beinahe jeden Freitag[6] verbrachten wir mit ihnen in ihrem privaten Garten, wo sie uns neben köstlichsten Speisen auch mit schwarzen betörenden Trauben verköstigten. Diese besonderen Trauben müssen die Früchte des Paradieses gewesen sein, denn nie wieder habe ich so köstliches Obst gekostet. Ich lauschte Onkel Neematollahs Geschichten im Rausch der schwarzen Trauben Stunde um Stunde und erfuhr von seiner Sicht auf das Leben. Im mittleren Alter erlitt er einen schweren Fahrradunfall, was ihn zwang, seine Ländereien zu verkaufen. Jetzt brach all das Unglück, das ihn wie ein kreisender Adler irgendwo da oben belauert haben musste, über ihn herein. Nachdem er den ganzen Kummer nicht mehr ertragen hatte, ereilte ihn ein Schlaganfall, der ihn von da an ans Bett fesselte. Er

6 In Iran beginnt die Woche mit dem Samstag. Das Wochenende hat nur einen Tag, den Freitag.

verkaufte seine Besitztümer, was ihm und seiner treuen Gefährtin bis ans Lebensende das Brot und ein würdevolles Altern einbrachte. Den letzten Rest teilte er vor seinem Tode unter den Hinterbliebenen auf. „Junge!", hatte Onkel Neematollah eines Tages gesagt, noch in den Zeiten, als wir schöne Stunden in seinem Garten verbringen konnten „Du bist mit Verstand und Integrität gesegnet. Obendrein hast du Eltern, denen Bildung und Wissen lieb und teuer sind. Du musst Arzt werden. Ein Arzt wird immer und von jedem gebraucht, ob reich oder arm. Selbst ein König benötigt manchmal die Hilfe eines Arztes."

Damit hatte er mich überzeugt, da ich schon damals die Vernunft mehr als jeden anderen Ratgeber schätzte. Die hygienischen Verhältnisse waren zu diesen Zeiten katastrophal. Die Sterberate war hoch, und Krankheiten waren allerorten und auch für uns kleine Kinder sichtbar. Ich hatte die Krankheiten vor Augen. Malaria, Syphilis, Tripper, das lästige und langwierige Sandmückenvirus, das zum totalen Haarausfall führte und zahlreiche banale Verdauungskrankheiten, die oft genug aufgrund der desolaten Lebensumstände zum Tode führten. Auch die Kopfläuse waren nicht auszurotten. Am Tag meiner Impfung, was eine Voraussetzung für die Einschulung war, befanden sich im Gesundheitsamt von Isfahan so viele wartende Väter und Söhne, dass wir Kinder kaum noch atmen konnten. Da nahm mich Vater auf seine Schultern und sagte: „Mein Sohn, ich werde alles tun, um dir die Schule zu ermöglichen. Mein Hemd würde ich verkaufen, wenn es sein müsste. Wenn du in die Schule gehen willst, dann soll es so sein. Wenigstens du wirst sehend werden und uns mit deinem Wissen Licht ins Leben bringen."

Vater war selbst Analphabet, wie all seine männlichen Vorfahren. Trotz der schon ansetzenden Reformen durch den Monarchen Reza Shah Pahlavi beherrschten die meisten Männer das Lesen und Schreiben nicht. An eine Alphabetisierung der Mädchen war ohnedies gar nicht zu denken. Es war nicht erwünscht, dass sie etwas lernten. Sie hatten eine andere Rolle in der Gesellschaft, was dazu führte, dass ihnen keine Rechte zustanden. Sie waren einzig dafür da, um als Schwestern, Nichten, Cousinen, Tanten, Ehefrauen oder Großmütter ihren männlichen Familienangehörigen zu dienen und ihren Ehemännern Kinder zu gebären, um den Fortbestand der Großfamilie zu sichern. Die Einschulung war ein Einschnitt in mein Leben. Ich musste nun ohne Asghar zurechtkommen und fühlte mich schon bald wie ein richtiger Mann. Trotz all meiner guten Absichten wurde ich aber nach dem ersten Schuljahr nicht versetzt und musste die erste Klasse wiederholen. Das Lernen, die Hausaufgaben und die schulischen Pflichten überstiegen meine Kräfte und Möglichkeiten. Ganz ohne Unterstützung, denn zuhause konnte mir niemand helfen, musste ich mühsam Eingang in die Welt der Bildung finden. Doch nicht nur vom sorglosen Alltag musste ich mit meiner Einschulung nun Abschied nehmen, sondern wurde auch aus dem öffentlichen Frauenbad verbannt, das meine Mutter zusammen mit Nachbarinnen und deren Kindern unter der Woche in unserem Viertel im *Mirza-Esmail-Hamam* aufsuchte. Dieses Bad war an bestimmten Wochentagen für Frauen vorgesehen, an den anderen Wochentagen und an Wochenenden war es für Männer geöffnet. Wenn wir als Gruppe ins Frauenbad gingen, unterhielten sich die Frauen und berichteten über sämtliche Neuigkeiten des Viertels. Unter ihren Tschadors trugen sie die feinsten Köstlichkeiten. Manche Frauen heuerten gar Träger an, welche die allergrößten Töpfe zum Bad trugen, denn im Bad galt es, ein Fest zu feiern. Der Anlass war nebensächlich, obwohl man stets einen Grund zum Feiern fand. Die Geburt eines Neugeborenen, die Verlobung oder die Hochzeit einer Verwandten. Und gab es keinen Anlass, wurde dennoch gefeiert, einzig um der lieben Gewohnheit Willen. Diese Feste dauerten einen ganzen Tag an. Nach Betreten des Hamams trillerten die Frauen rasch mit ihren Zungen. Es begann stets mit einer einzelnen Zunge und hob sofort zu einem Trillerchor an, was sich zuletzt wie eine Schar wild gewordener Kanarienvögel anhörte. Kaum waren die Frauen geduscht, im Becken getaucht und in ihre Longs, den typischen Badetüchern, eingewickelt, kamen die Wäscherinnen, um ihre Haare zu waschen. Doch alsbald packten sie ihre mitgebrachten Köstlichkeiten aus, denn das Baden war im Frauenbad Nebensache. Es gab gefüllte Weinblätter mit Reis, gefüllte und gerollte Fladenbrote, Nüsse, Pistazien, Rosinen,

Trauben, Maulbeeren oder Kuchen. Manchmal wurde sogar Kabab[7] gereicht. So verbrachten die Frauen den Tag im Hamam mit Waschen, Reden und Essen. Wir Kinder durften spielen und toben. Das Frauenbad war für mich der glanzvolle Höhepunkt der Woche. Wir Kinder wurden von allen Frauen gleichzeitig verwöhnt, die allesamt von uns liebevoll Tante genannt wurden, ganz gleich, ob sie unsere Tanten waren oder nicht. Die Tanten fingen uns Kinder, während wir im Spiel an ihnen vorbeiliefen, und ließen es dann an Umarmungen und Küssen nicht mangeln, manchmal gar barbusig. Manchmal hielten sie uns am Arm fest und steckten uns eine Köstlichkeit in den Mund. Sie liebkosten und fütterten ausnahmslos jedes Kind, das in ihre Nähe kam. An manchen Unglückstagen waren verfeindete Frauengruppen aus anderen Vierteln gleichzeitig mit uns im Hamam. Kamen wir Kinder ihnen versehentlich zu nahe, beschimpften sie uns und unsere gesamten Vorfahren mit den übelsten Verwünschungen. Wir hatten Angst vor ihnen. Obendrein gab es mit ihren Kindern Zwist und auch das eine oder andere Handgemenge. Der Hamam war ein Haus mit einer großen schweren Holztür, welche tief in einem Gewölbe mit spitzem Bogen lag. Das Gewölbe war mit blauweißen Fliesen gekachelt und wurde in viele weitere kleinere Bögen eingeteilt. Die Tür war verziert mit Metallnieten. Begrüßt wurde man im Eingangsraum stets von einer Mitarbeiterin des Hamams, die in einem höhlenartigen Flur mit einem Spitzbogen in der Decke in einem Pförtnerhäuschen Dienst tat. Danach betrat man einen kleinen Raum, ebenso überdacht von einer gewölbeartigen Decke. Darin wurde man von einer weiteren Mitarbeiterin empfangen, die jeder Besucherin das große Badetuch, den Long, reichte. Sie hatte ganze Stapel solch frisch gewaschener Tücher in kleinen Regalfächern aufeinandergeschichtet. Die Badetücher sahen alle gleich aus. Rote Tücher, gemustert mit großen grünen oder

7 Marinierte Lammspieße, auf Feuer gegrillt. Die Spieße werden entweder mit Safranreis und gegrillten ganzen Tomaten oder im flachen und auf Stein gebackenem Fladenbrot serviert, welches vom Saft des Grillfleisches durchweicht ist und ein besonderes Aroma entwickelt. Dazu wird Somagh gereicht, ein mit Salz gemischtes und herbsäuerliches Gewürz aus der Sumachpflanze. Kabab ist das Nationalgericht der Iraner.

blauen Karos. Dann duschte man nacheinander in einzelnen Kabinen und betrat mit dem um die Hüfte gewickelten Long das Bad. Unsere Kleidung legten wir in ein Boghje, ein viereckiges Tuch, das man an den Zipfeln fest verknotete, und gaben es zusammen mit unseren Schuhen bei der Mitarbeiterin ab. Sie wusste genau, wem welches Boghje gehörte. Um ins Bad zu gelangen, musste man ein Gewölbe mit einem Fußbecken, in dessen Mitte eine kleine Fontäne sprudelte, passieren. Das Fußbecken war auf dem Grund mit leuchtendtürkisen Fliesen ausgelegt. Sie glänzten und schillerten so sehr, dass ich beim Laufen selten die Augen vom Boden losreißen konnte. Das Fußbecken führte über Treppenstufen in ein größeres Becken, den Khasineh, ein Heißwasserbecken, dessen Dämpfe über der Wasseroberfläche den Badenden den Atem raubten. Ich hatte große Angst vor diesem Becken, da es so tief war, dass man darin nicht stehen konnte. Auch den Frauen wurde es bange bei dem Gedanken daran, eines der Kinder könnte unter Wasser geraten, und sie, selbst allesamt Nichtschwimmerinnen, hätten nicht genug Kraft, es zu retten. So mussten wir Kinder nie durch das Khasineh schwimmen. Nach dem Heißbecken stand man endlich in der großen Halle mit dem Sarbineh, dem Becken mit warmem Wasser. Die Halle mit dem Sarbineh war mein Paradies, ein Spielplatz, ein Bad und eine Festhalle zugleich. Ich würde weit untertreiben, wenn ich sagen würde, dass diese Halle einem Märchen aus Tausendundeiner Nacht entsprungen war. Die Wände waren blau, gelb und weiß gekachelt mit bemalten großen und kleinen Fliesen oder Mosaiksteinen. Alles war reich und klein verziert. Die Spitzbögen waren im oberen Drittel nicht gefliest. Sie bestanden aus Stuck und Gips, bemalt mit Fresken, Jagdszenen von Männern auf Pferden mit Pfeil und Bogen, die hinter Gazellen her ritten. Andere Wände waren mit Löwen, mit Blumenornamenten, Vasen oder Vögeln bemalt. Es war ein einziges Kunstmuseum. Die Böden im Bad waren übersät mit kleinen und großen Becken, mit Brunnen oder Schwimmbecken. Doch beim ersten Besuch im Männerbad, als ich mit der Vollendung meines sechsten Lebensjahres zu einem Mann geworden war, durchlebte ich Todesängste. Das Eintauchen im Heißbecken des Männerbades war mein

Initiationsritus. An diesem Tag schaffte ich es, meine Tränen zurück zu halten, was die Männerwelt im Basar ebenso wie mein großer Bruder mit Respekt zollten, und mich von diesem Tage an Agha[8] Hosein nannten. Im Gegensatz zu den Frauentagen, an denen im ganzen Bad Lärm herrschte und permanent geredet wurde, war das Männerbad ein Hort der Ruhe. Hier wurde die ganze Angelegenheit des Badens ziemlich zügig erledigt. Die Jungen im Männerbad spielten nicht. Sie konzentrierten sich auf das Waschen. In der gesamten Halle waren die Badbesucher in ihren Longs verteilt. Sie liefen herum, manche schwammen oder saßen auf den Stufen im warmen Sarbinehwasser. Andere lagen bäuchlings oder auf dem Rücken auf dem geheizten Steinboden und schienen zu schlafen. Einige saßen auf Steinbänken am Rande und wurden von den Mitarbeitern des Bades von Kopf bis Fuß eingeseift. Von diesen Badbesuchern war nicht viel zu sehen, weil sie in einen einzigen Schaumberg gehüllt waren. Dies war das Ergebnis einer Behandlung durch die Einseifer. Sie pusteten in einen mit Kernseifenpulver gefüllten Jutesack hinein. Aus den Poren drangen große Schaummengen, die durch das wiederholte Pusten und Kneten des Sacks immer größer wurden. Nach dem Einseifen wurden die Männer aus großen Gießgefäßen mit Wasser übergossen. Es gab sogar Männer, die Tee tranken oder Wasserpfeife rauchten. Die einzigen Stimmen, die man hörte, gehörten jenen Männern, die melancholische Lieder sangen oder Gedichte rezitierten. Andere Männer nickten dazu und verloren sich in Gedanken. Diese Art zu baden mag sich vielleicht nicht wie eine schnelle Erledigung anhören, doch wer zuvor im Frauenbad war, empfand die Prozedur hier als schnell und unkompliziert. Das Männerbad war natürlich, verglichen mit deutschen Verhältnissen, eine langwierige Angelegenheit. Die Menschen meiner Kindheit hatten es nicht eilig. Durch ihre Schicksalsergebenheit lebten sie mit einer inneren Ruhe und Gleichgültigkeit, die mich schon als Kind, aber spä-

8 Agha bedeutet Herr und zeigt Respekt gegenüber einer männlichen Person. Kann in der persischen Sprache sowohl dem Vornamen als auch dem Nachnamen sowohl vorangestellt als auch angehängt werden, wie Hosein Agha oder Agha Hosein.

ter auch als Erwachsener umso intensiver zur Verzweiflung brachte. Wie oft hätte ich mir gewünscht, meine Landsleute zeigten mehr Eigeninitiative und Tatendrang. Der gesamte Alltag war überzogen von einer zähen und gleichgültigen Friedlichkeit, ob im Basar, auf dem Shahplatz oder in der Schule. Niemals hatten sie es eilig. Stets schlenderten sie von einem Ort zum anderen, den sie manchmal überdies gar nicht erreichten, weil sie unterwegs durch vom Schicksal gesandte Ablenkungen von ihrem Ziel abgehalten wurden. Ab und zu sah man einen Jungen durch die Gassen rennen. Dies waren meist die Botenjungen, die mündliche Nachrichten oder Dinge überbrachten, sich dabei nützlich machten oder ein paar Münzen verdienten. Eines Tages, einige Monate nach meiner Initiation im Männerbad, hatte ich ebendort einen Unfall, der mir eine gerade Narbe ähnlich einem präzisen Chirurgenschnitt am Kinn einbrachte. Da ich die Ruhe und Gelassenheit der Iraner nicht teilte, rannte ich durch das Bad, um auf Vaters Anweisung das Dultsche, unser Kupferschälchen, zu holen. Da die Einseifer vom Bad sowohl Haut als auch Haare mit der billigen Kernseife wuschen, bestand Mutter darauf, uns ein feines, von einer Nachbarin hergestelltes, duftendes Pulverschampoo aus Kräutern und Blumen mitzugeben. Mit dem Dultsche in der Hand rannte ich also durch das Bad, um es dem Einseifer zu reichen. Da geschah das Unglück. Ich rutschte auf dem nassen Boden aus und mein Kinn nahm es mit dem scharfkantigen Rand des Kupferschälchens auf. Und verlor! Die klaffende Wunde am Kinn blutete dermaßen stark, dass augenblicklich mein Oberkörper und alles um mich herum mit Blut beschmiert war. Zum ersten Mal, und als eines der seltenen Male überhaupt, erlebte ich die Männer in gewisser Weise in Aufregung, bis sie mich gewaschen und erkannt hatten, dass es sich nur um eine gewöhnliche Schnittverletzung handelte. Mit einem Long wurde die Wunde solange abgedrückt, bis die Blutung gestillt war. Dieser Vorfall verschaffte mir endgültig Anerkennung im Männerbad und im Basar. Ich war Agha Hosein, da ich weder geweint noch geschrien hatte. Das Ende meiner Kindheit war eingeläutet. Dazu gehörte es auch, meinen Platz in einer zwiegespaltenen Gesellschaft selbst zu finden. In einer Gemeinschaft, die sich einerseits auf der Stufe zur Moderne befand, und andererseits sich dem Althergebrachten nicht entreißen konnte. Als Vorschulkind hatte ich häufig meine Zeit allein draußen verbracht, da Asghar mit seinen neun Jahren schon längst zur arbeitenden Bevölkerung gehörte. Eine willkommene Abwechslung waren da die Predigten des Imams in der Moschee unseres Viertels, der *Agha Ali Baba-Moschee*. Immer saß ich in der ersten Reihe und folgte mit glänzenden Augen und offenem Mund den Worten und der melodischen Stimme dieses Erzählkünstlers mit Charisma. Er predigte gegen den Fortschritt. Und wagte es einer, die Vorzüge der neuen Ideen und Dinge zu erwähnen, wurde er mit der Keule der Gotteslästerung und in glänzender rhetorischer Kunst niedergeschmettert. Nicht nur die staatlichen Schulen waren unserem Imam ein Dorn im Auge, sondern auch alltägliche Gebrauchsgegenstände, wie etwa Besteck. „Esst nicht mit der Gabel, denn wozu gab uns Gott die Klauen?“, predigte er, wobei sich die Worte Gabel, *Changal*, und Klaue, *Pangal*, reimten. Wer mit Besteck esse, lasse es an Demut und Dankbarkeit gegenüber Gott missen. Er sei ein Gotteslästerer. In Rage konnte er geraten bei diesem Thema, oder wenn er die Schulen und Lehrer verfluchte, die unschuldigen Kindern unreine Gedanken und Taten beibrachten. Ich war begierig nach Wissen und Information. So nahm ich diese Predigten sehr ernst und versuchte, diese Ideen zuhause einzubringen. Mutter hingegen, selbst eine gläubige Person, die zweifellos ihrer Zeit vorauslebte, wurde nicht müde, uns, ihren beiden Söhnen, die Welt mit ihren verschiedenen Facetten und all dem Wunderbaren, was uns, der jungen Generation, in der Zukunft bevorstand, zu zeigen. Sie besuchte mit uns das neue Isfahaner Theater, wo nur die Oberschicht verkehrte. Die Damen trugen offenes, hochtoupiertes Haar, Schmuck, Kleider und teure Nylonstrümpfe. Beim Anblick dieser Arbeiterfrau mit ihrem schwarzen Ganzkörperschleier und ihren beiden Söhnen in einfacher Arbeiterkleidung, sprich dem kragenlosen Hemd, einer Stoffhose und einem Stoffjackett mit Sandalen, gerieten sie regelrecht außer sich. Sie empörten sich, was diese kulturlose Frau in diesem Haus der Kultur zu suchen habe. Blicke voll Entrüstung ruhten an diesem Tag auf Mutter. Sie indes versicherte uns, dass sie auch lieber nicht hier gewesen wäre, dass es aber ihre Pflicht sei, uns diese Welt zu zeigen. Denn unsere Zeit werde eine andere sein als die damalige. Sie ermahnte uns, gut hinzuschauen, uns alles einzuprägen und nicht zu vergessen, welch unbekannte und wunderbare Vielfalt außerhalb der Mauern unserer Gasse, außerhalb unseres Viertels und außerhalb unseres Arbeiterdaseins existierte. Sie war wahrlich eine Meisterin darin, uns Andersartiges und Exotisches zu zeigen. Sie verirrte sich mit uns, sich dessen wohlbewusst, welche Ermahnungen oder gar Erniedrigungen sie würde hinnehmen müssen, sogar in eine Fernfahrerkneipe. Solche Kneipen lagen in den düsteren Gassen Isfahans, wo Fernfahrer auf der Durchreise ein bezahlbares Bett, einen Fernsprecher, erschwingliche Mahlzeiten und Zerstreuung suchten. In solchen Kneipen waren die Portionen gewaltig. Der duftende aufgehäufte Safranreis wurde in großen Tellern gereicht, und solange der Gast noch Reis auf seinem Teller hatte, wurden von emsigen Hilfsburschen ungefragt Kababspieße und gegrillte Tomaten auf den Reis nachgelegt. Asghar und ich schafften es gemeinsam nicht, eine Portion leer zu essen. Mutter aß nichts. Sie wollte kein Aufsehen erregen, was ihr an diesem Tag, wie bisher so oft und wie in der Zukunft noch häufig, wahrlich nicht gelingen sollte. Einen Eklat verursachte sie unter den Passanten auf dem Shahplatz, als sie im Jahre 1948 uns beide in ein Fotostudio begleitete und den Fotografen bat, uns zu porträtieren. Die Passanten waren außer sich, als sie uns in das Studio eintreten sahen. Gotteslästerei und Teufelszeug sei das Fotografieren, und ob sie keinen Anstand und keine Gottesfurcht besäße, uns unschuldige Kinder solche Sünden begehen zu lassen. Zu diesen Zeiten glaubte man, die Darstellung von Menschen und menschenähnlichen Figuren sei eine Sünde, da solche Abbilder den Götzen ähnlich seien, die zur Vielgötterei führten. Mutter bezahlte fest entschlossen den horrenden Preis des Fotografen und ließ die üblen Beleidigungen an ihrem geblümten Tschador abperlen wie die stolze Ente die Regentropfen an ihrem Federkleid.

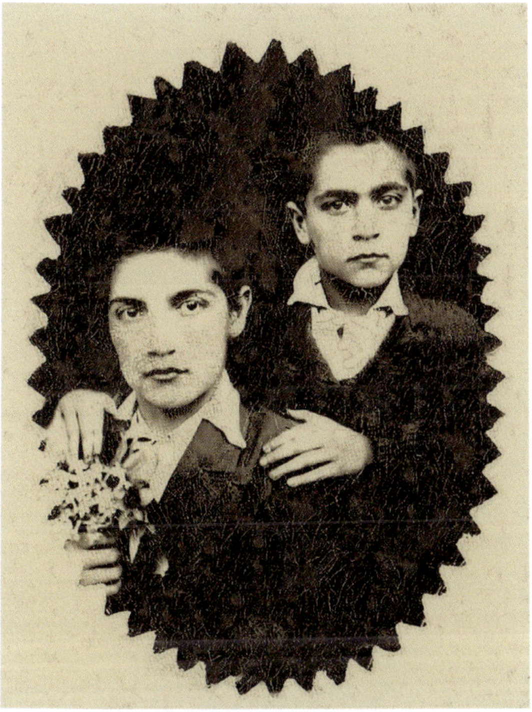

1948, Isfahan, Hosein und Asghar (sitzend)

Eines Tages weckte sie uns am frühen Morgen. Asghar brauche an diesem Tag nicht im Basar zu arbeiten, habe Vater ausrichten lassen. Wir sollten uns rasch anziehen und sie zum großen Shahplatz begleiten. Auf Asghars Einwände hin, sie könne sich nicht ohne männliche Begleitung auf dem Shahplatz aufhalten, erwiderte sie, sie habe allerdings beide Söhne dabei, die bereits fast richtige Männer seien. Schließlich brauche man, um Fahrradfahren zu lernen, viel Platz, was bei uns in der Gasse nicht gegeben sei. Asghar begriff es sofort. Sein größter Traum, den er immer geheim gehalten hatte, war ein eigenes Fahrrad, so wie er es bei Onkel Neematollah gesehen hatte. Schließlich war er schon zehn Jahre alt, und hatte oft auf dem Weg zum Basar Männer auf dem Shahplatz beobachtet, die mit diesen seltsamen Fahrzeugen unterwegs waren. Er hatte sich immer gefragt, wie es möglich sei, auf einem solchen Gerät sitzen zu können, ohne umzukippen und sich dabei sogar fortzubewegen. Nun ahnte er, dass Mutter und Vater uns ein Fahrrad gekauft hatten. Nachdem ich Asghars strahlendes Gesicht sah, in dem eintausend Sonnen aufgegangen waren, begriff auch ich langsam, was passiert war. Ich zog Mutter am Tschador und schaute zu ihr hinauf. Sie ermahnte uns, uns zu beeilen, da wir an diesem Tag viel vorhätten. Im Hof unseres Hauses angelangt, erblickten wir nicht nur ein, sondern zwei glänzende, fabrikneue Fahrräder. Im Taumel der Freude schoben Asghar und ich unsere neuen Fahrräder zum Shahplatz. An uns hafteten die Blicke der anderen Jungen aus dem Viertel. Wir waren die ersten, die ein solch modernes Fahrzeug besaßen. Das Schieben war mühevoll, weil es zu diesen Zeiten keine Kinderfahrräder gab. Für mich, einen Achtjährigen, kostete es die gesamte Kraft und Koordination, was mich vor etlichen Stürzen nicht bewahrte. Vollkommen verstaubt und mit blutigen und schmerzenden Schienbeinen und Knien erreichte ich endlich den Shahplatz. Asghar und ich suchten eine befestigte Fläche mit ausreichend Platz zum Üben. Mutter setzte sich auf eine Steinbank und versicherte uns, sie werde dort solange sitzen bleiben und warten, bis wir das Fahrradfahren gelernt haben würden. Asghar suchte eine geeignete Stelle und stieg auf sein Fahrrad. Ich tat ihm gleich. Doch sobald wir beide Füße auf die Pedale stellten, kippten unsere Fahrräder um. Asghar stellte immer wieder die Füße auf und verlor das Gleichgewicht. Wir fragten uns, wie das möglich sein könnte, auf diesem Gerät zu balancieren und gleichzeitig in die Pedale zu treten. Nach endlosen Versuchen gelang es Asghar, mit einem Pedal los zu treten und sich wenige Zentimeter vorwärts zu bewegen. Da verließ mich der Mut. Mütterlichen Trost suchend ließ ich mein Fahrrad fallen und rannte zur Steinbank, wo Mutter gesessen hatte. Da bemerkte ich einige Männer, die sich in Mutters Nähe aufhielten und darüber empörten, wie dieses Weib ohne Männerbegleitung hier herumsitzen könne. Ich war froh darüber, dass Mutter an diesem Tag ihren einfachen schwarzen Tschador ausgesucht hatte. Sie hielt vor ihrem Gesicht die Öffnung des Tschadors dermaßen fest, dass man nur eines ihrer Augen halb sehen konnte. Die Männer sprachen laut. Mutter blieb stumm und schwarz, wie ein unerschütterlicher Fels. Die Männer schüttelten die Köpfe, schnalzten mit den Zungen und gingen fort. Ich lief zu Mutter. Ihre Stimme hinter der schwarzen Tschadorwand ermutigte mich, weiter zu machen. Ich solle Asghar genau beobachten. Ich rannte zurück und hob mein Fahrrad auf, um daraufhin sofort wieder zu stürzen. Mutter blieb sitzen. Weitere Männer liefen vorbei und unterhielten sich hörbar über diese Frau, die es wagte, allein auf dem Platz zu sitzen. Mutter harrte mehrere Stunden unter dem Schutz ihres schwarzen Tschadors, und ertrug die Stunden voll Schmach und Erniedrigung durch fremde Männer. Die ganze Zeit blieb sie auf ihrem Platz sitzen und beobachtete uns mit ihrem halbbedeckten Adlerauge. Kein einziges Mal gab sie eine Anweisung oder schreckte auf, wenn wir ein ums andere Mal mit unseren Fahrrädern stürzten. Schürfwunde um Schürfwunde machten wir ebenso unbeirrt weiter. Asghar fand heraus, wie man das Gleichgewicht hielt, um mit einem Pedal lostreten zu können. Nachdem er ein paar Runden gefahren war, legte er sein Fahrrad auf die Seite, und unterstütze mich. Er hielt mein Fahrrad am Sattel fest, und ich versuchte, es aus dem Stand zum Rollen zu bringen. Schließlich gelang es auch mir, einige Runden zu drehen. Am Mittag, gerade noch rechtzeitig zu Mutters Mittagsgebet, gingen wir nach Hause. An diesem Tag verlieh mir Mutter Flügel, die mich endlich ahnen ließen, was Freiheit bedeutete, und dass der Preis dafür hoch sein musste.

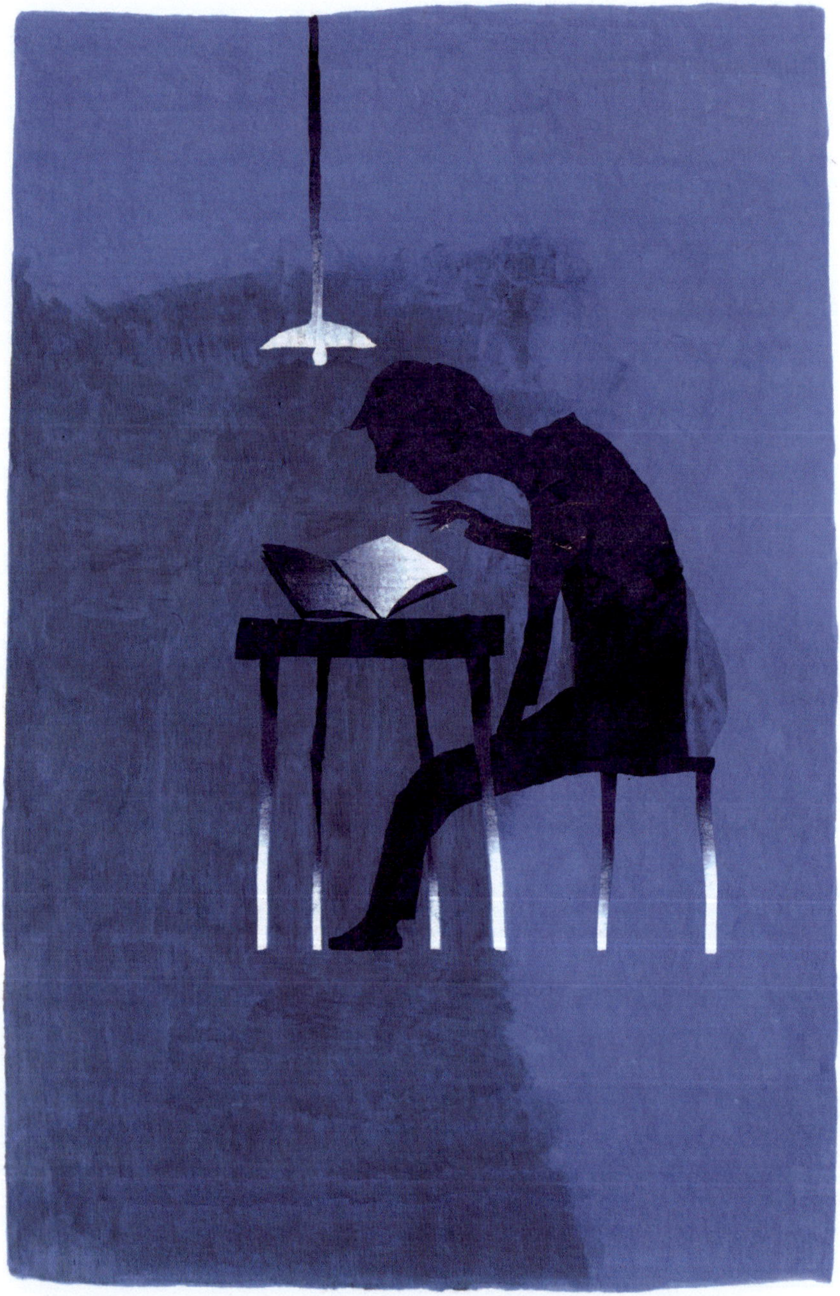

Kapitel 2

Apfelschnitze und Meersalz

1946 – 1959

Die Schule stillte meine Wissbegierde. Das Lesen eröffnete mir unendliche Welten von Geschichten. Das Schreiben brachte mir große Anerkennung in der Familie und im Basar ein. Überall baten mich die Menschen, ihnen zu helfen, was mich spätestens bei behördlichen Formularen sehr überforderte. Zu dieser Zeit verdienten Menschen, die des Schreibens mächtig waren, die *Mirzabeneviss*, die sogenannten Schreibfritzen, ihr Geld damit. Man fand sie auf dem Shahplatz unter der Schreiberarkade. Auf unbequemen Stühlen und vor kleinen Tischen sitzend lasen sie den Menschen Briefe ihrer Lieben und Verwandten vor, antworteten für sie auf diese Briefe oder füllten für sie Formulare aus. Manch ein Mirza, im Herzen ein Lyriker, hatte sich darauf spezialisiert, die schlicht formulierten Sätze der Leute in wahre Gedichte zu verwandeln, jedoch immer darauf bedacht, in der einfachen Sprache zu bleiben. So brachte ich die vierjährige Grundschule hinter mich und machte meine Eltern sehr stolz, was Asghar, der inzwischen dreizehn Jahre alt war, antrieb, sein handwerkliches Können noch tüchtiger im Basar zu Geld zu machen. Mein elftes Lebensjahr brachte mir nun den Eintritt in die Mittelstufe und eine grausame Einführung in die Welt der Unterdrückung und Misshandlung durch Erwachsene. In der neuen Schule fanden wir in unserem Rektor, Herrn Rabani, obwohl sein Nachname *der Göttliche* bedeutete, einen gewalttätigen und gefühllosen Menschen. Er pflegte die Schüler mit fünfzig Stockhieben auf die Fußsohlen zu bestrafen. Bei jedem Schmerzenslaut, Schluchzen oder Stöhnen wurde von vorne gezählt. Gewalt überzog außerhalb unseres Hauses meinen Alltag, denn die Willkür in der Schule ging Hand in Hand mit den politischen Zuständen und dem Fluch, den unser Ölreichtum unserem Land gebracht hatte. Die Gesellschaft war gespalten zwischen den Anhängern der Monarchie und jenen der Regierung, vertreten durch die Person des Ministerpräsidenten Mossadegh. Er trieb die Verstaatlichung der iranischen Ölindustrie gegen den Willen der britischen und amerikanischen Regierungen voran. Um sein Ziel zu erreichen, hatte er von einer Kommission feststellen lassen, dass Shah laut der iranischen Verfassung keine politische Entscheidungsmacht hätte, sondern reine Repräsentationsaufgaben, was wiederum den westlichen Regierungen zweifellos sehr missfiel, da sie bislang über Shah die iranische Politik und Wirtschaft gelenkt hatten. Ich hörte von Straßenschlachten und Unruhen in den iranischen Städten. Täglich wurden Tote auf Bahren durch Straßen getragen, gefolgt von Schlachtrufen, mal gegen Shah, mal für ihn. An den 16. August des Jahres 1953, als ich dreizehn Jahre alt war, erinnere ich mich sehr gut, als Mutter und ich im Basar von Isfahan gerade am Hamam Shah vorbeiliefen und ein Zeitungsjunge mit der Sonderausgabe die Ausreise Shahs aus Iran bekannt gab. Die Menschen rissen ihm die Zeitungen aus den Händen. Später stellte es sich heraus, dass Shah mit Unterstützung des amerikanischen Geheimdienstes CIA das Land verlassen hatte, damit dieses die als AJAX bezeichnete Operation zur Durchführung eines Militärputsches veranlassen konnte. Die Regierung wurde gestürzt. Shah kehrte nach nur drei Tagen zurück nach Iran. Der Ministerpräsident Mossadegh wurde wegen Hochverrats von einem Militärgericht zu dreijähriger Haft und lebenslangem Hausarrest verurteilt. Der scheinbare Frieden kehrte in unser Land zurück. Ich hatte die vergangenen zwei Jahre voll Gewalt und Umbrüche in der Schule und auf der Straße hinter mich gelassen, jedoch nicht ohne Spuren. Die allgegenwärtigen Grausamkeiten, insbesondere die unseres Schulrektors, hatten meine Wissbegierde und meine Freude in der Schule abgetötet. Mit bescheidenem, aber dennoch erfolgreichem Bestehen der Prüfungen zur Zulassung in die Oberschule konnte ich endlich diese verhasste Schule hinter mir lassen. Inzwischen hatte der sechzehnjährige Asghar geheiratet. Seine Braut Batul, Tochter einer einfachen Arbeiterfamilie, deren Vorname *Jungfrau* bedeutet, war zehn Jahre alt. Asghar hatte immer häufiger im Laden kleinere Neuerungen eingeführt, ohne Vaters Meinung einzuholen. Zu Auseinandersetzungen kam es jedoch niemals, da Vater Asghar vor einem Gesichtsverlust bewahren wollte. Asghar spielte mit Freude und Leichtigkeit die Rolle des tüchtigen, manchmal gerissenen Geschäftsmannes und die des strengen Ehemannes. Er versuchte, den Erwartungen im Basar hinsichtlich der baldigen Geburt eines männlichen Nachfahren nachzukommen. Vater und Mutter jedoch hatten in dieser Hinsicht niemals Erwartungen an Asghar gestellt, da sie seine Überforderung wohl erkannten. Doch schon bald war Batul schwanger und gebar Asghar eine Tochter, die er Zohreh nannte, deren Vorname den Planeten *Venus* darstellte.

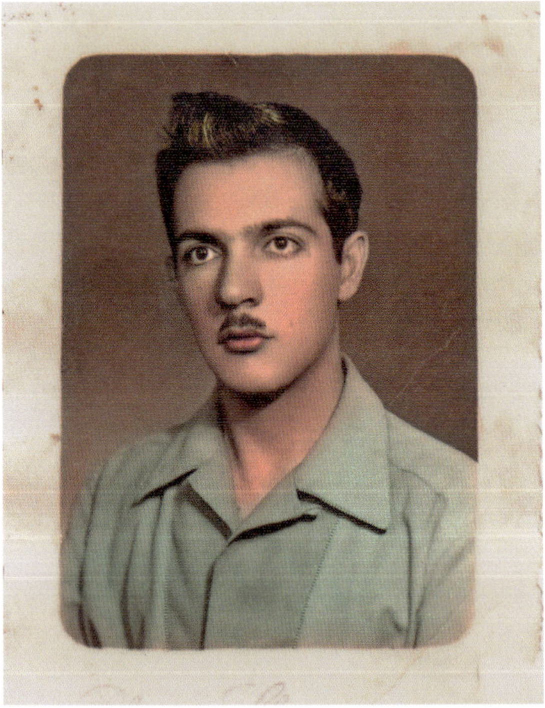

1953, Isfahan, Asghar

Ich lebte indes durch meine akademische Ausbildung in einer Welt, die von Asghars nicht weiter hätte entfernt sein können. Das erste Schuljahr an der Oberschule widmete ich dem Sport, genauer dem

Basketballspiel. Durch überzogenes Training und unermüdlichen Einsatz schaffte ich es, schon im ersten Jahr in der wichtigsten Schulmannschaft aufgenommen zu werden. Doch Anlass zur Freude gab es kaum, da ich meine schulischen Aufgaben dermaßen vernachlässigt hatte, dass es für eine Versetzung in die achte Klasse nicht reichte. Ich ahnte nicht, welchen Kummer ich damit Vater und Mutter zufügte. Nachdem Asghar sich für ein Arbeiterleben im Basar entschieden hatte, hatten sie all ihre Hoffnungen in mich gesetzt. Trotz dieser Lektion, die für mich anscheinend keine war, widmete ich mich als stolzes Mitglied der Schulmannschaft auch im Wiederholungsjahr ausdauernd und kompromisslos dem Basketballsport. Mein Hunger nach Wissen war endgültig versiegt. Ich hatte mein Ziel, Arzt zu werden, aus den Augen verloren. Die politischen Umwälzungen, Asghar als unnachgiebiger Geschäftsmann und Ehemann, die Zurückgezogenheit meiner Eltern und auch meine eigenen körperlichen Veränderungen und mein Eintritt ins Erwachsenenalter, hatten mich schwanken lassen. Ich glaubte, mein Hunger nach Wissen und mein Wunsch, Arzt zu werden, gehörten der Vergangenheit an, bis eines Tages ein kleiner Zufall mein Leben veränderte. An jenem Sommermorgen des Jahres 1954, ich war vierzehn, war ich irrtümlich eine Stunde zu früh in der Schule erschienen. An diesem Tag sollte meine Klasse in der zweiten Stunde eine Klausur in Physik schreiben. Da ich nach langem Suchen keinen Spielpartner für eine Runde Körbewerfen auftreiben konnte, und da ich mich langweilte, dachte ich, es würde mir nichts schaden, einen Blick in das Physikbuch zu werfen, damit ich wenigstens wüsste, um welches Thema es sich in der Klausur handelte. So öffnete ich das Physikbuch und vertiefte mich in die Zahlen, Formeln und Buchstaben, die mich nach dem Klingelton kaum loslassen mochten. Sie hatten sich aus den Seiten des Buches in dreidimensionaler Form hervorgehoben und leuchteten. Ja, man kann sagen, sie leuchteten mir ein, als wären sie das Selbstverständlichste, was mir je begegnete. Wie benommen betrat ich das Klassenzimmer und fing sofort an, die Fragen zu beantworten. Ein erhebendes Gefühl nahm Besitz von mir. Es war eine Wohltat, auf einige Fragen aus dem eigenen Wissen heraus

Antworten zu haben. Die Zensur war verblüffend. Mit elf von möglichen zwanzig Punkten hatte ich nicht nur mich selbst übertroffen, sondern auch die Lehrerschaft erstaunt. Meine Gedanken überschlugen sich. Wie hatte ich durch einen halbstündigen Blick in das Buch elf Punkte erreichen können? Welche Zensuren könnte ich erreichen, wenn ich mich aktiv am Unterricht beteiligen und für Klausuren lernen würde? Demnach müsste es doch sogar möglich sein, Klassenprimus zu werden! Mit diesen Gedanken bemühte ich mich um gute Zensuren und reduzierte meine Sportaktivitäten, wo ich trotzdem weiterhin gute Leistungen erbrachte. Aufgrund dieser Wesensveränderung, die den Lehrern nicht verborgen blieb, wurde ich in das achte Schuljahr versetzt. Ich hatte meine wahre Leidenschaft gefunden: Das Lernen! Mein Ziel, Klassenprimus zu werden, hatte ich fest im Auge. Der Samen einer hellen wissenden Zukunft, den Mutter in mir gesät hatte, hatte endlich zarte Triebe geschlagen. Ganz im Gegenteil zu dieser Erleuchtung in meinem Inneren befand sich unser Alltag buchstäblich noch in tiefster Dunkelheit. Viele Stadtteile waren geradezu unterentwickelt. Die Menschen schöpften ihr Trinkwasser noch immer mit Ledereimern aus einfachen Ziehbrunnen. Das Abwasser wurde in einer Grube gesammelt und zur Geschäftsgrundlage arbeitsloser Männer aus umliegenden Dörfern. Sie sammelten die Asche und das Abwasser ein und trugen das Gemisch auf Rücken von Maultieren zu den Bauern, die damit ihre Felder düngten. Häufig genug starben Menschen an Magen-Darm-Infektionen. Auch die rückständige Wärmeversorgung führte zu etlichen Unfällen und Todesfällen. Da Heizungen fehlten, wurde im Winter in den Wohnräumen ein Gebilde namens Korssi aufgebaut. Jeder Iraner und jede Iranerin jenseits der fünfundvierzig erinnert sich daran. Es war ein tischähnliches Holzgestell mit sehr kurzen Beinen. Darüber wurde eine große Bettdecke ausgebreitet. Darunter befand sich eine Keramikschüssel mit glühender Holzkohle. Die Familie versammelte sich um das Korssi herum und steckte die Beine unter die erwärmte Decke. Stets war das Korssi mit Essbarem, wie Rosinen, getrockneten Früchten, Nüssen, Pistazien, Sonnenblumenkernen, Walnüssen, frischen Kräutern, Schafskäse und Fladenbrot gedeckt. Der Samowar kochte permanent frischen schwarzen Tee, der mit Kardamom und sehr viel Zucker gereicht wurde. In besonders kalten Nächten wurde hier auch geschlafen. So gehörten die kalten Winterabende dem Erzählen und Schwelgen unter dem Korssi. Großmütter und Großväter erzählten von früher, davon, wie die Vorfahren gelebt und wen sie geliebt hatten, von übernatürlichen Ereignissen, Mythen und Mysterien. Manches Mal taten sie ihre Meinung kund über die Dinge, die im Alltag passierten. Doch ich trauerte diesen geselligen und gemütlichen Abenden unter dem Korssi nicht wirklich nach, als diese abgeschafft und in den Stadtteilen endlich Leitungen verlegt wurden, die Wasser und Wärme brachten sowie Abwasser entsorgten. Denn zu häufig hatte man von der Auslöschung ganzer Familien erfahren, die durch eine unvollständige Verbrennung an einer Kohlenstoffmonoxid-Vergiftung gestorben waren. Als Schüler der Oberstufe ab der neunten Klasse hatte ich mir den Ruf eines der Jahrgangsbesten erarbeitet. Auch sportlich war ich als einer der besten fünf der Basketballmannschaft weiterhin erfolgreich. Es kam vor, dass vor Klausuren oder bei schwierigen Hausaufgaben an meinem Pult eine Schlange von Mitschülern anstand, die mir Fragen stellen wollten. Ich begann, in meiner Freizeit Privatunterricht zu geben und etwas Geld zu verdienen. Asghar war zu dieser Zeit bereits gutverdienend und Vater eines Sohnes geworden. Er entschied, eine eigene Wohnung zu kaufen und von uns wegzuziehen. Asghar hatte mit Handel von Waren begonnen, über die Vater von ihm nicht mehr unterrichtet wurde. Vaters Kunsthandwerk war aus dem Laden des bekannten Gießermeisters Yadollah verdrängt worden. Vater spielte in seinem eigenen Geschäft nur noch die Rolle eines Lehrlings und erhielt von Asghar einen entsprechend kargen Lohn. Mutter jedoch ließ dies keine Ruhe. Sie, die immer schon Vaters Tor zur Welt gewesen war, führte lange Diskussionen mit Asghar, was letztendlich auch zum Auszug von Asghars Familie aus unserem Wohnhaus mit Garten führte. Asghars Reichtum wuchs. Seine Frau Batul, gerade erst einmal dreizehn Jahre jung, war mit der Haushaltsführung und den zwei kleinen Kindern überfordert. Sie war auf Mutters Hilfe und Unterstützung angewiesen gewesen. Eines Tages ließ sie ihren kleinen Sohn, der gerade laufen gelernt hatte, für einen kurzen Augenblick aus den Augen. Er lief, vom Ruf der Freiheit angezogen, durch den Innenhof, fiel in das verführerisch türkisglänzend gekachelte Wasserbecken und ertrank geräuschlos und still. Als Batul zu schreien begann, rannten die Männer aus den umliegenden Häusern und Gassen zu Hilfe. Doch auch sie konnten nur noch dem toten Kind die aufgerissenen Augen schließen und es auf dem Steinboden des Hofes auf ein großes Tuch aufbahren. Nachbarinnen eilten herbei und klagten all den Kummer eines Frauenlebens gegen den Himmel. Batul hatte, ohne Worte und mit tiefstem Schmerz in ihrer Mitte und von ihnen allen gehalten, still geweint. Ihre zarte Seele, die bis zu diesem Tage alles Leid ertragen hatte, zerbrach mit einem Wimpernschlag dieses Augenblicks geräuschlos und gewaltig. Dieses Unglück traf uns alle in unbeschreiblicher Weise. Das Leben blieb in den folgenden Monaten stehen. Mutter und Vater waren trostlos und alt geworden. Wir schrieben das Jahr 1955, mein fünfzehntes Lebensjahr. Inzwischen verdiente ich mit dem Privatunterricht so viel Geld, dass ich mich an den familiären Ausgaben beteiligen konnte. Eines Abends kehrte Vater gutgelaunt vom Basar nach Hause zurück. Eine Lehrerin hatte ihn in seinem Geschäft aufgesucht und voll Verzweiflung berichtet, dass sie nach einem gewissen Agha Hosein Zaeri-Esfahani suchte, einem jungen Nachhilfelehrer, von dem man überall hörte. Ob dieser sein Sohn sei. Als Vater bejaht hatte, war sie überglücklich gewesen und hatte ihn gebeten, mir ihre Adresse zu geben. Sie bat eindringlich um Hilfe, da ihre Tochter Nachhilfe bräuchte. Ich nahm auch diesen Auftrag an. Unaufhaltsam sprach es sich in Isfahan herum, dass ich ein besonderer Nachhilfelehrer sei. Nicht nur, weil ich ein großes Wissen besitze und gut erklären könne, sondern auch, weil ich bei jungen Mädchen keine anderen Absichten verfolge, außer jenen, wozu ich beauftragt worden sei. So wurden die reichsten Männer Isfahans, Väter vieler Töchter, meine Kunden, worum mich wiederum meine heranwachsenden Mitschüler unendlich beneideten, und was mich für sie zu einem interessanten Gesprächspartner machte. Unter meinen Kunden befand sich auch der Chef des städtischen Elektrizitätswerkes. Durch sein Einlenken war unsere Gasse die erste im Viertel, die Strom erhielt. Ich hatte darauf bestanden, den Eigenanteil an Installationskosten zu übernehmen. Und bald darauf kaufte Vater ein Radiogerät, welches unsere Abende durch moderne Unterhaltungs- und Quizsendungen versüßte. Eine neue Leidenschaft war geboren, der ich mich ausführlich hingab, mit dem Ziel, eines Tages alle Quizfragen beantworten zu können.

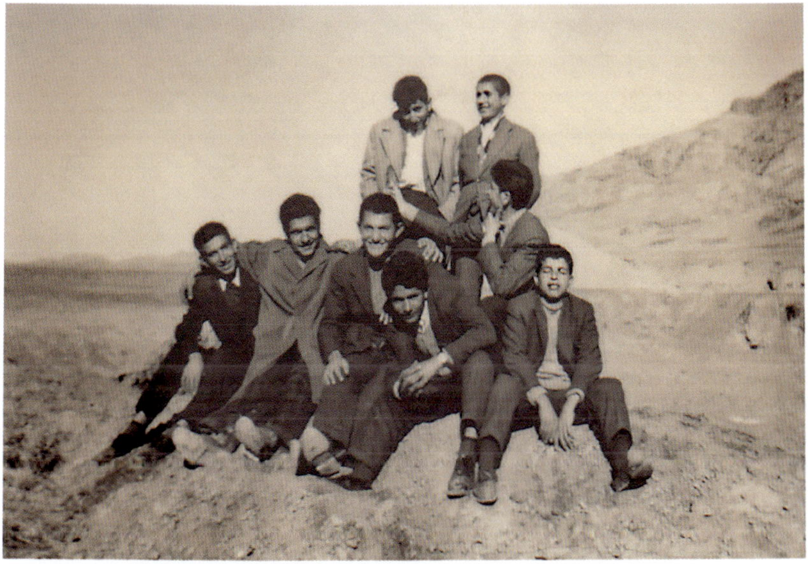

1955, Isfahan, Ausflug mit Mitschülern, Hosein vorne 2. von links

Mein sechzehnjähriges Leben war reich an Leidenschaften wie beispielsweise jene, mich mit anderen Menschen auf Englisch zu unterhalten. Diese Begeisterung teilte ich mit meinem besten Freund Nasser, dessen Vorname *Helfer und Beschützer* bedeutet. Zu diesem Zweck beschlossen wir, bei jeder Gelegenheit auf den Shahplatz zu gehen, um Touristen anzusprechen und ihnen anzubieten, ihnen die Stadt zu zeigen. In Touristen fanden wir jene immer dankbaren Konversationspartner, die wir uns wünschten. Meine größte Leidenschaft jedoch blieb den Naturwissenschaften Mathematik, Biologie, Physik und Chemie vorbehalten, welche ich auch mit Freude als Hauptfächer wählte. Doch meine Bemühungen reichten im neunten Schuljahr nicht aus, um Klassenprimus zu werden. Ich schaffte es nur auf den Rang des Drittbesten. Es war mir auch kein Trost, dass mich der Schulrektor - ungewöhnlich bei Drittplatzierten - bei der Jahresabschlussfeier namentlich erwähnte und die Schüler ermutigte, meinem Beispiel zu folgen. Die Wut über mein Scheitern war zu groß, denn mein Traum, an den Wettbewerben von Ramsar teilzunehmen, war in diesem Sommer des Jahres 1957 unerfüllt geblieben. Die Wettbewerbe von Ramsar waren nach dem Ort benannt, wo sie stattfanden. Ramsar war ein kleiner Badeort an der Küste zum Kaspischen Meer. Dieser kleine und mit den schönsten Dattelpalmen Irans gesegnete Ort hatte einstweilen nicht nur wegen diesen im ganzen Land Bekanntheit erlangt, sondern wegen der Austragung der landesweiten mehrwöchigen Schülerwettbewerbe. Hier wurden aus den besten aus allen Provinzen ausgesandten Schülern der neunten und elften Klassen die allerbesten gekürt und vom Kultusminister in Persona bekanntgegeben und ausgezeichnet. Geprüft wurde in den Fächern Biologie, Physik, Chemie, Mathematik, Literaturwissenschaften, Malerei, Bildhauerei, Kalligrafie, Violine, Akkordeon, Trommel, Hackbrett[9] und Gesang. So war es auch der Gedanke an Ramsar, der mich schon in den Sommerferien angetrieben hatte, noch ausdauernder zu lernen. Ich hatte in der neunten Klasse, als sechzehnjähriger Schüler, die Leidenschaft entwickelt, alte und antike Chemiebücher aufzutreiben und diese zu studieren. Ein antikes fünfhundertseitiges Werk hatte es mir besonders angetan, welches es jedoch nicht zu kaufen gab. So beschloss ich, es per Hand abzuschreiben. Ich würde den ganzen Sommer dafür brauchen und nichts würde mich von diesem Vorhaben abhalten. Somit sagte ich meinen Eltern und Asghars Familie ab, als sie mich zu einer gemeinsamen Erholungsreise einluden. Ich blieb allein zuhause und machte mir dieses seltene und unerreichbare Buch zum Geschenk. Die

9 Der persische Santur ist ein trapezförmiges Hackbrett, ein Resonanzkasten, der mit zweiundsiebzig Metallsaiten bespannt ist. Der Santurspieler spielt die Saiten, in dem er sie beidhändig mit zwei leichten und manchmal mit Samt bespannten Holzschlägeln anschlägt.

Tage waren voll Glück und Leidenschaft, doch die Abende und Nächte waren einsam und voll dunkler und zermürbender Gedanken. In manch einer Stunde bereute ich deshalb diesen Entschluss, da ich in den siebzehn Jahren meines Lebens noch nie von meinen Eltern getrennt gewesen war. Ich vermisste sie sehr, ganz besonders Mutters bedingungslose Liebe und Güte in den Momenten, in denen ich mir selbst gegenüber erbarmungslos gewesen war.

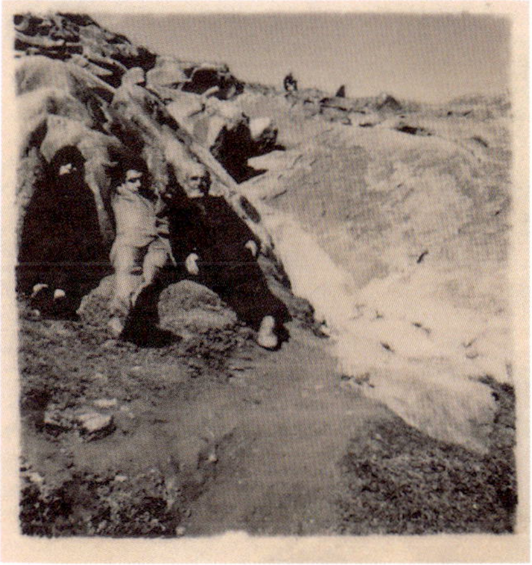

1956, Isfahan, Ausflug mit Eltern

Die zehnte Klasse begann voll Zuversicht und Pläne. Wir schrieben das Jahr 1958. Ich war im Laufe des Jahres stolzer Besitzer zahlreicher antiker Bücher der Biologie, Physik und Chemie geworden. Ich entwickelte eine eigene Lernmethode. Unter einem bestimmten Pflaumenbaum in unserem Garten oder in meinem Zimmer gewöhnte ich mir an, mehrere Stunden lang in einem imaginären, etwa zwölf Quadratmeter großen, Rechteck Runden zu laufen und dabei die Inhalte meiner Bücher laut murmelnd auswendig zu lernen. In einer Art Trance war ich bald von der Außenwelt abgeschnitten. Mutter versuchte immer wieder vergeblich, mit mir Kontakt aufzunehmen. Doch meistens bemerkte ich sie nicht. Wenn ich schließlich aus meiner Abwesenheit aufwachte, entdeckte ich die blutigen und schmerzhaften Blasen an meinen Füßen. Mit den Wochen und Monaten wurden meine Füße sehr empfindlich. Ich ertrug die Wolle des Teppichs nicht mehr. So zog ich vor dem Lernen drei Paar Socken an, die schon nach ein paar Tagen abgerieben und löchrig wurden. Mutter ertrug all dies klaglos und mit großzügiger Liebe und Geduld. Die Apfelschnitze, die sie jedes Mal nebst einer Wasserkaraffe vor meiner Tür abstellte, wurden für mich das Symbol ihrer unendlichen und bedingungslosen Mutterliebe. Zum Abschluss der zehnten Klasse hatte ich mich mit nur einem halben Notenpunkt Vorsprung gegen meinen schärfsten Konkurrenten Mehdi, dessen Vorname *Erlöser* bedeutet, durchgesetzt. Mehdi, ein hochbegabter Schüler, der bislang den Rang des Klassenbesten absolut mühelos und mit bewundernswerter Leichtigkeit verteidigt hatte, war Konkurrent und Freund zugleich. Bis zur Reifeprüfung blieb er nach mir, und mit jedem Jahr mit einem größeren Abstand, der Zweibeste. Entgegen allen Voraussagen, die niemandem zugetraut hatten, Mehdi jemals schlagen zu können, war ich also in diesem Sommer des Jahres 1958 Klassenbester geworden. Und damit hatte ich mich für das Bewerbungsverfahren für die Teilnahme an den Wettbewerben von Ramsar als Gesandter der Provinz Isfahan für die Naturwissenschaften qualifiziert. Ramsar und seine salzige Meeresbrise waren näher gerückt, jedoch noch weit genug entfernt, um keinerlei Illusion zuzulassen. Inzwischen war Asghar Vater zweier weiterer Söhne geworden. Sie wurden von ihm Majid, dessen Vorname *der Ruhmvolle* bedeutet und einer der neunundneunzig Namen Allahs ist, und Saïd, dessen Vorname *der Glückliche* bedeutet, genannt. Asghar, ein wohlhabender Geschäftsmann und ein Patriarch über Ehefrau und Kinder, war nun einundzwanzig Jahre alt und somit auf dem Höhepunkt seiner beruflichen Karriere. Im Basar war Agha Asghar bekannt und wurde mit respektvollem Argwohn bedacht. Im selben Jahr, mit dem achtzehnten Lebensjahr, standen auch meine schulischen Aktivitäten in ihrem Zenit. Ich hatte die höchste Anzahl an Nachhilfeschülern, mein Basketballteam erreichte die wichtigsten und höchsten Siege seiner Karriere, meine Englischausflüge auf dem Shahplatz zusammen mit Nasser wurden ausschweifender und zufriedenstellender, weil meine englische

Zunge nun, ohne ins Stocken zu geraten, das ausdrückte, was ich wollte. Zudem musste ich in einem Prüfungsmarathon, der traditionell im Laufe des elften Schuljahres ausgetragen wurde, mehrfach bestehen, um zunächst als Schulbester, danach als Stadtbester und darauffolgend als Provinzbester auserkoren zu werden, um als Gesandter aus der Provinz Isfahan für die Naturwissenschaften im Sommer des Jahres 1959 in Ramsar teilnehmen zu dürfen. Für diese Prüfungsschlacht fühlte ich mich gut gerüstet. Meine Armee bestand aus fünfundzwanzig antiken Büchern, jedes einzigartig und einem wertvollen Wissensschatz gleich. Ein ganz besonderes Exemplar, das ich mein nennen durfte, war eine vierhundert stolze und verwitterte Seiten zählende Ausgabe für Chemiegelehrte aus der Mitte des neunzehnten Jahrhunderts aus der Dynastie der Kadscharen, den Zeiten des Herrschers Nasser Addin Shah[10]. Dieses Werk besaß ein ungewöhnliches Format, größer als alle anderen Bücher, mit altem und gelbem Papier, das die Erinnerungen und Erfahrungen eines Jahrhunderts mit seinen verwitterten Seiten majestätisch zur Schau stellte. Dieses Werk war in einer Mischung aus Altpersischer und Altarabischer Sprache und in größerer Schrift als meine anderen Bücher geschrieben worden. Darin fand man selbstverständlich weniger Formeln als jene, die zu meiner Zeit bekannt waren. Es verbarg jedoch zwischen seinen alten Deckeln eine unglaubliche Anzahl an archaischen und aufregenden Regeln, die im Laufe eines Jahrhunderts wohl in den Schulen und Lehranstalten verloren und in Vergessenheit geraten waren. Nun durfte ich all diese Geheimnisse allein besitzen und über sie verfügen. Ein unbeschreibliches Glücksgefühl der Unbesiegbarkeit hatte sich meiner bemächtigt, führte mich im Taumel und in Leidenschaft Richtung Prüfungen und brachte mir den weißen Sand von Ramsar in greifbare Nähe. Meine Sammelleidenschaft griff auf meine ganze Klasse über. Von nun an suchten meine Mitschüler mit wachsamen Augen und in den Auslagen der Antiquariate für mich

10 Nasser Addin Shah war von 1848 bis 1896 Shah von Persien und erstgeborener Sohn von Mohammad Shah Kadschar aus der vom Mongolenherrscher Hülegü abstammenden 250jährigen Dynastie der Kadscharen. Nasser Addin Shahs fünfundzwanzig Ehefrauen gebaren ihm vierzehn Söhne und unzählige Töchter.

nach naturwissenschaftlichen Schätzen. Waren die gefundenen Kleinode zu kostspielig, ließen sie sie zurücklegen und informierten mich umgehend und voll siegessicherer Solidarität. Meine gesamte Aufmerksamkeit fokussierte sich mit der Präzision eines durch eine Lupe gebündelten Sonnenstrahls auf das Studieren meiner antiken und wertvollen Perlen des Wissens. Je mehr ich studierte, desto reiner und klarer wurde ihr Glanz und desto mehr Hunger nach Wissen erfasste mich. Meine Wissbegierde war schier endlos geworden. Meine Trance-Sequenzen wurden ausdauernder und zogen mich immer tiefer in die Versenkung der absoluten Konzentration. Ein unvergleichliches Verlangen ergriff Besitz von mir. Versuchte Mutter, aus Sorge um mich, in meine Konzentration einzudringen, wurde ich ungehalten und verlor gar eines Tages die Beherrschung. Ich verletzte Mutter mit meinen unbedachten und von jugendlicher Einfältigkeit getriebenen Worten. Am darauffolgenden Tag, nachdem ich fast bis zur Mitternacht gelernt hatte, zog Mutter ihren schwarzen Tschador über und kündigte an, das Haus zu verlassen und erst wieder einzutreten, wenn ich aufgehört habe zu lernen. Sie ertrage meine Lernkrankheit nicht mehr. Ich legte meine Bücher augenblicklich zur Seite, trank mit Mutter ihren unverwechselbaren schwarzen Tee mit Kardamom und legte mich ins Bett, wo mich jäh eine unfassbare Erschöpfung überkam. Jede Faser meines Körpers klagte nach Ruhe und Entspannung. Ich beschloss, effektiver zu lernen und regelmäßige Erholungsphasen einzuhalten, so wie die Natur, deren Erforschung ich so sehr liebte, es mir mit ihren Zyklen, den Jahres- und Tageszeiten, in unserem wunderbaren Garten schon immer und schon die ganze Zeit gelehrt hatte. Ich besann mich auf den Ursprung. Ein neues Lernzeitalter begann mit meinem achtzehnten Geburtstag. Die Hitze des Sommers hatte sich wie eine klebrige Masse auf Isfahan in das Tal des *Leben spendenden Flusses* Zayandeh Rud[11] gelegt. Das Schuljahr neigte sich dem Ende zu. Die letzten Prü-

11 Der Zayandeh Rud ist 400 km lang. Er entspringt im Zagros-Gebirge und mündet nach Durchquerung der Stadt Isfahan in den Gawkhouni, einem saisonalen Salzsee und ehemaligem Sumpfgebiet, Die Bewohner der Stadt lieben diesen Fluss und identifizieren sich stark mit ihm und seinem Wohlbefinden.

fungen für die potentiellen Ramsar-Teilnehmer aus der Provinz Isfahan standen an. Auch im Prüfungssaal stand die Hitze. Kein Lufthauch erbarmte sich unserer. Der Schweiß tropfte von unseren Händen auf das Papier. Das Schweißtuch, das Mutter mir gegeben hatte, war bald durchnässt, was ich allerdings kaum wahrnahm. Ich hatte jeweils alle Bücher aus meiner privaten Sammlung und alle Schulbücher mindestens einmal durchgelesen und alle Formeln, Regeln und Merksätze auswendig gelernt, ohne zu ahnen, dass genau dies mir zum Verhängnis werden würde. Ich verlor während der Prüfung jegliches Zeitgefühl. Ich wollte unbedingt alles aufschreiben, was ich wusste. Doch mein Wissen war unerschöpflich. Die Stimme des Prüfers weckte mich unbarmherzig aus diesem Rausch. Er verkündete, dass man zum Ende kommen solle, da nur noch fünf Minuten verbleiben würden. Ich hatte die zwei Prüfungsbogen für Chemie und Biologie komplett ausgefüllt. Doch die Fragen in Physik hatte ich noch nicht einmal angeschaut. Ich hatte erst zwei Drittel der Prüfung fertig. Ich behielt die Ruhe und ging sofort zu den Physikfragen über. Mein Füller flog über die Seiten. Die Tinte verschmierte mit dem Schweiß. Ich schaffte es, in den verbliebenen fünf Minuten die schwierigste Aufgabe zu lösen, bevor ich alle Unterlagen abgeben musste. Als die Prüfungsergebnisse kamen, war es für mich keine Überraschung, obgleich eine Schande und eine Qual, da ich in Chemie und Biologie zwar die volle Punktzahl ohne Fehler erlangt hatte, also jeweils zwanzig Notenpunkte erreicht hatte, in Physik aber nur vier Notenpunkte. Ich war fassungslos über meine eigene Nachlässigkeit. Ich wusste, dass ich durchgefallen war, und dass Ramsar für mich für immer ein Traum bleiben würde. Doch bevor der Auserwählte offiziell verkündet wurde, wurde ich während einer großen Pause zum Rektor gerufen. Dort hatten sich neben dem Rektor alle Lehrer der Schule versammelt. Als ich die Tür öffnete und hinein ging, trat ein Mann näher. Er stellte sich als derjenige Gymnasiallehrer vor, der meine Prüfung korrigiert hatte. Er begrüßte mich mit Handschlag, nahm meine Hände in beide Hände und ließ sie während seiner Rede nicht mehr los. Er sei heute zu dieser Schule gekommen, um diesen Schüler, Agha Hosein Zaeri-Esfahani, persönlich kennenzulernen. Er habe die Ehre gehabt, dessen Prüfungen korrigieren zu dürfen. Er habe nicht glauben können, was er dort auf echtem Papier und mit echter Tinte vor sich gesehen habe. Es sei unerklärlich, wie ein Schüler der zehnten Klasse so viel Wissen besitzen könne, dass er bei weitem alle Zwölftklässler der Provinz mit Leichtigkeit schlagen könne. Dieser Schüler sei nicht nur eine große Ehre für die ganze Schule, sondern für die gesamte Kultur der Stadt und der Provinz Isfahan. Er sei der Auserwählte zur Teilnahme an den Wettbewerben von Ramsar. Alle Lehrer standen auf und applaudierten. Ich hatte meine Sprache verloren. Sie hatten mir meine große Dummheit einfach verziehen. Sie waren von mir überzeugt. Ich hatte meinen Traum erreicht und konnte trotzdem nicht begreifen, was das für mich bedeutete. Diese Geschichte wurde an unserer Schule zu einer Legende. Alle Lehrer erzählten in ihren Klassen von diesem ergreifenden Moment. Die Schüler erkannten mich auf den Fluren und auf dem Hof. Sie machten sich gegenseitig mit versteckten Zeigefingern auf mich aufmerksam oder grüßten mich voll Ehrfurcht und Stolz. Die Zahl meiner Privatschüler explodierte und ich wusste, dass ich nun keine finanziellen Sorgen mehr haben würde. Von nun an gab ich in allen Klassenstufen und in allen Fächern Nachhilfe, ob in Naturwissenschaften, Grammatik oder Sprachen. Zu meinen Kunden gehörten die einflussreichsten Männer Isfahans, was zu noch mehr Bekanntheit in der gesamten Stadt führte. Ich unterrichtete die Töchter des Timsar Afzali, des Vorsitzenden des Militärgerichts, oder des Agha Navabi, des Leiters des Finanzamtes. Die großen Ferien waren gekommen und die offizielle Einladung zur Teilnahme am Vorbereitungscamp für Ramsar ließ nicht lange auf sich warten. Das Camp fand in dem kleinen Ort Boroujen am Fuße des Hezar Darre, des Berges der *Tausend Täler*, bei Isfahan statt. Hier wurden alle Teilnehmer von Ramsar, die aus der Provinz Isfahan ausgesandt werden sollten, auf die Wettbewerbe vorbereitet. Es ging weniger ums Lernen, sondern um das Schaffen eines Zusammengehörigkeitsgefühls. Wir waren alle die Besten in unserem jeweiligen Fach. Der beste Sänger der Provinz, Mortaza Aghili, dessen Vorname *der Auserwählte* bedeutet, war ein zufriedener und fröhlicher Mensch. Später wurde er einer der bekanntesten Sänger und Schauspieler Irans. Als begnadeter Violinist nahm Siavash Zendegani teil, dessen Vorname besagte, dass er *schwarze Hengste* besäße. Er erlangte in späteren Jahren mit seinem Talent große Berühmtheit. Der beste Tänzer war so anmutig, wie keine Frau hätte tanzen können. Zusammen mit den anderen Musikern, dem Akkordeonmeister, dem Trommler und dem Hackbrettspieler machten sie uns jeden Abend mit Musik und Tanz zu einem einzigen Fest. Wir sangen und tanzten sieben Abende lang so lange, bis unsere Betreuer uns ins Bett schickten. Sie richteten stets ein wachsames Auge auf die Ruhezeiten, denn wir sollten ausreichend Schlaf erhalten. Insgesamt sollte neben einer gesunden Ernährung und sportlicher Betätigung ein ausgeklügeltes Programm uns dazu befähigen, gesund zu leben und auf uns selbst zu achten. Tagsüber bot man uns außerdem die Betätigung in kunsthandwerklichen Werkstätten. Die Mahlzeiten nahmen wir gemeinsam in einem Essenssaal ein. Der Tag begann mit der Nationalhymne und dem Hissen der iranischen Flagge. Doch bald sangen wir ein weiteres Lied. Wir sangen es mehrmals und solange wir Lust hatten. Es war ein selbst gedichtetes Lied von uns allen auf eine allseits bekannte Melodie. Wir sangen von unserer Bereitschaft für die Wettkämpfe, von unserer schönen Heimatstadt Isfahan und von *Gaz*, der typischen Süßigkeit aus Isfahan, die man zum Frühlingsfest reichte. Gaz wurde hergestellt aus Honig, Zucker, Pistazien und Eischnee. Und das Geräusch, das entsteht, wenn jene großen, schneeweißen Blöcke in mundgerechte Stücke zerschlagen werden, klingt wie ein hohles *Tagh*. Und so wurde unser Refrain eine lange Aneinanderreihung dieses Geräusches. *Tagh Tagh Tatagh Tatagh*. Dabei tanzten und wippten wir mit den Hüften und schnipsten mit den Fingern so laut, dass der ganze Raum davon erfüllt war. Dieses Lied wurde im besonderen Isfahani-Dialekt gesungen, welcher landauf und landab in ganz Iran bekannt und beliebt ist, da er sich weich und lustig anhört. Wir waren uns der Sympathie aller Teilnehmer in Ramsar sicher, da niemand dem Isfahani-Dialekt widerstehen kann. Wir waren bereit für Ramsar. Und Ramsar empfing uns mit all seiner Naturgewalt. Das Kaspische Meer, der größte See der Welt mit

Salzwasser, lag zwischen wilden Wäldern und Tälern. Sümpfe zogen sich über die Landschaft und eine schier unendliche Fauna hatte diesen Flecken auf dem Planeten zu ihrem Wohnsitz gemacht. Wenn ich, der ich ein großer Frühaufsteher bin, im Morgengrauen aus dem Zelt und in die frische und nach Erde und feuchtem Gras riechende Luft trat, sah ich die Sonne wie eine goldene Scheibe hinter den Berggipfeln aufgehen. Am Fuße dieser Szenerie schlug der See seine kräuselnden Wellen. Wir waren etwa dreihundert Schüler in dieser eigens für uns aufgebauten Zeltstadt. Da jeder Teilnehmer nur einen Koffer mitnehmen durfte, hatte ich an Kleidung nur das Allernötigste dabei, denn ich brauchte für meinen Talisman allen verfügbaren Raum. Mein Talisman war nichts anderes als meine antike Büchersammlung. Ich hatte nicht überlegen müssen, ob ich diese fünfundzwanzig Bücher mitnehmen wollte oder nicht. Es stand für mich fest, dass sie mich auf diesem Pfad begleiten würden, obwohl ich wusste, dass in Ramsar ein Blättern darin weder möglich noch nötig gewesen wäre. Sie waren Familie, Freunde, Trost und Wissen zugleich. Auch hier gewöhnten wir uns an die sich täglich wiederholenden Rituale, die jeden Morgen um sieben Uhr mit dem Hissen der Flagge und der Nationalhymne auf dem Appellplatz begannen. Die Mahlzeiten nahmen wir in einer großen Kantine zu uns. In diesem Saal war während der Mahlzeiten absolute Ruhe geboten. Es wurde nicht einmal geduldet, wenn das Bestecks auf dem Porzellan der Teller klirrte. Uns Schülern wurden im Rahmen der gemeinsamen Mahlzeiten diverse Benimmregeln, wie etwa auch das ruhige Gehen oder verschiedene Umgangsformen, nähergebracht. Ich fand schnell zwei neue Freunde. Ali, dessen Vorname *der Edle* bedeutet, war Teilnehmer der Wettbewerbe in Literaturwissenschaften. Mortaza, dessen Vorname *der Auserwählte* bedeutet, ging ebenfalls in den Naturwissenschaften, jedoch in der Liga der neunten Klassen, in die Wettbewerbe. Täglich um zehn Uhr, als wir bis zum Mittag Freizeit bekamen, sprangen wir gemeinsam in die Fluten, und obwohl wir alle Nichtschwimmer waren, genossen wir das Wasser und die Sonne. Zur Beaufsichtigung der Schüler waren mehrere Rettungsschwimmer beauftragt worden, die uns stets im Auge behielten, denn so gut wie keiner von uns konnte schwimmen.

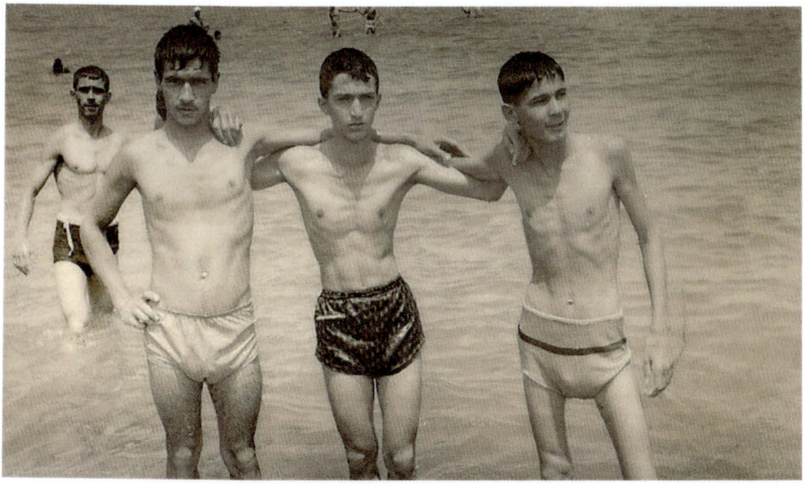

1959, Ramsar, Hosein (links), Ali, Mortaza

Abends konnten wir es kaum abwarten, bis wir nach dem stillen Abendessen feiern konnten. Die begnadeten Musiker unter uns gaben Aufführungen, die begleitet wurden von endlosen Tänzen, vom Fingerschnipsen und lautem Singen, um im nächsten Moment andächtig den Gedichtrezitationen der Literaturwissenschaftler zu lauschen. Kein Abend verging, ohne dass wir Isfahanis unsere selbstgeschriebene Hymne mehrmals vorsingen mussten. Bald sang und tanzte der ganze Saal mit. Die Schüler versuchten den Isfahani-Dialekt nachzuahmen, oft mit mäßigem Erfolg. Wir hatten zweifellos schon am ersten Abend alle Herzen erobert, noch bevor die Trompete um zehn Uhr die Nachtruhe ankündigte. Inzwischen gingen die Prüfungen vonstatten. Nachmittag für Nachmittag kam jede Gruppe einmal dran, auch die Prüflinge der Naturwissenschaften. In diesem Saal, wo die einzeln aufgestellten, einfachen Holztische so weit auseinander standen, dass jegliches Täuschen und Betrügen unmöglich gemacht wurde, sollte also das Schicksal über meinen seit Jahren gehegten Traum entscheiden. Unsere Prüfungsbogen waren ein einziges, dickes und zusammengeheftetes Büchlein. Es bestand aus zahlreichen Seiten mit jeweils mehreren Fragen und dazu immer genau vier möglichen Antworten zur Auswahl. Zusätzliche Notizen waren nicht gestattet. Einzig und allein Kreuze waren erlaubt. Pro Frage war nur ein Kreuz erlaubt. Ich wusste, dass ich gerettet war. Die Gefahr, dass ich mich im endlosen Labyrinth meines Wissens verlaufen würde, war gebannt. Ich fing sofort an, Kreuze zu machen. Es war für mich eine völlig neue und befreiende Erfahrung. Ein einziges Kreuz! Keine Erläuterung! Keine Hintergründe! Keine Zusammenhänge! Zunächst kreuzte ich nur die Fragen an, deren Antworten ich mit Bestimmtheit wusste. Ich vergeudete meine Zeit nicht mit den Fragen, bei denen ich unsicher war. Fragen, deren Antworten ich nicht wusste, gab es nicht. Bei der zweiten Durchsicht konnte ich mich dann den unbeantworteten Fragen widmen. Ich spürte, dass ich endlich in der richtigen Liga war. Diese Prüfung stillte meinen Durst nach Wettbewerb. Doch auch sie ging zu Ende und wir konnten die restlichen Tage und Abende ohne Anspannung gemeinsam mit unseren Kameraden genießen. Am letzten Abend dieser schönen Zeit, nachdem alle Prüfungen stattgefunden hatten und alle Arbeiten korrigiert waren, versammelten wir uns im großen Saal zur Siegerehrung. Zunächst wurde die durchschnittlich beste Provinz bekanntgegeben. Die Provinz Isfahan hatte die höchste Punktzahl erreicht. Im Rausch des Applauses stimmten wir Isfahanis unser Lied an. Nach und nach erklangen immer mehr Stimmen. Zuletzt sangen alle mit. Dann kehrte Stille ein, als der Leiter der Wettbewerbe von Ramsar hohen Besuch ankündigte. Der Minister für Bildung und der Chef für Pädagogische Angelegenheiten gaben im feierlichen Rahmen die Sieger der Wettbewerbe bekannt. Und obwohl eine Gewissheit mir längst gesagt hatte, was passieren würde, wurde mir schwindelig, als der Sieger der elften Klassen, und damit bester Schüler Irans in Naturwissenschaften, aufgerufen wurde: Hosein, dessen Vorname *der Gute* bedeutet, und dessen Nachname Zaeri-Esfahani ist und ihn als *Pilger aus Isfahan* bekanntgibt. An den Handschlag des Ministers erinnere ich mich noch. Den letzten Trompetenstoß der Wettbewerbe von Ramsar des Sommers 1959 nahm ich nicht mehr wahr. Ich hatte den Gipfel erreicht. Die Erfüllung meines Traumes, Arzt zu werden, war nur noch eine Frage der Zeit.

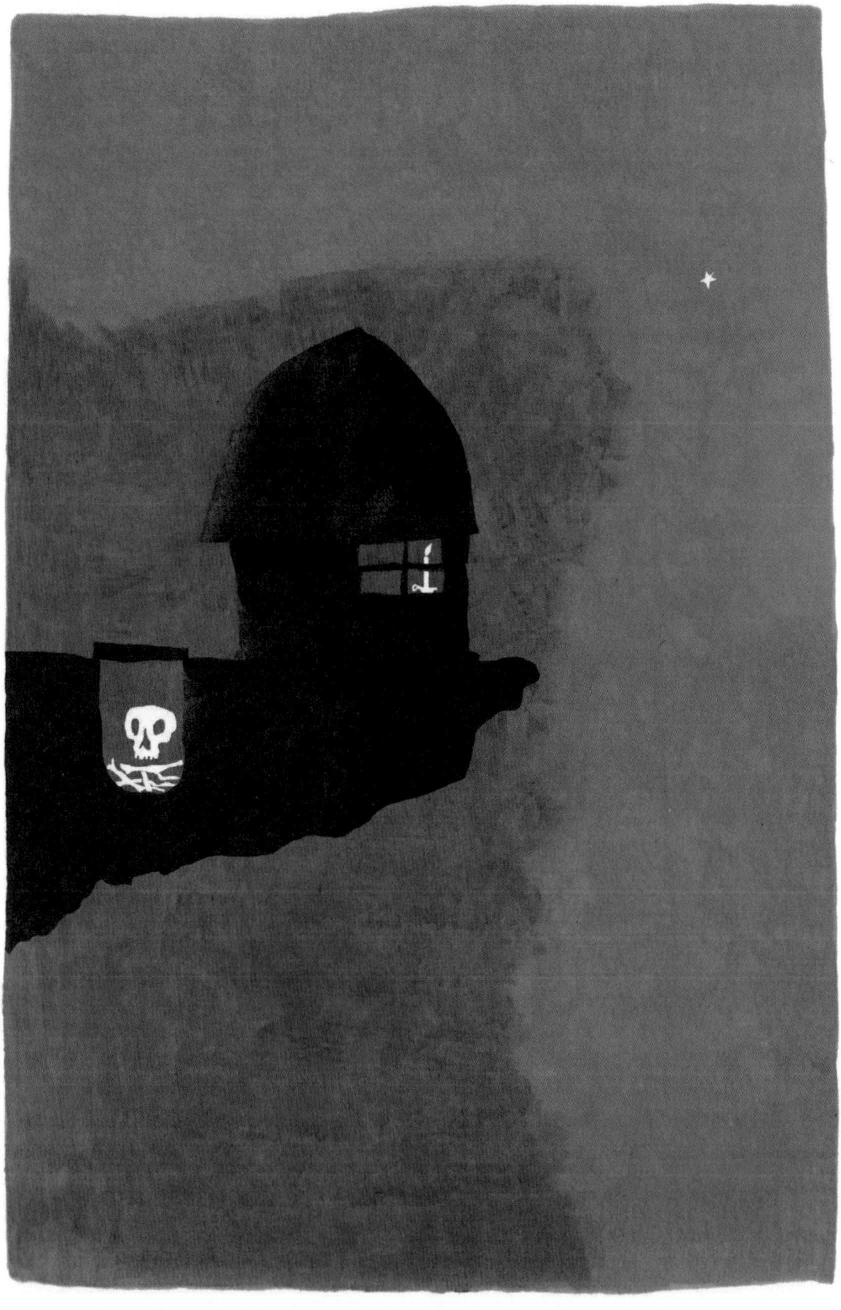

Kapitel 3

Bergamotte und Öllampe

1959 – 1967

Mein letztes Schuljahr brachte nichts Neues mehr. Mein Foto prangte wieder einmal in der Galerie der Jahrgangsbesten. Meine Geschichte wurde von den Lehrern in allen Klassen verbreitet. Stadtweit wurde ich bekannt und erkannt. Die Anzahl meiner Privatschüler und Privatschülerinnen in allen Schulfächern, ob Persische Grammatik, Mathematik, Physik, Chemie, Englisch oder Arabisch, explodierte. Ich bemühte mich, keine Anfrage abzulehnen und allen Hilfesuchenden und auch deren Geschwistern, gerecht zu werden. Dies war nur möglich, weil ich mich auf keine Nachhilfestunde vorbereiten musste. Alles Wissen befand sich in meinem Kopf. Bald kannte ich die meisten gängigen Schulbücher aller Klassenstufen auswendig. Ich wusste aus dem Kopf, welcher Merksatz, welche Formel, welche Übung oder welcher Text sich auf welcher Seitenzahl und ob oben, mittig oder unten befand. Für meine Nachhilfeschüler grenzte dies an Zauberei. Für mich war es einfach erklärt. Es war, als hätte ich die Bücher bildlich im Kopf, so dass ich darin blättern konnte. Trotz all meiner Nachhilfe-Tätigkeiten nahm ich mir weiterhin die Zeit, zusammen mit meinem geliebten Freund Nasser die Touristen durch die Stadt zu führen und mein Englisch zu schärfen. Die ruhigen Minuten des stillen Lernens und die Phasen der Trance taten mir gut. Mutter und Vater gaben mir ein Zuhause voll Ruhe und Geborgenheit. Und die fünf Gebete des Tages Richtung Mekka brachten mein arbeitsames und ereignisreiches Leben ins Gleichgewicht. Sie waren willkommene Momente der Einkehr und Besonnenheit. Mein zwölftes und letztes Schuljahr wurde versüßt durch die Feierlichkeiten der Urkundenübergaben von Ramsar, die erst ein halbes Jahr nach Ende der Wettbewerbe, im Frühjahr 1960, stattfanden. Der Bildungsminister der Provinz Isfahan empfing alle Teilnehmer der Provinz, um sie zu ehren. Er sprach mit jedem von uns einzeln und wünschte uns persönlich Glück. Den Gewinnern überreichte er die Urkunden und Geschenke. Die Urkunde war unter anderem unterschrieben vom iranischen Kultusminister.

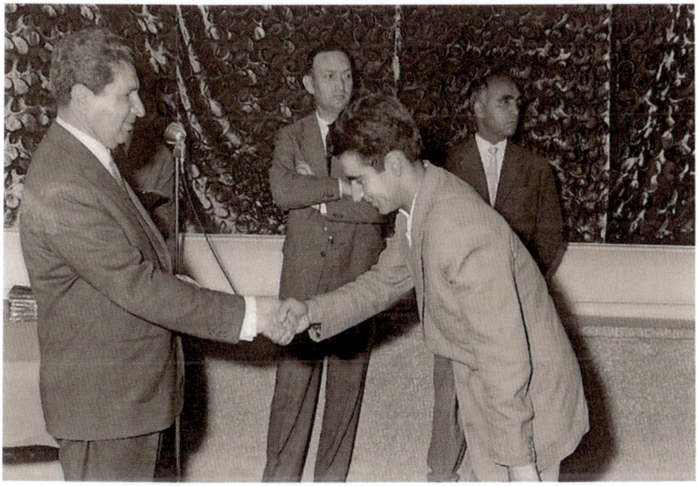

1960, Isfahan, Verleihung der Ramsar-Urkunde durch Dr. Mehran, Bildungsminister der Provinz Isfahan

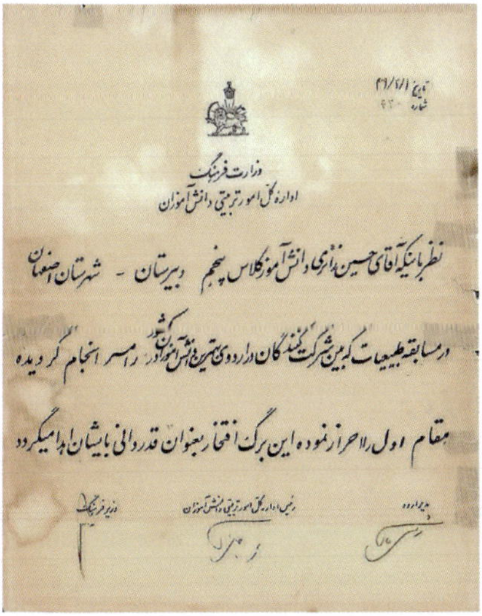

تاریخ ۳۹/۲/۱
شماره ۶۳۰

وزارت فرهنگ
اداره کل امور تربیتی دانش‌آموزان

نظر باینکه آقای حسین نازی دانش‌آموز کلاس پنجم دبیرستان - شهرستان اصفهان
در مسابقه طبیعیات که بین شرکت کنندگان در اردوی بهترین دانش‌آموزان کشور در رامسر انجام گردیده
مقام اول را احراز نموده این برگ افتخار بعنوان قدردانی بایشان اهدا میگردد

وزیر فرهنگ — رئیس اداره کل امور تربیتی دانش‌آموزان — مدیر اداره

21.4.1960, Hoseins Ramsar-Urkunde, Bester Schüler Irans in Naturwissenschaften

Das letzte Schuljahr endete mit einer weiteren Feier mit Sportaufführungen, Tanz und Musik der Abschlussjahrgänge. Ich hatte in der Abiturprüfung fast die volle Punktzahl erreicht. Es fehlten acht von einhundertsechzig möglichen Punkten. Durch eine schlechte Leistung im Schreiben eines Aufsatzes hatte ich hier die volle Punktzahl verpasst. Und trotzdem reichte mein Abiturdurchschnitt, um bester Abiturient der Provinz Isfahan zu werden. Zu dieser Feierlichkeit und Urkundenübergabe waren auch Familienangehörige eingeladen. Ich erhielt zwei Urkunden. Eine Urkunde der Schule als Jahrgangsbester und eine weitere Urkunde der Provinz als bester Abiturient. Dieser Abend barg durch die Anwesenheit von Mutter und Vater einen eigenen Zauber. Sie hatten sich zwar zwei Sitze in einer versteckten Ecke ausgesucht, dennoch folgten sie den Reden und Feierlichkeiten und insbesondere dem mehrfachen anhaltenden Applaus für mich voll Stolz und Aufmerksamkeit. Ihr Traum, dass einer ihrer Söhne über die Bildung den Weg in ein besseres Leben schaffen sollte, war mehr als in Erfüllung gegangen. Ich wusste, dass all meine Mühe sich gelohnt hatte, und dass ich auf diesem Wege weitergehen würde.

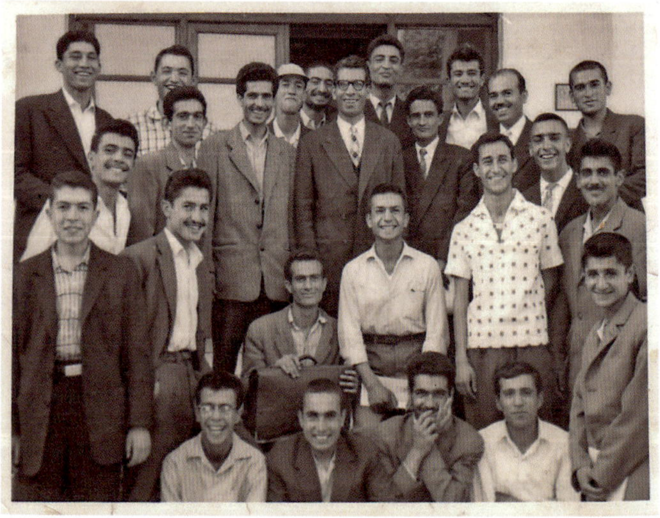

1960, Isfahan, Abitur bestanden, Hosein vorne 3. von links

Ich entschied im Gegensatz zu den anderen Abiturienten, die sich an verschiedenen Universitäten im ganzen Land bewarben, mich nur in Isfahan um einen Studienplatz für die Medizin zu bewerben. Und dies nicht nur, weil ich mir mit meinem Notendurchschnitt die Universität aussuchen konnte, sondern insbesondere aus dem Grund, weil ich meine Eltern nicht verlassen wollte. Ich wollte für sie da sein. Auch die große finanzielle Enge, in der wir inzwischen lebten, ließ mir das Mieten einer eigenen Wohnung als unverantwortlich erscheinen. Die Bewerbung an der Universität Isfahan verlief erwartungsgemäß ohne Probleme. An den Bewerbungsprüfungen nahmen sechstausend Personen teil, die um sechzig Plätze kämpften. Aus diesen Prüfungen ging ich als Fünftbester hervor und kam als einer der zehn Besten in das Förderprogramm des Gesundheitsministeriums. Die Vereinbarung besagte, dass mir sieben Jahre lang, also für die Dauer meines Studiums, die Summe von zweihundert Toman monatlich als Darlehen zur Verfügung gestellt würde, was viel Geld war, bedenkt man, dass die Miete eines Studentenzimmers etwa fünfzig Toman betrug. Im Gegenzug würde ich nach erfolgreichem Abschluss meines Medizinstudiums meine Approbation nicht erhalten. Erst wenn ich sieben Jahre lang an einem Ort, den der Staat vorgeben würde, als Arzt praktizieren und meinen Darlehen abarbeiten würde, würde ich die ärztliche Approbation erhalten. Sollte ich nicht bereit sein, an dem vorgeschriebenen Ort Dienst zu leisten, könnte ich mich für fünfzigtausend Toman, also für das Dreifache dessen, was mir der Staat geliehen hatte, freikaufen. Mir war bewusst, dass dies ein gutes Angebot war, und dennoch ließ ich mich von den mir bekannten Ärzten beraten, die allesamt dieses Angebot als lohnend bezeichneten, da der Arbeitsmarkt für Ärzte zu dieser Zeit alles andere als erfreulich war. Es sei sehr gut, dass mir nach Beenden des Studiums eine Stelle sicher sei. So unterschrieb ich in meinem zwanzigsten Lebensjahr den Vertrag zur Annahme dieses Programms, was ich sieben Jahre später bereuen sollte. Das Studium nahm ich sofort, im Herbst des Jahres 1959, auf. Ich wohnte weiterhin bei Mutter und Vater, übernahm allerdings, Dank des Darlehens, meine persönlichen Ausgaben selbst und zahlte die Stromkosten der Wohnung. Zehn Prozent meines Fördergeldes, also zwanzig Toman monatlich, spendete ich Mutter, die es wiederum im Stadtteil bedürftigen Menschen zukommen ließ. Mutter war sehr stolz auf mich, obwohl sie und Vater das Geld selbst gut gebraucht hätten. Vaters finanzielle Situation war als schlecht zu bezeichnen, da er von Asghar nur noch einen Hungerlohn erhielt und im Laden nicht mehr erwünscht war. Asghar war nun ein sehr beschäftigter Mann. Auch der Segen einer weiteren Tochter war ihm nicht verwehrt geblieben. Sie bekam den Vornamen Shohreh, was *die Berühmte* bedeutet. Doch außer den üblichen Höflichkeitsbesuchen an den Feiertagen gab es zwischen seiner Familie und uns kaum noch Kontakte. Auch an der Universität musste ich mich erst an den neuen Umgang gewöhnen. Hatten unsere Lehrer uns in der Schulzeit noch unterstützt und versucht, aus uns das Beste herauszuholen, wurden wir an der Universität von den meisten Dozenten eher als unwillkommene, mögliche Konkurrenten angesehen. Viele von ihnen unterstützen uns kaum. Einige versuchten, uns von Anfang an einzuschüchtern und klein zu halten. Sie ließen uns bei jeder Gelegenheit und in jedem Kurs spüren, dass wir an einer Lehranstalt waren, wo nur die Stärksten eine Chance hatten. Wir mussten lernen, uns zu behaupten, ohne uns Feinde zu schaffen. Von mir kann ich nicht behaupten, dass mir das Letztere leichtfiel. Schon im ersten Studienjahr lernte ich diese Lektion, als ich eines Tages einen Wissenschaftlichen Assistenten im Fach Physiologie korrigierte, nachdem er uns Studenten einen sachlichen Zusammenhang falsch geschildert hatte. Dieser beschwerte sich bei der Professur der Physiologie. Daraufhin behandelte mich der Professor in den mündlichen Abschlussprüfungen des Semesters besonders schroff und stellte mir die schwierigsten Fragen. Nichtsdestotrotz beantwortete ich alle Fragen mit Leichtigkeit, weil ich bereits wusste, dass die Professur versuchen würde, mich durchfallen zu lassen. Dessen ungeachtet gab der Professor mir nur fünfzehn der zwanzig möglichen Punkte. Damit hatte ich die Prüfung nicht bestanden. Mir wurde bewusst, dass die meisten Dozenten und Lehrstühle nicht zögerten, ihre Macht zu missbrauchen, um ihre persönlichen Befindlichkeiten zu befriedigen. Ich war nicht bereit, dies zu akzeptieren und suchte sofort den stellvertretenden Dekan auf, dem ich die Situation von Beginn an schilderte. Der Dekan kannte mich gut, weil er einer meiner Dozenten und mit meinen Leistungen sehr zufrieden war. Nach einem klärenden Gespräch mit dem Professor und dem wissenschaftlichen Assistenten wurde entschieden, dass ich die mir zustehende gerechte Benotung erhalten würde, wenn ich bereit sei, mich beim wissenschaftlichen Assistenten für mein anmaßendes Verhalten zu entschuldigen. Auch wenn ich wusste, dass es faktisch keinen Grund zur Entschuldigung gab, folgte ich dem Vorschlag des stellvertretenden Dekans, damit alle Parteien ohne Gesichtsverlust der peinlichen Situation entkommen konnten. Dafür, dass ich als Student des ersten Semesters in den Machtstrukturen offensichtlich ganz unten stand, hatte ich mehr bekommen, als mir zustand. Ich musste einsehen, dass ich Willkür und Machtmissbrauch ausgesetzt war. Und so rüstete ich mich für das nächste Studienjahr, das ich im Herbst 1961 aufnahm. In diesem Studienjahr brachte mir das Fach Anatomie unerwartete Schwierigkeiten ein. Es wurde uns aufgetragen, menschliche Skelette zu besorgen, damit wir mit diesen zuhause und in der Universität arbeiten konnten. Die Anschaffung stellte kein Hindernis dar, denn die Studenten der höheren Semester pflegten ihre Skelette an die Jüngeren weiter zu verkaufen. Doch wo sollte ich mein Skelett, das aus einer Anzahl loser Knochen bestand, deponieren? Ich wollte nicht Mutters religiöse Gefühle verletzen. Zudem war Mutter, wie die meisten Menschen ihres Alters, sehr abergläubisch. Sie hätte niemals Teile eines toten Menschen unter ihrem Dach geduldet. Mir blieb nichts anderes übrig, als meine Skelettknochen zu verstecken. Spätestens hier war ich dem alten Shah dankbar, da er, möge Gott seiner Seele gnädig sein, uns dieses Khunebaghi, das Haus mit dem großen Garten, gegeben hatte. So machte ich mich auf die Suche und wurde bald fündig. Eine Kuhle im Erdreich, die es seit eh und je gegeben hatte, worüber Vater ein großes Holzbrett gelegt hatte, als ich einmal mit neun Jahren hineingefallen war, erwies sich als geeignet. Sie war geräumig genug, um meine große schwarze Ledertasche mitsamt den menschlichen Überresten zu beherbergen. Ich konnte sicher sein, dass niemand das Brett hochheben würde, so wie es in den letzten dreizehn Jahren nicht geschehen war. Die zahlreichen Tausendfüßler und Asseln, die ich aufgeschreckt hatte, würden mir verzeihen. So wartete ich nachts ab, bis alle schliefen, schlich mich mit einer Öllampe hinaus, drang in die Tiefe des Gartens, um ein großes, morsches Brett hochzuheben, und meine geheime schwarze Ledertasche, deren Inhalt ein hölzernes Klacken von sich gab, ins Haus zu tragen. Mein Freund, der alte üppige Walnussbaum, der Asghar und mir in unserer Kindheit als Schiffsmast und Ausguck gedient hatte, wurde mein Geheimnisträger. So untersuchte ich in meinem Zimmer bei Kerzenlicht menschliche Knochen und wurde Nacht für Nacht Zeuge des menschlichen Skelettwunders und dessen reiner Perfektion. Ich erledigte meine Hausaufgaben im Fach Anatomie sehr zur Zufriedenheit meines Dozenten. Im dritten Studienjahr, der Herbst des Jahres 1962 hatte sich früh angekündigt, bekam ich die Gelegenheit, mich unter Anleitung einer Ärztin in das Arbeitsfeld der Injektionen einzuarbeiten. Von da an wurde ich als der *Herr Doktor* von allen Verwandten und Freunden gebeten, ihnen ihre Spritzen zu verabreichen. Für mich waren diese Bitten willkommene Gelegenheiten zur Übung. Um noch mehr Übung zu bekommen, entschied ich mich, auch im Krankenhaus ehrenamtlich Injektionen zu geben. Und wie das Leben spielt, öffnete mir dieses Ehrenamt die Türen des Operationssaals in der Sonbolestanklinik. Doktor Riyahi, ein ehemaliger Militärarzt, der hier selbst als ehrenamtlicher Arzt tätig war und mich fördern wollte, nutzte zu meinen Gunsten seine Kontakte und ermöglichte mir die Hospitation bei Operationen. Ich erlebte Doktor Riyahi als einen sehr respektvollen Mann, der seinerseits von allen Seiten und Ebenen viel Respekt erntete und ganz besonders gegenüber älteren Menschen mit viel Liebe und Geduld auftrat. Bald wurde er, zu meiner großen Freude, zum Präsidenten der medizinischen Fakultät Isfahans gewählt. In seiner kurzen Amtszeit brachte er viele gute Veränderungen für uns Studenten. Unter anderem senkte er die Ausgaben und setzte das Eingesparte dafür ein, alle Lehrräume unter ein Dach zu bringen, so dass wir Studenten nicht mehr durch die gesamte Stadt an die vielen verschiedenen Vorlesungsorte fahren mussten. Nach Doktor Riyahi wurde Doktor Abu Torab Naficy, zum Präsidenten gewählt. Dieser Arzt, dessen Vorname *Vater des Staubes*[12] bedeutet, wurde zu meinem geistigen Vater. Er war ein Mann wachen Geistes und scharfen Verstandes. Er war gläubig, herzlich, umsichtig und aufmerksam, und als wäre er damit nicht genug beschenkt, besaß er eine beispiellose analytische Begabung und einen unerschöpflichen Schatz an medizinischem Wissen. Neben seinen zahlreichen Verpflichtungen als Präsident der Universität Isfahan und als Präsident der medizinischen Fakultät, gab er Vorlesungen, nahm an internationalen Kongressen teil und hielt Reden auf religiösen Fachtagen und bei Vereinigungen. Als Leiter der internistischen Abteilung der Sorayaklinik veranstaltete er im großen Konferenzsaal eine Reihe sehr beliebter Veranstaltungen namens C.P.C. Bei diesen Veranstaltungen, die er als Ein-Mann-Show aufführte, öffnete er zu Beginn der Veranstaltung vor allen Augen einen verschlossenen Umschlag aus den Vereinigten Staaten. Diese Umschläge erhielt er von Freunden, die er von seinen Aufenthalten in den USA kannte. In den Umschlägen befanden sich stets ein Blatt Papier und ein weiterer verschlossener Umschlag. Vom separaten Papier las Doktor Naficy die Beschreibung eines Patienten, seines Krankheitsbildes und seiner Symptome vor. Dann begann er ein Selbstgespräch. Er analysierte, wägte ab, widersprach sich, argumentierte, erstellte mehrere mögliche Diagnosen mit Begründungen und kam schließlich zu einer Schlussdiagnose. Dann wurde der Umschlag mit der Lösung geöffnet. Und tatsächlich lag er niemals falsch mit seiner Diagnose. Es war ein erstaunliches Schauspiel, faszinierender und spannender als eine Kriminalgeschichte.

12 Beiname von Ali, dem ersten Anhänger des Propheten Mohammed. Anspielung auf seine staubige Kleidung, weil er in der Moschee im Staub lag, und im Gebet zu Gott vertieft war.

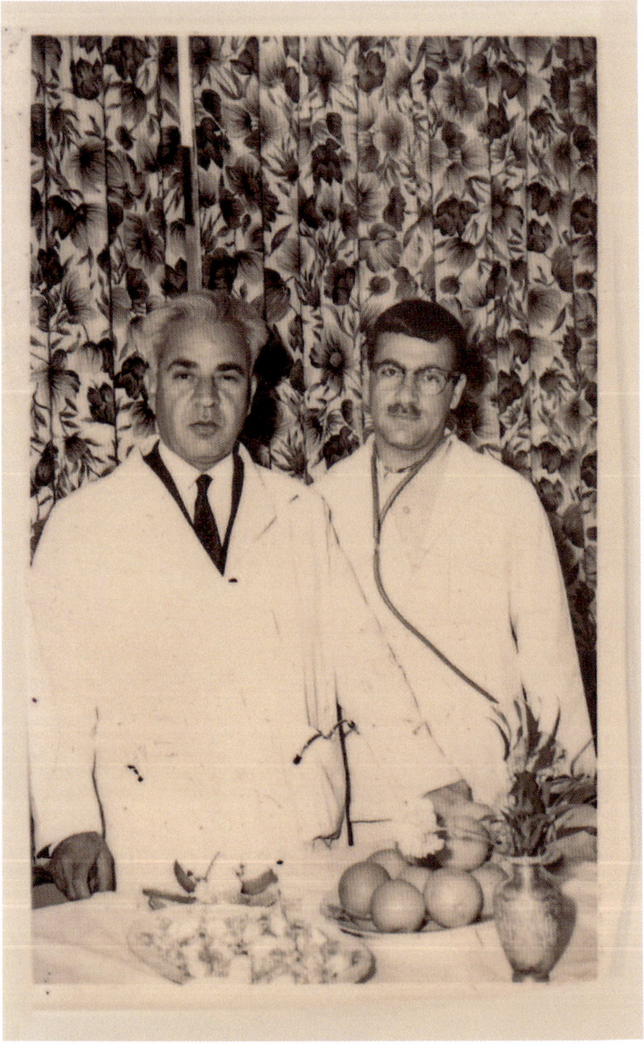

1966, Isfahan, Sorayaklinik, Hosein mit Dr. Abu Torab Naficy

In diesem Studienjahr begriff ich, wo ich stand. Die Medizin war ein endloser Ozean des Wissens, aber auch der Erfahrung. Obwohl es mich hätte beunruhigen müssen, fühlte ich mich nicht verloren. Ich befand mich im süßen Meer der Lehre. Mein Wissensdurst konnte hier endlich gestillt werden. Ich musste nur lernen, darin zu schwimmen. Uns Studenten wurde ein reiches Studium geschenkt, was den guten Zeiten geschuldet war, in denen wir lebten. Immer wieder besuchten iranische Ärzte, die im Ausland gelernt und gearbeitet hatten, unsere Fakultät. Sie berichteten, dozierten und brachten einen völlig neuen Blickwinkel auf die verschiedenen Bereiche des Lebens mit. Doktor Hakami, dessen Nachname bedeutet *der Weise urteilt*, der an der Sorayaklinik praktizierte, war ein Mann offenen Geistes. Er hatte in Frankreich studiert und gelebt. Er wurde nicht müde uns einzuschärfen, die alten und verlogenen Tabus über Bord zu werfen. „Ihr glaubt, wenn ihr die Dinge beim Namen nennt, ist es eine Schande. Im Gegenteil, es zeugt von Größe, wenn ihr Fehler oder Unzulänglichkeiten zugebt, wenn ihr sagt, dass ihr etwas nicht wisst. Es ist ein viel größerer Schandfleck, wenn gerade ihr als Wissenschaftler falsches Wissen verbreitet und, um euer Unwissen zu vertuschen, auch noch Begründungen und Ausflüchte vorbringt, die nur von Dummheit zeugen. Damit schadet ihr der Wissenschaft." So pflegte er immer und immer wieder, uns ins Gewissen zu reden.

Solche Offenheit waren wir nicht gewöhnt, und obwohl wir mit dem Verstand begriffen, was er meinte, war es schwierig, seine Worte in unseren Herzen wirken zu lassen. Er war seiner Zeit um Jahrzehnte voraus und die gesellschaftlichen Normen und Umgangsformen zwangen und trieben uns in genau jene Schande, vor der Doktor Hakami uns zu bewahren suchte. Doktor Hakami ging noch viel weiter, um uns begreiflich zu machen, wie man Humanismus und Solidarität, Begriffe, die er in Frankreich geatmet und gefühlt hatte, im Alltag leben konnte. Seine Praxis, die er neben seiner Tätigkeit im Krankenhaus betrieb, stand stets den mittellosen Bauern vom Umland Isfahans offen. Die Armen pilgerten zu seiner Praxis. Er scheute nicht einmal davor zurück, ihnen auch die Türen der Operationsräume uneigennützig zu öffnen. Wann immer es nötig wurde, operierte er die Menschen auch in der Sorayaklinik ehrenamtlich.

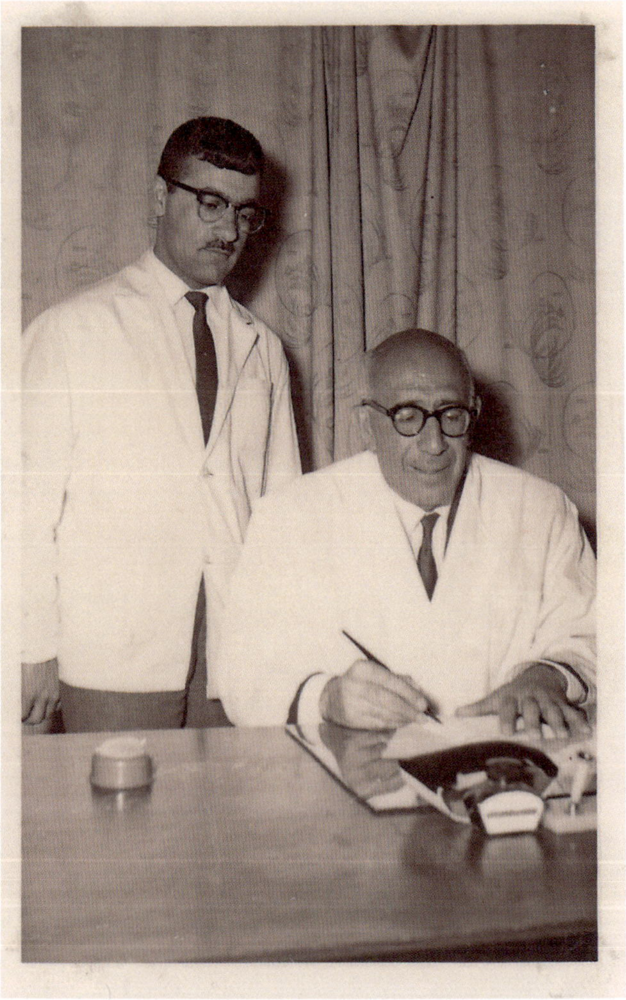

1966, Isfahan, Sorayaklinik, Hosein mit Dr. Hakami

Mit Doktor Naficy, als Leiter der Internistischen Abteilung, hatte er den richtigen Partner mit ähnlicher tief verwurzelter, menschlicher Überzeugung. Diese Allianz des Humanismus beeindruckte mich tief und nachhaltig und sollte mir beispielhaft sein für mein eigenes späteres Wirken. Doch noch viel zu häufig erlebte ich genau das Gegenteil dessen, was Doktor Hakami und Doktor Naficy uns zu lehren versuchten. Wir Studenten wurden Zeugen einer Feindschaft zweier konkurrierender Krankenhäuser, die ihre Wurzeln in der Zwietracht zweier anerkannter, älterer Mediziner hatte. Diese scheuten nicht einmal davor zurück, ihre Mutmaßungen uns Studenten gegenüber zu äußern, dass jeweils der Andere Sabotage betrieben hätte, indem er beispielsweise Handlanger in die jeweils andere Klinik geschickt und in die Medikation der Patienten auf gefährliche Weise eingegriffen habe. Mein drittes und viertes Studienjahr von 1962 bis 1964 waren begleitet nicht nur von Erneuerungen und Umbrüchen in der Medizin durch Einflüsse aus dem westlichen Ausland, sondern auch von gesellschaftlichen und politischen Verwerfungen und Umbrüchen. Im Januar des Jahres 1963 rief Shah Mohammad Reza Pahlavi, Monarch und Herrscher auf dem Pfauenthron[13], der seine Macht vor nicht einmal zehn Jahren durch die Intervention der westlichen Mächte gesichert hatte, die *Weiße Revolution* aus und ließ das Volk in einem großen Referendum darüber entscheiden. Die Weiße Revolution war ein Sechs-Punkte-Plan, der hauptsächlich Reformen im ländlichen Raum umsetzen sollte, denn zu diesem Zeitpunkt arbeiteten 75% der iranischen Bevölkerung in der Landwirtschaft. Beinahe alle Menschen auf dem Land, also 95% der Erwachsenen in den Dörfern, waren Analphabeten. Die Bauern waren nicht Besitzer der Felder, die sie bewirtschafteten. Sie arbeiteten für Großgrundbesitzer und erhielten kargen Lohn für harte Arbeit. Die Sterblichkeitsrate sowohl bei Neugeborenen und Kleinkindern als auch bei Erwachsenen erreichte katastrophale Maße. Der Sechs-Punkte-Plan regelte die Abschaffung des Feudalsystems und beinhaltete eine Verteilung des Ackerlandes an die Bauern, sowie die Verstaatlichung aller Wälder und Weideflächen. Im Gegenzug würden

13 Der *Pfauenthron* (persisch: Takht-e Tavus) genannte Thronsessel, der eigentlich *Nader-Thron* heißt, wurde von den Pahlavis genutzt. Er wurde nach dem Vorbild des echten Pfauenthrons der indischen Mogul-Dynastie gebaut, welcher mit Blattgold überzogen und mit fast 27000 Edelsteinen verziert war und heute als verschollen gilt. Der Nader-Thron war bei weitem nicht so wertvoll wie der echte Pfauenthron. Auch der junge Shah und seine erste und zweite Ehefrau wurden auf dem sogenannten Pfauenthron gekrönt.

die staatliche Industrie und Unternehmen privatisiert, um die Entschädigungszahlungen an die Großgrundbesitzer zu ermöglichen. Auch in der Industrie zeichneten sich revolutionäre Veränderungen ab. Arbeiter und Angestellte würden am Gewinn beteiligt werden. Frauen würde das allgemeine aktive und passive Wahlrecht gesetzlich zugesprochen werden. Der Analphabetismus würde an der Wurzel gepackt und aus der Gesellschaft herausgerissen werden. Das Volk stimmte mit überwältigender Mehrheit für die Reformen, obwohl erbitterter Streit und Diskussionen, gerade um die Themen Frauenwahlrecht und Gleichberechtigung, die Gesellschaft zu spalten drohten. Im Klerus fand die Weiße Revolution fanatische Gegner. Der Geistlichkeit gefiel es nicht, dass die Bevölkerung schreiben lernen und unter anderem auch die Heilige Schrift, den Koran, selbständig lesen und damit sich von den Lehren der Geistlichen emanzipieren sollte. Auch die Gleichberechtigung der Frauen war dem nur von alten Männern dominiertem Klerus ein Dorn im Auge. Besonders ein Geistlicher tat sich als charismatischer und erbitterter Rivale Shahs auf. Der damals einundsechzigjährige Imam Ruhollah Musawi Chomeyni, dessen Vorname *der Geist Gottes* bedeutet, griff in seiner Ansprache Shah persönlich an, und betitelte selbst seine Rede als *die Rede gegen den Tyrannen*. Diese Rede hielt er in der Stadt Ghom, dem konservativ-islamischen Zentrum Irans im Juni des Jahres 1963, während der Aschura, der Gedenkfeiern des Märtyrertodes des Imams Hosein. Seinen Wiederstand gegen die Reformen begründete er damit, dass Shah ein Agent des Staates Israel sei, dessen einziges Ziel es sei, in Iran den Koran und die Geistlichkeit zu beseitigen. Er warnte Shah, er wolle keine Freudentänze des Volkes sehen, wenn Shah eines Tages das Land auf Befehl seiner Meister verlassen werde. Dieser Satz sollte eines Tages scheußliche Wahrheit werden und mein Leben aus den Angeln heben. Zu dieser Zeit war ich trotz meiner Frömmigkeit und meines stark gelebten Glaubens ein Befürworter der Reformen, denn in meiner Brust schlug auch das Herz des Wissenschaftlers, der nichts mehr als den Fortschritt ersehnte, um den Menschen besser helfen und sie von ihren Krankheiten und Leiden befreien zu können. Chomeyni wurde einige Tage nach seiner Rede verhaftet und entkam der Hinrichtung auf die Anklage wegen Verrats des Vaterlandes nur, weil Ayatollah Shariatmadari, der einflussreichste iranische Großayatollah seiner Zeit, ihm den Rang eines Ayatollah verlieh. Somit war Chomeyni unantastbar. Shah entschied also, Ayatollah Chomeyni zu verbannen und ließ ihn in das Nachbarland Türkei ausfliegen. Zwei Jahrzehnte später, als Chomeyni zum mächtigsten Mann Irans aufgestiegen war, ließ er Ayatollah Shariatmadari vier Jahre lang unter Hausarrest nehmen. Shariatmadari starb, verarmt und schwer erkrankt, einen langsamen Tod in seinem Haus. Die Ausweisung Chomeynis im Jahr 1964 führte zu Unruhen und Demonstrationen. Die konservativen Frommen gingen auf die Straße, was Shah wiederum mit der größtmöglichen Staatsgewalt beantwortete. Er schickte seine Truppen, um die Unruhen blutig niederzuschlagen. Wie viele Tote es letztendlich gab, kam nie ans Tageslicht. Manch ein Fürsprecher der Geistlichen sprach von zehntausend, Regierungskreise von zwanzig Toten. Shahs Regierung machte unbeirrt weiter und gründete im Rahmen der Weißen Revolution sogenannte *Armeen*, die aus Wehrpflichtigen und Freiwilligen bestanden. Die Armee des Wissens[14], die im Jahre 1963 gegründet wurde, alphabetisierte die Landbevölkerung oder betrieb Aufklärung über Hygiene und Sauberkeit. Sie bestand größtenteils aus wehrpflichtigen jungen Männern aus lehrenden Berufen. Die Armee der Gesundheit[15], gegründet 1964, bestand aus wehrpflichtigen Ärzten, Tierärzten, Zahnärzten und Pflegepersonal, die anstatt ihres Wehrdienstes Sprechstunden auf dem Land anboten, die die Menschen impften, mit altem Aberglauben aufräumten und die Bevölkerung über Hygiene- und Gesundheitsthemen aufklärten. Die Freiwilligen, die keine Ausbildung im Gesundheitswesen mitbrachten, bekamen unentgeltlich eine Ausbildung zum Sanitäter. Wer in der Armee der Gesundheit gedient hatte, wurde von den staatlichen Stellen bevor-

14 Sepah-e Danesh = die Armee des Wissens
15 Sepah-e Behdasht = die Armee der Gesundheit

zugt eingestellt. Die Armee für Wiederaufbau und Verschönerung[16], gegründet 1965 als letzte der drei Armeen, sollte den ländlichen Raum modernisieren und die dortige Lebensqualität erhöhen. Die Ministerien für Landwirtschaft, für Verteidigung und für Wohnungsbau arbeiteten hier zusammen und bildeten die Wehrpflichtigen und Freiwilligen aus. Studenten aus dem Bereich der Landwirtschaft, der Tierhaltung und Zucht mussten ihre Wehrpflicht in dieser Armee absolvieren. Sie wurden unterstützt von Ingenieuren, Architekten und vielen anderen Berufsgruppen. Diese Armee hatte vielfältige Aufgaben, wie etwa den Bau von Schulen, Arztpraxen, Kliniken, öffentlichen Badehäusern oder auch die Einführung von modernem landwirtschaftlichem Gerät, von neuen Methoden der Tierhaltung und der Zucht. Von Aufbruchsstimmung konnte man durchaus sprechen. Jeder kannte jemanden, der in diesen Bereichen tätig war. Zugleich mehrte sich auch die Kritik aus den eigenen Reihen. Die Maßnahmen seien am Schreibtisch entworfen und gingen an der Realität der ländlichen Bevölkerung vorbei, oder die Lehrenden der Alphabetisierungskampagne verkannten die Bedürfnisse des Landvolkes. Oft verstanden sie die Dialekte oder Sprachen dieser Bevölkerung nicht. Man hatte nicht bedacht, dass in Iran außer der offiziellen Amtssprache Hochpersisch noch siebzig weitere Dialekte und Sprachen gesprochen wurden. Und doch zeigten die Maßnahmen ihre Wirkung. Nach zehnjähriger Bestandsaufnahme hatte sich die Analphabetenrate auf dem Land um fünfzehn Prozent auf achtzig Prozent gesenkt. Ich fühlte mich als Teil dieses Aufbruchs und studierte indes weiter mit einem klaren Ziel vor Augen. Ich wollte Arzt werden und gleichzeitig nach den Vorgaben des Korans ein guter und gerechter Muslim sein, der seinen Teil zum Wohle der Gesellschaft beiträgt. Mein Antriebsmotor blieben auch in meinem fünfundzwanzigsten Lebensjahr meine Eltern. In den Sommerferien des Jahres 1964 widmete ich meine gesamte Zeit zahlreichen Privatschülern und Privatschülerinnen in ganz Isfahan, deren Defizite ich für das neue Schuljahr ausmerzen sollte. Ich wollte mich an den Ausgaben der Familie beteiligen

16 Sepah-e Tarvidsch va Abadani = die Armee für Wiederaufbau und Verschönerung

und wollte Geld sparen, um einen Führerschein zu machen. Doch nebenbei fand ich durch den Nachhilfeunterricht Gelegenheit, junge Frauen kennen zu lernen, da ich im heiratsfähigen Alter war und bald eine Braut finden sollte. Doch dies erwies sich für mich als besonders schwierig. Die Mutter einer Schülerin stellte mir eine Familie von wohlhabendem Stand und mit bekanntem Namen vor, deren Tochter ebenfalls heiraten sollte. So besuchten meine Eltern zusammen mit mir die Familie dieses Mädchens. Der Vater der jungen Frau kam sofort auf das Finanzielle zu sprechen und schlug vor, der Braut und mir ein Haus zu schenken. Mir gefiel diese Abwicklung nicht. Ich dachte darüber nach und kam zu dem Entschluss, dass nicht Geld und vor allem nicht das Geld meiner Ehefrau die Basis meines Ehelebens werden sollte. Ich lehnte ab. Doch schon bald kam die nächste Kandidatin. Mahbubeh, eine meiner Privatschülerinnen, deren Vorname *die Geliebte* bedeutet, hatte Gefallen an mir gefunden und ihre Mutter zu Rate gezogen. Eines Tages sprach mich diese an und bat um ein Gespräch unter vier Augen. Sie berichtete, Mahbubeh habe sich sehr verändert, seit ich sie unterrichtete. Sie sei verschlossener geworden und habe bereits mehrere Heiratsanträge abgelehnt. Sie denke, dass Mahbubeh sich in mich verliebt habe, weil ich anders sei als die anderen jungen Männer meines Alters. Sie fragte mich, ob auch ich für Mahbubeh Gefühle hegte. Mir war bis dahin nichts Auffälliges am Verhalten meiner Schülerin aufgefallen, und ich hegte für sie keine derartigen Gefühle. Dies sagte ich zu ihrer Mutter. Doch weiter teilte ich ihr mit, dass auch ich in Erwägung zöge zu heiraten, und dass für eine Ehe beide Partner einander kennen und sich in den grundsätzlichen Fragen des Lebens einig sein sollten. Mir gefiel Mahbubehs Familie, die, wie meine Familie, nicht der reichen Oberschicht angehörte. Mahbubehs Mutter fasste diese Antwort nicht als Nein auf, und der Privatunterricht wurde wie bisher fortgeführt, allerdings mit einem Unterschied. Von nun an wurde zum Unterricht zu dem obligatorischen schwarzen Tee auch Gebäck und Obst gereicht. Ich änderte nichts an meinem Unterrichtsstil und konzentrierte mich auf die Inhalte. Doch eines Tages, als wir den nächsten Termin vereinbaren wollten, erwiderte Mahbubeh, sie könne zu dem Termin nicht, weil sie an diesem Tag ins Kino gehen wolle. Damals war für mich das Kino das Symbol für die Gottlosigkeit, die immer mehr um sich griff. Als gläubiger Muslim wurde mir klar, dass Mahbubeh und ich nicht zusammen glücklich werden würden, da wir in dieser grundsätzlichen Frage nicht einer Meinung waren. Dies teilte ich in einem Telefonat ihrer Mutter mit. Ich bat sie um Verzeihung, und ich versicherte ihr, dass es nicht an ihrer Tochter liege, sondern wohl an meiner religiösen Einstellung. Ich bat sie, mich fortan nicht mehr für den Privatunterricht zu beauftragen und einen anderen Lehrer zu suchen. Die letzte Heiratskandidatin dieses Sommers hörte auf den Vornamen Fahimeh, was *die Gebildete* bedeutet. Fahimeh war eine fleißige Schülerin, was mir sehr gut gefiel. Zum ersten Mal entwickelte ich Zuneigung zu einer jungen Frau. Wir führten viele Gespräche miteinander und ich spürte, dass auch sie für mich Gefühle hegte. Sie war sehr gefühlvoll und ehrlich. Doch niemals sprachen wir offen über das Heiraten. Ich zögerte, da sie immer wieder davon erzählte, dass sie als ein sehr freies Kind erzogen worden sei, und dass ihre Eltern ihr die Freiheit ließen, eigene Erfahrungen zu sammeln. Es fiel mir mit meinen vierzwanzig Jahren schwer, dies bei einer Frau zu akzeptieren. Doch ich wollte den Kontakt nicht voreilig abbrechen. Eines Tages jedoch kam mir zu Ohren, dass Fahimeh in einem Café für Touristen mit einem fremden Amerikaner getanzt habe. Ich war enttäuscht und wusste auch diesmal, dass diese junge Frau nicht die richtige für mich war. Ich vergaß Fahimeh, wobei mir ein Gedicht half, das ich für sie schrieb, ohne es ihr jemals zu geben. Ich nahm mein fünftes Studienjahr auf. Der praktische Anteil des Studiums hatte beträchtlich zugenommen. An der Fakultät kehrte jedoch keine Ruhe ein. Inzwischen zeigte sich das Gesicht des Bündnisses *Nationale Front*[17], welches es schon seit dem Ende des Zweiten Weltkrieges gegeben hatte, offen und bei jeder Gelegenheit. Es handelte sich um ein Bündnis aus sozialdemokratischen, sozialistischen, linken und anderen oppositionellen Gruppierungen, die mit Shahs Politik und Führung nicht einverstanden waren. Sie nutzten jede Bühne, um ihre

17 Jebhe Melli (1949 - 1979)

Unzufriedenheit zum Ausdruck zu bringen. Kaum eine Veranstaltung in der Fakultät, die nicht von ihnen gesprengt wurde. Die Dozenten gingen unterschiedlich mit diesen Störungen um. Häufig konnte nicht über die medizinischen Themen weitergesprochen werden, weil die politischen uns alle bewegten. Die Studentenschaft war gespalten. Überall traf man auf aufgebrachte Diskussionen und Positionen. Mich machte diese Situation sehr unzufrieden. Ich wollte mich auf mein Studium konzentrieren und so viel wie möglich lernen. Umso mehr genoss ich die Zeiten der reinen Praxis. Es sollte in diesem Jahr für mich ein weiteres großes Ereignis geben. Mit dem fünfundzwanzigsten Lebensjahr und zum Ende des fünften Studienjahres beschloss ich, endlich einen Führerschein zu machen und ein Auto zu kaufen. Noch immer gab ich Privatunterricht. Ich brauchte dringend ein Auto, um zwischen den Häusern der Privatschüler und meinen Pflichtveranstaltungen der Universität schnell voranzukommen. Auch Vater und Mutter brauchten immer wieder jemanden, der sie fuhr. So nahm ich in den Sommerferien des Jahres an praktischen und theoretischen Fahrstunden teil. Mein Ziel war es, zu Beginn des neuen Semesters meinen Führerschein und ein eigenes Auto zu besitzen. Die Führerscheinprüfungen verliefen alles andere als glatt. Ich fiel bei der ersten Theorieprüfung durch, doch nicht etwa, weil ich nicht genug gelernt hatte, sondern weil meine Tinte in das Papier verlaufen war, und meine Antworten nicht mehr lesbar waren. Auch bei der letzten der drei praktischen Prüfungen fiel ich durch. Doch ich schaffte es, ein zweites Mal an der Prüfung teilzunehmen, ohne dass meine Knie vor Angst zitterten, so zumindest waren die Erzählungen der anderen Fahrschüler, die von diesem Phänomen während der Prüfung berichteten. Ich jedoch hatte mein Ziel genau vor Augen. Und endlich hielt ich im August 1965 meinen neuen und nach frischem Druck riechenden Führerschein in Händen. Am ersten Tag des sechsten Studienjahres war ich stolzer Besitzer eines Ford 1300, der mich um mein gesamtes Erspartes in Höhe von sechstausend Toman gebracht hatte. Um das alles finanzieren zu können, hatte ich bereits im Schuljahr 1963 eine Stelle als Mathematik-Dozent an einem Nachhilfeinstitut und eine Stelle als Chemielehrer in einer elften Klasse an einer Privatschule angenommen. Die Schüler und Schülerinnen an der Privatschule waren sehr schwierig. Sie waren häufig unmotiviert, arbeitsscheu oder verwöhnt, oder manchmal alles drei zusammen. Einige von ihnen waren auf der Privatschule, weil sie aus vielerlei Gründen an allen anderen Schulen gescheitert waren. Die anderen waren bloß reich und deshalb auf dieser Schule. Ich unterrichtete gerne, denn ich war davon überzeugt, dass man Spaß an jedem Fach hat, sobald man die Inhalte versteht und selbstständig anwenden kann. Es dauerte nicht lange, und ich hatte die Schüler und Schülerinnen von den Geheimnissen der Chemie begeistert. In der Klasse entwickelte sich zwischen uns ein freundschaftliches Verhältnis. Um keinen einzigen Schüler oder Schülerin zu verlieren, stärkte ich den Zusammenhalt der Klasse. Sie sollten einander helfen und sich die offenen Fragen gegenseitig erklären. Ich teilte sie in Lerngruppen ein, die sich außerhalb der Schule zu treffen und Aufgaben zu lösen hatten. Nicht nur die Welt der Chemie eröffnete sich ihnen. Sie begannen Freude an der Schule zu empfinden und entwickelten Ehrgeiz, das Abitur zu schaffen. So wurde mir die Klasse auf Wunsch der Schüler und Schülerinnen und deren Eltern auch für das zwölfte Schuljahr bis zum Juni 1965 anvertraut. Zuweilen verblüfften mich diese jungen Menschen sehr mit ihrem Wissen. Sie lernten sehr ausgiebig. Die gesamte Klasse bestand ihr Abitur erfolgreich. Diese Erfahrung bestärkte mich in meiner Tätigkeit als Nachhilfelehrer. Eine weitere Tätigkeit als Lehrer konnte ich mir seit dieser Zeit jedoch nicht mehr leisten. Es gab für mich viel zu tun. Das sechste und somit härteste Studienjahr hatte begonnen. Ab dem Herbst des Jahres 1965 stand uns nun das Ende des vorklinischen und klinischen Studiums mit mündlichen und schriftlichen Prüfungen zum Erlangen des Physikums und zum gleichzeitigen Bestehen des Hammerexamens bevor. Doch wir wussten, dass der Ozean der Medizin uferlos war. Deshalb fand sich schon zu Beginn dieses Studienjahres eine Gruppe strebsamer Studenten zusammen. Jeder bekam einen Bereich, den er intensiv bearbeiten und zusammenfassen musste. Es war für den Einzelnen unmöglich, alle Bereiche gründlich zu lernen. So besaß am Ende unseres mühsamen Studiums der ausgesuchten Bereiche jeder Teilnehmer dieser Lerngruppe eine kopierte Zusammenfassung mit allen wichtigen Informationen von allen Bereichen, und wir konnten uns rechtzeitig vor den anstehenden Prüfungen ans Lernen dieser Abrisse machen.

Die Zeit der Prüfungen kam im Mai des Jahres 1966 mit der beginnenden Hitze des Sommers. Für uns stand viel auf dem Spiel. Die fünfundzwanzig Besten der sechzig Studenten konnten sich die klinischen Bereiche, wo sie ihr Praktisches Jahr aufnehmen sollten, selbst aussuchen. Als der Siebzehntbeste stand mir also die Wahl frei. Ich wählte die Abteilungen der Hals-Nasen-Ohrenheilkunde, der Inneren Medizin, der Chirurgie, der Kinder- und Frauenheilkunde, wo ich ab dem Herbst des Jahres 1966 für ein ganzes Studienjahr, also pro Station für eine Dauer von jeweils drei Monaten, praktisch tätig sein würde. Wir, die internen Praktikanten, hatten vom gesamten Personal die meiste Arbeit zu erledigen. Auf allen Stationen waren wir rund um die Uhr im Einsatz. Einmal pro Woche wurden wir für eine 24-Stunden-Schicht eingeteilt. Neben der Betreuung der eigenen Station waren wir in unseren Dienstzeiten auch für die Notaufnahme zuständig. Außerdem hatten wir die externen Praktikanten aus den vierten Studienjahren zu kontrollieren. Oft wurde auch unsere Anwesenheit in den Operationsräumen verlangt. So sammelten wir das Maximum an praktischer Erfahrung.

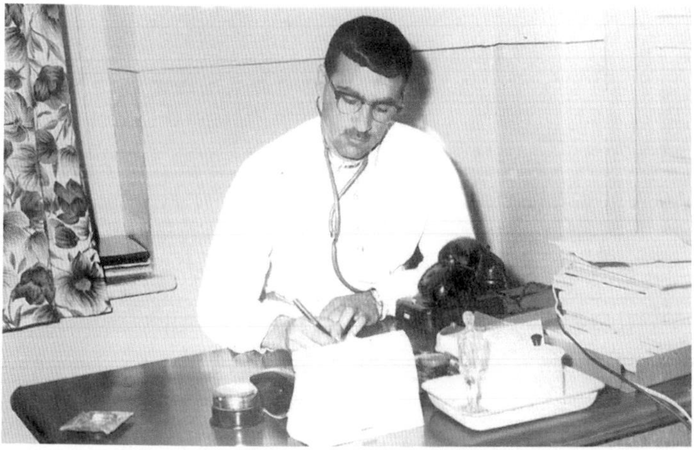

1966, Isfahan, Sorayaklinik, Internes Praktikum, Hosein

Auf diesen Stationen kamen wir jungen Studenten häufig zum ersten Mal in unserem Leben mit fremden jungen Frauen unseres Alters, die eine Ausbildung zur Krankenschwester absolvierten, in kollegiale Berührung. Noch nie waren wir so eng mit dem anderen Geschlecht als Kollegium in Kontakt gewesen. Weder in der Schulzeit, da Jungen und Mädchen durch getrennte Schulen sich nicht über den Weg liefen, noch während des Studiums, wo es kaum Studentinnen gab. Meine Kommilitonen, die jetzt als Ärzte im praktischen Jahr zusammen mit mir im Krankenhaus tätig waren, trafen sich heimlich mit den Schwesternschülerinnen und flirteten mit ihnen und einige küssten sich. Einige verabredeten sich und gingen in ihrer Freizeit ins Kino. Ich hatte dafür kein Verständnis, da ich mich auf meine Arbeit konzentrieren wollte und erst jetzt begriffen hatte, wie wenig wir in den wenigen Jahren des Studiums gelernt hatten, und wie viel wir noch lernen mussten. So nutzte ich meine freien Minuten, um im Büro des Stationsleiters die Fachliteratur zu studieren, Patientenakten zu durchforsten oder in diese meine eigenen Untersuchungsergebnisse einzutragen. Ich interessierte mich überhaupt nicht für die heimlichen Romanzen oder für die Gerüchte, die von den internen Praktikanten über die einzelnen Schwesternschülerinnen verbreitet wurden. Und doch war mir zu Ohren gekommen, dass es eine Schwesternschülerin gab, die anders als die anderen war, und sich nicht den schnellen Freuden der Jugend hingab. Meiner Meinung nach war es in diesen Zeiten, da der westliche Einfluss auf Iran so stark geworden war, nicht möglich, eine solch redliche und tugendhafte Frau zu finden. Ich ahnte nicht, dass diese mir schon begegnet war und sich bereits für mich interessierte. Eines Tages hatte es sich begeben, dass ein Patient zwecks einer Untersuchung von der Inneren zu unserer Station gebracht werden musste und von einer Schwesternschülerin begleitet wurde. Ihr fiel auf, dass ich, ganz anders als die anderen internen Praktikanten, weder Flirtversuche unternahm noch anzügliche Bemerkungen machte. Die Art, wie ich mit dem Patienten umging, und ebenso meine Frömmigkeit ihr gegenüber, von der sie bereits gehört hatte, gefielen ihr und sie merkte sich meinen Namen. Nach meiner Zeit auf der HNO-Station kam ich nun endlich auf die Innere, auf die Station von Doktor Naficy, meinem geistigen Vater. Seine Station war für Praktikanten begehrt, und ein Student musste einen hohen Preis bezahlen, das heißt jahrelang intensiv lernen und sich bestmöglich auf das Physikum und das Hammerexamen vorbereiten, um das Praktikum auf Doktor Naficys Station machen zu dürfen. Ich hatte voll Ungeduld auf diesen ersten Arbeitstag gewartet. Doch hier begegnete ich jemandem, mit dem ich am wenigsten gerechnet hatte. Der Schwesternschülerin, von der ich gehört hatte, die es aber meiner Meinung nach gar nicht geben konnte. Ihr Vorname lautete Mehri, was *die Sonnige und Freundliche* bedeutet. Mehri und ihre zwei Freundinnen, zwei weitere Schwesternschülerinnen, waren bereits bekannt für ihren Anstand und ihre Freundlichkeit. Sie arbeiteten gewissenhaft und pflichtbewusst und sehr zur Zufriedenheit Doktor Naficys. Ich konzentrierte mich jedoch weiterhin auf meine Arbeit, insbesondere, weil ich jede Gelegenheit nutzen wollte, um von Doktor Naficys reicher Erfahrung zu profitieren, und weil seine bloße Anwesenheit meine größte Motivation war. So konzentrierte ich mich bis zum Ende des Praktikums auf dieser Station nur auf die Arbeit. An einem meiner letzten Arbeitstage deutete eine Schwester mir gegenüber an, dass die Schwesternschülerin Mehri über meinen Weggang niedergeschlagen sei. In diesem Moment offenbarte sich mir die ganze Wahrheit, die schon seit so vielen Wochen offensichtlich war, und die ich nicht gesehen hatte. Ich hatte mich in Mehri verliebt. Mir wurde bewusst, dass ich die wertvolle Zeit auf dieser Station nicht genutzt hatte. So ergriff ich die nächste Gelegenheit, um mich mit Mehri privat zu unterhalten. Von da an freute ich mich jedes Mal sehr, wenn ich Mehri begegnete und wir unterhielten uns gerne. Die Themen gingen uns nicht aus. Wir sprachen über Gesellschaft, Werte, Traditionen, Veränderungen oder Freizeit. Sie war beeindruckt, dass ich mich so sehr von den anderen internen Praktikanten unterschied und den jungen Frauen nicht nachstellte. Wir fingen an, kleine zarte Versuche zu unternehmen, uns eine gemeinsame Zukunft vorzustellen.

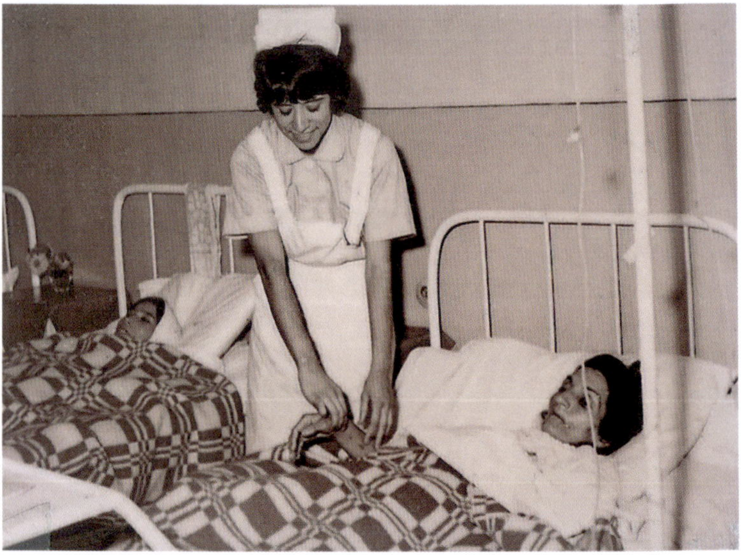

1966, Isfahan, Sorayaklinik, Internistische Station, Krankenschwesternschülerin Mehri

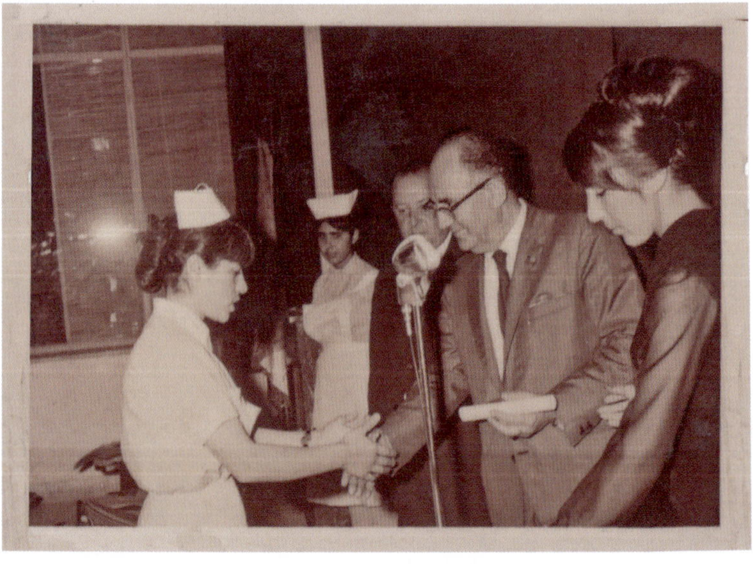

1968, Isfahan, Mehri, Urkunde für erfolgreiche Ausbildung zur Krankenschwester

Und bald sprachen wir auch darüber, wie wir uns ein Familienleben und die Kindererziehung vorstellten. So entschieden wir uns im Januar 1967 endlich, mit unseren Eltern zu sprechen, so dass ich offiziell um Mehris Hand anhalten konnte. Schon bald wurde ein einvernehmliches Treffen beider Familien vereinbart. Mir kam die Wartezeit unerträglich lange vor, und ich war sehr glücklich darüber, als Mutter, Vater und ich endlich bei Sonnenuntergang - wie es die Tradition bot - vor Mehris Haustür standen. Mit freundlichen und herzlichen und doch skeptischen Worten wurden wir begrüßt, denn niemand von Ehren gab seine Tochter einfach so her. Empfangen wurden wir von ihrem Großvater, Abbas Ali Namakizadeh-Esfahani, dem Familienpatriarchen, einem gebildeten und großen Geschäftsmann, dessen Vorname *der erhabene Löwe* und dessen Nachname *der vom Salz Geborene* bedeutete. Er war ein Mann, der mit seiner eigenen Firma durch die Speisesalzgewinnung aus dem Salzstein des Zagros-Gebirges bei Isfahan bereits ein großes Unternehmen leitete und ein Vermögen erwirtschaftet hatte. Ebenso anwesend war sein Sohn Hadji Abdol Khalegh, ein Mann, der nach Mekka gepilgert war, und dessen Vorname *der Diener des Himmlischen* bedeutete. Er war in Vertretung seines Bruders Gholamreza, *der Diener des Imam Reza*[18], Mehris Vater, der sich auf Geschäftsreisen befand, zugegen. Mehris Vater, den alle Aghajan *lieber Herr* nannten, ihr gegeben. Mehri hatte bei diesem Treffen auch ihre vier Jahre ältere Schwester Manije bei sich, deren Vorname eine altpersische, *schöne Königstochter* aus dem persischen Heldenepos Shahname[19] darstellte, die ich bis jetzt nur aus Mehris Erzählungen kannte.

---

18 Nachfahre des Propheten Mohammed und Achter Imam Ali Ibn Musa ar-Reza (*ar-Riḍā* = das Wohlgefallen)

19 Firdausi, ein persischer Dichter und Epiker, der vor tausend Jahren lebte, schrieb ein Heldenepos mit dem Titel *Shahname*, zu Deutsch *Das Königsbuch*, welches in 60000 Versen den Iranern ihre Vergangenheit seit der Erschaffung der Welt erzählen soll. Es handelt von mündlich überlieferten Heldensagen und Geschichten von Königen. Er sammelte diese Geschichten fünfunddreißig Jahre lang und schrieb sie in Versform nieder. Hauptfigur des Shahname ist Rostam, ein Held, der in vielen Schlachten die Grenzen Irans verteidigt. Der Shahname ist eines der berühmtesten Werke der Weltliteratur und zweimal umfangreicher als Homers Epen. Die handschriftlichen Abschriften des Shahname gehören heute zu den kostbarsten Werken der Weltkultur. Eines der Exemplare, das 1605 in Isfahan geschrieben wurde, besitzt heute die Staatsbibliothek zu Berlin.

Auch Mehris Mutter Robabeh, benannt nach einer *Laute*, einem sanften persischen Musikinstrument, war anwesend. Sie wurde von allen respektvoll Khanomam genannt, *meine Dame*. Diesen liebevollen und anmutigen Beinamen hatte ihr Dieses Treffen und der Heiratsantrag endeten positiv und zur Zufriedenheit aller Beteiligten. Mehri und ich waren verliebt, und unsere Familien hatten aneinander Gefallen gefunden. Schon bei diesem ersten Treffen wurde vereinbart, welche Summe die Familie des Bräutigams als Brautgeld aufbringen würde und was die Aussteuer der Braut beinhaltete. Auch wurde vereinbart, dass die Verlobungsfeier innerhalb der nächsten acht Wochen, wahrscheinlich während der Frühjahrsferien im März 1967, stattfinden würde. In den darauffolgenden zwei Monaten ging ich auf Wolken, Samt und Seide. Mein restliches Studium und mein praktisches Jahr flogen an mir vorüber, ohne dass ich aus meinem Taumel der Liebe erwachte. Als der Frühling anbrach und somit das Persische Neujahr *Norous*[20], das wir genau zur Tag- und Nachtgleiche am 21. März 1967 feiern würden, stand unsere Verlobung an. Wir hatten die Verwandtschaft in das Haus von Mehris Onkel, Hadji Abdol Khalegh eingeladen. Starke Männer trugen auf ihren Köpfen die großen Tabletts mit Geschenken des Bräutigams in das Haus der Braut, begleitet von Jubelgesängen und Trillerrufen der Verwandtschaft und der unbeteiligten Passanten. Auf den überdimensionalen Tabletts türmten sich Kandis, süßes Gebäck, Obst, Safran und Sirup der Bergamotte[21]. Die Träger brachten außerdem Gold, die traditionellen Tulpenlampen, Blumen und Kerzen mit. Diese Aufmerksamkeiten hatte ich, der Bräutigam, laut Brauch als Verlobungsgeschenk für die Braut mitgebracht. Wie es die Zeremonie vorschreibt, saßen Mehri und ich dem Sonnenlicht zu-

---

20 Persisches Neujahrs- und Frühlingsfest, das genau zum Zeitpunkt des astronomisch berechneten Eintritts der Sonne in das Tierkreiszeichen Widder stattfindet und das vor allem im iranischen Kulturraum gefeiert wird. Da es von mehr als 30 Mio. Menschen seit mehr als 3 000 Jahren gefeiert wird, wurde der Norous in die UNESCO-Liste der Meisterwerke des mündlichen und immateriellen Erbes der Menschheit aufgenommen.

21 Birnenförmige Zitrusfrucht als Züchtung aus Limette und Bitterorange; auch *grünes Gold* genannt wegen des wertvollen, ätherischen Öls, das daraus gewonnen wird.

gewandt auf der seidenen, weißen Verlobungsdecke mit Spitze und schauten uns nicht direkt an, sondern sahen uns im großen Verlobungsspiegel mit weißem, reich geschnitztem Holzrahmen. Vor uns war das Verlobungsgedeck auf einer weißen Spitzendecke ausgebreitet. Darauf waren die Eheringe und der heilige Koran aufgestellt, dekoriert mit den Blumen, den antiken Tulpenlampen, dem Kandis und dem Gebäck, das ich der Braut mitgebracht hatte. Hier waren die für Verlobungen obligatorischen Hochzeitsbrote in Pyramiden aufgestapelt. Diese gerollten und mit einer roten Schleife gebundenen Fladenbrote waren gefüllt mit Schafskäse und frischen Kräutern, wie Frühlingszwiebeln, Petersilie und Pfefferminz. Davon waren am Vorabend von der Brautmutter hunderte gerollt worden, denn sie mussten für alle reichen. Geladen waren nicht nur unsere zahlreichen Verwandten und Freunde, sondern auch die Kollegen und Kolleginnen aus der Sorayaklinik. Die Anwesenheit von Doktor Hakami und Doktor Naficy war für uns eine große Ehre. Es bedeutete uns sehr viel, dass sie alle gekommen waren. Die Gäste standen rings um uns im größten, mit Blumen dekorierten Saal des Hauses. Über uns war ein weißes Leinentuch wie ein Dach gespannt, welches vier Personen an den Ecken festhielten. Eine weitere Person rieb über dem Leinentuch zwei Zuckerhüte aneinander, so dass das süße Pulver sich über unseren Köpfen im Tuch ansammelte, was das Symbol für Glück und für ein süßes Zusammenleben darstellte. Der Standesbeamte fragte zunächst die Braut, ob sie den anwesenden Bräutigam heiraten wolle. Doch Mehri hatte die Augen niedergeschlagen und antwortete nicht, was der Überlieferung geschuldet war. Mehris Verwandte riefen fadenscheinige Ausreden. Die Braut sei im Garten zum Blumen pflücken, oder sie sei gerade dabei, den Tee zu süßen. Die Braut wurde ein zweites Mal gefragt, und das Spiel wiederholte sich. Beim dritten Mal endlich bejahte Mehri und obwohl ich diesem Schauspiel schon so oft als Gast beigewohnt hatte, fielen mir große Steine vom Herzen, da der grausame Gedanke jäh von mir Besitz ergriffen hatte, Mehri könnte nein sagen. Die Menge jubelte. Ich hörte die Frage des Beamten nicht, die nun an mich gerichtet war. Wie im Traum gab ich ein Ja von mir und war erleichtert, dass ich schon beim ersten Mal bejahen durfte. Unsere Verwandten klatschten und konnten sich vor Freude kaum noch halten. Wir tauschten die Ringe. Der Beamte legte uns die offiziellen Ehepapiere[22] zum Unterschreiben vor und beglückwünschte uns. Wir durften uns küssen. Dann gaben wir uns gegenseitig mit dem kleinen Finger eine süße kleine Portion aus der vorbereiteten Honigschale in den Mund. Die Gäste feierten und fingen augenblicklich an zu tanzen. Doch bevor bis zur Mitternacht getanzt und gefeiert würde, hatte meine Mutter, als Mutter des Bräutigams, das letzte Ritual des Tages zu vollziehen. Sie mischte eine süße Limonade aus Zucker und dem Sirup der Bergamotte und schenkte jedem Gast ein Glas ein.

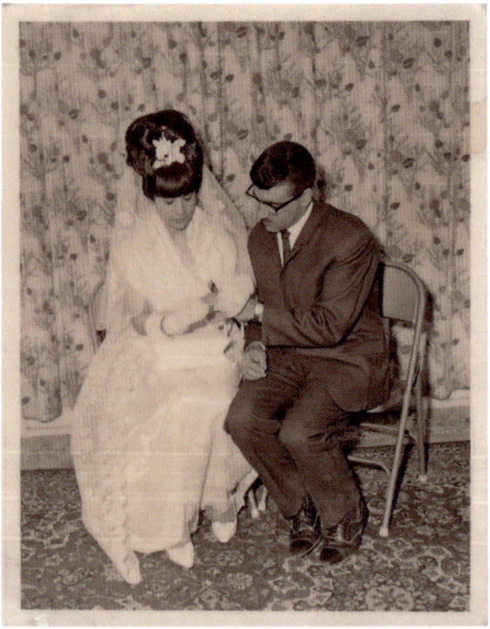

1967, Isfahan, symbolisches Ringetauschen für den Fotografen bei Verlobungsfeier, Mehri und Hosein

22 Die iranische Verlobungsfeier ist einer Hochzeit in Deutschland gleichzusetzen. Auf der Verlobungsfeier wird die Ehe geschlossen und die Ehepapiere ausgehändigt. Danach darf das Paar offiziell zusammenleben und Geschlechtsverkehr haben. Die später folgende Hochzeitsfeier ist ein Ritual, bei dem die Braut zuhause auszieht und zum Haus des Bräutigams gebracht wird.

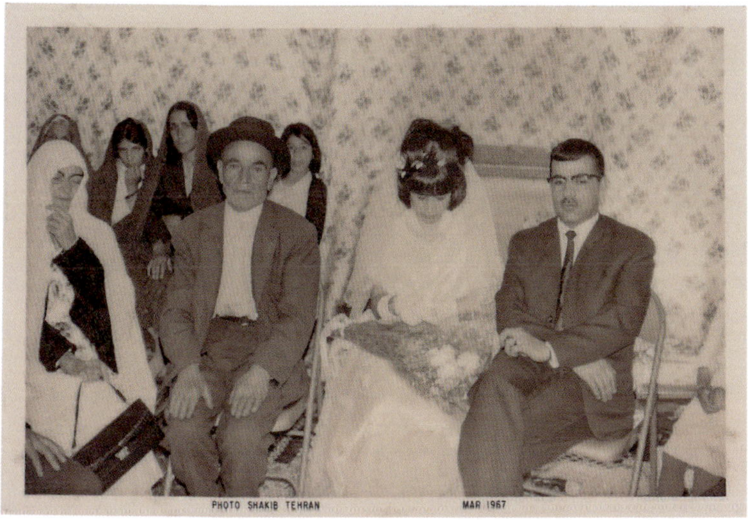

1967, Isfahan, Verlobungsfeier, Mutter Hamideh, Vater Yadollah, Mehri, Hosein (von links)

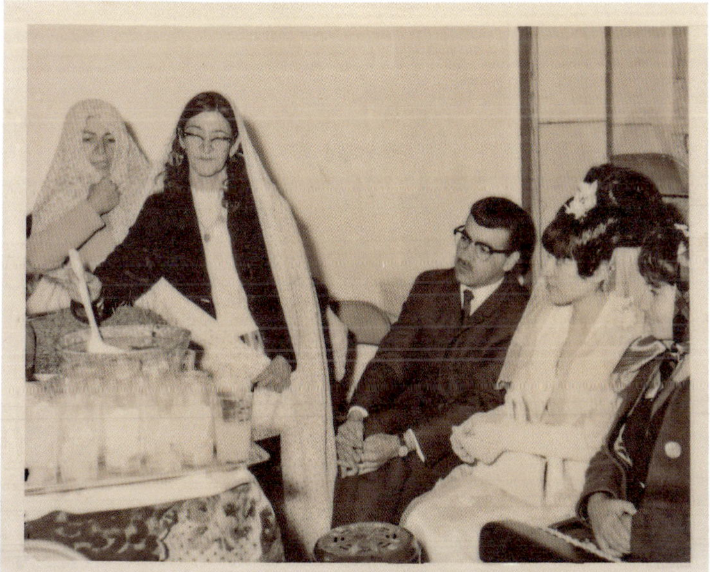

1967, Isfahan, Verlobungsfeier Ritual, Hamideh, Mutter des Bräutigams, schenkt Gästen Bergamotten-Limonade ein

Wir waren nun Mann und Frau, denn nach islamischem Recht war es sogar erlaubt, ohne die später stattfindende Hochzeitsfeier zusammenzuleben. Doch die Konventionen verlangten, dass ein Mann zunächst seine Ausbildung beendete, bevor er seine Braut zu sich holen konnte. So war ich sehr erfreut, dass ich nur noch mein siebentes Studienjahr vor mir hatte, welches die ärztliche Abschlussprüfung mit sich bringen würde. Die Jury für diese Prüfung bestand aus fünf Ärzten. Darunter Doktor Naficy und Doktor Hakami. Außerdem war unter anderem Doktor Navab, einer der einflussreichsten Ärzte Isfahans, anwesend. Zu meinen Aufgaben gehörte die Anamnese und Diagnose eines Patienten und mein Vorschlag zu einer Behandlung und einer Begründung für diesen Vorschlag. Nach dem praktischen Teil stellten mir die Ärzte Fragen aus allen Bereichen der Medizin. Glücklicherweise wusste ich auf alle Fragen Antworten. Da winkte Doktor Navab mit den Worten ab: „Meine Herren, lassen wir die Fragerei. Dieser Mann weiß alles!" Er gratulierte mir und gab mir die Hand. Ich erhielt fünfundneunzig Punkte der möglichen einhundert. An diesem Tag war ich erfüllt und stolz auf meine Leistung. Im Flur des Krankenhauses begegnete ich Doktor Naficy. Dieser gratulierte mir noch einmal und sagte im Scherz: „Herr Doktor Zaeri, Sie haben heute eine Meisterleistung erbracht!"

Daraufhin antwortete ich, dass ein Schüler des Meisters Doktor Naficy mindestens eine Meisterleistung zu erbringen habe. Für mich war dies keine bloße Floskel. Ich war ihm unsagbar dankbar für das Feld, das er in mir mühevoll beackert, und für die Samen des Wissens, die er in mich gesetzt hatte. Doktor Naficy freute sich still und ehrlich über meine Aussage und hielt meine Hand. Seine Augen glänzten. Dieser Moment sollte mich durch meine gesamte aktive berufliche Zeit tragen. Ich war siebenundzwanzig Jahre alt und Arzt von Beruf. Mit Doktorhut und Talar und Seite an Seite mit meiner verehrten Mutter und meiner geliebten Verlobten nahm ich an der Abschlussfeier teil.

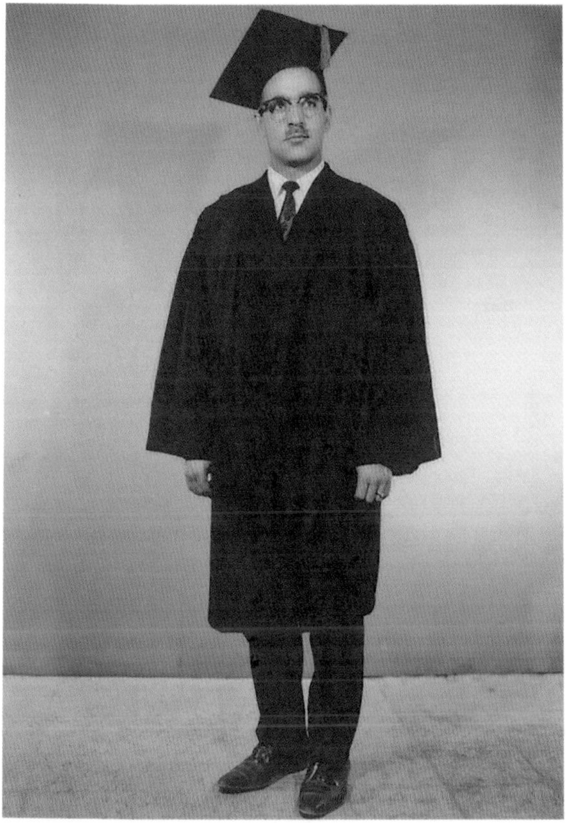

1967, Isfahan, Dr. Hosein Zaeri-Esfahani mit Doktorhut, Quaste und Talar

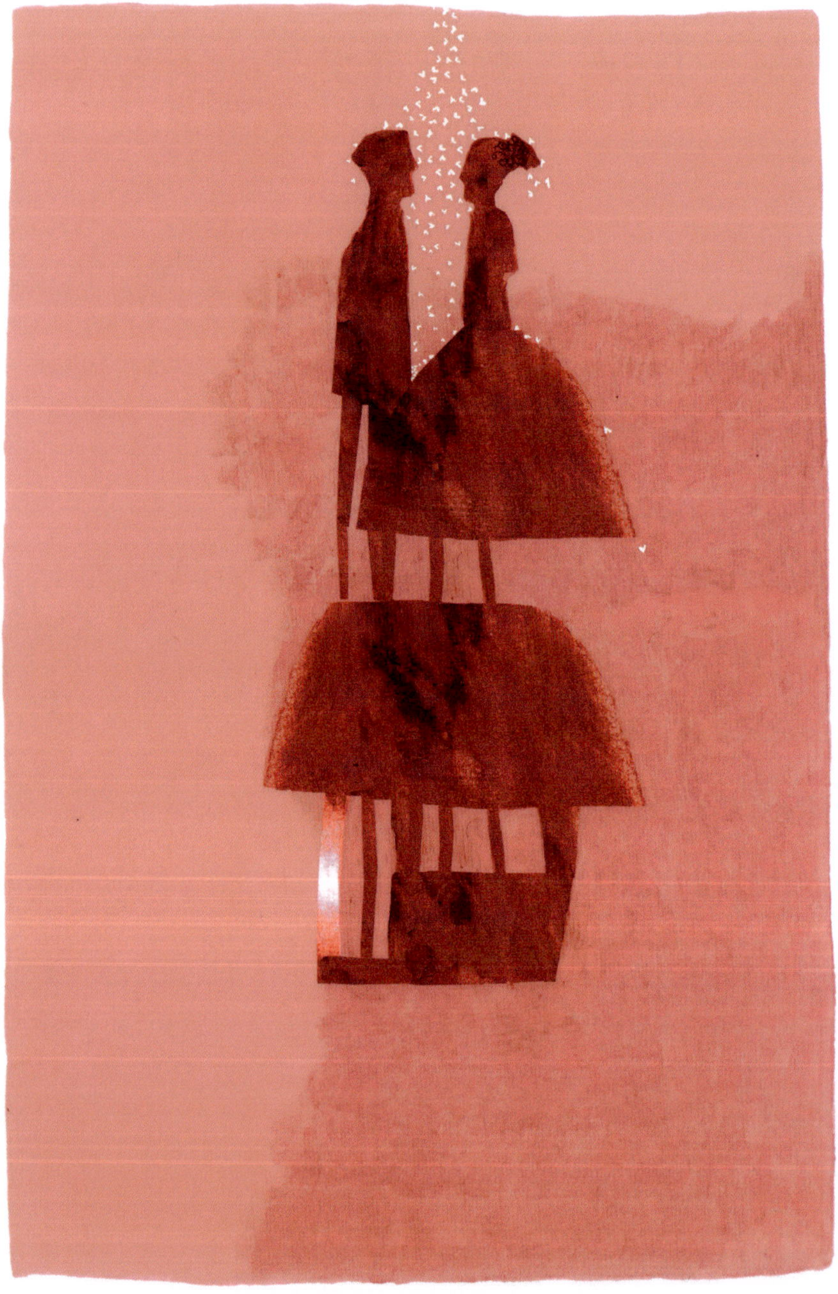

Kapitel 4

Honig und Rosengirlande

1967 – 1969

In welches Haus immer ich eintrete, eintreten werde ich zum Nutzen des Kranken, frei von jedem willkürlichen Unrecht und jeder Schädigung und den Werken der Lust an den Leibern von Frauen und Männern, Freien und Sklaven. Wenn ich nun diesen Eid erfülle und nicht breche, so möge mir im Leben und in der Kunst Erfolg beschieden sein, dazu Ruhm unter allen Menschen für alle Zeit; wenn ich ihn übertrete und meineidig werde, dessen Gegenteil.[*]

Der Sommer 1967 ließ ganz Isfahan ächzen. Die erbarmungslose Sonne hatte schon den ganzen Tag Feuerhitze über uns ergossen. Auch die Nächte schafften es nicht, uns Abkühlung zu verschaffen. Ich hatte im größten Krankenhaus Isfahans, mit über eintausend Betten, eine Ferienanstellung als Stationsarzt übernommen, um die Wartezeit bis zum Beginn meines Wehrdienstes im Herbst zu überbrücken. Während einer meiner ersten Nachtschichten wurde ich zu einem jungen Mädchen gerufen. Sie war blass, mit zerzaustem Haar. Ihre Stirn, die in tausend Falten lag, war benetzt von kaltem Schweiß. Aufgrund ihres fortgeschrittenen Lungenkrebses hatte sich in ihrer Lunge Wasser angesammelt, und sie drohte zu ersticken. Ihre Augen waren in der Todespanik weit aufgerissen. Die Geräusche, die aus ihrem Rachen herausquollen, hatten nichts Menschliches. Die umstehenden Schwestern waren erschrocken. Sie schienen erstarrt im Angesicht dieses Todeskampfes. Sofort gab ich Anweisungen und führte bei der Patientin eine Punktion[23] durch. Mir war bewusst, dass diese Behandlung ext-

* Auszug aus dem *Eid des Hippokrates*, Zitat nach Hippokrates von Kos (um 460 bis 370 v. Chr.), Arzt und Vater der modernen Medizin.

23 Bei einer Pleurapunktion mit örtlicher Betäubung wird eine Nadel in den Raum zwischen Rippenfell und Lungenfell eingeführt. Sie verschafft für Patienten, die aufgrund eines Ergusses in der Lunge in Atemnot geraten sind, rasche Erleichterung.

rem riskant war und von den meisten jungen Ärzten gescheut wurde. Doch sie war das einzige, was mir noch übrigblieb. Die Wirkung war unmittelbar zu sehen. Das Mädchen atmete tief durch und Tränen traten in ihre grünen Augen, die große Dankbarkeit sprachen. Sie sank ermattet zurück und fiel in einen ruhigen Schlaf. Die Schwestern waren erlöst. Einige von ihnen zitterten. Sie gratulierten mir. Die ganze Nacht hindurch schaute ich halbstündlich nach dem Mädchen, um sicher zu gehen, dass es ihm gut ging. Zum Ende meiner Schicht, als ich schon meine zivile Kleidung trug, suchte ich das Zimmer noch einmal auf. Die junge Frau musste wohl gespürt haben, dass ich gehen wollte. Sie, die eben noch im Tiefschlaf zu sein schien, sprang schlagartig auf und krallte sich mit unfassbar starken Händen in meiner Kleidung fest. Sie zog mich zu sich. Ich konnte mich nicht dagegen wehren. Mein Gesicht war ihrem nahe. Ich roch Schlaf, Schweiß und Urin. Doch unter diesem Geruch hatte sich eindeutig der Geruch des Todes eingegraben, den ich zum ersten Mal in meinem Leben so deutlich wahrnehmen konnte. Sie wimmerte und flehte mich mit einer unnatürlich hohen Stimme an, sie nicht allein zu lassen. Ihre Haare waren strohig und tiefe Falten schnitten Kerben auf ihre schweißbedeckte Stirn und in ihre Haut. Die Todesangst hatte Besitz von ihr genommen, so selbstverständlich, als wäre die Angst nur heimgekehrt. In diesem Moment ging eine Gewissheit in meinen Körper, in meinen Geist und in meinen Verstand über. Ich war Arzt und hatte mich somit für ein Leben in ewiger Schuldigkeit gegenüber den Kranken entschieden. Diese Pflicht würde erst mit meinem letzten Atemzug enden. So einfach und für mich absolut unverrückbar waren die Zusammenhänge. Ich spürte eine unbeschreiblich große Liebe zum Leben, in dessen Dienst ich getreten war. Diese Liebe sah ich in den Augen dieses Mädchen, auf ihren Lippen und in jeder einzelnen Falte ihres verzerrten Gesichtes. Ich sah die Hoffnung, die als letztes Lebenszeichen in ihrem todkranken Körper standhielt. Solange sie lebte, war ich diesem Mädchen bedingungslose Liebe schuldig. Ich versprach, bei ihr zu bleiben, solange ich wach zu bleiben vermochte. Mein Versprechen war nichts im Gegensatz zu dem, was sie mir geschenkt hatte. Zu keiner

Zeit vergaß ich diese Begegnung. Das dankbare Gesicht des jungen, todgeweihten Mädchens sollte mich durch schwere Zeiten der Diktatur und des Krieges tragen, die mich eines Tages heimsuchen würden. In diesem Sommer des Jahres 1967 fühlte ich mich leicht und unbesiegbar. Mehri und ich verbrachten unsere gesamte freie Zeit miteinander. Wir sprachen über unsere Kindheit und über unsere Zukunft, über die Kinder, die wir zusammen großziehen würden, über unser Traumhaus und über geliebte und weniger gelittene Verwandtschaft. Aufgrund der großen Hitze waren wir oft am Zayandeh Rud, den die Isfahanis mehr liebten als jeden anderen Ort. Der Fluss wurde überspannt von mehreren steinernen Brücken aus historischen Zeiten. Wir liebten besonders die Siose-Pol-Brücke[24] und die Pol-e-Khaju[25]. Da die große Hitze die Menschen tagsüber an schattigen Plätzen festhielt, strömte ganz Isfahan abends und nachts hinaus zu den Brücken. Köstlichkeiten wurden auf bunten und reich verzierten Tüchern ausgebreitet. Menschen unterhielten sich, lachten und trommelten. Es fanden sich Gruppen zusammen, die zu Trommelschlägen tanzten und sangen. Andere klatschten und schnipsten mit den Fingern. Straßenverkäufer boten ihre Ware an. Mehri und ich liebten die saftigen, gegrillten Nierchen im Fladenbrot, die es an jeder Ecke bei den mobilen Garküchen gab. Dieser Sommer hatte einen betörenden Soundtrack mit weiblicher Stimme. Ein Soundtrack, der mich unfähig machte, klar zu denken, oder wie gewohnt, beruflich überdurchschnittliche Leistungen zu erbringen. Die großen Sängerinnen Hayedeh und Mahasti berührten mit ihren Liedern mein Herz. Zum ersten Mal in meinem Leben konnte ich etwas spüren, wenn ich Musik hörte. Nie hatte ich die Gefühle und Worte meiner Klassen- und Studienkameraden nachvollziehen können, wenn sie über Musik, Kultur oder über die

24 Zweistöckiges Viadukt auf Steinpfeilern mit 33 Bögen (Siose = 33), 290 m lang, 13 m breit. Erbaut im Jahre 1602 im Auftrag des Safawiden-Shah Abbas I., um die königlichen Gärten *Hazar Jaribs* mit den berühmten Vier Gärten *Chahar Bagh* zu verbinden.

25 Zweistöckige Steinbrücke mit 23 Backsteinbögen, 129 m lang, 12 m breit. Erbaut im Jahre 1650. Mit an den Bögen angebrachten Schleusentoren kann Wasser aufgestaut werden, um zahlreiche Gärten zu bewässern. Erbaut auf Befehl des Safawiden-Shah Abbas II.

Liebe gesprochen hatten. Ich hatte ihr Verhalten missbilligt und ihre Unvernunft verurteilt. Willensschwäche hatte ich ihnen unterstellt, wenn sie wenig Arbeitsmoral und Leistung zeigten. Nun hatte diese Krankheit, für die es keine Diagnose und keine Medikation gibt, auch mich befallen, und ich schämte mich für meine Ignoranz.

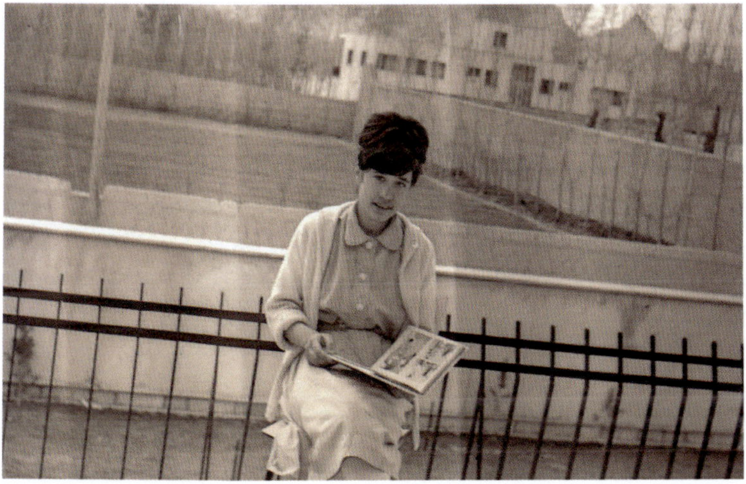

1967, Isfahan, Mehri

Diesen wunderbaren und einzigartigen Sommer nutzten Mehri und ich, um auf einer zehntägigen Reise mit unseren Müttern nach Mashhad[26] zum Imam-Reza-Schrein zu pilgern und ihnen somit einen großen Lebenswunsch zu erfüllen. Mashhad brachte nicht nur klimatisch Abkühlung, sondern zeigte uns auch, dass wir füreinander bestimmt waren. Der Herbst war gekommen und damit der Beginn meines Militärdienstes, den ich in Teheran im Doshan Tappeh Air Base ableisten musste. Hier wurden die Studierten, insbesondere wir Ärzte, die anstelle der vorgeschriebenen eineinhalb Jahre nur sechs Monate

26 Mashhad (= Ort des Märtyrers; arabisch), Knotenpunkt der antiken Seidenstraße, ist die zweitgrößte Stadt Irans und ein religiöses Zentrum. Hier befindet sich das Grabmal des achten Imams Ali Ibn Musa ar-Reza. Mashhad gilt als eine der sieben heiligen Stätten der Schiiten, da sich dort das einzige Grab eines schiitischen Imams auf iranischem Boden befindet.

Ausbildung im Gelände und an der Waffe bekamen, besonders hart behandelt. Uns wurde klar gemacht, dass es beim Militär die Frage *Warum* nicht gibt. Befehle würden ausgeführt, ohne dabei selbst zu denken. Dies fiel mir sehr schwer. Sowohl die Vorschriften des Alltags wie tägliches Schuheputzen oder Ordnung halten, als auch das körperliche Training und die Ausbildung an der Waffe wurden streng durchgeführt und bei geringsten Fehlern, bei Nichteinhaltung oder Schwäche sofort bestraft. Man lehrte uns den Umgang mit den Waffen und ließ uns bis zur Erschöpfung trainieren. Die Trillerpfeife wurde unser ärgster Feind. Sie erklang als Weckruf, als Anpfiff zum Essen, zum Hinsetzen, zum Aufstehen oder zum Abtreten. Die wenigen Ruhepausen, die mir zustanden, verbrachte ich damit, Mehri Briefe zu schreiben. Ich beschrieb ihr meinen Alltag oder schrieb von unseren Plänen und unserer Zukunft. Manchmal schrieb ich Liebesgedichte. Das Schreiben half mir, diese harte Zeit besser durchzustehen.

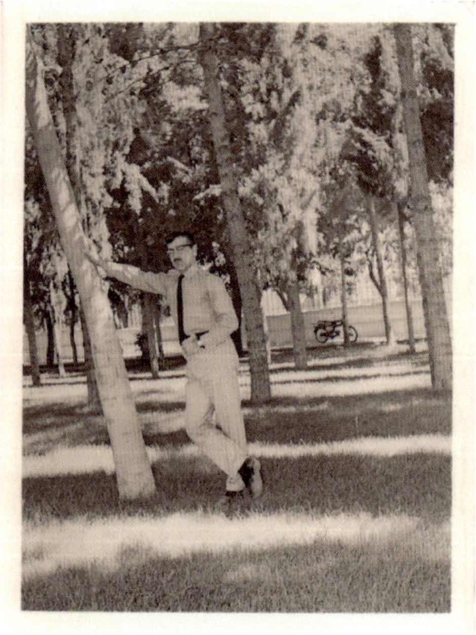

1967, Teheran, Wehrdienst, Doshan Tappeh

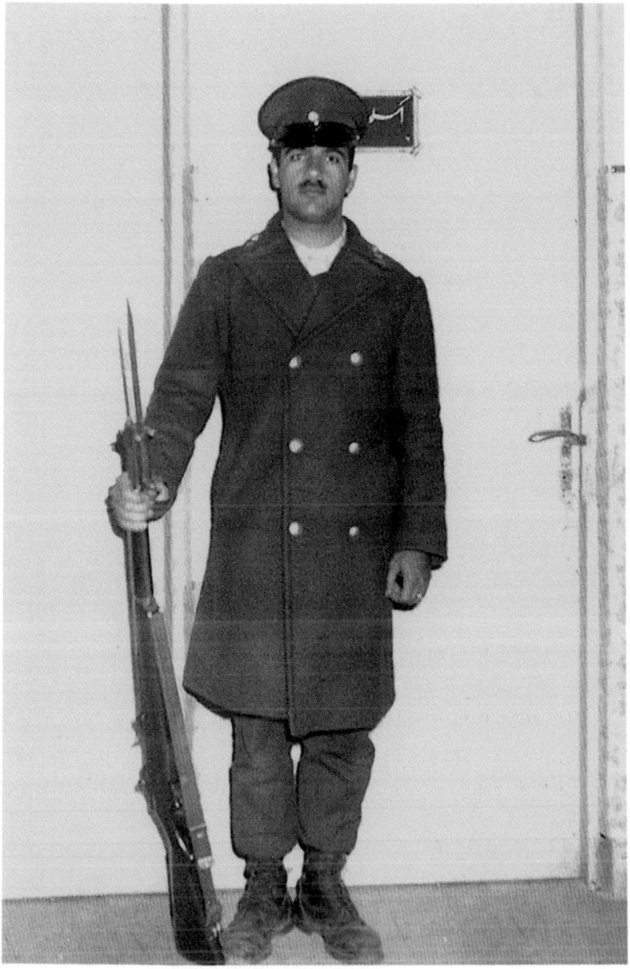

1967, Teheran, Wehrdienst, Wache vor der Waffenkammer, Doshan Tappeh

In den ersten Monaten verbrachte ich die Wochenenden in Teheran im Haus von Mehris Vater Aghajan. Er betrieb eine Firma in Teheran und lebte deshalb getrennt von seiner Familie in der Hauptstadt. Diese Tage mit Aghajan und seiner ruhigen und respektvollen Art genoss ich sehr. Bald entdeckte ich eine besondere Vorliebe von Aghajan, worüber die Bediensteten und die Nachbarschaft tuschelten. Er stieg nachts, wenn die ganze Stadt schlief, in das gekachelte Wasserbecken, das sich im Innenhof des Hauses befand, und hielt dort ein Nickerchen. Eines Tages nahm ich all meinen Mut zusammen und fragte ihn, was das nächtliche Baden auf sich habe. Daraufhin erzählte er mir von lästigen Juckattacken am ganzen Körper, die ihn immer nachts befielen. Das einzige, was helfen würde, wäre das Baden. Mir ging ein Licht auf. Es war keine Laune oder seltsame Eigentümlichkeit von Aghajan. Es war Notwehr. Auf Nachfragen erfuhr ich, dass sein Bettzeug mit Gänsefedern gefüllt sei, und ich empfahl ihm, anderes Bettzeug mit synthetischer Füllung zu nehmen, da er wahrscheinlich unter einer Federallergie leide. Zum Leidwesen der Nachbarschaft, die sich nun ein neues Thema suchen musste, um sich das Maul zu zerreißen, hatte Aghajan ab diesem Tag endlich wieder erholsame Nächte in seinem eigenen Bett und außer Reichweite neugieriger Blicke. Nach und nach entwickelte ich die Idee, am Wochenende mit einer Busgesellschaft nach Isfahan zu Mehri zu fahren, was ich vorher wegen der großen Entfernung nicht in Betracht gezogen hatte. Die anderen Wehrdienstleistenden berichteten mir von ihren guten Erfahrungen mit der TBT-Busgesellschaft für Fernfahrten. Mein Entschluss stand endlich fest. Am Donnerstagnachmittag, sofort als wir entlassen wurden, eilte ich zur TBT-Garage. Abends kam ich in Isfahan an und übernachtete bei Mutter und Vater, wo wir zusammen zu Abend aßen und Mutters köstlichen Tee tranken. Am darauffolgenden Freitag stand ich früher als die Vögel unseres Gartens auf und verrichtete mein Morgengebet Richtung Mekka. Voll Sehnsucht flog ich zu Mehris Haus, wo ich sie endlich wiedersah. Ihre Schönheit war um das Vielfache gewachsen. Ihre sanfte Stimme und ihre weichen Hände machten all die Mühen der langen Fahrt wieder wett. Wir verbrachten den Vormittag bei ihrer Mutter. Es gab so viel zu erzählen, dass ihre Mutter immer wieder den kalten Tee wegräumen und frischen Tee aufsetzen musste. Zuhause bereiteten derweil meine Eltern ein köstliches Mittagessen zu. Vater grillte in unserem Garten saftigen Kabab auf offenem Feuer, die wir mit frischem Fladenbrot essen würden, welches von dem Saft des Fleisches durchweichte und zusammen mit dem Somagh-Gewürz ein köstliches Aroma entwickelte. Mutter bereitete Auberginengemüse, frische Kräuter, Salate mit Schafskäse und verschiedene Süßspeisen zu. Dieses Essen gab es jeden Freitag bei meinen Eltern, und bald träumte ich die ganze Woche nur von diesem Grillgeruch in unserem Garten und von den Stunden, die wir zusammen und mit meinen Eltern verbringen würden. Kurz nach dem Mittagessen mussten wir schon wieder Abschied nehmen, so dass ich meinen Fernbus erreichen und am Samstagmorgen zum Wochenbeginn pünktlich antreten konnte. Von nun an verbrachten wir jedes weitere Wochenende meiner Wehrdienstzeit genauso und immer mit demselben Ablauf, was mir größte Freude bereitete. Ein einziges Mal jedoch, am Ende meines Militärdienstes in Teheran, im März 1967, lief unser Wochenende ganz anders ab. Schuld daran war ein beigefarbenes Offiziershemd. Nachdem meinen Kameraden und mir ein höherer Rang verliehen worden war, wurden wir zum Schneider geschickt, der uns unsere neuen Hemden nähen sollte. Am Donnerstagmittag, vor unserer Entlassung ins Wochenende, wurden uns unsere neuen Hemden ausgehändigt mit dem Befehl, ab sofort, also ab dem kommenden Samstagmorgen, nur noch diese zu tragen. Ich war schon sehr ungeduldig, weil dieser Termin in unserer Freizeit stattfand und meine Pläne für die lange Fahrt nach Isfahan sehr durcheinander brachte. Ich befürchtete, meinen Bus nicht mehr zu erreichen. Schnellstmöglich machte ich mich auf den Weg zur TBT-Garage, wo ich mich immer kurz vor Abfahrt hinter dem Verkaufshäuschen in einer versteckten Ecke umzog. Ich war froh, dass ich dafür noch ein paar Minuten Zeit hatte. Ich musste mich sehr beeilen. Doch ich schaffte es. Ich zog mich um und rannte zum Bus, dessen Fahrer den Motor schon angelassen hatte. Während der Fahrt schlief ich ein, zufrieden und entspannt und voll Stolz über meinen neuen Dienstgrad als Offizier. Als ich bei Ankunft die Tasche mit den neuen Hemden nicht mehr fand, wurde mir nach und nach die furchtbare Wahrheit klar. Ich hatte beim Umziehen die Stofftasche mit den Hemden hinter dem Verkaufshäuschen abgelegt und aufgrund der großen Eile dort liegen gelassen. Ein mächtiger Schreck durchfuhr mich. Ich würde hart bestraft werden, wenn ich am Samstagmorgen ohne Uniformhemd auftauchen würde. Den ganzen Donnerstagabend suchten wir einen Schneider in Isfahan, der Militärhemden herstellen konnte. Schließlich fanden wir einen, der bereit war, für einen horrenden Extralohn Überstunden zu machen, und mir bis zum nächsten Tag mehrere Hemden zu nähen. Die Suche nach dem richtigen Stoff erwies sich als fast unmöglich. Ich hatte nicht gewusst, dass es so viele verschiedene Stoffe und zu allem Übel auch noch eine solche Fülle an Farbnuancen für Beige gibt. Endlich hatten wir den richtigen Stoff, und ich hoffte, dass ich den Farbton noch richtig in Erinnerung hatte. Ich wusste, dass meine Vorgesetzten es nicht dulden würden, wenn mein Hemd eine andere Farbe haben würde als die Hemden meiner Kameraden. Die Herren Vorgesetzten würden es erkennen und mich bestrafen. An diesem Abend musste ich auf das gemeinsame Abendessen und den köstlichen Tee mit meinen Eltern verzichten. Auch der nächste Tag war alles andere als der gewohnte Freitag, wie wir ihn liebten. Ich war nicht nur nervös, sondern auch sehr wütend auf mich selbst. Wie konnte mir ein solch dummer Fehler passieren? Ich machte mir entsetzliche Vorwürfe. Dann holten wir die Hemden ab, und ich brachte Mehri nach Hause und eilte zur Busstation. Bei Ankunft in Teheran suchte ich sofort mein Versteck auf und tatsächlich: Dort lag noch immer meine Tasche mit den Hemden, genauso, wie ich sie hingelegt hatte. Was für ein Glück, denn dieses Beige war völlig anders als jenes, welches ich in Isfahan ausgesucht hatte. Der Frühling war fast da, und damit die Vorbereitungen für die bevorstehenden Feierlichkeiten zum persischen Neujahr *Norous* des Jahres 1968. Mehri und ich hatten beschlossen, unseren Familien vorzuschlagen, unsere Hochzeit den Neujahrs-Feierlichkeiten anzuschließen. Schließlich bekam ich zum Anlass der Jahreswende einundzwanzig Tage Urlaub, so wie alle anderen auch. Jeder hatte in diesen Tagen Zeit. So mussten wir nicht bis zum Sommer warten. Der Sommer würde zum Feiern zu heiß sein und nach den Neujahrsferien würde ich meinen einjährigen Einsatz als Militärarzt in der Stadt Shiras[27] antreten müssen. Wir wollten unbedingt vorher verheiratet sein, da ich wusste, dass ich finanziell in der Lage sein würde, uns in Shiras eine gemeinsame Wohnung zu nehmen. Wir wollten endlich zusammenleben und nicht wieder getrennt sein. Unsere Familien waren einverstanden, und alle begannen sofort mit den Vorbereitungen. Am dritten Tag des neuen Jahres, am 23. März 1968, fand das Hochzeitsfest statt mit hunderten Verwandten, Freunden, Bekannten und Fremden. Diesmal würden die Feierlichkeiten im Haus des Bräutigams stattfinden, denn diese Feier hatte einzig den Zweck, die Braut und ihre Aussteuer symbolisch aus ihrem bisherigen Zuhause in das neue Heim, in das Haus des Bräutigams, zu begleiten. Unser Haus und das Haus unseres Nachbarn Hadji Esmail, dessen Vorname bedeutet *Gott möge hören*, waren für das Fest geschmückt und geöffnet. Durch Asghars zahlreiche Kontakte im Basar konnte alles sehr schnell organisiert werden. Die Basaris hatten prächtige und riesige Obstplatten bringen lassen, die so schwer waren, dass sie von zwei Mann getragen werden mussten. In den gekachelten Wasserbecken schwammen Goldfische als Zeichen des Glücks für das ganze Leben. Wassermelonen stapelten sich in waghalsigen Pyramiden und warteten darauf, bei Mitternacht, wenn jeder satt sein würde, geschlachtet zu werden. In den Häusern und auf der Gasse wurden Zelte und Pavillons aufgebaut. Ganze Berge von vorbereiteten Kababspießen wurden auf offenen Feuern gegrillt. Aus menschengroßen Töpfen, die auf Feuerstellen standen, stiegen der Dampf und der wohltuende Pfefferminzgeruch des traditionellen Eintopfes Ashe-Reshte mit Kräutern, Kichererbsen, Schwarzaugenbohnen und persischen Nudeln. Der Duft des Safranreises zog durch die Gassen und konkurrierte mit dem Duft der frisch auf heißem Stein gebackenen Fladenbrote. Frühjahrsblüher boten den Augen eine einzige Pracht. Tulpen, Narzissen, Veilchen, Krokusse, Hyazinthen und Stiefmütterchen in allen Farben standen in großen und kleinen Keramiktöpfen an Mauern entlang. Mehris Lieblingsblumen, die Rosen, sollten nicht fehlen. Rosengirlanden zierten das Tor zum Haus. Rosensträuße und -gestecke dekorier-

27 Mit rund 2 Mio. Einwohnern eine der größten Städte Irans und Hauptstadt der Südprovinz *Fars*; 500 km südlich von Isfahan

ten die Tische und den Hof. Nachdem bereits die Aussteuer der Braut in unser Haus überführt worden war, wurde es auch Zeit, die Braut aus ihrem Elternhaus abzuholen und in ihr neues Heim zu geleiten. Die Hochzeitsgesellschaft lief los. Mit Tonbak[28], Daf[29], Dohol[30] und Ney[31] wurden wir von Musikern durch die Gassen von Isfahan zu Mehris Haus begleitet. Beteiligte und Unbeteiligte schlossen sich an. Sie tanzten, sangen, schnipsten mit den Fingern und die Frauen trillerten mit ihren Zungen. Mehri trat aus dem Haus, und die Gesellschaft hängte ihr ein Blumengebinde um den Hals. Mehri war liebreizend, still und konzentriert. Ich spürte ihre Traurigkeit und ging zu ihrer Mutter. Ich bat Khanomam, uns gegen jede Tradition zu Mehris neuem Heim zu begleiten, auf die Gefahr hin, dass die Isfahanis sich für alle Zeiten unserer Ehe das Maul zerreißen würden. Khanomam schlug die Augen nieder, doch ich spürte ihre Freude. Sie antwortete nicht. Ich sagte ihr, dass ihre Anwesenheit für mich das schönste Hochzeitsgeschenk wäre. Sie sah weiterhin ihre Schuhe an und antwortete mit ihrer unvergleichlichen Stimme: „Wenn es Ihnen Freude macht Herr Doktor, komme ich mit." Sie bereitete sich vor, während die Hochzeitsgesellschaft tanzte und feierte. Inzwischen hatte es sich von Mund zu Ohr bis Mehri herumgesprochen, dass die Brautmutter mitgehen würde. Mehris Augen strahlten. Sie war in diesem Moment die erste fröhliche Braut, die ich jemals gesehen hatte. Ich war dankbar und unser Hochzeitsfest wurde für mich unvergesslich.

---

28 Tonbak, auch *Zarb* genannt. Bechertrommel aus Maulbeerholz, mit Ziegenhaut bespannt. Sie hat einen hohlen Standfuß, der einer Trompete gleicht. Wichtigstes klassisches persisches Perkussionsinstrument.

29 Daf, flache Schellentrommel, leicht gebaut, so dass sie in den Händen gespielt wird. Am schmalen Rahmen, der mit Ziegenhaut bespannt ist, sind Metallringe angebracht. Durchmesser 50 - 60 cm

30 Dohol, große doppelseitige Trommel, die mit einem Riemen um den Hals gehängt und im Laufen gespielt wird. Mit einem hölzernen Schläger wird auf die eine Seite geschlagen, während die andere Seite mit der Handfläche und einem dünnen Stock, der am Mittelfinger befestigt ist, bespielt wird.

31 Ney, offene Langflöte aus Bambus, ohne Mundstück mit einer Vielzahl von möglichen Zwischentönen.

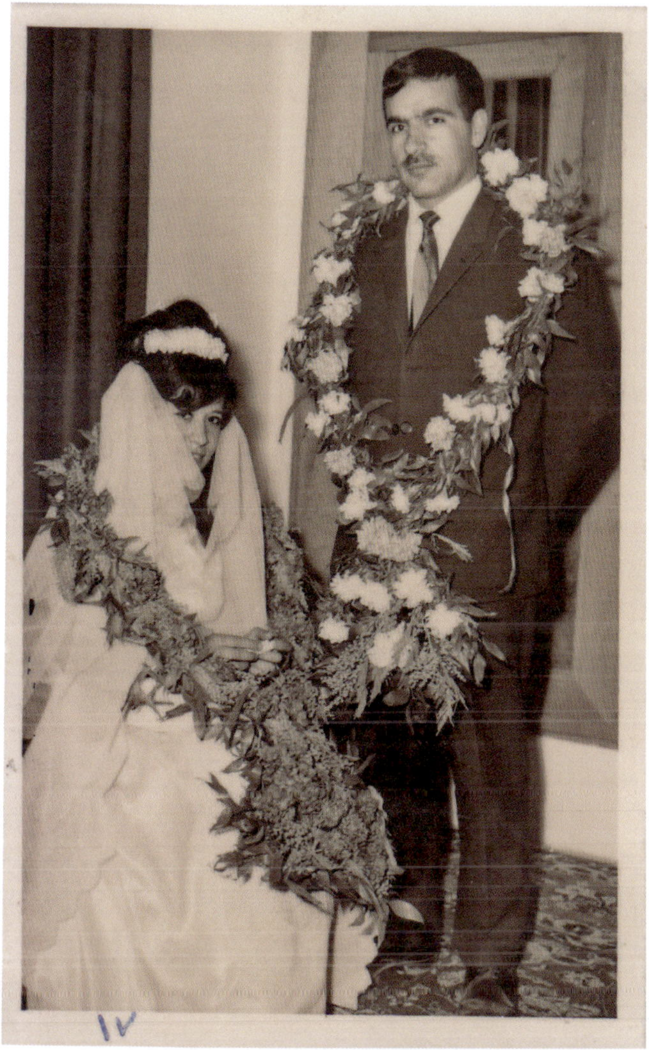

1968, Isfahan, Hochzeit, Brautpaar Mehri und Hosein
mit traditionellem Blumengebinde

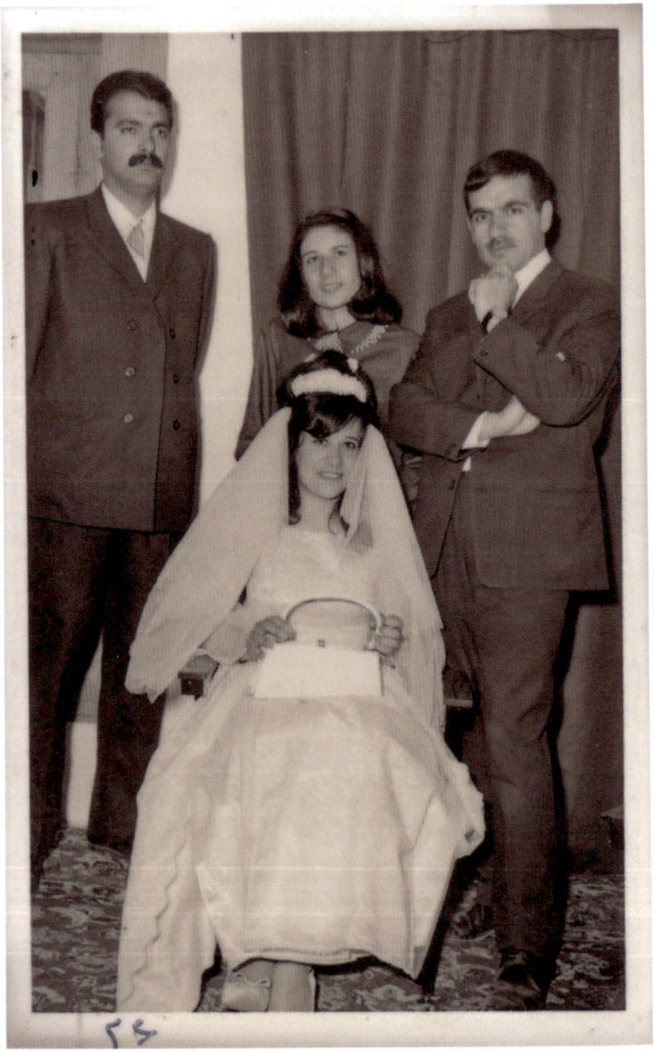

1968, Isfahan, Hochzeit, Gruppenfoto mit Manije (mitte) und Reza (links)

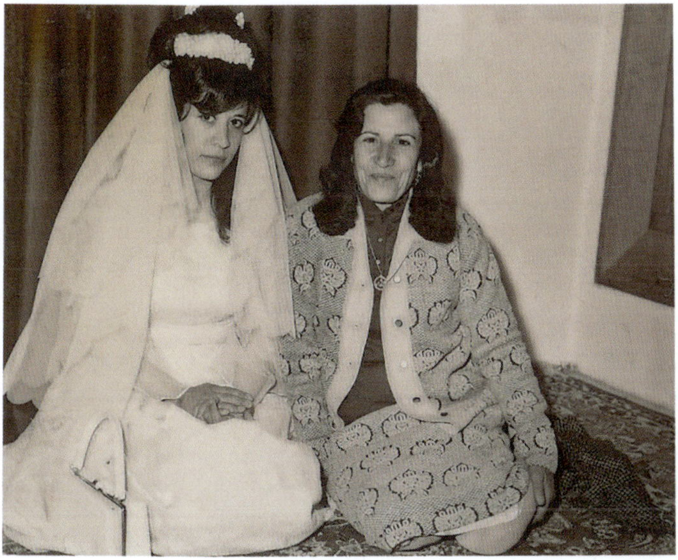

1968, Isfahan, Hochzeit, Mehri mit Khanomam

Mehri und ich waren fest entschlossen, ab jetzt nicht mehr getrennt zu leben und jede Anstrengung aufzubringen, um uns selbstständig ein eigenes Zuhause aufzubauen. Nach meiner halbjährigen Ausbildung an der Waffe und im Kampf sollte ich nun die einjährige Dienstzeit als Militärarzt in der Stadt Shiras in der Garnison Havabord ableisten. Als das öffentliche Leben sich wieder regte und die Behörden geöffnet hatten, eilte ich nach Shiras, um nach einer Wohnung für Mehri und mich zu suchen. Ich hatte ein gutes Gefühl, obwohl ich wusste, dass es sehr schwierig war, in Shiras eine Wohnung zu finden. Doch ein Großcousin mütterlicherseits namens Amir, dessen Vorname *der Engel* bedeutet, lebte als Offizier in Shiras. Ich war sehr erleichtert, diesen Verwandten dort zu haben, denn nun lag eine sonderbar schwere Last auf meinen Schultern. Ich wusste, dass ich als verheirateter Mann Verpflichtungen akzeptiert und diesen nachzugehen hatte. Zudem hatte ich meine Frau wieder einmal in Isfahan allein zurückgelassen. Am Bahnhof holte Amir mich ab und brachte mich zum Haus seiner Mutter, wo er selbst als alleinstehender Mann noch wohnte. Seine Mutter mit dem Vornamen Nosrat, der *die Hilfe Gottes* bedeutet, und seine Großmutter begrüßten mich sehr herzlich und nahmen mich wie ihren eigenen Sohn auf. Sie bewirteten mich wie einen König. Ich war zutiefst dankbar und beschämt. Nosrat erledigte ein paar Anrufe bei ihrer Verwandtschaft und übergab mir die gute Nachricht. Sie und Amir begleiteten mich zu ihrer Verwandten Zari, deren Vorname *die Goldene* bedeutet. Zari hatte eine Tochter namens Maryam, *die Schöne*, und einen Sohn namens Ahmad, *der Dankbare*. Außerdem hatte Zari ein Herz aus Gold. Sie organisierte eine bezahlbare Wohnung in ihrer Nachbarschaft, die sich ganz in der Nähe meiner Garnison befand. Die jungen Vermieter, Eltern eines kleinen Mädchens ebenso namens Zari, und beide überdies Isfahanis und auch erst seit ein paar Jahren verheiratet, hießen Abbas, *der Löwe*, und Shahnaz, *die Liebste des Königs*. Sie wollten Mehri und mich im Anfang unserer Ehe unterstützen, weil sie selbst wussten, wie schwierig es war, ein neues Leben als Ehepaar zu beginnen. Sie vermieteten uns die großzügige Vierzimmerwohnung im oberen Stockwerk ihres Hauses zu einem sehr günstigen Preis in Höhe von 250 Toman, was bei einem zukünftigen monatlichen Gehalt von 750 Toman sehr akzeptabel war. Alle meine Sorgen waren von meinen Schultern gewichen. Ich kehrte nach Isfahan zurück und holte Mehri und unsere wenigen Sachen. Es fühlte sich gut an, auch wenn wir beide unsere Eltern in Isfahan sehr vermissten. Wir richteten unsere Wohnung ein und schmeckten den süßen Geschmack des eigenständigen Lebens in den eigenen vier Wänden. Wir waren glücklich. Der erste Tag meines Wehrdienstes in Shiras war gekommen. Ich meldete mich in der Garnison und wurde dem 92. Bataillon als Militärarzt zugeteilt, wo ich mit zwei anderen Ärzten meinen Wehrdienst für das bevorstehende Jahr ableisten musste. Tagsüber hatten wir die Aufgabe, in der eigenen kleinen Hausklinik die erkrankten Truppenglieder medizinisch zu versorgen. Einmal wöchentlich fiel mir die Aufgabe zu, im Militärkrankenhaus 301 die Nachtschicht einzulegen. In diesen Nächten übernachtete Maryam, Zaris Tochter, bei Mehri. So war auch Mehri nicht allein. Der Mittwoch war der aufregendste Tag in meiner durchstrukturierten Woche. Mittwochs führten die Fallschirmjäger die wöchentlichen Sprungübungen durch. Wir Ärzte waren die Bodentruppe, die Verletzte versorgen und bei Bedarf auch ins Krankenhaus begleiten musste. Mittwochs herrschte unter uns allen eine eigentümliche Stimmung, die zwischen Vorfreude, Angst und Übermut schwankte.

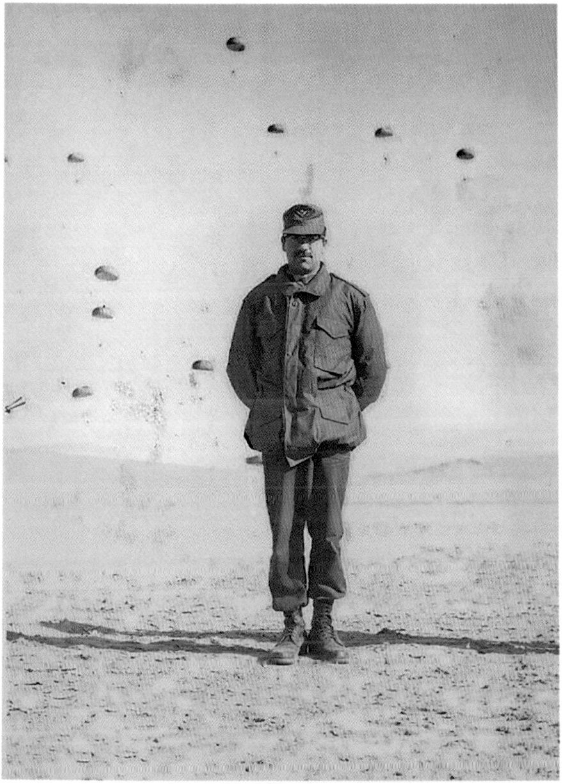

1968, Shiras, Dienst als Militärarzt bei den Fallschirmjägern

Mein Eheleben war einfach und doch herrlich. Fernab der Kontrolle und der neugierigen Blicke unserer großen und weit verzweigten Verwandtschaft in Isfahan, lebten wir in unserem Nest in Shiras. Die lauen Abende des Südens verbrachten wir auf den schönen Plätzen von Shiras, wo die weltberühmten Gärten um die Gunst der Spaziergänger buhlten. An den Wochenenden begleiteten wir Amir und seine Familie in ihren nahegelegenen Garten. Auf der Autofahrt lief immer dieselbe Musik. Es war der große Hit des berühmten Sängers Vigen, der mit seinem armenischen Akzent eine grazile hellhäutige Schönheit beschwört, doch wenigstens ein einziges Mal mit ihm zu tanzen. *Chera nemiraghsi?* Warum tanzt du nicht? War der Refrain dieses Liedes, bei dem alle laut mitsangen und in die Hände klatschten. Nach einigen Monaten fingen die Fragen an, zunächst behutsam, und dann unbedacht, gedankenlos und aufdringlich. Alle wollten von uns wissen, ob bald Nachwuchs komme. Wenn Mehris Verwandtschaft zu Besuch war, wurde sie in die immer gleichen Befragungen verwickelt, und wenn meine Verwandtschaft uns besuchte, wurde ich befragt. Das konnte so nicht weiter gehen. Wir wussten nicht, was nach meinem Wehrdienst sein würde. Ich hatte mich zu Beginn meines Studiums vertraglich verpflichtet, als Wiedergutmachung für mein Stipendium an einen mir vorgeschriebenen Ort zu gehen, und dort als Arzt für den Staat zu arbeiten. Es war kein Geheimnis, dass diese Orte nicht die schönsten und lebensfreundlichsten Orte des Landes waren. Es handelte sich ausnahmslos um Orte, die mit Höllen verglichen wurden, und unser schönes Land Iran hatte eine Menge solcher Höllen aufzuweisen. In dieser Situation wollten Mehri und ich keine kleinen Kinder. Wir besprachen die Situation und beschlossen gemeinsam, unserer Verwandtschaft die Wahrheit zu sagen, auch wenn es ein Affront gegenüber der Gesellschaft und deren Konventionen sein würde. Wir wollten erst einmal keine Kinder! Dieses eine Jahr am schönsten Ort Irans sollte unser Jahr sein. Es würde das einzige Jahr unseres Lebens sein, das nur uns allein gehören würde. Der fruchtbare Boden unserer Ehe war im Garten Irans[32] angelegt, und *Chera nemiraghsi* war der Refrain unseres Honigjahres in Shiras.

---

32 Shiras wird auch als *Garten Irans* bezeichnet, aufgrund der ausgeprägten und ältesten Gartenkultur der Welt mit Palast- und Lustgärten.

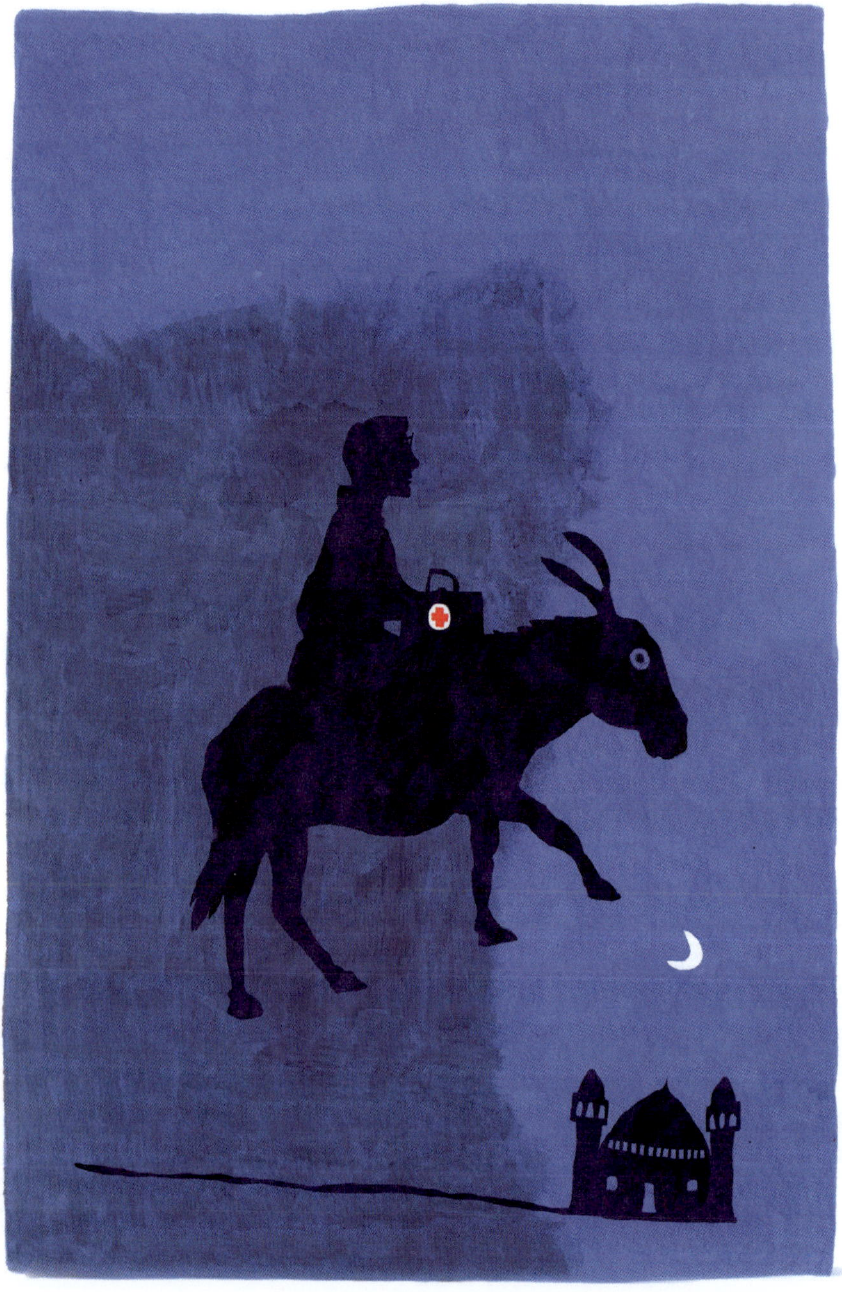

Kapitel 5

Datteln und Zitronenlimonade

1969

Der Norous 1969 war gemeinsam begrüßt und gefeiert worden. Wir hatten unser Nest in Shiras aufgelöst und unser Hab und Gut in Kisten verstaut. Übergangsweise wohnten wir bei Aghajan in Teheran. Da Neujahrsferien waren, waren auch Khanomam und Mehris jüngerer Bruder, Bijan mitgekommen. Bijan, dessen Vorname an einen *altpersischen Helden* aus dem Shahname, dem persischen Heldenepos, anlehnte, war noch sehr jung. Wir genossen diese Zeit mit Mehris Familie.

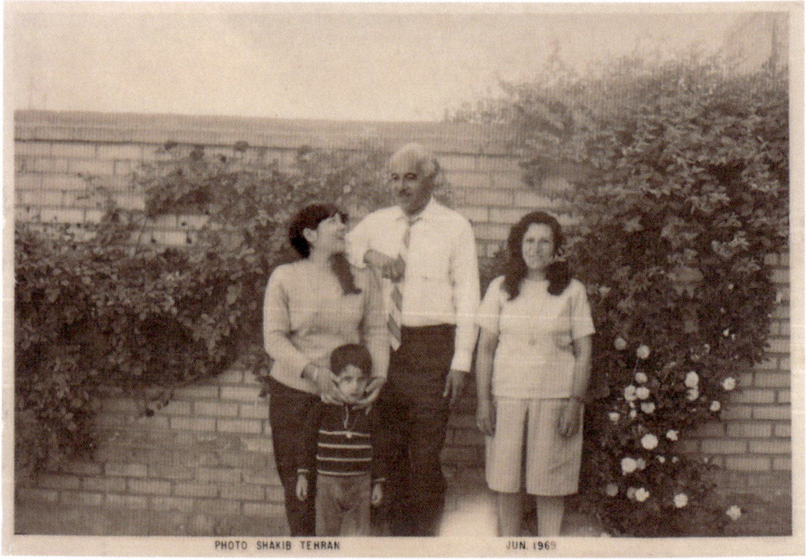

1969, Teheran, Mehri mit Eltern Aghajan und Khanomam und Bruder Bijan

Ich verbrachte meine Tage in Warteschlangen und hinter Türen wichtiger Männer im Ministerium für Gesundheitspflege. Hier sollte ich in Erfahrung bringen, in welche Hölle Irans mich das Ministerium für die nächsten sieben Jahre schicken würde. Als endlich entschieden worden war, bewahrheiteten sich meine grausamsten Vorstellungen. Doch zunächst hörte sich Bandar Asaluyeh gut an. Sie war eine große, aufstrebende und industrialisierte Hafenstadt im Süden Irans, in der Provinz Bushehr am Persischen Golf. Dies hörte sich ganz und gar nicht an wie einer der Orte, die man allgemein *Hölle* nannte. Die Höllen lagen immer in den nicht erschlossenen Landstrichen. Sie waren schwer erreichbar und dünn besiedelt und in der Regel mit einem extremen Klima. Doch es musste einen Grund geben, warum es in Bandar Asaluyeh einen Ärztemangel gab. Kaum fing ich an, mich umzuhören, erfuhr ich, dass diese Stadt von arabischen Clans beherrscht würde, die sich dem Drogenhandel und dem Schmuggel illegaler Waren verschrieben hätten. Unter diesen Clans gäbe es erbitterte Kämpfe, die manchmal zu Schusswechseln führten. Unter anderem besagten die Gerüchte, dass der behandelnde Arzt von den Verbrechern sofort hingerichtet würde, wenn er es nicht schaffte, dem verletzten Familienmitglied das Leben zu retten. Ich verspürte keinerlei Bedürfnis, diese Gerüchte vor Ort zu überprüfen. Und meiner geliebten Ehefrau wollte ich ein solches Leben unter mafiösen Banden nicht zumuten. Im Ministerium misslangen jedoch alle meine Versuche, den zugewiesenen Ort zu tauschen. Ein Mitarbeiter mit dem Namen Rastegar, was bedeutet, *derjenige, der die Wahrheit sagt*, bemerkte meine große Verzweiflung und gab mir den Hinweis, dass es höchstwahrscheinlich eine Person gäbe, die mir hier noch helfen könnte. Doktor Mokhtari*, der Chef der Gesundheitspflege aller Häfen und Inseln der Provinz Bushehr. Ausgerechnet an diesem Tage würde er zu einem Termin im Ministerium erscheinen. Doch Rastegar wusste nicht, in welchem Gebäude dieses Treffen stattfinden würde. Das Ministerium war ein Komplex mit drei Gebäuden. An welcher Tür sollte ich diesen

* Name geändert

Mann, der mein Schicksal in den Händen hielt, abfangen? Ich setzte mich mit Erlaubnis von Rastegar in seinem Büro auf einen Stuhl und dachte nach. Wie aus dem Nichts tat sich eine Lösung von selbst auf. Ich suchte mit eiligen Schritten alle Pförtner der drei Ministeriumsgebäude auf, stellte mich ihnen als Doktor vor, und gab jedem von ihnen ein kleines Trinkgeld, mit der Bitte, sofort im Büro von Herrn Rastegar anzurufen, wenn Doktor Mokhtari das Gebäude betreten sollte. Keiner der Pförtner machte Schwierigkeiten. So musste ich nur noch bequem in Herrn Rastegars Büro warten. Es war allein eine Frage der Zeit, bis ein Anruf für Herrn Doktor Zaeri kommen würde. Sobald ich wusste, wo Doktor Mokhtari sich aufhielt, suchte ich ihn auf. Er war ein freundlicher Mann und schenkte mir Gehör. Ich schilderte ihm meine Situation und bat ihn, ob es möglich wäre, für ein frisch verheiratetes Paar einen anderen Ort zu finden. Doktor Mokhtari überlegte nicht. Er gab sofort bekannt, dass ich an den Ort Saadabad bei Borazjan stationiert werden sollte. Sein Sekretär würde dies meinem Sachbearbeiter mitteilen und die Ausstellung eines neuen Vertrages veranlassen. Ich war sehr dankbar. Borazjan war mir durchaus geläufig, denn ich hatte mich umgehört. Es war laut Gerüchten eine der drei Haupthöllen im Süden Irans. Diese waren Kazerun, Bushehr und Borazjan. Drei Orte, die alle im selben Landstrich lagen, zwischen der Stadt Shiras und der Westküste Irans am Persischen Golf im sogenannten subtropischen Gürtel der Erde, und damit drei der heißesten Orte der Welt. Sie lagen zu diesen Zeiten noch völlig abgeschnitten von der Zivilisation, versteckt zwischen Gipfeln, Pässen und Salzgletschern des Zagros-Gebirges, wo heißes Wüstenklima herrscht mit einer jährlichen Durchschnittstemperatur von zweiunddreißig Grad, dreihundertzehn Tagen Trockenheit im Jahr und einer Luftfeuchtigkeit von fast 50%. Im Mai beträgt die Temperatur dort fast vierzig Grad. Die niedrigste Temperatur im Dezember beträgt einundzwanzig Grad. Viele sprachen von einem für Menschen unerträglichen Klima. Und trotz allem waren diese Orte, wo nur das Klima die lebensfeindlichen Umstände erzeugte, kein Vergleich zu einem Ort, wo ich als Arzt unweigerlich in lebensgefährliche Clanstrukturen geraten würde. Rastegar gratulierte mir zu meinem Erfolg. Es dauerte noch weitere zwei Monate, bis mein neuer Vertrag vorlag. Diese Zeit nutzten Mehri und ich, um uns vor Ort umzuschauen. Abbas, unser Vermieter aus Shiras kannte sich aus. Er hatte Verwandtschaft in Borazjan. Da er selbst Fernfahrer war, kannte er sich auch mit den Straßenverhältnissen aus. Er berichtete uns, dass die Straße nach Borazjan, die eher ein Provisorium sei, eine der schlimmsten Straßen Irans sei. Borazjan sei eigentlich noch gar nicht erschlossen. Es führe nur eine Serpentinenstraße, die fünf Berggipfel überwinde, dorthin. Die Kurven seien sehr eng, und oft komme es zu Abstürzen von Fahrzeugen in die Schluchten. Von den Insassen dieser Fahrzeuge bliebe nichts übrig. Auf die erfahrenen Fahrer der Busse könne man sich jedoch in der Regel verlassen. Ab Borazjan gäbe es dann keine öffentlichen Verkehrsmittel mehr. Die Fahrt zum Dorf Saadabad müsste privat organisiert werden. Dies würden seine Verwandten übernehmen. Er bereitete für uns unsere erste Reise nach Borazjan vor und gab seinen Verwandten telefonisch bekannt, wann wir ankommen würden. Wir waren Abbas sehr dankbar für seine große Unterstützung und nahmen im Mai 1969 unsere erste Fahrt in die Hölle von Borazjan auf. Ich war 29 Jahre alt und verheiratet mit einer gutherzigen und geliebten Frau und für die nächsten sieben Jahre zum Dienst für den Staat verpflichtet, damit ich danach endlich meine Approbation erhalten und als freier Arzt leben konnte. Ein schlechtes Gefühl beschlich mich. Ich sah voll Sorgen den bevorstehenden Jahren entgegen. Kaum hatten wir am frühen Morgen Shiras mit dem Bus verlassen, überschritten wir die Grenze zum heißen Wüstenklima. Eben noch hatte die Natur geblüht, überall war man vom Grün der Rasen, Blumen und Bäume umgeben, und eine kühle Brise hatte uns aufatmen lassen. Und nun waren nur noch die Farben Braun und Gelb zu sehen. Überall wirbelte der Staub in der Luft und drang durch kleinste Ritzen in den Bus. Unsere Augen tränten durch den trockenen Staub, der bereits auch in die Nase eingedrungen war. Uns lief der Schweiß an Händen und an der Stirn hinunter. Ärmel wurden hochgekrempelt und Luftfächer ausgepackt. Wie bunte Schmetterlinge flatterten die Fächer vor den Gesichtern der Passagiere. Unser Bus, der zudem sehr betagt war, erreichte nun die erste der berüchtigten Serpentinen. Augenblicklich vergaßen wir Staub und Hitze, denn mit jedem Meter erschien die Schlucht tiefer. Wir fuhren immer höher hinauf. Tief unten in der Schlucht erblickten wir immer wieder zerschellte Autowracks, die so klein wie Spatzen erschienen. Mehri und ich hatten so etwas in unserem gesamten Leben noch nicht gesehen. Die Passagiere zitterten. Die Angst vermischte sich mit dem Staub und flirrte durch die Luft. Unsere Nerven waren wie überspannte Gitarrensaiten. Bei jeder Kurve musste der Fahrer mehrmals mit minimalen Lenkradbewegungen vor- und zurücksetzen, damit das Fahrzeug zentimetergenau durch die Kurve passte. Wie hypnotisiert starrten wir in die tiefe Schlucht und konnten unsere Augen nicht mehr losreißen. Wenn Steine und Kiesel unter den Reifen des Busses davonschossen und in die Tiefe flogen, konnten wir nicht mehr an uns halten und schrien vor Schreck auf. Der Fahrer schien wohl daran gewöhnt zu sein und setzte seine Fahrt mit Gelassenheit und voller Konzentration fort. Bei Ankunft um die Mittagszeit stand die Wüstensonne in ihrem Zenit. Beim Eintritt in die glühenden Sonnenstrahlen ergoss sich die Hitze wie unsichtbare Lava vom Himmel und von der Erde über uns. Mir schoss ein einziger Gedanke durch den Kopf. Wie kann ein Mensch hier überleben? Glücklicherweise fanden wir das Haus der Verwandten von Abbas bald und wurden dort herzlich empfangen. Wir setzten uns auf Stühle und bekamen gekühlte Zitronenlimonade. Dieses Getränk war das Beste, was ich je zu mir genommen hatte. Das Leben kehrte in unsere Glieder zurück. Nachdem wir ein köstliches Mittagsmahl erhalten und uns erholt hatten, ging die Reise weiter. Ab hier gab es keine befestigten Straßen mehr. Die Familie teilte uns mit, dass man ab hier nur mit einem Pickup nach Saadabad komme, und dass sie für uns schon alles vorbereitet hätte. Tief beschämt dankten wir ihnen für ihre große Gastfreundschaft und machten uns auf den Weg. Nach zwei Stunden Fahrt auf Schotterpisten erreichten wir Dalaki, den mächtigen Fluss der Provinz Bushehr. Hier gab es keine Brücken. Der einzige Weg zum anderen Ufer führte direkt durch den gewaltigen Fluss. Der Fahrer fuhr langsam an. Das Auto schaukelte bedrohlich. Wir hatten das Gefühl, dass es jeden Moment umkippen würde. Da aber der Fahrer so aussah, als wüsste er, was er tat, legten wir unser Schicksal in seine Hände. Der Pickup kam langsam voran. Doch als wir die Mitte des Flusses erreicht hatten, blieb er unvermittelt mit einem erstickten Stottern stehen. Der Fahrer drehte den Schlüssel mehrmals um. Doch es tat sich nichts. Der Lärm des reißenden Stroms um uns herum wurde immer lauter. Ich versuchte, mir die Situation zu vergegenwärtigen. Hier saßen eine zierliche, zarte und wunderschöne Braut und ihr Bräutigam, ein strebsamer Akademiker, in einem Pickup. Sie hatten in ihrem Leben noch nie Abenteuer in der Natur erlebt. Und nun befanden sie sich in einem Auto, das mitten in einem brausenden Fluss in der Wildnis Irans, in einer der schlimmsten Höllen des Südens, feststeckte. Sie waren wohlgemerkt beide Nichtschwimmer und von einem ansehnlichen Wasserstrom umgeben. Das Komische an dieser Angelegenheit war, dass sie sich fragten, ob sie von der tosenden Gischt nass geworden waren oder vom eigenen Schweiß, der ebenso durch das schwüle Wüstenklima oder vielleicht auch aufgrund der Angst in Strömen an ihnen hinunter und in die Augen lief, um ihnen die Sicht zu trüben. Der Fahrer forderte uns auf, das Auto anzuschieben. Wir stiegen aus. Das Wasser ging uns bis zur Brust. Ich schämte mich dafür, dass ich Mehri in eine solche Situation gebracht hatte. Doch sie schaute mich nur an und sagte: „Wenigstens kriegen wir jetzt eine Abkühlung." Ich schaute sie an und nach einer stillen Sekunde mussten wir beide lachen. Augenblicklich hatte sich all mein schlechtes Gewissen in Luft aufgelöst. Am Ufer angelangt, setzten wir uns in den Staub und warteten die Reparaturarbeiten des Fahrers ab, der anscheinend wusste, was zu tun war. Schon bald ging die Fahrt weiter. Wir kamen an einem Dorf namens Jetut vorbei und plötzlich mischte sich eine neue Farbe in die Wüstenfarben, an die sich unsere Augen schon fast gewöhnt hatten. Wir fuhren durch Palmenhaine. Tausende riesenhafte Dattelpalmen wuchsen mit ihren dunkelgrünen Wedeln hoch in den Himmel empor. Sie mussten mindestens zwanzig Meter hoch sein. Ganz oben sahen wir unter den Wedeln die Blütenstände. Dieser Hain war wie eine Oase, die unvermittelt in der Hölle der Wüste auftauchte. Doch die Erde zu

Füßen der Bäume war noch immer trocken und staubig. Hier und da wuchs etwas Gras. Der Fahrer erzählte, dass die ganze Region von den Datteln lebte. Endlich erreichten wir Saadabad, was nichts anderes war als ein Dorf bestehend aus schlichten Lehmhütten mit Palmwedeln als Dächer. Manche Lehmhütten waren halb verfallen. Alles war hier gelb und staubig, die Schotterstraße, die Hütten und das Sonnenlicht. Der Fahrer hielt an. Wir waren in den Abendstunden endlich an unserem Ziel angekommen, dem Haus von Doktor Shojayan, dessen Name *der Tapfere* bedeutete. Ein sehr heißer und starker Wind wehte durch die Gassen, und um uns herum wurde der gelbe Staub aufgewirbelt. Das Haus des Doktors unterschied sich leider nicht von den anderen Häusern des Dorfes. Es war aus Lehm und Schlick gebaut und mit Palmwedeln gedeckt worden. In diesem Augenblick traten Doktor Shojayan und seine Familie aus dem Haus und begrüßten uns herzlich. Sie waren sehr fröhlich, weil unsere Ankunft für sie bedeutete, dass sie Saadabad bald verlassen konnten. Sie würden nach Borazjan ziehen, wo ihr ältestes Kind, das sechs Jahre alt war, ab dem Herbst eingeschult werden konnte. Sie bewirteten uns sehr großzügig und führten uns durch das Haus. Im Inneren hatte sich der Staub überall hingesetzt. Das Haus bestand aus einem Balkon, zwei karg eingerichteten Räumen und einer Küche. Auf der Rückseite hatte es einen Hof, der ebenfalls nur aus trockener hellbrauner Erde bestand. In den Räumen gab es Glühbirnen mit elektrischem Licht. Doktor Shojayan berichtete uns, dass es von elf bis sechzehn Uhr Strom gab, um die höchste Hitzephase zu überstehen und von achtzehn bis einundzwanzig Uhr, um Licht zu haben. Zu den restlichen Zeiten müsste man sich selbst mit Tricks und nützlichen Gegenständen, wie Luftfächern, Kerzen und Öllampen behelfen. Dann wurden wir dem Hausbesitzer, Mirza Assad, dessen Name *der Löwenprinz* bedeutet, vorgestellt. Sein Haus grenzte am Haus des Doktors. Er und seine Frau waren sehr liebevolle Menschen. Ihre drei Töchter hießen Khadije, was *die Frühgeburt* bedeutet, Ghandu, *Zuckerwürfel* und Maanu, *die Echte*. Ihr Sohn hieß Esmail, was so viel bedeutet wie *Gott möge hören*, den wir liebevoll Esmailu nannten. Der Hof des Doktorhauses war mit einem Sichtschutz aus Palmwedeln abgeschirmt. Im

Hof war ein Toilettenhäuschen aus Lehm gebaut worden. Das Dach der Toilette war mit Dornengestrüpp bedeckt. Man erzählte uns, in der Nachbarschaft gäbe es einen Wachhund, dem diese Toilette nicht genehm sei. Die ganze Zeit über, wenn jemand dort ist, bellte er ohne Unterlass. Ein anderes Lehmhäuschen diente hier draußen als eine sehr schlichte Dusche. Vor dem Haus befand sich ein Brunnen mit Salzwasser, welches für das Bewässern des staubigen Bodens diente. Das Trinkwasser holte Maanu täglich mithilfe eines Maultiers aus dem Fluss Shapur, ein paar Kilometer von Saadabad entfernt. In diesem Fluss pflegten die Dorfbewohner auch zu baden und ihre Wäsche zu waschen. Für Mehri und mich waren diese Umstände unfassbar. Aus Shiras und Isfahan waren wir anderes gewohnt. Wir wussten nicht, was wir tun sollten. Sollten wir die fünfzigtausend Toman Ablösesumme bezahlen und den Dienst gar nicht erst antreten? Es war sehr viel Geld. Wollten wir gleich zu Beginn unseres gemeinsamen Lebens so hohe Schulden auf uns nehmen? Wir entschieden, es erst einmal in Saadabad zu versuchen. Am zweiten Tag unseres Besuches begleiteten wir Doktor Shojayan zur Krankenstation Saadabad, wo ich meine Arbeitszeit verbringen würde. Allerdings, darauf wies Doktor Shojayan hin, würde ich als Arzt in den Abendstunden und auch nachts hin und wieder einmal im privaten Wohnhaus Patienten empfangen müssen. Zu diesem Zweck hatte er zuhause auch immer das Nötigste für Notfälle vorrätig. Die Krankenstation war gut eingerichtet. Dort arbeitete eine Sprechstundenhilfe, ein nüchterner, aber freundlicher Mann namens Agha Torkzadeh Kar, *der aus der Türkei Stammende*. Er konnte auch Injektionen durchführen und Wunden versorgen. Seyyed Ebrahim, benannt nach dem *Propheten Abraham*, war als fleißige Putzhilfe da. Die Anwesenheit dieser beiden Helfer beruhigte mich sehr, da sie sich gut auskannten und mich in der ersten Zeit sehr unterstützen würden. In Saadabad gab es außerdem eine kleine Bankfiliale und eine Telefonkabine mit einem freundlichen Pförtner. Hier hatte sogar ein regionaler Verwalter, der von der Provinz Bushehr für Saadabad abgeordnet war, sein Büro. Man nannte ihn nach seinem Dienstgrad Bakhshdar. Als wir auch noch von der Polizeiwache hörten, waren wir beruhigt. Mit dieser Infrastruktur konnte man gut durchkommen. Überdies fanden wir alle Menschen, denen wir begegnet waren, sehr freundlich und zuvorkommend. Wir schöpften Hoffnung, dass es nicht sehr schlimm werden würde. So kehrten wir nach Isfahan zurück und bereiteten unseren Umzug in den Süden vor. Es dauerte einen ganzen weiteren Monat, bis mein neuer Vertrag mit dem Ministerium für Gesundheitspflege endlich vorlag. Mitte Juni 1969 traten wir also unsere Reise, und gleichzeitig unseren Umzug aus Isfahan nach Saadabad an. Die Gluthitze des heißen Wüstenklimas traf uns diesmal genauso unvermittelt wie auf der ersten Reise. Es war nun sogar heißer geworden. Man maß zweiundvierzig Grad im Schatten und die Schwüle tat ihr Übriges dazu. Zudem wehte der heiße Wind noch immer. Wir hatten wohl die klimatischen Bedingungen in unserer Erinnerung beschönigt, um unsere Entscheidung nicht zu bereuen. Die Hitze machte besonders Mehri sehr zu schaffen, die schon immer eher kühler angezogen war als die anderen. Ihr war es immer zu warm. Wieder einmal erreichten wir am Abend Saadabad, wo uns das bereits leer geräumte Doktor-Haus, unser neues Zuhause, erwartete. Wir versuchten unser Heim so wohnlich wie möglich einzurichten, was kaum möglich war, da man wegen der Hitze und des Staubes jeglichen Stoff, Polster oder Teppiche vermeiden sollte. Die erste Nacht war entsprechend trübe und hoffnungslos. Andererseits wussten wir, dass es nur besser werden konnte. Unsere starke Liebe und unsere Jugend ließ uns alles ertragen. Mir war außerdem klar, dass diese harte Zeit für unser späteres Leben oder für irgendetwas gut sein würde, denn sonst wären wir ja nicht da hineingeraten. Wir, beide bisher verwöhnt, und ich, der bisher nur Lernen als einzigen Lebensinhalt hatte, wir würden diese neue Herausforderung gemeinsam schaffen. Sie würde uns nur stärker machen. Am nächsten Tag ging ich sofort zum Telefonhäuschen und rief Aghajan in Teheran an. Ich bat ihn, uns eine Klima-Anlage zukommen zu lassen. Aghajan hatte einen Handel mit Elektrogeräten und war in diesen Fragen genau der Richtige. Er versprach, er würde sich sofort darum kümmern. Nach zwei Nächten war nun in diesem Juni des Jahres 1969 mein erster Arbeitstag angebrochen. Es fiel mir sehr schwer, Mehri in solch einer Hitze, in diesem unfreundlichen und ungewohnten Zuhause, allein zurückzulassen. Doch da tauchte Ghandu auf, die Tochter unseres Hausbesitzers, und versicherte mir, sie würde Mehri nicht allein lassen. Diese liebenswürdige Familie wusste wohl um die Nöte der neu hinzugezogenen Ärzte und wollte es uns leichter machen. Ich lief also zur Krankenstation, die nur ein paar hundert Meter entfernt lag. Meine treue Sprechstundenhilfe Agha Torkzadeh war längst anwesend und sprach mit den Patienten, die bereits in einer Menschentraube in der Station herumstanden. Ich durchschaute das System nicht, woher Agha Torkzadeh wusste, wer dran war. Doch es gab so Vieles, was ich erst verstehen musste. Deshalb kümmerte ich mich nicht weiter um diese Sache, die ja zu funktionieren schien. Bis zum Mittag hatte ich bereits mit fünfzig Patienten gesprochen. Doch dann suchte mich Agha Torkzadeh, nachdem der letzte Patient gegangen war, im Behandlungszimmer auf. Er berichtete mir, die Patienten seien nicht zufrieden gewesen, und hätten gesagt, der andere Doktor wäre besser gewesen. Ich war überrascht. Nach meinem Gefühl war der Vormittag besser gelaufen, als ich selbst erhofft hatte. Ich fragte nach. Agha Torkzadeh berichtete, die Menschen hätten sich beschwert, weil ich mich mit ihnen unterhalten hätte. Sie wollten nur ihr Rezept und schnell wieder an ihre Arbeit zurückkehren. Ich konnte es nicht glauben. Im Studium hatte man uns immer und immer wieder auf die Ganzheitlichkeit eingeschworen. Es gäbe keine Krankheiten, sondern nur Patienten mit persönlichen und einzigartigen Geschichten. Ich hatte die Patienten befragt, weil ich etwas über ihre Vorgeschichte und über ihre Lebensrealität erfahren wollte. Ich wusste, dass es häufig sogar möglich war, die Menschen ganz ohne Medikamente zu heilen, nur mithilfe ihrer eigenen Mittel und Ideen, auf die sie selbst zurückgreifen konnten oder mit Veränderungen in ihrem Lebensumfeld und in ihren Gewohnheiten. Über ihre Einsilbigkeit hatte ich mich schon gewundert, sie mir aber damit erklärt, dass es in der südlichen Region wohl diesen Schlag Menschen gäbe. Doch meine klassische Methode schien hier nicht erwünscht zu sein. Die Patienten hatten recht. Sie hatten nicht die nötige Zeit, weil das Klima ihnen nur ein kurzes Zeitfenster zur Verfügung stellte, in der sie arbeiten konnten. Sie hatten ein hartes Leben und brauchten, auch wenn nicht nachhaltige, aber schnelle Hilfe. Am Nachmittag versuchte ich mich dieser neuen Erkenntnis anzupassen. Und schon am Abend erhielt ich von Agha Torkzadeh die Bestätigung, dass die Patienten zufriedener gewesen seien. Bald schon bemerkte ich, dass hier der Dienst nie aufhörte, wovon mir Doktor Shojayan wohl bewusst nur zur Hälfte berichtet hatte. Ich nahm es ihm nicht übel. Er war froh gewesen, dass ein Nachfolger gefunden worden war. Leider wurde ich abends sehr häufig von Menschen, die Hilfe brauchten, aufgesucht. Zudem musste ich einmal wöchentlich zur Polizeiwache, wo ich für den Verwalter Aufgaben erledigte, wie etwa die Musterung von wehrdienstpflichtigen jungen Männern aus der gesamten Region. Mit allen Schwierigkeiten kamen die Menschen zu mir. Dazu gehörten auch Zahnschmerzen. Da weit und breit keine zahnmedizinische Hilfe zu finden war, musste ich lernen, Zähne zu ziehen. Ich bat Agha Torkzadeh, der täglich mit seinem Motorrad aus Borazjan nach Saadabad pendelte, immer wieder um Materialien und Medikamente. Auch eine Zange fürs Zähneziehen war unter den vielen Bestellungen, die er für mich erledigte. Schnell schaffte ich mir einen klassischen Arztkoffer an, der mir bei meinen, leider sehr häufigen, nächtlichen Einsätzen sehr zugute kam. Menschen aus den benachbarten Ortschaften nahmen oft einen langen Marsch auf sich, um mich zu einem Notfall abzuholen. Sie wussten wohl Bescheid und hatten zu meinem Glück ein Maultier bei sich, das mich bequem, aber leider mit sehr gemächlichem Tempo, unter einem atemberaubenden Sternenhimmel zu meinem Einsatzort und wieder zurück nach Hause trug. Auch Entbindungen fielen in meinen Zuständigkeitsbereich. Die nächste Krankenstation nach Saadabad befand sich im Dorf Abpakhsh. Der dortige Arzt und ich vertraten uns gegenseitig, wenn einer abwesend war. So kam es, dass meine Arbeitstage durchaus zwölf Stunden beinhalteten, wohlgemerkt bei zusätzlichen, regelmäßigen, nächtlichen Einsätzen. So war ich entweder den ganzen Tag nicht zuhause oder einfach nur müde. Mehri hatte so etwas wie einen Alltag entwickelt. Die Klima-Anlage, die mit Wasser betrieben wurde, war Dank Agahajans guten Kontakten schon bald eingetroffen, und zumindest zu den Zeiten, als es Strom gab, hatte Mehri, die so sehr hitzeempfindlich war, eine Abkühlung. Sie hatte sich mit Ghandu angefreundet. Beide mochten sich sehr. Und Ghandu verbrachte ihre Zeit gerne bei Mehri. Sie erzählte ihr, dass sie die Gattin von Doktor Shojayan nie besucht hätte. Den Grund nannte sie nicht. Doch Mehri wusste, dass Ghandus Stand es ihr eigentlich verbot, mit der Arztgattin zu sprechen oder gar Zeit zu verbringen. Mehri mochte Ghandu und sprach nicht weiter darüber. Sie und Ghandu bereiteten gemeinsam Mahlzeiten vor, besorgten den Einkauf, fütterten die Ziegen oder erzählten sich Geschichten.

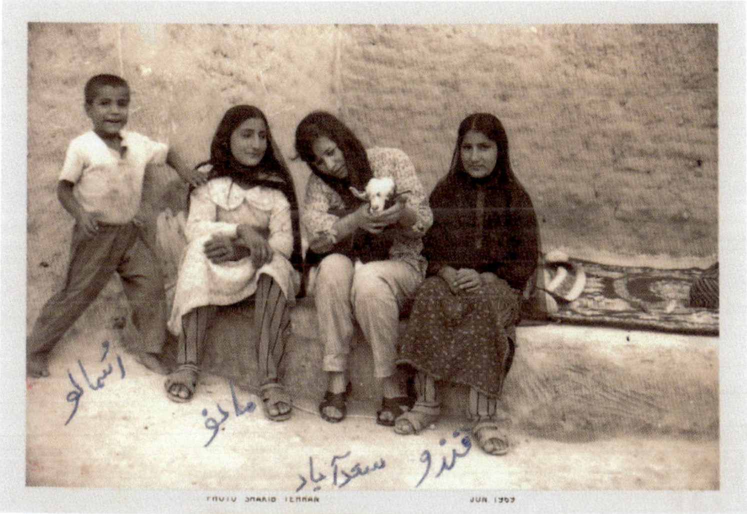

1969, Saadabad, Esmailu, Maanu, Mehri, Ghandu (von links)

Ich machte mir trotzdem große Vorwürfe, weil Mehri nicht nur tagsüber, sondern auch viele Nächte lang allein blieb, und sich in diesem einfachen Haus ängstigte, wo jeder mit Leichtigkeit einbrechen konnte. Auch ihr Asthma machte ihr bei diesem Klima sehr zu schaffen. Wir mussten für sie eine Lösung finden. So entschieden wir, dass Mehri die sehr heißen Sommermonate in Isfahan verbringen und die restliche Zeit bei mir in Saadabad wohnen würde. So brach Mehri noch Ende des

Monats Juni wieder nach Isfahan auf. Ich war mit meinen Aufgaben sehr beschäftigt. Dazu gehörte auch Aufklärung und Hygiene-Schulung. In Saadabad befand sich ein modernes Doppelhaus aus Zement und Stein in Bau. Es sollte eines der neuen Gesundheitszentren werden, die im Auftrag des iranischen Ministeriums für Gesundheitspflege im ganzen Land errichtet wurden. Der Hauptbau sollte zu einer Praxis mit verschiedenen Räumen, einer Toilette und mehreren Duschkabinen werden. Der Anbau würde aus einer Privatwohnung mit Küche, Dusche und Toilette bestehen. Und es würde mein Arbeitsplatz und gleichzeitig mein Wohnort werden. Ein unterirdischer Tank, der regelmäßig durch einen Wassertransporter aus Borazjan gefüllt werden sollte, würde uns dank eines Stromgenerators und einer Pumpe fließendes Wasser bescheren. So sollten auch die öffentlichen Duschen mit Wasser und Strom versorgt werden. Meine Aufgabe wäre es dann gewesen, die Menschen davon zu überzeugen, beim Bau des Gebäudes mitzuhelfen, denn diese Programme wurden nur finanziert, wenn die Bevölkerung vor Ort mithalf. Ich selbst konnte nicht mithelfen, weil ich in meiner Funktion als Arzt rund um die Uhr in Anspruch genommen wurde. Ich hoffte inständig, es würde sich kein Neid unter der hiesigen Bevölkerung einnisten, weil ich nicht mithalf und trotzdem später alle Vorzüge dieses Gebäudes genießen würde. Doch eine andere Aufgabe, die ich in diesem Zusammenhang hatte, beanspruchte zu diesem Zeitpunkt meine Gedanken viel mehr. Ich sollte die Menschen darüber aufklären, warum sie die Duschen benutzen sollten und warum das Baden und Waschen im Fluss dazu führte, dass viele Krankheiten sich verbreiteten. Ich war sehr einsam. Ganz besonders in den vierstündigen Mittagspausen fühlte ich mich allein und musste an meine liebe Mehri und meine Eltern denken, die alle weit entfernt in Isfahan waren. Die Hitze der Monate Juli und August war schier unerträglich, so dass ich mich wenigstens mit dem Gedanken trösten konnte, dass Mehri im gemäßigten Klima Isfahans besser aufgehoben war. Beim Rezepteschreiben musste ich häufig den Vordruck wechseln, weil dieser sofort von meinem Schweiß durchnässt und so sehr aufgeweicht war, dass er zerriss. Der Schweiß rann an meinen Beinen hinunter in die Schuhe, so dass ich den ganzen Tag nasse

Socken hatte. Mir fiel es sehr schwer, mich jeden Tag aufs Neue zu motivieren, nicht nur aufgrund der klebrigen Hitze und der Arbeitsbedingungen. Ich kam mit der Mentalität dieser Menschen schwer klar. Sie lebten wahrlich in einer anderen Welt, die nichts mit dem, was ich aus Isfahan kannte, zu tun hatte. Ich hätte niemals geglaubt, dass es Ende des zwanzigsten Jahrhunderts in Iran noch solche Zustände gäbe. Häufig musste ich Anfeindungen der Menschen hinnehmen und ertragen, die meine Methoden oder solche Neuerungen, wie etwa das Gesundheitszentrum, als Teufelszeug verdammten. Mein Nachbar und Vermieter Agha Mirza Assad beispielsweise lebte noch immer nach den sehr veralteten Rollenbildern der Geschlechter. Er aß ausschließlich in Anwesenheit seines Sohnes. Seine Frau und die Töchter mussten getrennt essen. Auch durften sie nicht selbständig sprechen, sondern mussten stillsitzen oder sich nur nach Aufforderung eines männlichen Familienmitglieds äußern. Diese Rückwärtsgewandtheit oder manchmal auch Rohheit begegnete mir überall. Inzwischen hatte ich auch das Wartesystem in meiner Krankenstation durchschaut. Hier galt das Recht des Stärkeren, und ich verstand nun endlich auch, warum die Frauen und Kinder immer erst kurz vor Praxisschluss drankamen. Ich begann zu verstehen, was Mutter immer versucht hatte, Asghar und mir beizubringen, wenn sie von der *Blindheit des Unwissens und der Tradition* gesprochen hatte. Diese tägliche Ungerechtigkeit in meiner Praxis wollte ich also, allein um Mutters Seelenruhe Willen, nicht mehr hinnehmen. Da fast alle Patienten gleichzeitig schon am frühen Morgen ankamen, übertrug ich meiner freundlichen Putzhilfe Agha Seyyed Ebrahim, der um diese Uhrzeit auch da war, die Aufgabe, den Patienten eine Nummer zu geben. Ich gab ihm fünfzig kleine und fortlaufend nummerierte Zettel. Er solle bloß dafür sorgen, dass die richtige Reihenfolge eingehalten werde. Anstelle von Namen sollte Agha Torkzadeh dann jeweils nur noch die nächste Nummer aufrufen. Agha Seyyed Ebrahim war stolz darüber, dass ich ihm etwas zutraute, und er erledigte diese Aufgabe gewissenhaft und mit großer Ernsthaftigkeit. Die Patienten sollten erfahren, was Gleichheit und Gerechtigkeit bedeuteten. Es war mir ein wichtiges Anliegen, dass alle, auch Frauen und Kinder, Respekt erfuhren.

Nach einigen Beschwerden und vielem Murren, insbesondere von Seiten der Männer, nahmen die Patienten nach einer Weile diese Neuerung an, und das Klima der Feindseligkeit schlug in eine allgemeine gemeinsame Wartezeit mit Langeweile um, allerdings führten die Patienten selbst zwei nach Geschlechtern getrennte Wartebereiche ein. Ich war trotzdem sehr zufrieden. Allmählich gewann ich neue Freunde, Bagher, der Chef der Bankfiliale in Saadabad, dessen Vorname *der Forscher* bedeutet, und Karim, *der Großzügige*, zuständig für Angelegenheiten der Kultur in der gesamten Region, der beruflich viel in Borazjan und Shiras unterwegs war. Ihre Ehefrauen und Kinder waren ebenso über den Sommer aus Saadabad weggezogen und lebten in Shiras. Bagher gewöhnte sich an, mich jeden Mittag in der Krankenstation abzuholen, und mich nach Hause zu begleiten, wo wir das Ende der Mittagshitze um sechzehn Uhr abwarteten. Dank der Klima-Anlage wurde diese Zeit erträglicher. Karim gesellte sich, wann immer er über Mittag oder abends in Saadabad war, zu uns. Wir drei verbrachten praktisch all unsere freie Zeit miteinander. Karim konnte zudem kochen und zauberte uns die köstlichsten Mahlzeiten. Wir spielten Karten, Würfelspiele oder Bingo. Wir tranken gemeinsam Tee und sprachen über Politik und Gesellschaft oder erzählten uns Geschichten. Ich genoss die unbeschwerte Zeit mit meinen Freunden sehr und fühlte mich dadurch weniger einsam.

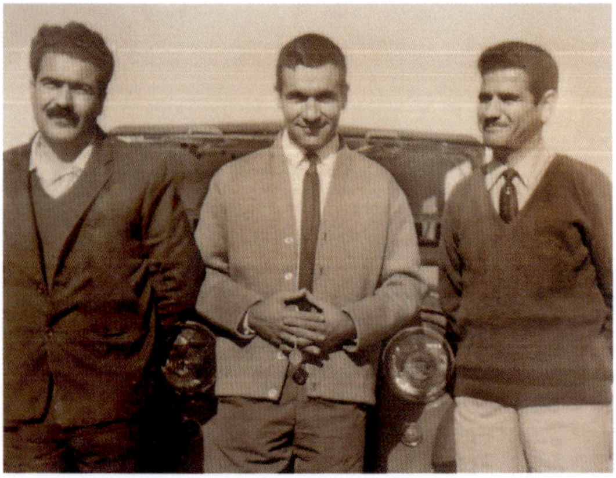

1971, Saadabad, mit Bagher (links) und Karim (rechts)

In dieser Zeit lernte ich auch einen sehr wohlhabenden Mann kennen, der in der Nähe von Saadabad in einem kleinen Schloss wohnte. Er war ein Khan namens Ardeshir Khan Shabankareh, dessen Vorname *der mächtige Löwe* bedeutete, und dessen Nachname signalisierte, dass er aus dem Ort Shabankareh, etwa zwanzig Kilometer von Saadabad entfernt, stammte. Ardeshir Khan war ein groß gewachsener, athletischer Mann mit stattlichem Kreuz und Angehöriger eines alten Khangeschlechts. Beim Reiten und Bogenschießen gleiche er einem jungen Gott, hieß es. Und trotz seiner reichen Besitztümer, darunter auch mehrere große Dattelpalmhaine, sei er weder hochmütig noch herablassend. Schon zwei Tage nach meiner Ankunft im Juni hatte er mich persönlich in der Krankenstation aufgesucht, um mich willkommen zu heißen. Schon damals hatte mich sein bescheidenes und freundliches Wesen sehr beeindruckt, denn ich wusste um diese große Ehre. Er lud mich in sein Schloss ein, wann immer es mir beliebe. Danach hörte ich, dass der Khan, als ehemaliger Großgrundbesitzer, Shahs Reformen unterstützt und einen großen Teil seiner Gärten und Haine an die Dattelbauern geschenkt habe. Die Menschen liebten ihren Khan. Eines Nachmittags im Juli beschloss ich während einer Mittagspause, als Bagher und Karim keine Zeit hatten, Ardeshir Khan in seinem Schloss zu besuchen. Bei Ankunft wurde ich von einem Diener hineingeführt, mit den Worten, der Khan werde mich empfangen. Das Schloss war sehr groß. Durch eine kurze, mit Palmen bepflanzte Allee gelang man zum Vorderhaus, wo Ardeshir Khan seine Empfangs- und Büroräume hatte. Das Hinterhaus wurde durch einen begrünten Innenhof vom Vorderhaus getrennt, und war außerdem ummauert, und von keiner Seite zugänglich. Hier lebte die große Familie des Ardeshir Khan. Diese Räume waren für Fremde nicht zugänglich. Mir wurden gekühlte Zitronenlimonade, Tee und Datteln gebracht. Nach einigen Minuten gesellte sich Ardeshir Khan zu mir. Wir unterhielten uns und tranken Tee. Er war ein moderner Mann mit Verstand und Haltung. Er gefiel mir sehr gut. Die Menschen hier hatten in der Tat großes Glück, dass sie einen so klugen und gütigen Khan hatten. Er zeigte mir seine gut erhaltene antike Waffensammlung, die er stolz im Vorderhaus ausgestellt hatte. Es waren die Waffen seiner Vorfahren, die Iran vor dem Einfall verschiedener Feinde verteidigt hatten. Ich war fasziniert von diesem Mann. Ab diesem Zeitpunkt wurde ich einige Male zum Schloss des Khans gerufen, da Familienmitglieder erkrankt waren. Jedes Mal nahm er sich Zeit und führte mit mir lange Gespräche über Politik, Gesellschaft, Religion oder Wissenschaft. Ich rezitierte ihm Gedichte von den alten Meistern Saadi[33] und Hafez[34] und wir freundeten uns mit der Zeit an, weil wir uns sehr ähnlich waren. Der Sommer ging vorüber, und ich fragte mich, wie ich diese Hitze überstanden hatte. Meine Vorfreude auf Mehris Rückkehr wuchs mit jedem Tag. In Saadabad schien jede Jahreszeit auf ihre Weise extrem zu sein. Der Herbst kam mit ausdauernden Stürmen. Die Windstöße fegten Tag und Nacht und machten den Aufenthalt im Freien fast unmöglich. Ich hoffte auf ein baldiges Ende dieses extremen Wetters, denn Mehri würde Ende September ankommen, begleitet von Khanomam, von meinen Eltern und dem Ehemann ihrer Schwester Reza. Und ein Mitarbeiter von Aghajan, ein erfahrener Fahrer, würde einige Tage später einen Jeep mitbringen, den Aghajan für uns gekauft hatte. Doch die Herbststürme hatten den Fluss Dalaki anschwellen lassen. Der Fahrer des Pickups aus Borazjan hatte meinen Gästen bedauernd mitgeteilt, dass eine Überquerung des Flusses nicht möglich sei, und dass sie einige Tage abwarten müssten. Doch dann hatte er erfahren, dass seine Passagiere Verwandte des Doktors aus Saadabad seien. In diesem Moment hatte er Mutter auf den Rücken gesetzt und sie durch den Fluss auf die andere Seite getragen. Auch Khanomam und alle anderen Gäste hatte er, einen nach dem anderen und anschließend deren Gepäck, auf dem Rücken zum anderen Ufer getragen. Den leeren Pickup hatte er dann

33 Saadi war ein herausragender Dichter und Mystiker, geboren etwa 1210 in Shiras, starb er ebendort im Alter von über 90 Jahren. Sein voller Name lautet Abu Mohammad Mosharref ad Din Moseh bin Abdallah bin Mosharref Shirasi. *Bustan* und *Golestan* sind seine bekanntesten Werke. Er beeinflusste die persische Literatur nachhaltig.

34 Hafez ist ein von Goethe bewunderter und weltberühmter Dichter und Mystiker. Er ist ein als Haghe Sams ad-Din Mohammad Hafez-e Shirasi um 1315 in Shiras geborener und ebendort mit 75 Jahren hochgeachtet und wohlhabend verstorbener Bäckerlehrling, der es zum Hofdichter und Gelehrten brachte.

durch den Fluss gefahren und die Fahrt bis nach Saadabad fortgesetzt. Bei mir angekommen konnte Reza, mein hochgewachsener und ansehnlicher Schwager, dessen Name *der Friedliche* bedeutet, ein Großstadtkind, immer nach der neuesten Mode gekleidet und ein Liebhaber von Musik und Film, im Grunde seines Herzens ein Schauspieler, kaum an sich halten. Reza konnte schon immer die Wahrheit sehr humoristisch und überspitzt darstellen. Schon vor dem ersten Tee begann er zu erzählen. Wenn man den gesamten Weg von Isfahan nach Saadabad mit Goldbarren pflastern würde und ihm jeden einzelnen Barren versprechen würde, den er bei seinem nächsten Besuch nach Saadabad auf der Fahrt hinter sich ließe, würde er trotzdem diesen Weg nicht noch einmal auf sich nehmen. Er werde mich in Saadabad nie wieder besuchen, schwor er. Reza war sichtlich schockiert von den Zuständen, unter denen ich hier lebte und arbeitete. Er sprach mir ins Gewissen. „Hosein!“, sagte er „Das Leben ist zu kurz, um sieben ganze Jahre davon in dieser Hölle zu verschwenden.“ Er beschwor mich, ich solle nach Isfahan zurückkehren.

Ich denke, er sprach das aus, was alle anderen dachten, wozu sie aber zu zurückhaltend waren, um es mir direkt zu sagen. Reza hielt den schlichten Alltag, die Einsamkeit in dieser Einöde und die raue Natur mit ihren Herbststürmen nicht länger aus. Er hatte nicht die Geduld abzuwarten, bis der Fluss abgeschwollen war. So fuhr ihn Agha Torkzadeh mit seinem Motorrad durch den Fluss und zur Busstation in Borazjan. Reza hielt sein Versprechen und setzte nie wieder einen Fuß nach Saadabad. Die anderen Familienangehörigen harrten indes aus. Der Sturm tobte weiter. Draußen wirbelte der trockene Staub Tag und Nacht durch die Luft und reizte Augen, Nase und Lunge. Eines Tages fiel das Dornengestrüpp, womit die Toilette gedeckt war, auf Mutter, die sich gerade darin befand. Es brauchte drei Mann, um sie aus der Toilette zu befreien. Ich schämte mich für diese Zustände, die ich meiner Verwandtschaft zugemutet hatte. Die Besuchszeit ging nach zwei Wochen zu Ende, und ich war Khanomam und meinen Eltern sehr dankbar für ihre Zurückhaltung und Geduld.

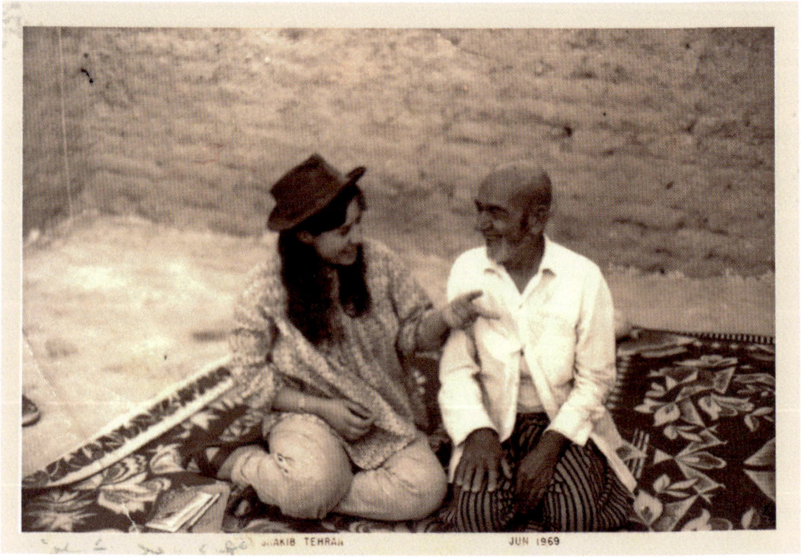

1969, Saadabad, Mehri und Yadollah

Währenddessen versuchte Aghajan aus der Ferne mithilfe der Möglichkeiten, die ihm zur Verfügung standen, unser Leben in Saadabad erträglicher zu machen. Über eine Vertretung seiner Firma in unserer Provinzhauptstadt Bushehr ließ er uns ein Fernsehgerät zukommen. Ein Mitarbeiter brachte den Fernseher persönlich, um diesen für uns anzuschließen. Dieses Gerät erleichterte unseren Alltag sehr, da wir nun zumindest etwas Ablenkung hatten. Doch das Leben wurde auch einfacher, weil die Stürme allmählich nachließen und der Spätherbst und der Winter endlich die gemäßigten, frühlingsähnlichen Temperaturen mit sich brachten. Dank unseres eigenen Jeeps waren Mehri und ich nun mobil. Wir unternahmen Ausflüge in die nächstgelegenen Ortschaften und sehr häufig nach Borazjan. Auch bei meinen nächtlichen Einsätzen war der Jeep ein Segen, sowohl für mich als auch für die Menschen, die mich nachts holen mussten. Ich war trotz aller Schwierigkeiten zuversichtlich, dass wir die sieben Jahre durchhalten würden, weil unsere Situation sich ständig verbesserte, wie beispielsweise der glückliche Umstand, dass die Landbevölkerung mich schon etwas mehr als zu Beginn als Autoritätsperson anerkannte. Auch dadurch, dass der Khan zu einem Freund geworden war. Er hatte die Türen des Hinterhauses für Mehri und mich geöffnet. Wir durften seine Familie besuchen und wurden regelmäßig abends zu prächtigen traditionellen Mahlzeiten in die privaten Gemächer des Khans eingeladen. Seine Frau liebte Mehri wie ihre eigene Schwester. Mehri und ich wussten, welch große Ehre diese Familie uns zuteilwerden ließ. Doch wir mochten sie auch sehr und fühlten uns ihnen verbunden, trotz des großen gesellschaftlichen Unterschieds. Das Standesdenken hatte zu diesen Zeiten Iran noch fest im Griff, und jeder verkehrte nur mit seinesgleichen, um nicht in Verruf zu geraten. Wir versuchten, uns an den Alltag im heißen Süden zu gewöhnen. Auch Mehri begann, sich in Saadabad wohler zu fühlen. Denn nun waren die Frau und die drei Kinder von Bagher und auch Karims Familie nach Saadabad zurückgekehrt. Wir verbrachten die meiste Zeit gemeinsam und Mehri war nicht länger allein. Wir trafen uns abends in der Regel zum gemeinsamen Abendessen. Wir lachten, sangen und spielten alle Gesellschaftsspiele, die wir kannten. An den Wochenenden übernachteten wir beieinander. Wir schliefen gemeinsam auf einem großen Schlaflager auf dem Boden in einem Zimmer. Wenn alle müde, satt und fröhlich unter ihren Decken lagen, wenn das letzte Kind noch nach einem Glas Wasser verlangt und die letzte Person noch schnell auf die Toilette gegangen war, wurde erzählt. Geschichten von Ungeheuern, von wahren Begebenheiten und von mystischen Ereignissen. Oder man stellte Rätsel oder erzählte Witze. Jeder erzählte das, was ihm gerade in den Sinn kam. Wir lachten so viel, dass uns Tränen kamen. Bis weit nach Mitternacht ging das Erzählen. Solange, bis der Vorletzte eingeschlafen war. Wenn dann die letzte Person bemerkt hatte, dass niemand mehr zuhörte, fiel auch sie in einen glücklichen Schlaf. Mehri und ich genossen diese Zeiten mit unseren neuen Freunden und Weggefährten. Wer hätte das gedacht. Die Hölle hatte also auch ein paar angenehme Ecken.

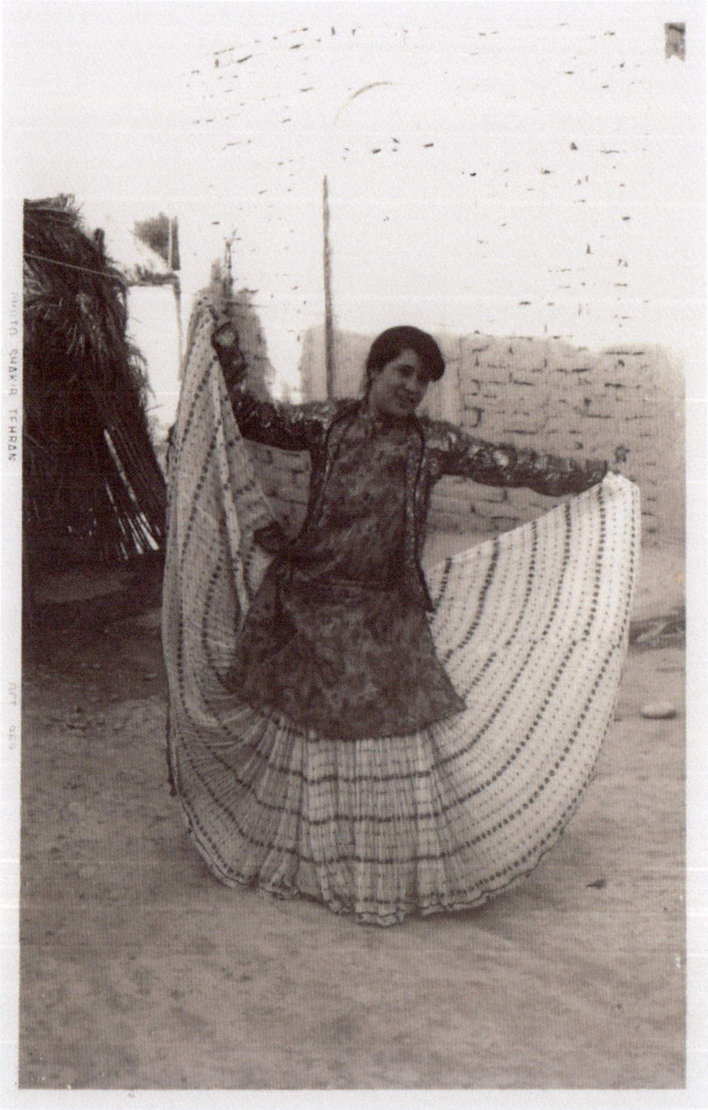

1969, Saadabad, Mehri mit traditionellem Kleid der Borazjan-Region

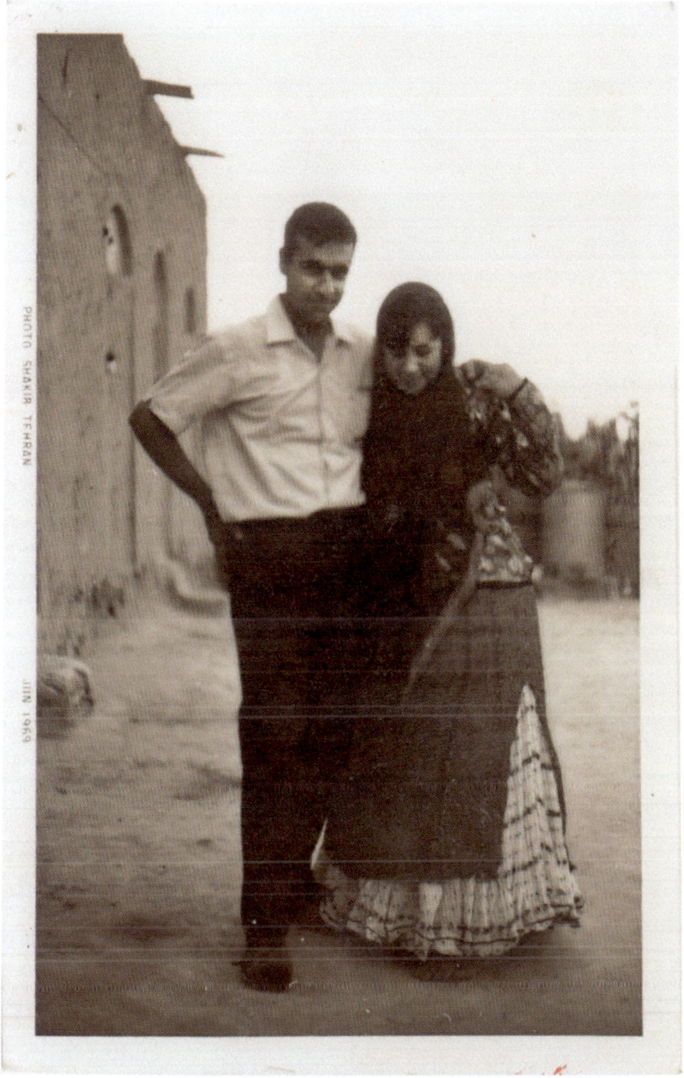

1969, Saadabad, Staatsdienst in einer der drei „Höllen Irans",

Hosein mit Mehri (in traditionellem Kleid der Region)

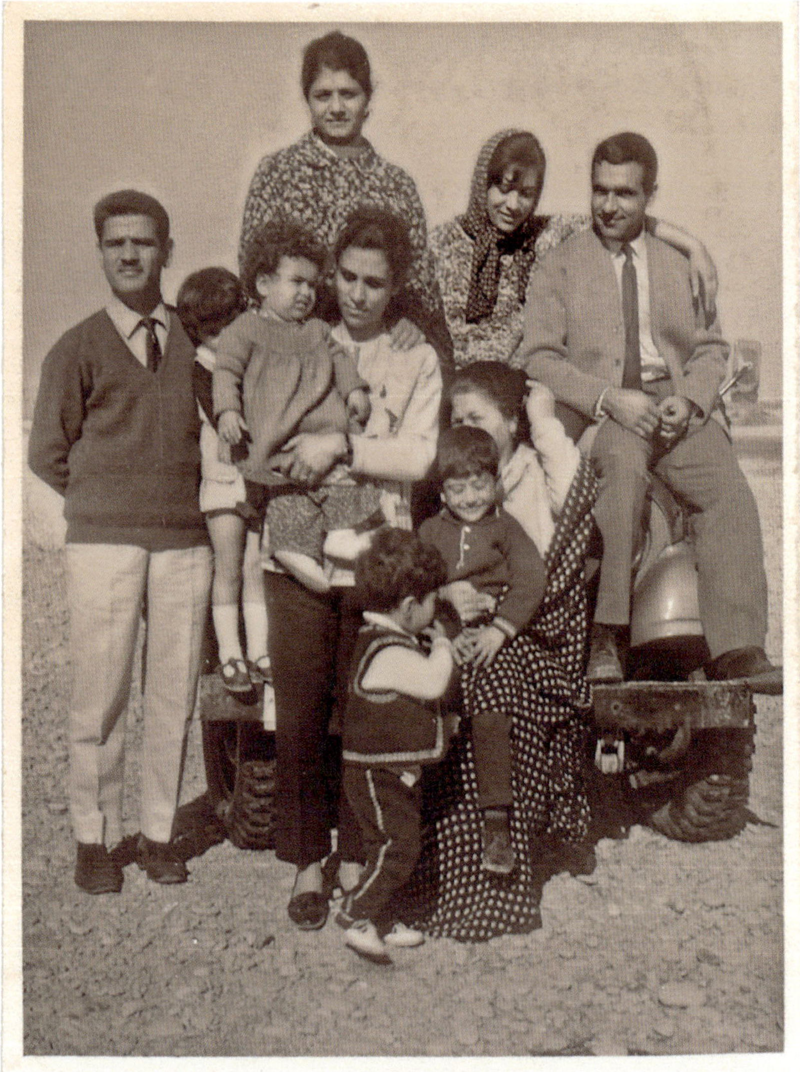

1970, Saadabad, Ausflug mit Jeep, Vorne: Karim mit Kindern, Ehefrau und Schwiegermutter, Hinten: Unbekannt, Mehri, Hosein (von links)

Doch als Arzt hatte ich noch nicht das volle Vertrauen der Menschen gewinnen können, was sich nun während der bevorstehenden Dattelernte im November ändern sollte. Der Dorfvorsteher von Saadabad, den alle nur bei seinem Titel Katkhoda nannten, und der zig Arbeiter befehligte, schickte eines Tages nach mir. Der Bote berichtete, Katkhoda sei während der Ernte aufgrund eines Herzinfarktes aus der Krone einer Palme heruntergefallen und sei nun querschnittsgelähmt. Sofort eilte ich zu dem Palmenhain, wohin mich der Bote führte. Er brachte mich in eine Lehmhütte. In der Mitte des Raumes lag Katkhoda mit weit aufgerissenen Augen auf dem Rücken aufgebahrt. Um ihn herum saßen etwa fünfzig Männer, die alle Zigaretten und Wasserpfeifen rauchten und sich lautstark unterhielten. Sobald ich in den Raum getreten war, standen sie auf, legten ihre Hände auf ihre Herzen und verbeugten sich. Gholamhossein, *der Diener des Hossein*, die rechte Hand des Dorfvorstehers, trat vor und hieß mich willkommen. Man ließ mich durch und ich kniete mich neben Katkhoda. Es blieb still im Raum. Einhundert Augen waren auf meine Hände gerichtet. Ich untersuchte ihn gründlich. Doch alle seine Vitalfunktionen waren einwandfrei. Er hatte sicherlich keinen Herzinfarkt erlitten. Er war orientiert, wusste wie er hieß und wo er war. Auf mein Nachfragen berichtete er, er habe auf dem Baum einen Herzinfarkt erlitten und sei hinuntergefallen. Nun sei er querschnittsgelähmt. Er wies jedoch auch keine Anzeichen von Lähmung auf. Ich bat ihn, sein Bein zu bewegen. Doch er schaffte es nicht. Ich ahnte, dass wir es hier mit der damals sogenannten *Hysterie*, einer dissoziativen Störung, zu tun hatten. Die Störung zeigte sich in seiner Bewegungsunfähigkeit. Er selbst war davon überzeugt, dass er querschnittsgelähmt sei und dass er einen Herzinfarkt erlitten habe. Die Panik stand in seinem Gesicht geschrieben. Er muss eine solche Angst vor einem Herzinfarkt und vor einer Lähmung gehabt haben, dass die Panik in Hysterie übergegangen war. Entgegen aller gängigen Theorien konnte die Hysterie also auch Männer befallen. Ich bat Gholamhossein, sich neben mich zu knien. Dann bat ich ihn, nur auf die Beine von Katkhoda zu schauen und diese nicht aus den Augen zu lassen, was auch immer geschehe. Dies tat er. Ich legte eine Hand auf Katkhodas Arm, um ihn abzulenken, und zog blitzschnell mit der anderen Hand seine Hosen mitsamt der Unterhose nach unten. Katkhoda schnappte mit den Händen nach seiner Hose und setzte sich auf. Er war vollkommen verblüfft und schaute mich an. Er fragte: „Treibst du mit mir Schabernack, Herr Doktor?"

Ich antwortete: „Katkhoda, schau doch, deine Lähmung ist geheilt! Der Schock hat dir geholfen, dich selbst zu heilen. Habe ich recht, Gholamhossein?"

Gholamhossein bestätigte mit einem stillen Nicken.

Katkhoda, der inzwischen seine Hosen wieder hochgezogen hatte, sagte nur: „Sie haben recht, Herr Doktor."

Ich forderte ihn auf, sofort aufzustehen und im Raum ein paar langsame Runden zu machen. Ich hielt ihn dabei fest, sodass er nicht zusammenbrach. Da berichtete Katkhoda, dass er bereits vor dreißig Jahren die gleiche plötzliche Querschnittslähmung erlitten habe. Kein Arzt habe ihm helfen können. Nach drei Monaten Krankenhausaufenthalt in Shiras habe man ihn nach Hause entlassen. Dort habe er sechs Monate im Bett gelegen, und eines Tages sei er einfach aufgestanden und habe wieder laufen können. Diese Erfahrung habe er nie verwunden, und er habe stets große Angst davor gehabt, wieder gelähmt zu sein. Er war über allen Maßen erleichtert, dass ich ihm die Schocktherapie gegeben hatte, und ihm eine so langwierige Bettlägerigkeit erspart hatte. Die Kunde über die Wunderheilung des Katkhoda von Saadabad verbreitete sich bis nach Shiras und ich stand unter seinem persönlichen Schutz. Ab sofort genoss ich in der Krankenstation das volle Vertrauen aller Patienten und selbst die härtesten und grobschlächtigsten Mannsbilder der Gegend waren gebändigt.

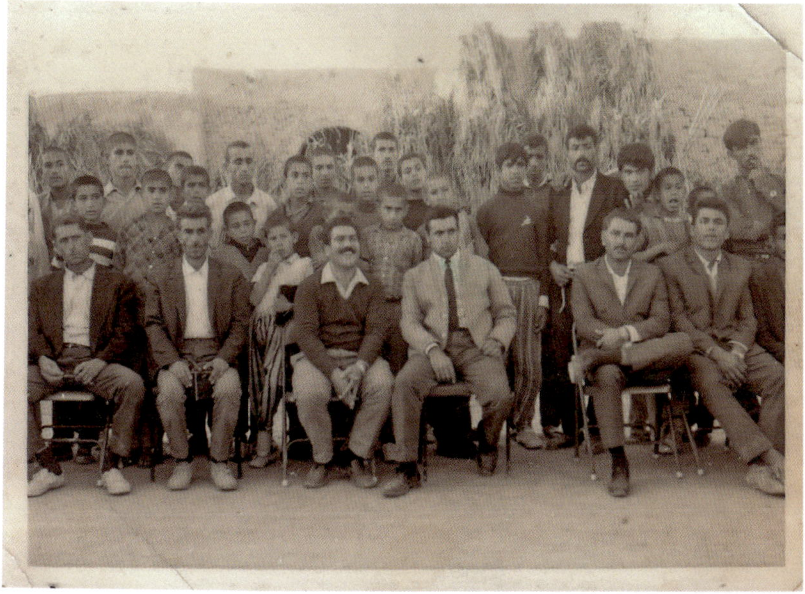

1970, Saadabad, Hosein und Bagher (Vorne Mitte), anerkannte Persönlichkeiten, sitzend auf Stühlen

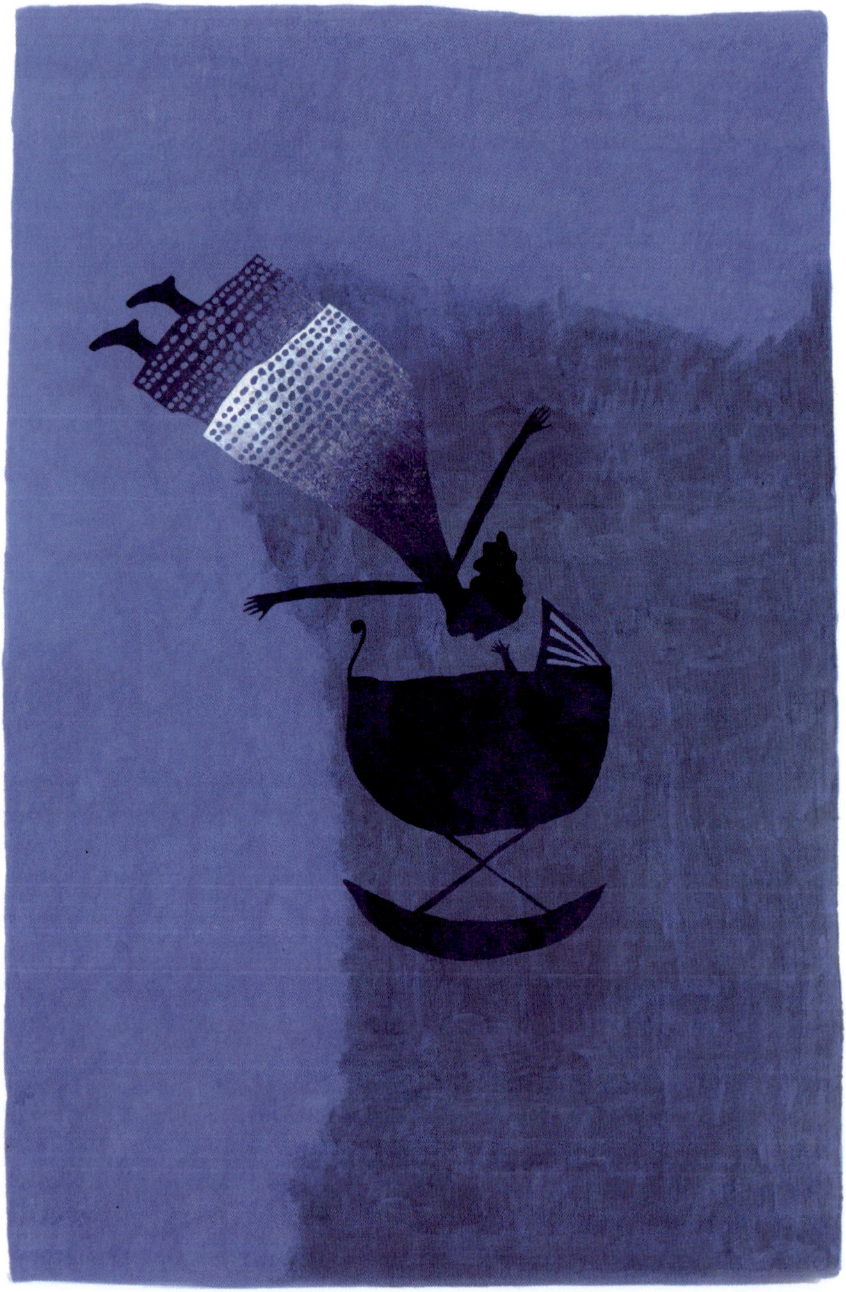

Kapitel 6

Kardamom und Ranginak

1969 – 1972

Im November 1969 stellten wir fest, dass Mehri schwanger war. Das machte uns zu den glücklichsten Menschen der Welt. Bald würde ein kleiner Mensch uns zu einer Familie machen und unserem Leben eine neue Richtung und Bedeutung geben. Ein neuer Lebensabschnitt kündigte sich mit dem neuen Jahrzehnt der Siebziger an. Wir feierten meinen dreißigsten Geburtstag und ich war zuversichtlicher denn je. Mutter hatte recht. Sie war in ihrem unerschütterlichen Glauben an Gott davon überzeugt, dass alles, was passierte, gut war, und dass wir reich würden, wenn wir die Dinge annahmen, wie sie kamen. Reich in jeder Hinsicht. Das Vertrauen der Patienten brachte mir viel Arbeit ein. Der Strom der Hilfesuchenden nahm nicht ab, und da die meisten tagsüber hart arbeiten mussten, suchten sie mich auch abends auf. So rüstete ich meine kleine Praxis zuhause auf und bestellte Medikamente auf Vorrat. Auch meine zahnärztlichen Instrumente musste ich ergänzen. Gleichzeitig sah ich die Zukunft von Mehri und mir und unserer bald kleinen Familie in Isfahan. Ich beschloss, durch einen Immobilienkauf die Grundlage dafür zu schaffen, wozu mich Aghajan sehr ermutigte. Er war mir ein teurer Berater, denn er war ein gutherziger, achtsamer, integrer und kluger Mann, frei von jeglichen Zwängen oder Intrigen. Mit seiner Unterstützung und die seines Bruders Hadji Abdol Khalegh fanden wir in der Baterkhangasse bald das ideale Haus mit zwei Wohnungen auf zwei Stockwerken, die jeweils aus drei Zimmern, Küche und Bad bestanden. Als Anzahlung wurde die Summe in Höhe von fünfzigtausend Toman vereinbart, mit einer weiteren monatlichen Ratenzahlung in Höhe von fünftausend Toman. Mehris Onkel, dessen Haus sich in der gleichen Gasse direkt gegenüber unserem befand, erklärte sich bereit, das Haus zu verwalten und für dessen Vermietung zu sorgen. Er fand einen jungen Lehrer mit Familie, der sich als ein sehr freundlicher Mieter erwies. Da der Sommer 1970 sich als ein besonders heißer ankündigte, entschieden wir gemeinsam, dass es besser wäre, wenn Mehri in diesem Jahr schon früher nach Isfahan fahren würde. Schon im Mai musste ich also von meiner geliebten Frau Abschied nehmen. Ich fuhr sie mit dem Jeep zum Flughafen in Bushehr, von wo aus sie nach Isfahan flog. Dort sollte sie bis nach der Geburt des Kindes bei ihrer Schwester Manije bleiben. Ich war sehr beruhigt, Mehri in guten Händen zu wissen und konzentrierte mich nun auf den Sommer, auf die vielen Krankheiten und Opfer, die diese Hitze mit sich bringen würde. Auch den bevorstehenden Umzug aus unserer Lehmhütte und aus der Krankenstation in das neue Gesundheitszentrum musste ich vorbereiten. Bereits im Juni stellte ich bei meinem obersten Chef, dem Chef der Gesundheitspflege der Provinz Bushehr, einen Urlaubsantrag für den Sommer, wenn mein erstes Kind auf die Welt kommen würde. Dieser Chef war kein anderer als Doktor Mokhtari, jener Mann, der damals im März 1969 im Ministerium in Teheran entschieden hatte, dass ich Saadabad zugeteilt würde. Er bedauerte es sehr, dass er meinem Urlaubsantrag nicht stattgeben könne. Eben sei eine Anweisung des Ministeriums in Teheran eingegangen, welche für die Dauer der Monate Juni bis August eine Urlaubssperre für alle Ärzte verhänge. Man befürchte wegen des bevorstehenden Rekordsommers den Ausbruch einer Choleraepidemie und einiger gefährlicher Magen-Darm-Erkrankungen. Diese Nachricht war sehr schlimm, denn ich würde die Geburt meines ersten Kindes verpassen. Ich wollte auch auf keinen Fall, dass Mehri unter diesen Umständen in Saadabad entband. Ich war gefangen in Saadabad. Ein paar Tage lang spielte ich mit dem Gedanken, meinen Dienst hier zu quittieren und die Ablösesumme zu bezahlen. Dieses Geld war es wert, wenn ich nur die Geburt meines Kindes nicht verpasste. Ich entschied, mich noch einmal mit Doktor Farahi* zu beraten, dem Chef der Gesundheitspflege des Kreises Borazjan in Vertretung für Doktor Mokhtari. Doktor Farahi war ein geduldiger Mann, der sich sehr um die staatlichen An-

* Name geändert

gestellten kümmerte. Ich schilderte ihm die Situation und betonte, dass ich in diesem Fall und in jedem anderen Fall zu jeder Zeit meine familiären Verpflichtungen den beruflichen voranstellen werde. Er konnte mich gut verstehen und versicherte mir, man werde eine Lösung finden. Er werde bei Doktor Mokhtari für mich ein gutes Wort einlegen. Die Wochen vergingen. Am Dienstag, den 4. August befiel mich ein unruhiges Gefühl. Etwas Unsichtbares hatte mich mit beiden Händen fest gepackt und Richtung Isfahan gezogen. Es ließ mich nicht los, gleich wie sehr ich versuchte, dieses Gefühl zu ignorieren. Am Mittag schloss ich wie jeden Tag um zwölf Uhr die Praxis. Bagher, der wie immer zur Praxis gekommen war, erzählte ich, wie es mir erging. Er wusste natürlich Bescheid über meinen erfolglosen Urlaubsantrag und über mein Gespräch mit Doktor Farahi. Er sagte bloß: „Hosein, geh! Und wenn sie dich zur Rede stellen, sag ihnen die Wahrheit. Sag es geradeheraus: Ich bin geflüchtet!“

Bagher hatte recht. Ich musste die Flucht nach vorne ergreifen. Ich eilte nach Hause, steckte Geld, Ausweis und meinen Führerschein ein und fuhr mit dem Jeep nach Borazjan. Zu dieser Uhrzeit, in der stärksten Hitze des Tages, war niemand auf der Straße. Ich hatte über den ganzen Vormittag nichts gegessen. In der Eile hatte ich auch vergessen, Wasser mitzunehmen. Ich war benommen und doch wusste ich, dass ich diese Fahrt nach Isfahan nicht verschieben durfte. In Borazjan angekommen, suchte ich Doktor Farahi in seinem privaten Haus auf und setzte ihn von meiner Abreise ohne Urlaubsgenehmigung in Kenntnis. Nachdem er mich hineingebeten und mir eine kühle Limonade gebracht hatte, wies er mich darauf hin, dass Doktor Mokhtari am Donnerstagabend zur Inspektion der Baufortschritte des neuen Gesundheitszentrums nach Saadabad kommen und ganz sicher meine Abwesenheit bemerken werde. Aber das hatte ich bereits gewusst. Es war mir gleich. Ich bedankte mich für seine Warnung, betonte jedoch, dass ich trotzdem nach Isfahan fahren werde. Doktor Farahi wünschte mir viel Glück. Er versprach mir, sich für mich einzusetzen unter der Bedingung, dass ich pünktlich zum Wochenbeginn am Samstagmorgen wieder am Arbeitsplatz sei. Ich versprach es ihm und eilte zur Busstation, wo ich noch Glück hatte und den letzten Bus, der nach Shiras fuhr, erwischte. In Shiras jedoch musste ich feststellen, dass der letzte Bus Richtung Isfahan bereits abgefahren war. Per Anhalter kam ich von Raststätte zu Raststätte weiter. Für die siebenstündige Fahrt brauchte ich die ganze Nacht und den gesamten nächsten Vormittag. Schließlich war ich in Isfahan angelangt. Ich eilte zu Manijes Haus, wo man mich mit Freude und großem Staunen empfing. Niemand hatte mit mir gerechnet. Mehri war sehr froh und erleichtert, mich zu sehen. Sie berichteten mir, dass es noch keinerlei Anzeichen für die Geburt gäbe. Als ich Mehri in die Arme nahm, fühlte ich mich sehr glücklich und bereute nicht, dass ich mich den Anweisungen meines obersten Chefs widersetzt hatte. All diese Dinge waren weit weg und in diesem Moment bedeutungslos. Nachdem ich gegessen und mich geduscht hatte, mussten erst einmal alle Geschichten erzählt werden. Schon sehr früh am Abend ging ich zu Bett, da mein Kopf und mein Körper sich nach der vergangenen schlaflosen Nacht auf der Straße nach Ruhe und Erholung sehnten. Doch schon zwei Stunden später weckte mich Mehri. Sie habe große Schmerzen und ob ich ihr Schmerzmittel bringen könnte. Ich ließ sie die Schmerzen beschreiben und ich konnte es nicht glauben, dass die Geburt begonnen hatte, und dass ich dabei sein würde. Die ganze Nacht hindurch hatte Mehri Wehen. Ich schloss kein Auge. Die Wehen waren jedoch unregelmäßig und mit weiten Abständen. Am Donnerstagmorgen waren die Wehen so regelmäßig, dass wir beschlossen, die Hebamme zu rufen und am Nachmittag des 6. August 1970 hörte man in allen Zimmern des Hauses den ersten Lebensschrei unseres Sohnes, dessen Vornamen ich wählen durfte. Ich nannte ihn Mehrdad, *das Geschenk der Sonne*. Ganz benommen von der langen Geburt, von meiner unerträglichen Ohnmacht, Mehri während der Geburt nicht helfen zu können oder vom Klang des Schreies, den dieses kleine und vollkommene Wesen von sich gegeben hatte, ging ich ins Bett und schlief bis zum Abend. Ich war dankbar darüber, dass ich die erste Nacht bei Mehri und Mehrdad verbringen konnte. Der Gedanke, dass ich diesen wichtigen Tag in unserem Leben hätte verpassen sollen, erschien mir noch immer unerträglich. Ich hatte mich zum ersten Mal in meinem Leben einer Autorität erwehrt und deren Verbot bewusst missachtet. Und es war gut so. Am Freitagmorgen musste ich Abschied nehmen. Ich war verzweifelt und wollte alles dafür geben, bei meinen Lieben bleiben zu dürfen, wenigsten für einen einzigen Tag. Doch ich hatte Doktor Farahi mein Versprechen gegeben, am Samstag wieder bei der Arbeit zu erscheinen. Wenn ich dies nicht tun würde, stünde auch sein Ruf auf dem Spiel. Ich würde als Arzt eine schwierige Zukunft haben, wenn ich den Zorn des Provinzchefs Mokhtari auf mich ziehen würde. Womöglich würde dieser Vorfall meiner Karriere nachhaltig großen Schaden zufügen. Ich beschloss Manije in der Küche aufzusuchen. Ich brauchte jemanden, der die Richtigkeit meines Entschlusses bestätigte. Doch als ich eintrat sah ich, wie sie, vollkommen vertieft in ihrer Tätigkeit die Süßigkeit Ranginak[35] herzustellen, mich nicht einmal bemerkte. Die Küche duftete nach Pistazien, Kardamom und Karamell. Nun musste kein Wort mehr fallen. Ich wusste, Mehri war am besten und liebevollsten Ort der Welt. Ich konnte beruhigt loslassen. Manije war ein besonderer Mensch. Ich achtete sie hoch für ihre Umsicht und für ihre große Kraft. An diesem Tag verlief die Reise nach Saadabad sehr gut, und ich öffnete Samstagfrüh pünktlich die Tür der Krankenstation. Doktor Farahi reiste am Nachmittag eigens aus Borazjan an, um mich zu begrüßen. Ich berichtete ihm von allen Geschehnissen und davon, dass ich der glücklichste Mann und Vater der Welt sei, weil ich dabei gewesen bin als mein wunderschöner Sohn das Licht der Welt erblickt hatte. Doktor Farahi war erstaunt über das große Glück, das ich gehabt hatte. Auch er hatte Interessantes zu berichten. Am Donnerstagnachmittag hatte Doktor Mokhtari während der Besichtigung des neuen Gesundheitszentrums wie erwartet nach mir gefragt. Doktor Farahi hatte dies befürchtet und recht unbeholfen geantwortet, Doktor Zaeri sei in Isfahan bei der Geburt seines ersten Kindes, aber am Samstag-

35 Persische süße Spezialität aus einer Butter-Mehl-Schwitze zu mit Walnüssen gefüllten Datteln, garniert mit karamellisiertem Zucker, Kardamom und Pistazien. Diese Süßigkeit wird aufgrund ihres hohen Energiegehaltes insbesondere im Wochenbett den jungen Müttern gereicht.

morgen sei er wieder am Arbeitsplatz. Doktor Mokhtari hatte zunächst die Augenbrauen zusammengezogen. Aber zum Glück sei er ein Mann, der erst nachdenke und dann spreche. Um einen Gesichtsverlust aller Beteiligter zu vermeiden und um kein Gerede zu provozieren, habe Doktor Mokhtari schließlich geantwortet: „Ach ja, richtig! Ich erinnere mich. Ich erteilte ihm eine Ausnahmegenehmigung wegen der Schwere der Umstände. Bitte gratulieren sie ihm von mir zur Geburt seines Kindes." Es seien schließlich auch andere Männer anwesend gewesen, darunter auch der Bakhshdar, also der für die Gesundheitspflege Zuständige des Dorfes Saadabad, der für seine Missgunst und Neugier bekannt war. Ich war sprachlos. Es musste Schutzengel geben. Anders konnte ich mir all diese Zufälle und all das Glück nicht erklären. Ich dankte Doktor Farahi und nahm ab jetzt meine vielen Aufgaben mit noch größerer Motivation wahr, obwohl meine Seele oft Ausflüge nach Isfahan unternahm. Es war nicht möglich, dorthin zu fahren, da man allein für die Hin- und Rückfahrt zwei Tage brauchte, und das Wochenende nur einen Tag hatte. Ich musste abwarten, bis der Sommer vorbei und die Urlaubssperre aufgehoben war. Der Rekordsommer brachte viele Krankheiten und Todesfälle mit sich. Die Choleraepidemie blieb uns jedoch erspart. Ich arbeitete sehr viel und war Tag und Nacht im Einsatz. Die Mittage jedoch gehörten mir. Sie waren zu heiß, als dass jemand mich aufsuchen würde. Bagher, Karim und ich hatten unser Junggesellen-Dasein wieder aufgenommen. Auch die Bauarbeiten im neuen Gesundheitszentrum gingen gut voran. Die Privaträume waren so gut wie fertig, so dass ich nach und nach mithilfe meiner Freunde all unser Hab und Gut in die neue Wohnung schaffte. Ich wollte für Mehri und Mehrdad ein schönes Willkommen in einem neuen und gemütlichen Zuhause bereiten. Und so verabschiedete sich auch dieser endlos scheinende Sommer eines Tages, nicht ohne uns noch einmal ein paar tropische und drückende Tage zu bescheren, als wollte er sich versichern, dass wir ihn nie vergessen würden. Der Herbst begrüßte uns mit seinen Stürmen. Nichts war mir lieber gewesen als die Herbststürme, die die Ankunft meiner Frau und meines Sohnes ankündigten. Er war jetzt drei Monate alt, und ich hatte ihn nur am ersten Tag seines Lebens gesehen. Voll Ungeduld fuhr ich also am ersten Donnerstag des Oktober 1970, zum Beginn des Wochenendes, zum Flughafen in Bushehr. Die vier Stunden Wartezeit kamen mir vor wie vier Tage. Doch endlich standen sie da. Beide! Die zwei teuersten und wichtigsten Menschen meines Lebens. Mehris und meine erste Aufgabe nach Ankunft in Saadabad war allerdings traurig. Wir mussten von unserem Vermieter Agha Mirza Assad und seiner liebevollen Familie Abschied nehmen. Auch sie waren bekümmert. Besonders Ghandu fiel der Abschied von Mehri sehr schwer. Sie entschuldigte sich, dass sie nicht mehr für uns arbeiten könne, da das ganze Dorf Gerüchte erfinden werde. Da sie bisher unauffällig von Haus zu Haus wechseln konnten, sei sie Mehri gerne zur Hand gegangen, aber nun sei es nicht mehr möglich. In der neuen Arztwohnung hatten wir neben dem fließenden Wasser und der durchgängigen Stromversorgung viele Annehmlichkeiten wie helle Räume, hohe Decken und Fenster mit Insektengittern. Im Keller war der Generator der Marke Siemens in einem eigens dafür gebauten Raum aufgestellt worden. Speziell für die Instandhaltung und die tägliche Inbetriebnahme dieses Motors war ein Helfer aus Borazjan eingestellt worden. Auch wurden uns ein Jeep und ein Fahrer zur Verfügung gestellt. Die Hausarbeit und das Putzen wollte Mehri selbst übernehmen. Eine junge Freiwillige aus dem Corps der Armee des Wissens durfte im Gesundheitszentrum wohnen, und hatte einen der Räume, die der Praxis angegliedert waren, eingerichtet. Sie unterstand nicht meinen Anweisungen. Sie kümmerte sich ehrenamtlich um alle Angelegenheiten, die Hygiene und Sauberkeit betrafen. Sie war für die Aufklärung der Dorfbewohner und für deren Alphabetisierung zuständig. Die Praxis hatte zudem ein voll ausgerüstetes Untersuchungszimmer, einen Apothekenraum, ein Zimmer für Injektionen, Blutabnahmen und Verbänden, und einen großen Raum mit drei großzügigen Wartebereichen mit Sitzgelegenheiten. Durch die Praxis gab es einen Zugang zu den Privaträumen. Die Wohnung hatte jedoch auch eine eigene Eingangstür zur Straße hin. Da meine kleine Familie nun bei mir war, verbrachte ich jeden Moment, den ich freimachen konnte, mit ihr. Manchmal schaute ich zu, wie Mehri unseren kleinen Sohn versorgte. Dabei vergingen Stunden. Ich fragte mich, wie ich so viel Glück haben konnte. Wenn Mehrdad schlafen wollte, gaben wir ihm eine Hand, und er spielte mit seinen winzigen Fingern und Fingernägeln solange mit unserem Daumen, bis er einschlief. Es war, als wären wir beide in dieses Wesen verliebt, das uns unfähig machte, auch nur eine Minute an uns selbst zu denken, als wäre alles andere bedeutungslos. Als wäre die Erde stehen geblieben. An den Wochenenden trafen wir uns mit unseren Freunden. Alle waren von Mehrdad verzaubert, und als wüssten wir alle nicht, was wir sonst tun sollten, saßen wir gemeinsam in unserem neuen Wohnzimmer und beobachteten dieses wundersame Baby. Bald hatten wir eine schöne Methode gefunden, Mehrdad in den Schlaf zu wiegen. Wir setzten uns auf den Boden, streckten beide Beine aus, legten ein weiches Kopfkissen auf die Füße und legten Mehrdad in die Kuhle zwischen den Schienbeinen. So eingebettet schaukelten wir Mehrdad auf den Beinen nach links und rechts. Er schien dies zu genießen, und bald gab es Streit, weil jeder das Baby schaukeln wollte. Es war, als wären alle zusammen Vater, Mutter, Bruder und Schwester geworden. Der Winter ging vorüber und im Frühjahr 1971 kündigte sich hoher Besuch an. Doktor Mokhtari wollte das neue Gesundheitszentrum persönlich in Augenschein nehmen. Nach einem Rundgang mit wiederholtem Kopfnicken als Zeichen der Zufriedenheit kam der Keller dran. Der Angestellte für die Instandsetzung und Inbetriebnahme war selbstverständlich zugegen und erklärte, nicht mit wenig Stolz, seine Arbeit. Nach diesen Ausführungen wandte sich Doktor Mokhtari an mich und fragte: „Herr Doktor, haben Sie die Funktionsweise des Motors verstanden?“

Ich begriff nicht, worauf er hinauswollte. Ich bejahte seine Frage. „Na, dann brauchen wir ja keinen Angestellten mehr. So können wir das Geld sparen, das wir an anderer Stelle nötig haben.“

Dann wandte er sich an den Angestellten und sagte zu ihm, dass er ab morgen nicht mehr zu kommen brauche. Dem Angestellten entglitten die Gesichtszüge. Er sah aus, als hätte man ihm die Faust mit voller Wucht in den Magen gebohrt. Es tat mir leid, dass ich ihn nicht direkt ansprechen konnte. Wir verließen den Kellerraum und ließen den Mann ohne ein Wort des Dankes oder des Abschieds allein zurück. Am nächsten Tag ging ich in den Keller, um den Generator anzustellen als der reguläre Strom wie immer für zwei Stunden abgeschaltet worden war. Aghajan, der uns zu dieser Zeit in Saadabad besuchte, begleitete mich. Wir setzten die Kurbel ein und schalteten den Knopf an. Wir fingen an, die Kurbel zu drehen. Doch augenblicklich verselbstständigte sie sich und wurde immer schneller. Sie erreichte eine solche Drehgeschwindigkeit, dass es unmöglich war, sie festzuhalten oder gar abzunehmen, ohne sich die Hand und die Finger zu brechen. Wir wussten nicht, was wir tun sollten. Es herrschte höchste Gefahr. Wenn die Kurbel durch die Fliehgeschwindigkeit davonschleudern und einen von uns treffen würde, würden wir ernsthafte Verletzungen davontragen. In diesem Raum war es lebensgefährlich. Doch Aghajan und ich standen wie erstarrt vor dem Generator. Ohrenbetäubender Lärm erfüllte den kleinen dunklen Raum und das Ungetüm begann, auf und ab zu hüpfen. Wie ein entfesselter kraftstrotzender Drache in einer finsteren Höhle schnaufte, drohte und rauchte der Generator. Ich, ein Arzt, der in medizinischen Notfällen immer die Ruhe bewahrt und gewusst hatte, was zu tun sei, war in diesem Moment nicht imstande, einen klaren Gedanken zu fassen. Ich war kein versierter Handwerker. Ich war nur Arzt. Und genau in dem Augenblick, als mir dies bewusstwurde, übernahm jemand anderes das Kommando. Jemand, der sich mit gefährlichen Situationen und schneller Nothilfe gut auskannte. Mein Schutzengel! Durch die ruckartigen Bewegungen des Generators löste sich der Benzinschlauch und fiel auf den Boden. Augenblicklich verlor der Generator seine Energiezufuhr und sackte wie eine Marionette, die man fallen lässt, in sich zusammen. Der Spuk war vorbei. In der entstandenen Stille hörte man nur noch das Gluckern des Benzins, das sich aus dem Schlauch über den Boden ergoss. Ich wachte aus meiner Starre auf und hob den Benzinschlauch auf, schaltete den Generator aus, nahm die Kurbel ab, und steckte den Schlauch wieder an. Wir waren froh, dass wir unverletzt davongekommen waren. Ich meldete den Vorfall umgehend Doktor Farahi. Nach ein paar Tagen reiste ein

Mechaniker der Firma Siemens aus Borazjan an. Dieser untersuchte den Generator und stellte fest, dass an dem Gerät manipuliert worden war. Die vier großen Schrauben, die den Generator auf dem Boden befestigt hatten, waren von Hand gelöst worden. Außerdem war der Generator auf volle Leistung eingestellt worden, was nicht sein durfte. Schnell war unser aller Verdacht auf den Angestellten gefallen. Sicherlich ohne Mordabsicht hatte er wohl gedacht, er würde wieder angestellt werden, wenn der Generator Probleme erzeugte. Aber durch seine gefährliche und unbedachte Handlung hatte er seinen Ruf ruiniert. Ihn würde niemand mehr anstellen. Im Juni 1971 brachte ich Mehri und Mehrdad zum Flughafen und nahm für die nächsten drei Monate Abschied. Es war nun der dritte Sommer, den ich getrennt von Mehri überstehen musste. Auch Mehrdads ersten Geburtstag würde ich verpassen. Der Gedanke, dass mein Freund Bagher mich in Saadabad erwartete, tröstete mich. Auch seine Familie war über den Sommer wieder verreist. Doch bei Ankunft traf ich nicht nur auf meinen Freund, sondern auch auf den Bakhshdar. Er war in der Hierarchie des Ministeriums für Gesundheitspflege auf der untersten Stufe. Er war der Zuständige für das Dorf Saadabad. Ihn nannte niemand beim Namen, sondern bei seinem Titel Bakhshdar, der Abteilungsleiter. Er war kein Arzt und hatte keinen Doktortitel. Mit ihm hatte ich bislang keine freundliche Begegnung gehabt. Ich spürte eine unausgesprochene Feindseligkeit in seinem Umgang mit mir. So hatte ich bislang jeden Kontakt gemieden, und bei allen Fragen und Problemen mich umgehend an die nächste Instanz, Doktor Farahi in Borazjan, gewendet. Vermutlich hatte dies seine Abneigung gegen mich verstärkt. Ich hatte ihn als Autorität übergangen und dadurch wahrscheinlich gekränkt. Als das Gesundheitszentrum gebaut worden war, hatte er offiziell Beschwerde eingelegt, weil er und seine Mitarbeiter nicht ein gleichwertiges Gebäude erhalten hatten. Sie hatten weder elektrischen Strom noch fließendes Wasser, noch eine Klimaanlage. Der Bakhshdar sprach mich ohne die üblichen höflichen Grußfloskeln an. Es gäbe eine neue Anweisung. Ab sofort habe der Arzt des Gesundheitszentrums, also ich, jede Abwesenheitszeit schriftlich im Büro des Bakhshdar zu melden.

Meine Einladung, auf eine kühle Limonade einzutreten, wies er ab und ging. Bagher und ich unterhielten uns kurz über diese Begegnung. Bagher riet mir, mich vor diesem Mann in Acht zu nehmen. Schon ein paar Tage darauf kam ein Bote aus einem Weiler, etwa fünfundzwanzig Kilometer entfernt von Saadabad. Er berichtete von einem Notfall. Die beschriebenen Symptome des Patienten ließen mich das Schlimmste befürchten. Ich hatte den Verdacht auf einen Darmverschluss. Hier zählte jede Minute. Da die ehrenamtliche Helferin der Armee des Wissens anwesend war, vergeudete ich meine Zeit nicht mit einer schriftlichen Benachrichtigung des Bakhshdar. Ich bat die junge Frau, in meinem Auftrag ein Schreiben aufzusetzen, darin zu beschreiben, was passiert war und dass ich sofort aufgebrochen sei, da es sich um einen lebensgefährlichen Notfall handelte. Ich bat sie, in meinem Auftrag und mit ihrem Namen zu unterschreiben und dafür zu sorgen, dass der Brief im Büro des Bakhshdar ankam. Außerdem sollte sie dort persönlich anrufen und das Büro noch einmal mündlich in Kenntnis setzen. Sie tat mir gerne den Gefallen und ich war ihr sehr dankbar. Ich eilte mit dem Jeep zu dem Kranken. Der Verdacht auf einen Darmverschluss erhärtete sich. Es war keine Zeit zu verlieren. Ich ließ ihn sofort nach Borazjan in die Klinik einweisen, wo er buchstäblich in letzter Minute mit einer Not-Operation gerettet wurde. Zwei Tage später erhielt ich einen offiziellen Brief mit Stempel und Briefkopf des Bakhshdars. Darin beschuldigte er mich, der mich ohne meinen Titel *Doktor* und nur als *Herr Zaeri* ansprach, dass ich mir mit der Ausrede eines Notfalls selbst frei gegeben und mich während meiner Arbeitszeit ohne Erlaubnis vom Gesundheitszentrum entfernt hätte. Darüber hinaus hätte ich die Unverfrorenheit besessen, eine Person, die keinerlei Befugnis besitze, zu beauftragen, mit ihm zu korrespondieren. Bagher hatte recht gehabt. Dieser Mann wusste nicht, was er tat. Da er diesen Brief offensichtlich nur an mich adressiert hatte, weil in den nächsten Tagen keine Reaktionen von den höheren Positionen erfolgt waren, ließ ich diesen Brief auf sich beruhen und tatsächlich gab es kein Nachspiel, doch seine Schikanen gingen weiter. Eines Nachmittags im Hochsommer gegen fünfzehn Uhr, als ich wie es von Doktor Mokhtari an alle Gesundheitszentren der Provinz erlassen worden war, die Türen des Gesundheitszentrums über die vierstündige Mittagspause bis sechzehn Uhr abgeschlossen hatte, hörte ich ein lautes Hämmern. Bagher und ich hatten uns, wie in jeder Mittagspause, in den Privaträumen aufgehalten und hatten versucht, uns mithilfe der Klimaanlage Abkühlung zu verschaffen. Ich rannte sofort zum Eingang und öffnete. Da ich erst aus den Privaträumen durch den langen Flur zur Eingangstür der Praxis gelangen musste, dauerte dies etwa eine Viertelminute. An der Tür stand der Bakhshdar. Auf seinen Armen lag ein lebloses Kind. Er schrie mich an, dieses Kind sofort zu retten. Es sei im Fluss ertrunken. Ich fing sofort mit der Arbeit an. Doch schon nach einigen Augenblicken war mir klar, dass für dieses Kind jede Hilfe zu spät kam. Ich teilte dem Bakhshdar mit, dass es bereits tot sei. Doch er schaute durch mich hindurch. Seine Augen waren aufgerissen. Er war rot angelaufen und der Schweiß troff ihm von der Nase auf die Brust. Unter den Achseln hatten sich große Flecke gebildet, die fast das ganze Hemd einnahmen. Er schrie. Dieses Kind wäre noch am Leben gewesen, wenn der Herr Doktor die Türen des Gesundheitszentrums nicht abgeschlossen hätte. Es hätte zu lange gedauert, bis das Kind auf der Untersuchungsliege gelegen hätte. Mir war klar, dass dies eine üble Falle sein musste. Der Bakhshdar wollte meinen Untergang. Er wollte mir den Tod dieses armen Kindes anlasten. Doch ich war nicht bereit, meine Karriere, für die ich all die Jahre so hart gearbeitet hatte, durch die Intrigen einer solch abscheulichen Person, die hier ihre kleine Macht demonstrieren wollte, zerstören zu lassen. Ich behielt die Ruhe und teilte dem Bakhshdar mit, dass ich den Leichnam des Kindes für die Beisetzung nicht frei geben würde. Ich würde sofort alles in die Wege leiten, um die Verlegung in die Pathologie in Borazjan zu veranlassen und eine Obduktion zur Feststellung der Todesursache und zur Rekonstruktion des Sterbevorgangs anzuordnen. Mir war sehr bewusst, was ich den Eltern dieses Kindes antat, gerade weil die Menschen hier sehr gläubig waren und das Kind nach dem islamischen Glauben sofort nach Eintreten des Todes bestattet werden musste. Ich hoffte, es würde nie zu einer Obduktion kommen und der Bakhshdar würde einlenken. Dieser verließ, sichtlich überrascht, das Gesundheitszentrum. Bagher beruhigte mich und bestätigte, dass ich richtig gehandelt hatte. Schon bald trafen die Eltern des Kindes ein. Sie waren verzweifelt. Ich schilderte ihnen, was hier passiert war. Sie waren fassungslos und suchten Ardeshir Khan auf. Dieser begleitete sie wieder ins Gesundheitszentrum. Wir mussten schnell handeln, weil es sehr heiß war und die Leiche gekühlt werden musste. Ardeshir Khan, dieser freundliche Mann, konnte seine unbändige Wut nicht verbergen. Er sprach den Eltern Mut zu und bestätigte ihnen, dass mein Handeln richtig gewesen war, um ihr Kind vor den niederträchtigen Machenschaften des Bakhshdar zu bewahren. Er sicherte mir seine volle Unterstützung zu, sowohl als freundschaftlichen Dienst, als auch in finanzieller Hinsicht. Er ermutigte mich, nun standhaft zu bleiben. Denn nur, wenn wir alle zusammenhielten, könnten diese Eltern ihr Kind bald bestatten. Die Mutter des Kindes weinte unablässig. Ardeshir Khan sagte zu den Eltern, sie sollten heimgehen und mit ihrer Familie trauern. Er versprach ihnen, alles zu tun, damit sie ihr Kind so bald wie möglich zurückbekämen und es endlich beerdigen könnten. Als sie gegangen waren, berichtete mir Ardeshir Khan, was die Eltern ihm erzählt hatten. Die zwei Söhne seien gegen zwölf Uhr mittags zum Fluss gegangen, um dort zu schwimmen. Nach einer Abkühlung sei der ältere Bruder aus dem Wasser gekommen und habe einige Minuten gewartet. Doch nirgends sei sein Bruder zu sehen gewesen. Er habe zunächst die Umgebung abgesucht und seinen Bruder gerufen. Als er bemerkt habe, dass er ihn nicht finden könne, sei er ins Dorf gerannt. Dort hätte sich sofort ein Suchtrupp gebildet. Sie hätten die Gegend abgesucht. Drei gute und kräftige Schwimmer hätten im Wasser gesucht und schließlich nach etwa einer halben Stunde das tote Kind im Wasser gefunden, dessen Fuß sich in einer Baumwurzel verfangen hatte. Ardeshir Khan standen die Tränen in den Augen. Er rang um Fassung. Ich dachte nur an Mehrdad und Mehri. Was mussten diese armen Eltern durchmachen! Doch es kam noch schlimmer. Ardeshir Khan berichtete weiter. Man habe aus dem Dorf Werkzeug zum Graben, eine Trage und ein Leichentuch geholt und das tote Kind eingewickelt und hineingelegt, um gemeinsam zum Friedhof zu laufen. Dies sei etwa gegen vierzehn Uhr gewesen. Die

Dorfbewohner seien weinend und klagend marschiert, als der Bakhshdar aufgetaucht sei. Er habe das Kind aus der Trage genommen und habe das Leichentuch entfernt. Alles Bitten und Protestieren der Eltern und deren Begleiter, die Seele des Kindes in Frieden und den Leichnam beerdigen zu lassen, habe das Herz des Bakhshdars nicht erweichen können. Er habe darauf bestanden, das Kind ins Gesundheitszentrum zu bringen und sei mitsamt der Leiche mit dem Auto davongefahren. Es war für uns bewiesen, dass das Kind schon längst tot war, als der Bakhshdar mich aufsuchte. Wir beschlossen, den Leichnam freizugeben und die Eltern zu bitten, ihren Bericht zu Papier zu bringen und mich schriftlich zu entlasten. Sie sollten diesen Bericht an den Farmandar, den Vorsteher des Verwaltungsbezirks, schicken und Kopien dieser Schriftstücke an den Vorsteher des Kreises, Doktor Farahi, an das Büro des Bakhshdars und an die Polizeiwache senden. Das Kind wurde von den Dorfbewohnern abgeholt und bestattet. Dieser Tag war mein schlimmster Albtraum, der wahr geworden war und nicht aufhören wollte. Trotz der Unterstützung meiner Freunde und der Eltern des Kindes fühlte ich mich schwach und dieser Intrige nicht gewachsen. Wie erwartet kam bald aus Borazjan ein Anruf von Doktor Farahi. Dieser bat mich, ihn aufzusuchen. Dort ließ er mich alles berichten und erstellte ein Schreiben mit der Bitte, mit diesem Schreiben den obersten Chef, Doktor Mokhtari, aufzusuchen. So fuhr ich also nach Bushehr. Es hatte nur diese paar Tage gebraucht, bis alle in der Gesundheitspflege Tätigen in der gesamten Provinz von dieser Geschichte erfahren hatten. Natürlich wurde sie dabei jedes Mal abgewandelt und um einige weitere Zutaten ergänzt und abgeschmeckt. Auch wenn ich unschuldig war, wurde mir schnell klar, dass ich nicht ohne Schaden aus dieser Situation hinauskommen würde. Inzwischen hatte sich der Chef der Polizeiwache von Saadabad mit dem Bakhshdar verbündet. Die Dorfbevölkerung von Saadabad und der anderen Dörfer dagegen waren auf meiner Seite. Die Wut gegenüber den *Herren aus den Büros* wurde täglich größer. Doch mir fehlte hier jeglicher Sinn für Schadenfreude. Ich ertrug den Unfrieden nicht. Die Spaltung der Dorfbevölkerung würde niemandem nützen. Bald bestellte mich Doktor Mokhtari ein und ließ mich berichten. Während unseres Gesprächs klingelte jedoch das Telefon. Am anderen Ende sprach Doktor Farahi. Das wusste ich, weil Doktor Mokhtari bei der Begrüßung ihn mit Namen angesprochen hatte. Doch gleich nach der Begrüßung fielen Doktor Mokhtaris Mundwinkel nach unten und das Blut wich aus seinem Gesicht. Die wenigen Worte, die er immer wieder wiederholte, ließen mich vollends das Allerschlimmste ahnen: „Ist das denn die Möglichkeit?". Ich konnte einfach nicht aus diesem Albtraum aufwachen. Doktor Mokhtari legte auf und erzählte mir, was passiert war. Doktor Farahi habe berichtet, er komme soeben aus Saadabad, wo er gerade in Vertretung für mich ein weiteres ertrunkenes Kind zur Beisetzung frei gegeben habe. Dieses Kind sei während meiner heutigen Abwesenheit, während ich in Bushehr bei Doktor Mokhtari im Büro saß, vom Chef der Polizeiwache auf Händen zum Gesundheitszentrum getragen worden, nachdem es im Fluss ertrunken sei. Dort habe der Chef der Polizeiwache aber nur verschlossene Türen vorgefunden. Das Kind sei bei Ankunft noch etwa drei Minuten lang am Leben gewesen und sei dann in seinen Armen verschieden, habe der Chef der Polizeiwache berichtet. Ich war entsetzt. Doktor Mokhtari ließ mich nach Hause fahren. In Saadabad erwartete mich bereits mein treuer Freund Bagher. Voller Sorgen und in großer Panik warnte er mich, gegen mich sei ein Haftbefehl erlassen worden. Er überbrachte mir allerdings auch die gute Nachricht, dass Doktor Farahi, der das zweite ertrunkene Kind untersucht hatte, bestätigt habe, dass das Kind bereits zu einem viel früheren Zeitpunkt verstorben sei, als zu der Uhrzeit, die der Chef der Polizeiwache angegeben hatte. Ich merkte, dass meine Kräfte nachließen. Die unerträgliche Hitze, die Einsamkeit, die Sehnsucht nach meiner Frau und meinem Kind und diese gefährlichen Intrigen und Machenschaften waren zu viel für mich, für den fleißigen Streber, der ein Leben lang gelernt hatte, nur um seinen Traumberuf Arzt ausüben zu dürfen. Inzwischen hatte die Dorfbevölkerung von Saadabad einen Brief verfasst, in dem sie ihre uneingeschränkte Loyalität mir gegenüber betonte. Viele Bewohner hatten mit ihrem Namen unterschrieben und diesen Brief an alle Ebenen der Gesundheitspflege gesandt.

Ich war diesen Menschen sehr dankbar. Nun erreichte mich ein weiterer Brief. Diesmal aus der Feder des Farmandar, dem Zuständigen für Gesundheitspflege auf der Ebene des Verwaltungsbezirks, also der Ebene über Doktor Farahi und unter Doktor Mokhtari. Ich wurde vorgeladen, zur Klärung der zwei Vorfälle der ertrunkenen Kinder unverzüglich im Verwaltungsbezirk Bushehr beim Farmandar vorstellig zu werden. Ich eilte wieder nach Bushehr und nahm allen Schriftverkehr und alle wichtigen Dokumente mit. Ich wusste, dass der Farmandar immer eine schützende Hand über den Bakhshdar gehalten hatte, obgleich ich nicht wusste, warum er dies tat. Ich beschloss unvoreingenommen zu sein und diesem Mann und seiner Vernunft zu vertrauen. Ich erzählte ihm sehr ausführlich nicht nur von den beiden Vorfällen mit den zwei ertrunkenen Kindern, sondern auch von den völlig zu Unrecht erhobenen Vorwürfen, ich hätte meinen Arbeitsplatz ohne Erlaubnis verlassen, obwohl ich nachweislich durch meinen schnellen Einsatz in einem Notfall in einem mehr als zwanzig Kilometer entfernten Dorf einem Menschen das Leben gerettet hatte. Ich sagte unumwunden, dass ich als Arzt den Verdacht habe, dass der Bakhshdar große psychische Probleme habe. Dies zeige auch seine dreiste Respektlosigkeit in seinem Brief an mich, in dem er meinen Doktortitel bewusst unterschlagen hatte. Der Farmandar horchte auf. Er fragte, ob ich den Brief mitgebracht habe. Ich gab ihm eine Kopie des Briefes. Er studierte den Brief und hielt ihn noch eine ganze Weile in den Händen. Mir war klar, dass er innerlich gegen sich selbst kämpfte und überlegte, wie er sich vom Bakhshdar distanzieren könnte, ohne selbst Verluste oder gar eine Rufschädigung zu erleiden. Er schaute schließlich hoch und fragte mich, ob er die Kopie behalten könne. Ich bejahte. Er fragte mich, ob ich mir vorstellen könne, meinen Einsatzort zu wechseln. Mir war klar, dass dies für ihn und alle anderen die bequemste Variante sein würde, die Probleme zu lösen. Ich erinnerte mich an den Tag im ersten Studienjahr, als ich zu Unrecht eine Prüfung nicht bestanden hatte, weil man mich zwingen wollte, mich bei einem Wissenschaftlichen Assistenten im Fach Physiologie dafür zu entschuldigen, dass ich den von ihm falsch dargestellten Unterrichtsinhalt korrigiert hatte. Ich wollte mich nicht ein zweites Mal erpressen lassen. Ich war Arzt und wusste, dass es nicht meine Schuld war, dass diese zwei armen Kinder ertrunken waren. Auch wenn mein Wunsch, Saadabad zu verlassen, sehr stark geworden war, lehnte ich diesen Vorschlag, der nichts anderes als Erpressung war, ab. Ich sagte, mir gefiele Saadabad ausnehmend gut. Ich komme mit der Bevölkerung gut zurecht und würde sehr gerne weiterhin bleiben. Ich drehte den Spieß um und sprach dem Farmandar ins Gewissen. Ich wolle nicht, dass der Bakhshdar oder jemand anderes einen Schaden erleide. Ich wünschte mir nur, dass ich in Ruhe das tun könne, wofür ich unter Hinnahme großer Entbehrungen in Saadabad lebte. Mein Vorschlag sei es, die Sache auf sich beruhen zu lassen und dem Bakhshdar auch ein modernes Gebäude mit Strom, Wasser und einer Klimaanlage bauen zu lassen. Außerdem solle man sein Gehalt verdoppeln, damit er es nicht mehr nötig habe, seine Autorität auf andere und für seine Mitmenschen kompromittierende Weise zur Schau zu stellen. Er kenne schließlich den Bakhshdar und seine Intrigen gut. So hätten alle Beteiligten ihre Ruhe. Dies sei mein Rat als Arzt und als Mensch. Aber ich werde sicherlich Saadabad nicht verlassen. Der Farmandar schlug die Augen nieder. Er war tief beschämt. Er sagte: „Doktor Zaeri, der Bakhshdar hat falsch gehandelt. Ich möchte mich für sein Verhalten entschuldigen.“

Um seine Scham nicht noch länger andauern zu lassen, dankte ich ihm herzlich für seine Weisheit und ging. Auf der Fahrt nach Saadabad wusste ich, dass ich diese Schlacht gewonnen hatte. Doch ich wusste auch, dass ich nicht noch einmal eine solche kraftzehrende Auseinandersetzung mit Neidern und Missgünstigen durchleiden wollte. Ich war kein Stratege und kein Feldherr. Ich war nur Arzt. Bald erhielt ich einen Brief vom obersten Chef, Doktor Mokhtari. Darin wurde mir bescheinigt, dass ich wegen Krankheit für zehn Tage vom Dienst befreit sei. Ich gab Bagher Bescheid, nahm Geld, Papiere und Schlüssel mit, schloss das Gesundheitszentrum ab und machte mich auf den Weg nach Teheran, wo Mehri und Mehrdad derweil bei Aghajan wohnten. Ich kümmerte mich weder um eine Vertretung noch um eine Schlüsselübergabe.

Ich fuhr einfach davon. Die Woche in Teheran bei geliebten Menschen half mir, die Gedanken zu sortieren und mich von der Hitze, vom Staub, vom Neid und vom Elend der Hölle zu erholen. Ich kehrte mit neuem Willen und dem Bewusstsein, was ich als Arzt zu tun hätte, nach Saadabad zurück. Hier erfuhr ich, dass Doktor Mokhtari beurlaubt worden sei und während seiner Abwesenheit sein Stellvertreter sowohl den Bakhshdar als auch den Farmandar versetzt habe. Ich wusste, welch großes Glück ich hatte, dass der Strudel der Ereignisse mich nicht nach unten mitgezogen hatte und dass ich meinen guten Ruf nicht verloren hatte. Auch im Dorf war unter der Bevölkerung Ruhe eingekehrt, was mich sehr versöhnlich stimmte, insbesondere, weil Mehris Rückkehr bevorstand, und ich sie verschonen wollte. Der Sommer hatte sich dieses Mal sehr still seinem Ende genähert. Den Herbst und den Winter verbrachten wir ohne Zwischenfälle und gemeinsam mit unseren lieb gewonnen Freunden. Doch in der Nacht des 10. Februar 1972 erschütterte ein Erdbeben der Stärke 4,5 unser Dorf. Es schien, als passierte alles gleichzeitig. Es fühlte sich an, als würde ein Riese unser Haus leicht aus dem Handgelenk schütteln. Jemand zog mir den Boden unter meiner Matratze weg. Gleichzeitig hörte ich das Klappern des Geschirrs in der Küche. Etwas zerschellte dort auf dem Boden. Ich sah Mehri, wie sie mit weit aufgerissenen Augen Mehrdad unter das Bett schob. Sie wimmerte und er schrie. Ich sprang aus dem Bett und eilte zu den beiden. Alle meine Sinne waren unter größter Anspannung. Das Erdbeben war schon wieder vorbei. Doch noch immer hatten wir nicht realisiert, was passiert war. Wir hielten uns fest umschlungen. Mehri versuchte, Mehrdad mit einem permanenten Schschsch... zu beruhigen. Ich wusste, dass nicht nur irgendein bedeutungsloses Gefäß oder ein Teller in der Küche kaputt gegangen war, sondern dass etwas Großes sich grundlegend in unserem Leben geändert hatte. Etwas war zu Ende gegangen. In den nächsten Tagen ergriffen mich erneut diese zwei unsichtbaren Hände. Diesmal zogen sie mich nicht nach Isfahan, sondern nur weg von Saadabad. Ich wusste, dass ich diesem Gefühl folgen musste. Mein Entschluss stand fest. Dieses Fleckchen Erde in Saadabad hatte uns losgelassen.

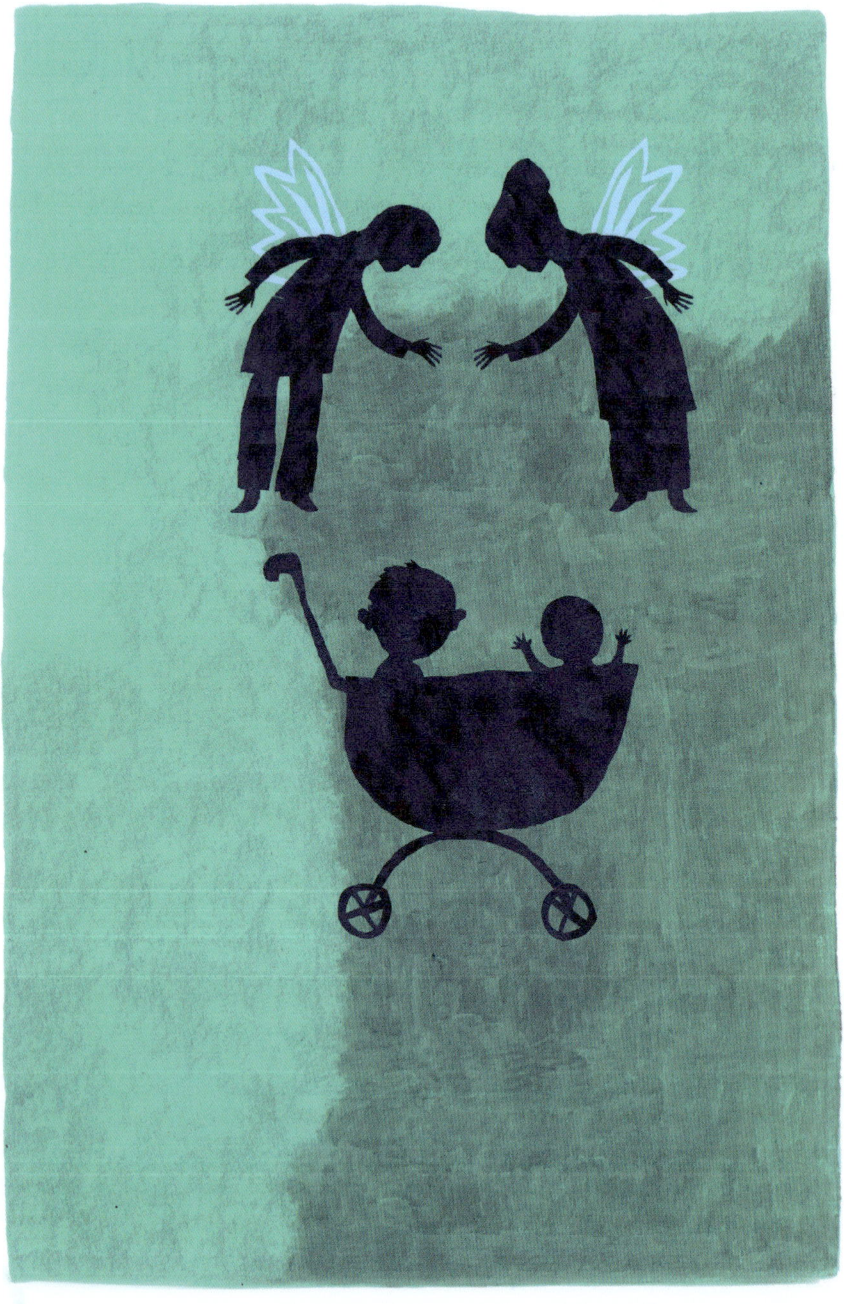

Kapitel 7

Weinkelch und Zam-Zam-Wasser

1972 – 1976

Am zehnten Tag des Aprils im Jahre 1972 bebte die Erde von Saadabad mit einer Stärke von 6,9 auf der Richterskala. Eine der schlimmsten Naturkatastrophen aller Zeiten in Iran mit dreißigtausend Todesopfern hatte die benachbarte Provinz Fars heimgesucht. Das Zentrum des Bebens lag in Qir va Karzin, wo Ardeshir Khans Sohn, seine Frau und alle ihre Kinder verschüttet wurden und zu Tode kamen. Diese Nachricht traf uns in Isfahan mit einer entsetzlichen Wucht. Wir waren gelähmt und in tiefer Trauer. Man erzählte, die gesamte Bevölkerung aus der Region sei zu Ardeshir Khans Haus gepilgert, um ihre Trauer zu bekunden und ihm Respekt zu erweisen. Er habe vierzehn Tage lang die Trauernden und viele Not leidende Menschen bewirtet. Diese Katastrophe rief unsere Erinnerungen an jene Februarnacht wieder wach, in der wir im Schlaf von einem Erdbeben erschüttert worden waren, dessen Stärke bei weitem nicht vergleichbar war mit diesem, und welches trotzdem dazu geführt hatte, dass wir diese Region sofort verlassen hatten. Mehri und Mehrdad hatte ich damals sofort nach Hause geschickt und hatte umgehend die Behörden aufgesucht, um dort meine schriftliche Kündigung einzureichen. Mit einer Strafzahlung in Höhe von dreißigtausend Toman kaufte ich mich frei und hielt endlich meine Approbation als freier Arzt in den Händen. Auf eine Bewerbung bei der Verwaltung der sozialen Sicherheit, einer staatlichen Behörde, die die Versicherung und medizinische Versorgung der Angestellten und Arbeitnehmer sicherstellte, erhielt ich eine Anstellung als erster Arzt und als Leitung in einem neu gebauten Gesundheitszentrum in der Stadt Shahre Kord[36], etwa einhun-

36 Shahre Kord liegt im Westen Irans und ist die Hauptstadt der Provinz Tschahar Mahal und Bachtiyāri. Der Landkreis Shahre Kord grenzt an die Provinz Isfahan.

dert Kilometer südwestlich von Isfahan. Dort fanden wir eine kleine Wohnung für unsere kleine Familie. Ich verkaufte unseren Jeep und schaffte für das Leben in der Stadt einen Volkswagen Typ 1[37] an. Im April 1972 nahm ich im Alter von zweiunddreißig Jahren die Arbeit im Gesundheitszentrum auf, wo mir ein Angestellter für die Apotheke und ein Angestellter für den Injektions- und Verbandsraum unterstellt wurden. Mehri und ich fuhren jeden Donnerstagnachmittag nach Isfahan, um dort das Wochenende mit unserer Familie zu verbringen. In einer Sommernacht hatte Mehri eine Überraschung für mich. Sie teilte mir mit, dass wir bald ein zweites Kind bekommen würden. Eine unfassbare Freude ergriff mich und ließ mich nicht mehr los. Mein Leben war glücklich. Auch in Shahre Kord hatten wir rasch Freunde gefunden. Ich traf dort einen ehemaligen Mitschüler namens Kurosh, dessen Vorname *das Licht* bedeutet. Er leitete das Elektrizitätswerk von Shahre Kord. Zusammen mit seiner Frau verbrachten wir die Abende und fuhren gemeinsam nach Isfahan ins Wochenende. Dabei hörten wir in Dauerschleife das Lied *Ameneh* von Aghasi, dem Sänger, der bei seinen Auftritten im Fernsehen bei diesem Lied mit erhobenem Arm über dem Kopf ein weißes Taschentuch schwang und tanzte. In den Sommernächten tanzten wir alle zusammen, ob fremd oder Freund, an unserem geliebten Fluss Zayandeh Rud. Wir drehten unsere weißen Taschentücher über unseren Köpfen und sangen gemeinsam den Refrain: „Ameneh, deine Augen sind mein Weinkelch".

Mehrdad liebte dieses Lied und sobald die ersten Töne erklangen, wollte er sofort ein weißes Taschentuch haben und schwang es mit seinen kurzen Ärmchen hin und her. Wir lachten, waren so banal glücklich und wussten nicht, wie vergänglich diese Zeiten waren. Und dann stürzte Mutter. Sie war alt geworden und wir hatten sie so oft, wie es uns möglich war, besucht. Ich hatte darunter gelitten, dass ich nicht bei ihr in Isfahan sein konnte. Als ich sie eines Tages tragen musste, wurde mir schmerzlich und augenblicklich bewusst, dass sie alt war. Ich hatte sie mit dem Auto nach Hause gefahren. Doch in der

37 VW Typ 1 wird auch Käfer genannt.

Gasse waren Erdarbeiten zugange gewesen, so dass die Gasse für den Autoverkehr gesperrt worden war. Ich hatte Mutter auf die Schultern genommen und sie zu ihrem Haus getragen. Sie war so leicht und klein geworden, dass ich sie mühelos tragen konnte. Ich hätte es ahnen müssen, dass sie eines Tages stürzen würde und dass sie nicht allein bleiben durfte. Als es passierte, war ich nicht bei ihr gewesen. Sie erholte sich nicht mehr von diesem Sturz. Sie bekam Herzprobleme und musste stationär behandelt werden. Ihr Zustand verschlimmerte sich mit rasanter Geschwindigkeit. Sie starb zuhause. In den Tod begleitete sie Tante Habibehs sanfte und gutmütige Stimme. Tante Habibeh, deren Vorname *diejenige, die geliebt wird* bedeutet, war Mehris Großtante und eine Schwester von Baba Abbas Ali. Um Mutter einen Übertritt ins Unendliche, frei von jeglichem Groll zu ermöglichen, bat sie Mutter in einem muslimischen Ritual um Verzeihung für alles Unrecht, das ihr im Leben geschehen sei. Sie legte Mutter auf die rechte Seite, mit dem Gesicht Mekka zugewandt. Sie befeuchtete Mutters durstige Lippen und sprach mit leiser Stimme das Glaubensbekenntnis, als würde sie zu sich selbst sprechen. Sie betete, solange Mutters Brust sich hob und senkte. Mutter schlief ein und hatte losgelassen. Mit diesem Tage verlor ich meine größte Lehrmeisterin, meine liebevollste Weggefährtin, meinen Engel und meinen Beistand. Sie hatte mir das größte Geschenk des Lebens gemacht, die bedingungslose Liebe. Die Trauer lähmte mich, und der Gedanke, dass mein zweites Kind niemals ihre Stimme hören würde, zerriss mich. Und doch mussten nun die Trauerfeierlichkeiten vorbereitet werden. Nach islamischem Recht müssen die nächsten Verwandten jeweils am dritten, am siebenten und am vierzigsten Tag nach dem Verscheiden ihres Angehörigen und noch einmal zum Jahrestag zu einer Trauerfeier einladen werden und die Gäste reichlich bewirten. Doch in mir regte sich der Widerwille, Menschen einzuladen, die selbst genug zu essen hatten. Die Vorstellung der übersteigerten und manchmal unehrlichen Trauerbekundungen und der Gedanke an die Nachbarsfrauen, die sich schreiend und weinend auf die Erde werfen würden, die sich bis zur Ekstase auf ihre eigenen Köpfe schlagen würden, die klagen und jammern würden, waren mir unerträglich. Ich sprach mit Vater und Asghar darüber. Ich schlug vor, auf eine Weise zu trauern, wie Mutter es gutgeheißen hätte. Sie hätte gewollt, dass den Bedürftigen geholfen würde. Wir könnten große Reissäcke kaufen und zusammen mit Geldspenden an mittellose Menschen verteilen, die wir in der Umgebung ausfindig machten. Sie würden ihr Gesicht nicht verlieren und man würde uns keinen Geiz vorwerfen, dass wir keine Trauerfeier gegeben hätten. Asghar fiel es zunächst schwer, diesen Vorschlag anzunehmen. Er wollte seine Geschäftspartner und wichtige Basaris zur Trauerfeier einladen. Er wollte nicht sein Ansehen verlieren. Doch als Vater zustimmte und betonte, dass er sich wünschte, dass wir auch bei seiner Trauerfeier so vorgehen sollten, war Asghar einverstanden. Doch nun gab es andere Schwierigkeiten, über die ich mich nun endlich mit Asghar einigen musste. Mutter hatte vor ihrem Tode unser Haus, das Haus mit dem großen Obstgarten, unser beider Geburtshaus und das Haus unserer Kindheit, auf mich überschrieben. Sie war der Meinung gewesen, dass dies gerecht sei, da Asghar den Laden und die gesamte Stammkundschaft im Basar bekommen habe. Schon immer war Asghar über diese Entscheidung unglücklich und enttäuscht gewesen, und hatte Mutter zu ihren Lebzeiten nicht umstimmen können. Nun mussten die Erbangelegenheiten geregelt werden. Ich wollte um jeden Preis Auseinandersetzungen zwischen Asghar und mir vermeiden, um Vater in seinen letzten Lebensjahren nicht das Herz zu brechen. So besprach ich mit Asghar die Situation. Für mich war es ausgeschlossen, dass Vater das Haus verlassen musste. Ich wusste, dass ich dafür einen hohen Preis bezahlen musste, da Asghar auf keinen Fall sein Gesicht vor den mächtigen Basaris verlieren durfte, was schlimmstenfalls seinen Ruin bedeuten könnte. Ich bot ihm an, ihm das Haus unter zwei Voraussetzungen zum halben Preis zu verkaufen. Die erste Bedingung war, dass er es seiner ältesten Tochter Zohreh überschrieb. Jener Nichte, die ich über alles liebte und die Mutter besonders nahestand. Die zweite Bedingung lautete, dass Vater dort weiterhin wohnen bleiben durfte, bis er seinen letzten Atemzug getan hatte. Asghar war einverstanden und ich war dankbar, dass unsere Familie nicht aufgrund einer für mich bedeutungslosen, finanziellen Angelegenheit zerbrochen war. Das Persische Neujahr 1973, das wir alle nicht feiern mochten, war angebrochen. Mehri war hochschwanger. Ich beschloss, alles daran zu setzen, nach Isfahan zu ziehen, nicht nur, damit Mehri unser Kind nicht wieder allein großziehen musste, sondern auch, damit ich in Vaters Nähe war. Er brauchte mich jetzt, und das nicht nur weil er alt war. Nachdem ich mit meinem Arbeitgeber darüber gesprochen hatte, beschloss er, mich in ein neu gebautes Gesundheitszentrum nach Gaze Borkhar[38], etwa fünfzehn Kilometer von Isfahan entfernt, zu versetzen. Dort wurde ein verantwortlicher Arzt gesucht, der ein Team zusammenstellen und alle Abläufe neu aufbauen musste. Ich freute mich über diese Herausforderung und stimmte sofort zu. Im April fand der übereilte Umzug nach Isfahan statt. Diesmal konnten wir in unser eigenes kleines Haus ziehen, wo unsere Mieter, die Familie des Lehrers, weiterhin im Erdgeschoss blieben, und wir ins Obergeschoss zogen. Unser zweiter Sohn, dem ich den Vornamen Mehrschad gab, was *Sonnenschein* bedeutet, erblickte am 25. Mai 1973 das Licht der Welt. Der Tod und das Leben lagen noch nie so nah beieinander, obwohl ich als Arzt den Tod mit vielen seiner Gesichter gesehen hatte. Doch wie konnte es sein, dass Mutter nicht mehr da war und plötzlich ein kleines Wesen mit einer Seele, ein Sonnenschein, das Licht in unser Leben brachte, das vor einigen Wochen erloschen zu sein schien? Es gab jedoch keinen Grund zu hadern. Unser Leben war gut. Die regelmäßigen Wiederholungen und Rituale des islamischen Glaubens und der persischen Kultur gaben mir ein Gefühl des Glücks und der Sicherheit. Unsere Untermieter waren in ihr eigenes Haus gezogen, da der Ehemann als Lehrer durch ein Förderprogramm der Regierung ein Haus bauen konnte. Wir vermieteten das Erdgeschoss nicht weiter, denn wir waren froh, dass wir nun endlich großzügiger leben konnten. Schließlich waren die drei Zimmer für eine vierköpfige Familie mit zahlreichen Repräsentationspflichten eines Arzthaushaltes zu klein. Wir brauchten nun eine Haushaltshilfe. Mit Pari, deren Vorname *die*

38 Stadt im Verwaltungsbezirk (=Landkreis) Borkhar-o-Meymeh in der Provinz Isfahan

Fee bedeutet, fanden wir eine liebenswürdige und gewissenhafte Hilfe. Pari machte ihrem Namen alle Ehre. Diese Frau in den Sechzigern, die im Leben viele Rückschläge hatte erleiden müssen, war weise, geduldig, freundlich und hilfsbereit. Sie konnte zuhören und trösten und wurde mit den Jahren zu einer Vertrauten für uns alle. Von Anfang an war es mir wichtig, für sie Sozialabgaben zu leisten, so dass sie und ihr Mann sowohl krankenversichert als auch rentenversichert sein würden. Mit Paris Hilfe verschönerten wir unser nun nicht mehr so kleines Heim. Mehri fing an zu malen. Sie stellte mit einem großartigen Talent und mit viel Liebe zum Detail Naturbilder in Öl her, die unserem Heim einen besonderen Zauber verliehen. Mehri entwickelte zudem die Leidenschaft, Streichholzschachteln zu sammeln. Wir ließen von einem Glasmacher ein Glasregal an die Wand bauen, wo wir diese Sammlung ausstellten. Von nun an bekam Mehri aus aller Welt Streichholzschachteln geschenkt und die Sammlung wuchs unaufhaltsam. Wir standen auf der Sonnenseite des Lebens. So ergab sich eines Tages die Möglichkeit für mich, eine eigene Praxis zu eröffnen. Von da an arbeitete ich in der Frühschicht in Gaze Borkhar und vom späten Nachmittag bis zum Abend in meiner Praxis, wo ich meine eigenen Patienten behandelte. Schnell hatte es sich herumgesprochen, dass hier ein Arzt tätig sei, der die Sprache derjenigen verstünde, die nicht studiert hätten und aus einfachen Verhältnissen stammten. Die Zahl der Patienten stieg, auch die derjenigen, die keine finanziellen Mittel hatten und nicht versichert waren. Mein Ziel war es zu helfen. So verlangte ich von ihnen kein Geld. Auch in der Praxis war Pari die Fee, die dafür sorgte, dass alles glänzte und am richtigen Platz stand. Wir waren sehr auf ihre Hilfe angewiesen, denn inzwischen erwarteten wir schon unser drittes Kind. Mehrschad war nicht einmal ein Jahr alt und Mehrdad drei. Ich wusste, wie sehr Mehri sich diesmal eine Tochter wünschte. Und nicht nur ich, sondern die gesamte Verwandtschaft sehnte sich nach einem Mädchen, da diese in unseren Familien sehr rar waren. Und endlich erblickte unsere Tochter am 5. September 1974 das Licht der Welt. Ich nannte sie Mehrnousch, *die unsterbliche Liebe*. Mehrnousch hatte es sehr eilig zu kommen, so dass sie fast im Auto unserer Nachbarin, die uns ins Krankenhaus fuhr, auf die Welt gekommen wäre. Kaum hatten wir das Krankenhaus erreicht, kam Mehrnousch in der Morgendämmerung schon in den ersten Minuten, in denen Mehri in den Kreißsaal gebracht worden war, auf die Welt. Ich war sehr glücklich mit meinem Los, mit dem, was das Schicksal bislang für mich bereitgehalten hatte. Im Gesundheitszentrum in Gaze Borkhar arbeitete ich endlich in einem Team. Die Arbeitsatmosphäre unter uns Mitarbeitern war sehr entspannt und freundschaftlich. Man hatte immer ein gutes Wort, mal ein tröstendes, mal ein witziges, füreinander übrig. Da wir das Gesundheitszentrum gemeinsam aufgebaut hatten und zusammengewachsen waren, unterstützten wir uns gegenseitig, auch im Schichtdienst, so dass niemand leer ausging, wenn einmal jemand einen freien Tag außerhalb des Dienstplans benötigte. Die Patienten bemerkten natürlich auch das gute Miteinander und fühlten sich bei uns wohl. Wir hatten alle technischen und medizinischen Möglichkeiten, um die Patienten zu versorgen, und bei Bedarf konnten wir sie sogar an die moderne Tausend-Betten-Klinik in Isfahan überweisen, die beste Klinik im gesamten Nahen Osten. Oft dachte ich darüber nach, wie gut wir alle es hatten. Nicht einmal vor dreißig Jahren war die medizinische Versorgung unterentwickelt oder besser gesagt so gut wie gar nicht vorhanden gewesen. Als eines Tages Asghar als Kleinkind sehr starken Durchfall bekommen hatte und zu dehydrieren drohte, hatte Mutter ihn zu Fuß mehr als zehn Kilometer weit zu einem Heiler getragen, in der Hoffnung, er würde ihr Kind retten. Ich war stolz darauf, dass ich ein Teil dieses großartigen Landes war, das sich aus eigener Kraft so gut entwickelt hatte. Im Winter 1974, gerade drei Monate nach der Geburt unserer Tochter, erkrankte Vater schwer. Man stellte bei ihm Prostatakrebs im Endstadium fest. Er verstarb nach kurzer Krankheit an starken Blutungen. Als seine sterblichen Überreste im weißen Leichentuch der Erde übergeben wurden, verdunkelte sich mein Blick. Ich wollte das Klagen und Weinen der Frauen nicht hören, und ich konnte nicht mehr an mich halten. Ein Schwächeanfall überfiel mich mit ganzer Wucht. Ich brach zusammen. Eine Schleuse öffnete sich. Ich weinte all die Tränen, die ich seit meinem sechsten

Lebensjahr nicht geweint hatte. Vaters Verlust rief auch die Erinnerungen an Mutter wach. Ich war nun fünfunddreißig Jahre alt und Vollwaise. Aber ich war auch Vater von drei Kindern und musste für sie da sein. Es war Zeit, unser erstes Kind in die große Welt zu schicken. Mehrdad kam mit seinem fünften Geburtstag in den Kindergarten. Er war ein stiller und in sich gekehrter, jedoch sehr neugieriger Junge. Er scheute keinen Ärger und keine Mühen, um ein gutes Experiment durchzuführen. In seinen Experimenten war er furchtlos und übertrat sogar Regeln. Bisweilen waren seine Experimente auch gefährlich, wie etwa der Versuch, eine Stricknadel in die Steckdose zu stecken. Wir wissen nicht, wie viele Schutzengel an diesem Tag bei Mehrdad gewesen waren, aber wir wissen, dass er großes Glück hatte. Vom Stromschlag war er durch den Raum nach hinten geschleudert worden. Und doch war außer einem großen Schrecken nichts weiter passiert. Auch erinnere ich mich an sein Experiment mit dem Abluftventilator, der an der Hauswand installiert war und die Luft vom Innenraum nach außen abführte. Mehrdad war fasziniert vom Geräusch der zersplitternden Rotorblätter und vom Bild der explodierenden trockenen Erdklumpen, die er in den rotierenden Ventilator warf. Kostspielig waren seine Experimente allemal. Mehrschad war ein kleiner Menschenfreund, der alles daransetzte, um Harmonie herzustellen. Mit seinem einnehmenden Wesen und seinen klugen und manchmal altklugen Anmerkungen gewann er häufig die Herzen der Menschen. Für Mehrdad engagierten wir einen Taxifahrer, Hassan Agha, *der Schöne*, der Mehrdad täglich zum Kindergarten und wieder nach Hause brachte. Mit Mehrnouschs Geburt und Vaters Tod war eine Entscheidung in mir gereift, die ich seit Mutters Tod in mir getragen hatte. Ich würde an Mutters Stelle nach Mekka pilgern, so wie ich es ihr versprochen hatte. Sie hatte zu ihren Lebzeiten den Wunsch nach einer Wallfahrt häufig geäußert. Die große Pilgerreise war die Vollendung ihrer fünf Pflichten[39]

39 Die fünf Pflichten einer gläubigen muslimischen Person sind:
1. Shaheda = Glaubensbekenntnis, 2. Sallat = Gebet, 3. Zakkat = Almosengabe,
4. SaUm = Fasten im Ramadan und 5. Hadj = Pilgerreise nach Mekka.

als Muslimin. Doch nie hatte sich die Möglichkeit einer solchen Reise für sie ergeben. Mehri, deren Mutter Robabeh genauso gläubig war, wie meine Mutter es gewesen war, unterstütze meine Entscheidung. Wir waren bereit, diese Anstrengung auf uns zu nehmen und die finanziellen Mittel hatten wir jetzt. Ich suchte eine Agentur auf, die eine Pilgerreise nach Mekka anbot. Es war die Agentur des Hadji Ahmad Abshahi, *dem Dankbaren*, die die Pilgerreise in einer modernen Karawane organisierte. Er fragte mich, ob ich bereit wäre gegen Bezahlung als Karawanenarzt die diesjährige Pilgerreise zu begleiten. Die Reise würde außerdem für mich und meine Frau gratis sein. Die Bezahlung eines Arzthonorars lehnte ich ab, da ich aus der Pilgerreise keinen Profit erzielen wollte. Doch das Angebot, dass ich gratis mitreisen dürfte, wollte ich gerne annehmen. Als ich Mehri das Angebot unterbreitete, sagte sie, dass sie nicht mitkommen könne, weil Mehrschad und Mehrnousch noch sehr klein seien und sie die drei Kinder nicht in fremde Hände geben wolle, und die Anstrengungen ihrer Familie nicht zumuten wolle. Mehris Gründe waren für mich einleuchtend. So bereitete ich meine Reise vor. Da ich nicht sicher war, ob die Pilgerreise wirklich gelten würde, wenn ich sie kostenlos antreten würde, bat ich um eine Audienz bei Ayatollah Hadji Rahim Arbab, *der Barmherzige*, einem der einflussreichsten Ayatollahs Isfahans. Nachdem ich ihm die Situation geschildert hatte, überraschte er mich mit seiner Antwort. Nicht nur, dass die Reise selbstverständlich für meine Mutter gelte, sondern sie gelte doppelt, also auch für mich, da ich als freiwilliger Arzt die Menschen heilen und begleiten werde, die eine Pilgerreise auf sich nähmen. Ich könne also nach erfolgreicher Pilgerfahrt auch mich selbst und mit Stolz Hadji nennen. Das Urteil des Ayatollah war mir sehr wichtig gewesen, da ich zu diesen Zeiten noch ein streng praktizierender Muslim war. Ich teilte die Werte, die im Koran gepriesen waren: Aufopferung, Brüderlichkeit, Gleichheit, Mildtätigkeit, Reinheit, Frieden und Vergebung. Doch schon bald sollte ich in meinem Islambild sehr enttäuscht werden, denn die Mehrheit der Pilger, allesamt praktizierende Muslime, benahm sich nicht brüderlich. Kaum ein Pilger, der Rücksicht nahm auf die Älteren oder Versehrten. Die meisten erkämpften sich auf dieser Reise mit Ellenbogen die besten

Plätze. Ich sah viele Egoisten, die selbst am Grab des Propheten Mohammed oder am Haus Gottes keine Ehrfurcht oder Demut zeigten und die Alten beiseitestießen. Die Reise unserer Karawane, die aus etwa einhundert Personen bestand, begann nach einer vom Propheten Mohammed festgelegten Route, in Medina. Hier traten wir in den Weihezustand, den Ahram. Die Männer bekamen zwei weiße, lange Stoffbahnen, die keine Nähte und keinen Saum haben durften. Sie wurden jeweils um den Ober- und Unterkörper gewickelt. Darunter war Unterwäsche oder jegliche Kleidung verboten. Nägel und Haare durften nicht mehr geschnitten werden. Streit, Genuss von Suchtmitteln und Geschlechtsverkehr waren verboten. Der Ahram symbolisiert die Gleichheit aller Menschen vor Gott. Hier unterscheidet man reich und arm nicht mehr. Nun waren wir vorbereitet auf den Pilgerweg. Die hiesige Schwüle war vergleichbar mit der tropischen Hitze, die ich aus Saadabad kannte. Die Temperatur betrug noch weit nach Mitternacht mehr als dreißig Grad. Für mich gab es als Arzt viel zu tun. Neben den vielen Kreislaufproblemen traten immer mehr Erkältungskrankheiten auf, was bei einer solch unglaublichen Masse aus Menschen, die aus allen Ländern der Welt stammen und viele verschiedene Krankheitskeime mitbringen, nicht verwunderlich war. Die Abwehrkraft der Pilger war schon zu Beginn des Pilgerweges geschwächt. Ich bat unseren Karawanenführer und Organisator Hadji Ahmad Abshahi, für die Teilnehmer unserer Karawane Zitrusfrüchte zur Verfügung zu stellen, insbesondere die sehr beliebten Limu Shirin, die iranischen süßen Zitronen, die einen besonders hohen Vitamin C-Gehalt hatten. Er war nicht begeistert, denn sie kosteten in diesem Land ein Vermögen. Doch er vertraute mir und spendierte schließlich die Zitrusfrüchte. Auch in der Ernährung musste einiges umgestellt werden. Unseren Koch bat ich, anstelle der gebratenen Frikadellen, die mehr aus Brot, als aus Fleisch bestanden, eine Hühnersuppe mit frischem Gemüse zuzubereiten. Auch hierbei hatte Hadji Ahmad schweren Herzens der Hühnersuppe, und somit der viel kostspieligeren Mahlzeit, zugestimmt. So waren die Teilnehmer unserer Karawane – auch dank der guten medizinischen Versorgung durch die iranische Botschaft – bald wieder gesund und der Pilgerweg konnte ohne große

Zwischenfälle fortgesetzt werden. Zunächst besuchten wir die Stadt Mekka, wo wir sieben Runden um die Kaaba[40] im Innenhof der Al Haram-Moschee[41] drehen mussten. Die Runden begannen an der Ost-Ecke, wo der schwarze Stein angebracht ist. Ein Meteorit, von dem man sagt, dass Abraham ihn als Geschenk für den Bau der Kaaba aus dem Paradies mitgebracht habe. An der Kaaba sollen die Gebete tausendfach erhört werden. Ich empfand großes Glück, dass ich gesund war und mir diese Reise leisten konnte. Der Rundgang um die Kaaba war beruhigend und emotional zugleich. Er war wie eine innere Reise zu den eigenen Erinnerungen und Vorfahren, zum eigenen Leben. Ich betete für die Seelenruhe von Mutter und Vater und aller Verstorbenen, so wie Mutter es immer getan hatte. Auch für die Lebenden betete ich, allen voran für Mehri und für unsere drei Kinder. Nach dem Gebet musste Wasser vom Zam-Zam-Brunnen abgefüllt werden. Zu Hunderten standen wir Schlange an diesem Brunnen im Innenhof dieser einzigartigen Moschee, von dem man sagt, seine Quelle läge im Paradies, und sein Wasser habe heilende Wirkung. Für die Nacht kehrten wir in einem dreistündigen Fußmarsch nach Mina zu unserer Zeltstadt zurück Für unsere Karawane waren hier bereits Zelte für hundert Mann reserviert. Für jeden lagen zwei Decken aus, die nicht von den Reiseanbietern vor Ort stammten, sondern eine freundliche Leihgabe unseres Karawanenführers Hadji Ahmad Abshahi waren. Doch schon hörte man das Gemurmel der Teilnehmer, die sich beschwerten, sie würden die Decken behalten, da sie ja schließlich ein Recht darauf hätten, nachdem sie zu viel Geld für die Pauschalreise an Hadji Ahmad bezahlt hatten. Dieses Verhalten gefiel mir gar nicht, und tatsächlich erwuchs sich daraus ein größeres Problem, wobei Hadji Ahmad meine Unterstützung benötigte, da ich als Arzt eine Respektsperson war. Ich versuchte, es den zukünfti-

40 Schwarzer Kubusbau, 14 Meter hoch und 14 Meter breit. Umhüllt von einem schwarzen Brokatstoff, bestickt mit Goldfäden. Als „Haus Gottes“ das zentrale Heiligtum des Islam. Die vier Ecken sind nach den vier Himmelsrichtungen ausgerichtet.

41 Erbaut im 16. Jahrhundert ist sie die größte Moschee der Welt und die bedeutendste des Islam. Sie kann fast eine Million Menschen gleichzeitig aufnehmen. Sie ist der zentrale Punkt, dem sich alle Muslime der Welt beim Gebet zuwenden.

gen Hadjis zu erklären. Ich führte zwei Argumente an. Jenes, dass sie nicht einfach über das Eigentum anderer verfügen durften, was Diebstahl wäre und ihren Hadj ungültig machen würde, und jenes, dass mit diesen Decken viele Keime und Viren aus fremden Ländern nach Iran eingeführt würden und dass es aus hygienischen Gründen besser sei, wenn die Decken für die nächste Karawane in einem Jahr hier vor Ort blieben. Doch die Männer ließen sich nicht erweichen. Schließlich hatte ich die Idee, die iranische Botschaft um Hilfe zu bitten. Dort sprach ich zusammen mit Hadji Ahmad vor, und wir beschrieben das Dilemma der Bettdecken, die die Menschen ganz sicherlich mitnehmen würden. Der Ansprechpartner in der Botschaft setzte ein offizielles Schreiben auf, welches besagte, dass ausgeliehene Gegenstände nach Beenden der Reise unverzüglich an den Besitzer zurückgegeben werden müssen und dass es sich ansonsten um Diebstahl handle, und als solcher geahndet werde. Tatsächlich nahmen die meisten Hadjis diese Decken doch mit nach Iran, was mich dazu brachte, nur mit dem Kopf zu schütteln und über die Einfältigkeit dieser Menschen nachzudenken. Nach dieser Nacht in Mina liefen wir früh am nächsten Morgen in einem Fußmarsch von zwanzig Kilometern zum Berg Arafat[42], um dort das wichtigste Ritual der Wallfahrt zu vollziehen, die innere Zwiesprache mit Gott. An diesem Tag, und nur an diesem, verweilen jedes Jahr alle Pilger aus allen Kontinenten dieser Erde gleichzeitig in der Ebene von Arafat. An der Stelle, wo Mohammed drei Jahre vor seinem Tod seine letzte Predigt gehalten hatte. Sobald die Sonne ihren Zenit überschritten hatte, verrichteten wir gemeinsam das Mittags- und das Nachmittagsgebet und blieben dort, um vor Gott zu stehen. Dieses In-sich-Kehren versetzte mich in Glück und Freude. In Bittgebeten sprach ich innerlich mit Gott und teilte meine Gedanken und Wünsche mit ihm. Ich bat ihn unter Tränen um die Vergebung meiner Sünden.

42 Die Ebene von Arafat hat eine Fläche von etwa 80 Quadratkilometer. Der sechzig Meter hohe Hügel Djabal ar-Rahma (= Berg der Barmherzigkeit) wird auch der Arafat-Berg genannt, wo während des Arafat-Tages, dem neunten Tag der Du-l-Hidja, dem Hadj-Monat, dem letzten Monat des islamischen Kalenders, alle Pilger sich für die sogenannte Verweilzeremonie versammeln.

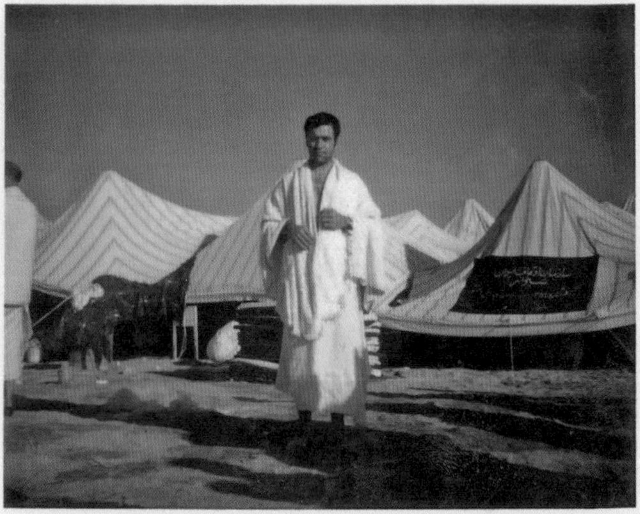

1974, Mekka, Zeltstadt von Mina, Hosein auf Pilgerreise

Bei Sonnenuntergang wurden das Abend- und das Nachtgebet wieder zusammen verrichtet, und alle Pilger machten sich gleichzeitig auf, in Richtung des Tales Mozdaliefe, um dort unter freiem Himmel zu übernachten. Ein unbeschreibliches Gefühl ergriff mich in dieser Nacht, als ich nach einem sparsamen Mahl in einfachster Kleidung auf einer schlichten Matte unter dem von Sternen erleuchteten Himmelszelt lag. Ich war erleichtert und voll Demut. Der nächste Tag begann mit einer weiteren Wanderung durch die Wüste, wo wir Kieselsteine für die bevorstehende Steinigung des Teufels sammelten, was symbolisch durch das Werfen der Kieselsteine auf drei Säulen passiert, die das Schlechte darstellen: den Hass, die Missgunst und die Habgier. Auf dem Weg zu den Säulen sah ich jedoch Bilder, die das Blut in meinen Adern gefrieren ließen. Auf der Jamarat-Brücke drängten zu viele Menschen gleichzeitig in beide Richtungen. Es entstand eine tödliche Welle in der Masse, die dazu führte, dass niemand mehr Herr seiner Bewegungen war. Eine solche Welle, die nur Tod und Verderben brachte, hatte ich noch nie in meinem Leben gesehen. Eine Massenpanik entstand und diejenigen, die dabei hinfielen, hatten keine Chance mehr aufzustehen. Sie wurden von tausenden Füßen der nachrückenden Masse zu Tode getrampelt. Niemand konnte ihnen helfen, weil kein Platz war, um sich zu bücken und sie aufzuheben. Alle, die es zu den Säulen geschafft hatten, waren verstört und verängstigt. Es fiel mir sehr schwer, die Ruhe zu bewahren, und ich war nur froh, dass Mehri nicht dabei gewesen war. Der Pilgerweg war an diesem schrecklichen Ort zu Ende. Es galt nur noch nach Medina zurück zu kehren, um dort ein Lamm zu opfern, welches als milde Gabe an die Mittellosen verteilt wurde. Per Laster wurden wir dann von Medina nach Mekka gebracht. Auch hier entstanden bei Ankunft in der Stadt Massenpaniken und einige Menschen starben. In unserer Karawane gab es keine Todesfälle, worüber ich, auch als Arzt der Karawane, sehr erleichtert war. In Mekka erfüllten die Hadjis ihre letzte Pflicht. Sie ließen sich kahl rasieren, da der Hadj als Neubeginn verstanden wird. Das Fallen der Haare symbolisiert die Sünden, die vom Hadji abfallen. Doch ich war nicht bereit mitzumachen. Nicht unter solchen hygienischen Bedingungen, wo mit ein und demselben Rasierer mehreren Pilgern die Haare abrasiert wurden, welche sie bei einer solchen Hitze seit Tagen nicht gewaschen hatten. Zudem wurde die Kopfhaut häufig bei der Rasur mit einfacher Klinge verletzt. Ich wollte keine Krankheiten über das fremde Blut übertragen bekommen. Zu diesem Zweck suchte ich Ayatollah Khuyi auf und schilderte ihm meine Bedenken. Durch die Zahlung einer Spende und durch das Abschneiden einer symbolischen Strähne wurde ich durch den Ayatollah von dieser Pflicht befreit. Nach Ankunft aus Mekka wurde ich von Aghajan am Flughafen empfangen. Ich war derart glücklich, wieder iranischen Boden unter den Füßen zu haben, dass ich sprachlos war. Aghajan lachte und fragte mich, ob ich noch einmal nach Mekka pilgern würde und ich antwortete sofort mit einem Nein. Weniger die Todesängste bei den Massenpaniken hatten mich überdrüssig gemacht, sondern das selbstsüchtige Gebaren vieler Pilger, die sich nun mit falschem Stolz *Hadji* nennen durften. In Isfahan wurde ich bereits in unserer Gasse erwartet. Asghar hatte die Gasse mit Lichterketten schmücken und Obst,

Gebäck und Tee auf riesigen Platten servieren lassen. Meine geliebte Mehri und meine Kinder mochte ich gar nicht mehr loslassen. Doch ich hatte keine Gelegenheit, über das Geschehene, über mein Zwiegespräch mit Gott oder über die tödliche Welle nachzudenken. Die Gasse war voller Gäste. Verwandte, Freunde, Nachbarn und einige Basaris waren gekommen. Nun war ich mit vierunddreißig ein Hadji. Als Heimkehrer vom Hadj war ich dreißig Tage lang von der Arbeit freigestellt. Mehri und ich genossen die Zeit mit unseren Kindern und bewirteten die vielen Gäste, die täglich in unser Haus strömten, um mich willkommen zu heißen. In dieser Zeit suchte uns auch Hadji Ahmad Abshahi auf. Er hatte für mich ein Geschenk mitgebracht als Dank für meinen Einsatz als Arzt und als Mensch. Es war ein kleiner handgeknüpfter Teppich, besprenkelt mit dem heiligen Wasser des Zam-Zam-Brunnens. Darauf war mein Porträt geknüpft mit folgenden gereimten Worten: „Doktor Hosein Zaeri, dieser ehrenhafte Mann / Dieses Bild, das diesen Teppich ziert, wird bleiben / Das Sonnenjahr Dreizehnhundert und fünfundfünfzig war es / Dies ließ Abshahi mit Stolz erfüllen."

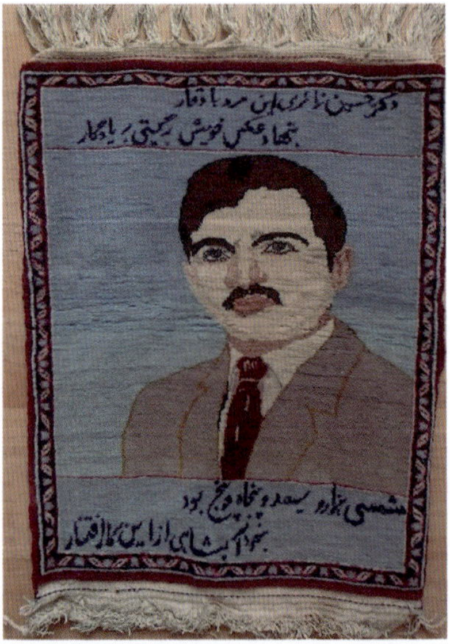

1974, Isfahan, Teppich mit Portrait von Hosein, Geschenk des Karawanenführers Abshahi

Ich dankte ihm herzlich. Ich mochte diesen Mann, der sich große Mühe gab, ein guter Hadji zu sein, und dem es wirklich gut gelang. Für Mehri und mich hatte ich als Geschenk aus Mekka zwei Totenhemden[43] mitgebracht, die ich mit dem Wasser des Zam-Zam-Brunnens besprenkelt und bei der Umrundung der Kaaba bei mir getragen hatte. Doch als zwei Jahrzehnte später Mehris Großmutter verschied, die wir alle liebevoll nur Mamma Sekkineh riefen, entschieden wir, die wir inzwischen fern der Heimat lebten, ihr mein Totenhemd zu widmen. Mamma Sekkineh, deren Vorname bedeutet *die Bewegungslose und Ruhige,* hatte in den letzten fünfzehn Jahren ihres Lebens, auch aufgrund ihrer Krankheiten, stets auf einem weichen Lager mit Kissen und einem Koran immer auf derselben Stelle gesessen und von morgens bis abends den Koran studiert. In ihrem gesamten Leben hatte es keinen Tag gegeben, an dem sie nicht die Heilige Schrift in die Hand genommen und für meine geliebten Eltern und alle Verstorbenen gebetet hätte.

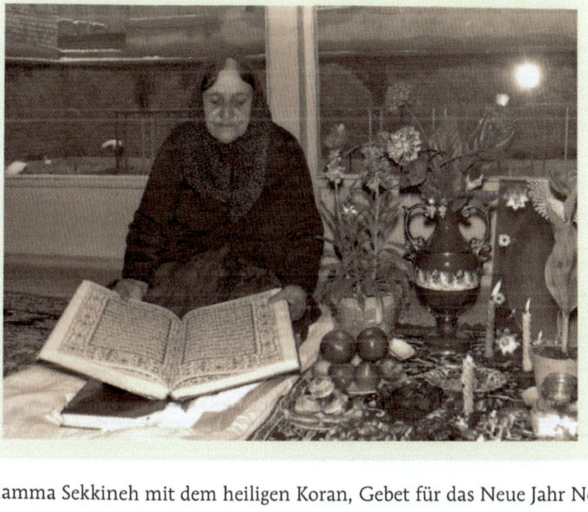

1974, Mamma Sekkineh mit dem heiligen Koran, Gebet für das Neue Jahr Norous

43 Das Totengewand ist bei einer muslimischen Bestattung notwendig, da Muslime nicht im Sarg beerdigt werden. Das Gewand, in der Regel aus weißem Leinen besteht aus einer Kopfbedeckung, die das Gesicht bis zum Hals verhüllt, aus einem Hemd und einer Hose. Wer kein Totengewand besitzt, wird in ein weißes Tuch gehüllt, das oben und unten mit zwei gleichfarbigen Stoffstreifen zugebunden wird, so dass nur noch Umrisse erkennbar sind, denn im Jenseits sind alle vor Gott gleich.

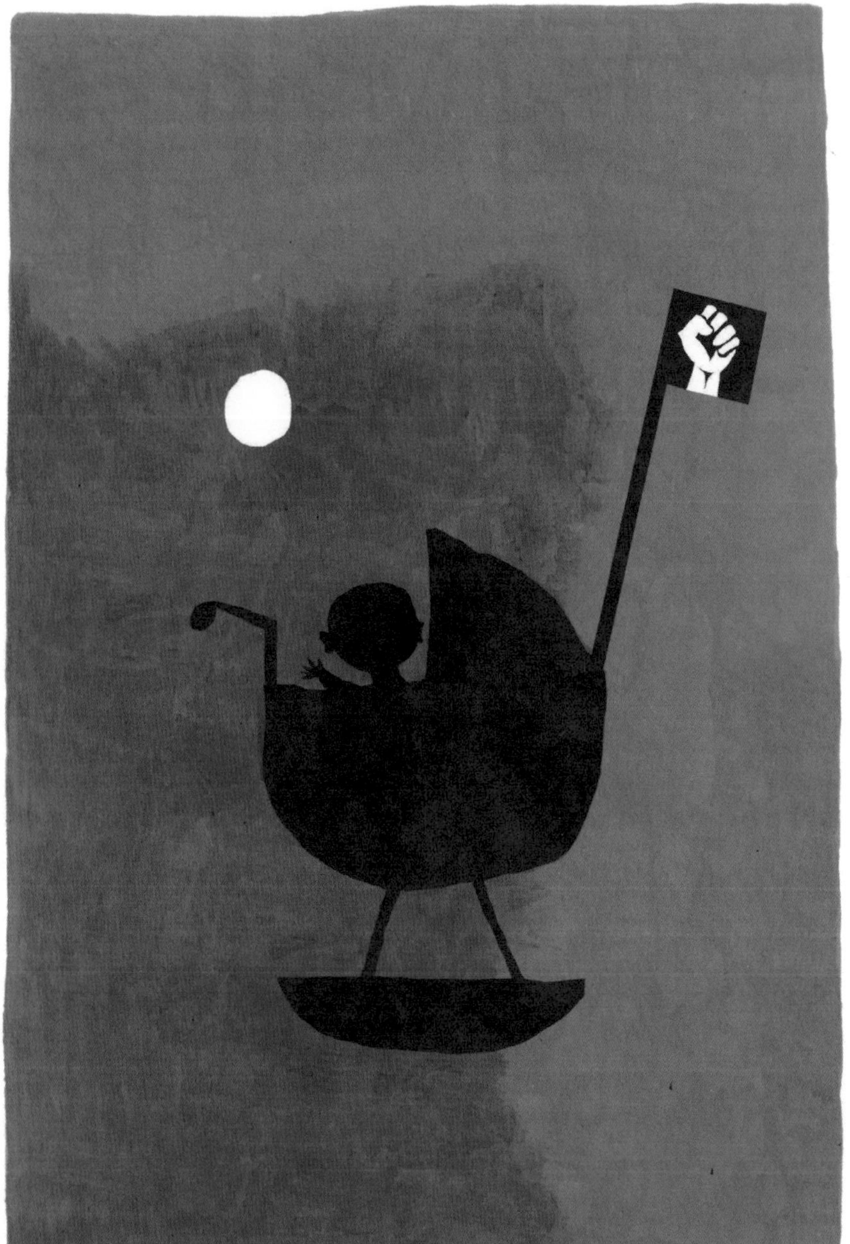

Kapitel 8

Dugh und Kabab

1976–1981

Nach meinem freien Hadjmonat nahm ich meine Arbeit in Gaze Borkhar wieder auf. In unserem Alltag ging es weiterhin aufwärts und wir genossen die Annehmlichkeiten eines guten Lebens in der oberen Mittelschicht. Vielen Iranern ging es mittlerweile finanziell gut. Die letzten Jahre hatten uns Wohlstand gebracht, so wie bei vielen anderen Familien aus der Mittelschicht. Einige hatten ihren Reichtum sogar derart vermehrt, dass sie hin und wieder an einem Wochenende nach London oder Paris flogen, um dort in den teuren Kaufhäusern einzukaufen. Die steigenden Öleinnahmen hatten die Konsumkraft der Bevölkerung gesteigert, und die Reformen der Weißen Revolution hatten Arbeitsplätze geschaffen. Auch das Industrialisierungsprogramm zeigte langsam Wirkung. Iran war innerhalb von fünfundzwanzig Jahren von einem Entwicklungsland zu einem modernen und aufstrebenden Staat geworden. Ich hatte mittlerweile meinen VW verkauft und einen gebrauchten Peykan[44] angeschafft, bloß für die Dauer, bis unser Antrag auf einen neuen Peykan durchging. Auch begannen wir Urlaubsreisen innerhalb Irans zu unternehmen, insbesondere in den Norden und ans Kaspische Meer. Der Binnentourismus hatte stark angezogen, und die Menschen wollten alle die Landschaften und Regionen ihrer Heimat entdecken. Auch aus dem Ausland kam ein Touristenstrom in unser Land und vergrößerte unseren Wohlstand. Wir reisten weiterhin gerne in den Norden ans Kaspische Meer und machten auf dem Weg immer an derselben Gaststätte in der Stadt Ab-Ali Halt, wo es den saftigsten und köstlichsten Kabab und den schmackhaftesten Dugh[45] Irans gab. Der Hunger der Bevölkerung auf tierische Nahrungsmittel

44 Ein in Iran sehr beliebter Mittelklassewagen, der ab der Mitte der siebziger Jahre bis auf den Motor vollständig in Iran produziert wurde. Peykan kommt von dem persischen Wort Peykan (= Pfeil).

stieg an, weil ihre Geldbeutel gefüllt waren. Produkte wie tierisches Öl, Fleisch oder Milchprodukte wurden zu Mangelwaren. Die eigene Landwirtschaft konnte diesen Hunger nicht stillen, weil Iran ein trockenes Land ist und die Landwirtschaft viel mehr Aufwand betreiben muss als in Mitteleuropa, um tierische Produkte zu erzeugen. Die Regierung begann eine große Kampagne, um für pflanzliches Öl zu werben. In Werbespots priesen bauchtanzende Schönheiten die Vorteile des pflanzlichen Produktes an. Zudem wurden manche Dosen Sonnenblumenöl mit goldenen Münzen bestückt, um die Menschen zum Kauf dieses Öls zu animieren. Um des Problems der Trockenheit Herr zu werden, wurden große Staudammprojekte verwirklicht und Stauseen angelegt, wo man auch Kraftwerke installierte. In verschiedenen Bereichen mussten überdies Arbeitsmigranten angeworben werden. Auch in der Tausend-Betten-Klinik mussten aufgrund des Ärztemangels Ärzte aus Bangladesch angeworben werden. Diesen neuen Mitarbeitern gab ich regelmäßigen Persischunterricht und alphabetisierte sie in der persischen Schrift. Mit dem Herbst 1976 stand Mehrdads Einschulung an. Ich war dankbar, dass seine Generation in einer Zeit lebte, in der die Einschulung eines Kindes kein Privileg für die oberen Schichten mehr war. Noch im Jahre 1940 war die gesellschaftliche Ordnung geprägt von den vier Schichten der Geistlichen[46], der Höflinge[47], der Aristokratie[48] und der Unterschicht[49]. Eine Mittelschicht existierte nicht. Die Unterschicht hatte den anderen drei Schichten zu dienen. Zudem hatte sie keinen Zugang zu Bildung, Kultur und Konsum, auch wenn sie sich diese ohnehin nicht hätte leisten können. Ich gehörte zu den ersten Kindern meiner Generation aus der Unterschicht, die in den Genuss einer schulischen Bildung gekommen waren, obwohl wir nur Nachkommen einfacher Handwerker, Arbeiter und Bauern gewesen

45 Persisches Erfrischungsgetränk (Nationalgetränk) aus Joghurt, Pfefferminze, Mineralwasser, Salz und Pfeffer, serviert mit Eiswürfeln. Verschiedene Variationen möglich, z.B. gewürzt mit getrockneten, gestampften Duftrosenblättern.

46 Rohaniyan = Schicht der Geistlichen

47 Darbariyan = Schicht der Höflinge

48 Ashraf = Schicht der Aristrokratie

49 Ro-Aya = Unterschicht

waren. Diese Erfahrung hatte uns, die junge Elterngeneration, sehr geprägt. So kam es, dass wir unsere Kinder unter einen großen Leistungsdruck setzten und von ihnen erwarteten, die Besten in ihren Klassen zu sein, ohne uns bewusst zu sein, dass nicht alle gleichzeitig die Besten sein konnten und dass mit dieser Denkweise für die meisten Kinder ein Scheitern unumgänglich werden würde. Wir alle, ob gebildet oder nicht, wollten, dass unsere Kinder diese neuen Möglichkeiten voll ausschöpften und das Beste aus ihrem Leben machten. Wir definierten *das Beste* als das, was wir für das Beste hielten, ohne Rücksicht auf die Fähigkeiten und Wünsche unserer Kinder. Auch ich war einer jener engagierten Väter. Bereits am ersten Schultag, als Mehrdad nach Hause kam und uns die Strich-Punkt- und Schwungübungen zeigte, die ihm wahrlich nicht gelungen waren, nahm ich das häusliche Förderprogramm auf. So übte ich an diesem Tag noch weitere zwei Stunden mit Mehrdad, mit der Erwartung, dass er bereits am zweiten Tag diese Übungen perfekt beherrschte. So hielt ich es in den folgenden Jahren und verbrachte viel Zeit damit, meine Kinder auf die bestmögliche Art zu fördern, oder wie ich es nun, nach einem Abstand von fünfundvierzig Jahren nenne, zu verbiegen. Mehrdad gab sich in den ersten Jahren große Mühe, meinen Erwartungen gerecht zu werden und wurde tatsächlich jedes Jahr Klassenbester mit einer Bestnote in allen Fächern. Auch Mehrschad und Mehrnousch hielten später diesem Leistungsdruck stand und wurden wie Mehrdad in der Grundschule in allen Klassenstufen und in jedem Schuljahr Klassenbeste. Um diese Erfolgsmomente festzuhalten, gaben Mehri und ich als stolze Eltern in diesen Jahren stets zum Schuljahresende im wöchentlichen Stadtanzeiger in Annoncen mit Fotos den großen Erfolg unserer Kinder bekannt. Im Herbst des Jahres 1977 war Mehrnousch im Kindergartenalter. Eine neue Regelung ermöglichte den Kindergartenbesuch nun schon ab dem dritten Lebensjahr, statt wie bisher ab dem fünften. Uns fiel es sehr schwer, sie in so jungem Alter schon in eine Einrichtung zu geben. Der erste Kindergartentag wurde ein Tag voll Tränen. Mehrnousch hatte solange geweint, bis man uns gebeten hatte, sie abzuholen. Auf der Heimfahrt hatte sie berichtet, dass sie Aghajan vermisste, obwohl Aghajan in Teheran wohnte, und sie ihn ohnehin nur zweimal im Jahr in den Neujahrsferien im März und in den Sommerferien sah. Uns war es klar, dass wir sie nicht zwingen konnten, in den Kindergarten zu gehen. Sie war sehr willensstark, da sie in den ersten drei Jahren ihres Lebens lernen musste, sich als einziges Mädchen in der Verwandtschaft gegenüber ihren Brüdern und älteren Cousins durchzusetzen. Wenn sie einmal etwas beschlossen hatte, war sie davon nicht mehr abzubringen. So ließen wir sie gewähren und sie verbrachte die nächsten drei Jahre zuhause. Sie verbrachte viele Stunden an der Seite von Mehri und erzählte ihr täglich wie sehr sie sich eine Schwester wünschte. Und wie man es so sagt, schaffte sie es, ihrer Mutter *ein Kind in den Bauch zu reden*. Schon bald erfuhren wir von Mehris erneuter Schwangerschaft. Doch auch bei mir kündigten sich in diesem Herbst große Veränderungen an. Im Nachhinein betrachtet weiß ich, dass dieser Herbst für die nächsten zwei Jahrzehnte der letzte ruhige Herbst meines Lebens sein würde. Doch zu diesem Zeitpunkt empfand ich mein Leben als ereignisreich und aufregend. Neben Mehris Schwangerschaft hatten wir uns auf die Suche nach einem größeren und repräsentativen Haus umgesehen. Als Hadji und erfolgreicher Arzt musste ich nun meinen gesellschaftlichen Stand durch solche Symbole wie einem Haus und einem guten Auto vorweisen. Zudem brauchten wir mit der Ankunft des vierten Kindes mehr Wohnraum. Ich hörte von einem Freund, dass er gerade ein Haus in einem guten Wohnviertel baute. Das Haus hatte acht Zimmer, einen Garten, einen Swimmingpool, eine Garage für zwei Autos und einen großzügigen Kellerbereich. Die Außenfassade würde mit weißem Granit ausgekleidet werden. Er zeigte mir die Baustelle und die Baupläne und unsere Entscheidung war gefallen. Wir kauften dieses Haus für den Preis von vierhunderttausend Toman und gaben noch unser Haus in der Baterkhangasse und ein Stück Land hinzu, das wir bislang besessen hatten. Der Umzug sollte schon im darauffolgenden Frühjahr noch vor der Geburt unseres vierten Kindes vonstattengehen. Im kommenden Winter begab es sich, dass ich einmal einen Patienten aus Gaze Borkhar nach Isfahan begleiten musste, den ich dort in die

Tausend-Betten-Klinik überwiesen hatte. In der Klinik begegnete ich Doktor Taheri*, dessen Ehefrau eine meiner ehemaligen Schülerinnen gewesen war. Er hatte schon viel von mir gehört, und kam mit mir ins Gespräch. Doktor Taheri war der leitende Arzt der Neurochirurgie in dieser Klinik. Er hatte sein Studium und seine praktischen Semester in Deutschland in der *Neurologischen Klinik der Universitätsmedizin Göttingen* absolviert und war somit der bekannteste Spezialist für neurologische Erkrankungen in Isfahan. Er kam sofort auf sein Anliegen zu sprechen. Unumwunden gab er mir bekannt, dass er mich für seine Station werben wolle, und zwar in der Funktion seines Assistenzarztes und seiner rechten Hand. Für mich gab es keinen Grund zu zögern. Die Tätigkeit in der größten Klinik Irans würde sich grundlegend von meiner bisherigen Tätigkeit als leitender Arzt eines Gesundheitszentrums unterscheiden. Außer den beiden großen Vorteilen, dass ich dann endlich in Isfahan arbeiten könnte und dass ich wesentlich mehr verdienen würde, bedeutete für mich die Tätigkeit in der Neurochirurgie eine einmalige Möglichkeit, mich an der Seite dieses hervorragenden Arztes und Chirurgen weiterzuentwickeln. Ich sagte Doktor Taheri sofort zu. Wir besiegelten unsere gemeinsame Entscheidung mit Handschlag und waren beide sehr glücklich über diese zufällige Begegnung. Warum hätte ich denn auch um Bedenkzeit bitten sollen? Die Entscheidung konnte mit der Zeit weder richtiger noch falscher werden. Auch wollte ich keine Vorteile aus der Situation des Ärztemangels herausschlagen und mich zunächst zieren und rarmachen, damit ich mit Doktor Taheri um ein höheres Gehalt hätte feilschen können. Denn ich war kein Geschäftsmann. Ich war nur Arzt. Nun blieb mir noch die große Aufgabe, mich von meinem Team in Gaze Borkhar zu verabschieden. Am letzten Arbeitstag flossen viele Tränen. Auch ich war ungehalten und fragte mich, warum ich diesen Schritt hatte tun müssen, obwohl mir bewusst war, dass die Entscheidung richtig gewesen war. Patienten, die mir in den fünf Jahren zusammen mit all ihren Familienmitgliedern ans Herz gewachsen

---

* Name geändert

waren, verabschiedeten sich unter Tränen und wortreich von mir. Meine Kollegen und Kolleginnen sagten, dass es nun nie mehr so wie vorher sein würde, da das eingeschworene Team, das gemeinsam das Gesundheitszentrum aufgebaut hatte, sein wichtigstes Glied verloren hatte. Mir wurde wieder einmal klar, dass jeder Neubeginn einen Preis kostete, und dass wir Wesen waren, die immer wieder einen Neubeginn wagen und den Preis dafür bezahlen mussten. Von diesem Naturgesetz gab es kein Entkommen. Mein Start in der Tausend-Betten-Klinik wurde mir von Doktor Taheris Team versüßt, und ich wurde herzlich aufgenommen. Ich lernte täglich viel Neues und konnte es kaum abwarten, das neue Wissen und die neuen Fähigkeiten einzusetzen. Ich ging über meine Grenzen hinaus und erbrachte die größtmögliche Leistung. Doktor Taheri beobachtete meine Bemühungen mit großem Staunen über die Geschwindigkeit und über die Genauigkeit, mit der ich vorging. Er war sehr zufrieden.

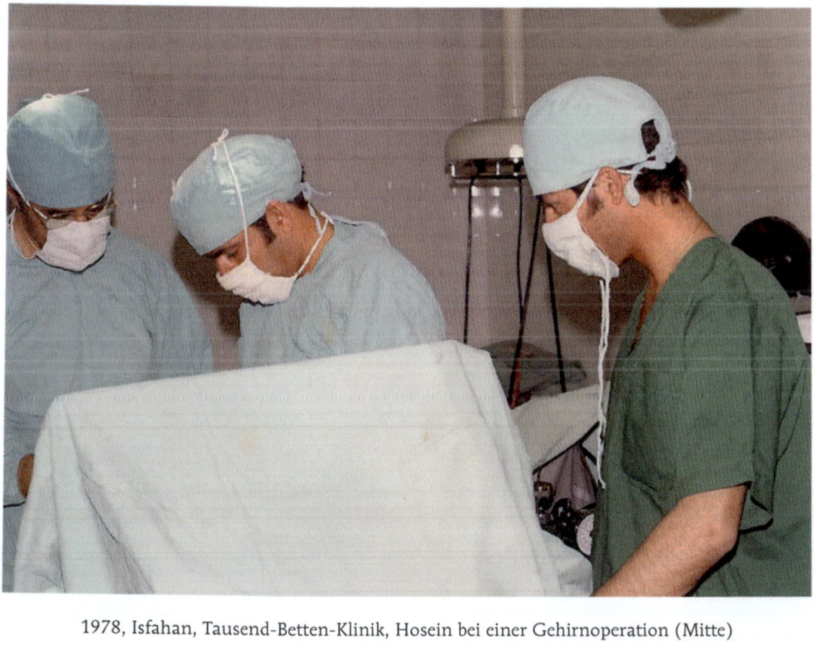

1978, Isfahan, Tausend-Betten-Klinik, Hosein bei einer Gehirnoperation (Mitte)

Der Winter hatte eben seinen Höhepunkt hinter sich gelassen, als in unserem Land Unruhen begannen, die innerhalb eines einzigen Jahres in einer wahren Revolution und einem Regierungssturz gipfeln sollten, welche weltweit Beachtung fand. Am 7. Januar des Jahres 1978 verfasste ein Journalist unter Pseudonym einen Artikel mit dem Titel *Iran und der Schwarze und Rote Kolonialismus*. Darin wurde der Geistliche Ayatollah Chomeyni, der vierzehn Jahre zuvor, im Jahre 1964, wegen aufrührerischer Tätigkeiten und wegen Vaterlandsverrats aus Iran ausgewiesen worden war, und nun in Irak lebte und lehrte, als *Kommunistischer Verschwörer* geschmäht. Mit der Farbe Schwarz hatte der Autor die Geistlichkeit ins Visier genommen, die alles versuchte, um Shah zu stürzen, und mit der Farbe Rot hatte er die Intrigen der Weltmacht Sowjetunion angedeutet, die seiner Meinung nach die Geistlichkeit unterstützte, um die Regierung Shahs ins Wanken zu bringen, um an die großen Ölreserven Irans zu gelangen, zu denen Shah dem Westen einen Zugang geöffnet hatte. Dieser Artikel stammte, was später vermutet wurde, aus der Feder des Informationsministers von Shah, Dariush Homayun, dessen Vorname bedeutete *Das Gute festhalten*. Doch mit diesem Artikel entfachte der Autor geradezu das Gegenteil, nämlich die Unzufriedenheit der Menschen, die durch die an den Westen orientierten Reformen und rasanten Umbrüche Sehnsucht nach den altbekannten islamischen Ritualen hatten. Schon zwei Tage nach Erscheinen des Artikels organisierten die Studenten der Theologiewissenschaften in der Stadt Ghom, dem konservativ-islamischen Zentrum Irans, wo genau vor vierzehn Jahren Ayatollah Chomeyni mit seiner Anti-Shah-Rede den Zorn des Monarchen auf sich gezogen hatte, eine große Sympathiekundgebung. Um der Ausweitung der Proteste entgegen zu wirken, ließ Shah sie durch seine Streitkräfte gewaltsam niederschlagen. Laut Gerüchten kostete diese Niederschlagung mindestens einhundert Demonstranten das Leben. Von offizieller Seite wurde von vier Todesopfern gesprochen. Selbst, wenn die Gerüchte nicht stimmten, entfalteten sie jene Wirkung, die dazu führte, dass man diesen Artikel mit Pseudonym heute als Initialzündung der *Islamischen Revolution* bezeichnet. Schon am

12. Januar 1978 nutzte Chomeyni die aufgeheizte Stimmung und rief die Iraner zum Sturz Shahs auf. Wir verfolgten diese Ereignisse mit Faszination und etwas Sorge. Doch unser Privatleben ließ kaum zu, dass wir darüber nachdenken konnten, was sich um uns herum zusammenbraute. Mehrdad war in der Schule zum Sorgenkind geworden. Trotz seiner guten Noten gab es Anlass, sich Gedanken zu machen, da er sich sehr zurückzog und in den Pausen im Klassenzimmer blieb, um durch das Fenster seinen Klassenkameraden beim Toben und Spielen zuzuschauen. Er war keinesfalls ein Kind, das man als *normalen Jungen* bezeichnen konnte. Er hing seinen Gedanken nach, wollte sich nicht mit anderen Jungs messen und prügeln und ließ sich von den Mitschülern drangsalieren. Mehrschad konnte sich im Kindergarten gut behaupten und würde schon in einem Jahr eingeschult werden. Er war ein lauter und schneller Junge, der niemals stillhalten konnte. Häufig tat er sich beim Toben auf der Straße weh und stellte uns mit seinem Lärm auf die Geduldsprobe. Doch auch er gab Anlass zur Sorge, da er untergewichtig war und selten Appetit hatte. Es war eine wahre Herausforderung, ihn zu ernähren. Mehrnousch, die jetzt dreieinhalb Jahre alt war, beschäftigte sich still mit Bastel- und Maltätigkeiten. Mehri hatte kaum noch Kraft, sich um die Kinder zu kümmern, da sie den großen Umzug vorbereitete, obwohl sie sich bereits im letzten Drittel der Schwangerschaft befand und sich schonen musste. Der Umzug in das neue Haus stand unmittelbar bevor, und auch an meinem Arbeitsplatz wurde uns der sofortige Umzug der gesamten neurochirurgischen Station aus der Tausend-Betten-Klinik in ein anderes Krankenhaus, der Emdad-Klinik, angekündigt. Als Assistenzarzt und rechte Hand war ich besonders gefordert und trug die größte Verantwortung. Doch auch dieser Frühling ging vorüber und beide Umzüge waren überstanden. Im frühen Sommer würde unser viertes Kind das Licht der Welt erblicken. Wir wollten unser neues Zuhause zu einem schönen und geschmackvollen Heim machen, nicht nur, weil unsere gesellschaftliche Stellung uns dazu verpflichtete, sondern auch weil wir dieses Leben liebten, welches wir gemeinsam von klein auf aufgebaut hatten. Als erstes beantragte ich,

nach Rücksprache mit der Nachbarschaft, einen Namen für unsere Gasse. Nach einigen Behördengängen und der Zahlung einiger kleiner Aufmerksamkeiten erwirkte ich die offizielle Benennung unserer Gasse in die Niloufar-Gasse, einem persischen weiblichen Vornamen, was *die Seerose* bedeutet. Auch meine Pläne, unsere Gasse, die bislang als Durchgang zwischen zwei großen Straßen für den Verkehr diente, zu einer Sackgasse zu machen, fand unter der Nachbarschaft großen Anklang. Und auch dieser Antrag ging nach großer Mühe und einiger zusätzlicher Zahlungen durch, und die Gasse verwandelte sich in eine ruhige Oase im Stadtteil, wo wir am Wochenende und an den Nachmittagen bis zu den Abendstunden die fröhlichen Stimmen unserer spielenden Kinder von draußen hörten. In der Nachbarschaft stellte sich ein Zusammengehörigkeitsgefühl ein. Schon bald genoss ich große Anerkennung und wurde als der *Herr Doktor* von den Nachbarn zu allen Fragen des Lebens zurate gezogen. Auch Mehri genoss als *Frau Doktor* und vor allem als kluge Frau aus gutem Hause den Respekt der Nachbarschaft. Den Peykan verkaufte ich und kaufte nun einen Mercedes Benz 230 und für Mehri einen roten Renault 5. In unserem Haus nahmen wir viele Veränderungen vor. In Gedenken an meine Eltern und an meine unbeschwerte Kindheit stellte ich einen Gärtner ein, der unseren Garten mit Leben füllen sollte. Wir pflanzten Traubenreben an und überdachten den gesamten Hof mit Metallgestänge, an denen die Reben hinaufwachsen sollten. Unser Gärtner, ein älterer Mann mit viel Wissen über Natur, Obstanbau, Blumen, Bäumen und die Jahreszeiten, verbrachte viel Zeit in unserem Haus und verwandelte in kürzester Zeit unseren leeren und kargen Außenbereich in einen üppigen Garten, einem Paradies für die Kinder und für alle Katzen, die im Stadtteil wild herum streunten. Wir ließen unter dem Traubendach zwei Schaukeln anbringen und auf die Terrasse stellten wir eine Hollywoodschaukel, die an die modernen Filme aus dem Westen erinnerte. Ich ließ im Garten einen tiefen Brunnen graben, der unsere Wasserversorgung für den Garten, aber auch für Notfälle sicherstellte. Mithilfe von Aghajan erhielten wir die beste Technik für die Beförderung des Wassers per Pumpe und Elektromotor. Ebenso ließen wir in einem kleinen Häuschen einen Generator einbauen, der die Pumpe mit Strom versorgte und im Falle eines Stromausfalls das ganze Haus mit Strom versorgen würde. Wir kauften antike Möbel und antikes Geschirr für das Empfangs- und Gästezimmer. Den großen verglasten Wintergarten, der an unser Wohnzimmer angrenzte, verwandelte Mehri in einen Dschungel. Üppiges Grün wuchs in die Höhe und ein Wasserspiel aus Marmor lenkte den Blick des Betrachters auf sich. Mehris Onkel, Hadji Abdol Khalegh, schenkte uns eine wahre Kostbarkeit zum Einzug. Es war ein mit dunklem Samt ausgelegter Bilderrahmen, der die ganze Wand einnahm. Darin hatte ein Künstler mit der Laubsäge ausgesägte Holzbuchstaben in Kalligrafieschrift hineingesetzt und so in feinster Kleinarbeit Zitate aus dem Koran zum Schutze unseres Hauses zusammengestellt. Auch Mehris Streichholzschachteln fanden ein neues Zuhause in einem neuen und viel größeren Glasregal, das eine ganze Wand bedeckte. Das Nest war fertig. Am 9. Juni 1978 kam unsere zweite Tochter und unser viertes und letztes Kind in der Tausend-Betten-Klinik auf die Welt. Ich nannte sie Mehrnaz, *die Herrlichkeit der Liebe und Schönheit der Sonne.* Sie war willkommen und wurde von uns allen geliebt. Auf den Straßen, in den Teehäusern, am Fluss oder auf der Gasse war das vorherrschende Thema noch immer die Alleinherrschaft Shahs, und die Unzufriedenheit der Menschen darüber, dass die Opposition brutal und blutig niedergedrückt wurde. Es fanden täglich Ausschreitungen und Straßenschlachten statt. Mal überfielen islamistische Gruppierungen die sogenannten Sündenpfuhle, wie Tabakläden, Tanzlokale oder Banken, mal wurden Demonstranten aus kleineren Gruppen brutal verprügelt. Die Gerüchte streuten sich wild durch die Gassen der Städte. Niemand wusste mehr, was wahr und was erfunden war. Kaum war Mehrnaz zwei Monate auf der Welt, passierte ein großes Unglück, das die gesamte iranische Nation in Trauer und Wut stürzte. Am 19. August 1978 wurden in mehreren Städten in Iran auf Kinos Brandanschläge ausgeübt. Das verheerendste Inferno betraf das Kino *Cinema Rex* in der Stadt Abadan. Es brannte lichterloh. Die Ausgänge waren alle von außen von den Attentätern versperrt worden. Das

Feuer breitete sich so schnell aus, dass jede Hilfe zu spät kam. Mehr als 420 Kinobesucher verbrannten bis zur Unkenntlichkeit und bei lebendigem Leibe. Sehr schnell lenkten die oppositionellen Gruppen den Blick auf den SAVAK[50], den für die Inlandsaufklärung zuständigen Geheimdienst Shahs. Das Volk geriet in Aufruhr und am 5. September 1978 wurden anlässlich des Fastenmonats Ramadan im ganzen Land Demonstrationen durchgeführt. Tagsüber gingen die Menschen auf die Straßen. Panzer wurden auf die großen Plätze gefahren und Soldaten standen Patrouille. Doch die Menschen hatten keine Angst vor ihnen. Sie steckten den Soldaten Blumen in die Gewährläufe und kletterten auf die Panzer. Die Menschen wollten Shah nicht mehr, und der Ruf nach Chomeyni, dem Erlöser, wurde immer lauter, obwohl Shah im August zum Anlass des Tages der Verfassung demokratische Reformen ankündigte. Chomeyni hatte dem iranischen Volk nicht nur Freiheit und Gleichheit versprochen, sondern auch gratis Öl zum Heizen und kostenloses Benzin für alle. Er hatte jedem das versprochen, was er hören wollte. Den Kurden versprach er die Autonomie, den Studenten freie Wahlen und eine neue Verfassung und den Intellektuellen Millioneninvestitionen in die Infrastruktur des Landes anstelle der unfassbaren Summen, die Shah für die militärische Aufrüstung des Landes ausgegeben hatte. Chomeyni überzeugte jeden und entfesselte die Wut des Volkes. Die Welle der Revolution drang in unsere Augen und Ohren ein und hinderte uns daran, klar zu sehen und zu denken. Sie machte uns zu einem Volk, das nur noch laute Parolen von sich gab. Nachts gingen wir auf die Dächer und schrien Revolutionsparolen gegen den Alleinherrscher. Es breitete sich ein Lied in rasender Geschwindigkeit aus, welches wir unseren Kindern beibrachten und mit ihnen und allen Demonstranten gemeinsam öffentlich sangen:

---

50 SAVAK steht für Sazemane Aettelaat Va Amniyate Keshvar (= Organisation für Informationen und Sicherheit des Landes), sprich der Geheimdienst Shahs. Der SAVAK zwang politische Gefangene (amnesty international schätzte deren Zahl auf mehrere Tausend) auch unter Folter zu Geständnissen und führte Hinrichtungen und anderen Bestrafungen durch, die nicht von einem Gericht verhängt worden waren. Die Gefangenen hatten kein Recht auf juristischen Beistand.

„Unter der Last der Unterdrückung lebe ich nicht mehr,
Ich opfere mein Leben für die Freiheit,
Tod genau diesem Shah, Tod genau diesem Shah,
Geliebter Chomeyni komm, denn es ist Revolution,
Die Bedeutung deiner Gegner ist vorbei,
Allah O Akbar[51], Chomeyni zum Führer!"

Die oppositionellen Gruppen, ob Kommunisten, Linke, Schriftsteller, Studenten, Geistliche, Bauern oder Geschäftsleute, schlossen sich endlich zusammen und entschieden, gemeinsam zu kämpfen und Chomeyni, der in den Jahren des Exils enorm an Beliebtheit und Charisma gewonnen hatte, als das Gesicht des Widerstandes und der Hoffnung zu präsentieren. Nach Shahs Rücktritt sollten dann das Volk durch demokratische Wahlen eine Regierung bestimmen und einen Präsidenten wählen. Drei Tage nach den landesweiten Protesten wurde durch die Regierung über Teheran und weitere große Städte das Kriegsrecht verhängt. Ein Viertel der Armee wurde in die Hauptstadt Teheran verlegt. Der 8. September 1978 ging als der *Schwarze Freitag* in die Geschichte Irans ein. Bei den Demonstrationen in Teheran wurde ohne Vorwarnung und wahllos in die Menge geschossen. Die eine Seite berichtete von einhundert Todesopfern, die andere Seite von fünfzehntausend. Gerüchte besagten, die Situation sei eskaliert, weil sich unter den Demonstranten pro-islamische und in Libyen und Palästina ausgebildete Agitatoren gemischt hätten, die einen Schusswechsel provoziert hätten. Auch die Zivilbevölkerung, die wir uns selbst bislang als unpolitisch bezeichnet hatten, fanden diese Nachrichten und Gerüchte nicht mehr hinnehmbar. Es musste etwas geschehen. Die Welle hatte nun auch uns erreicht. Immer öfter interessierten wir uns für shahfeindliche Nachrichten und insbesondere für die Informationen, die wir über den Radiosender BBC[52] erhielten. Wir erfuhren, dass

51 Arabisch = Gott ist groß

52 BBC steht für Britisch Broadcasting Corporation, öffentlich-rechtliche Rundfunkanstalt des Vereinigten Königreiches

Chomeyni die Armee zum Aufstand aufgerufen und das ganze Volk zu einer Revolution aufgefordert hatte. In dieser Atmosphäre des Aufruhrs wurde Mehrschad nur zehn Tage nach dem Schwarzen Freitag am 18. September 1978 eingeschult. An geregelten Schulzeiten, Hausaufgaben oder Klausuren war jedoch nicht mehr zu denken. Niemand sah die Schule als erste Priorität. Anfang Oktober 1978 wies Saddam Hussein, Iraks Machthaber, Chomeyni aus seinem Land aus. Dies machte ihn für uns zu einem Getriebenen und zu einem Märtyrer, für den wir tiefe Liebe empfanden. Wir waren sehr erleichtert und glücklich über die Nachricht, dass Paris sich bereit erklärt hatte, ihn aufzunehmen. Auch wenn es Chomeyni zunächst widerstrebte auf die Einladung dieser *Sündenstadt* zu reagieren, blieb ihm nichts anderes übrig, als noch weiter weg von Iran und nach Frankreich zu gehen. Doch es stellte sich heraus, dass dies seine Wirkung auf das iranische Volk um ein Mehrfaches vergrößerte. Er fand in Neauphle-le-Château seine neue Residenz, wo er als alter und weiser Mann unter einem Apfelbaum sehr romantisch und öffentlichkeitswirksam in Szene gesetzt wurde. Er kniete auf einer einfachen Matte und betete Mekka zugewandt. Der Sender BBC sprach vom *heiligen Greis unter dem Apfelbaum* oder vom *Ghandi Irans*. Dieser Mann stand in seiner Schlichtheit in einem krassen Gegensatz zum Prunk der Pahlavis[53]. Unsere Liebe und unsere patriotischen Gefühle wuchsen ins Unermessliche. Wir wollten Chomeyni als unseren Führer. Derweil produzierte seine Entourage sehr werbewirksam immer wieder neue Audiokassetten mit Chomeynis väterlicher und warmer Stimme. Seine Botschaften überfluteten in rasender Geschwindigkeit ganz Iran. Die Menschen waren verrückt nach diesen Kassetten. Jeder wollte eine Originalkassette besitzen und alle warteten schon voll Vorfreude auf die nächste Folge. Sie wurden als Serie auch im Radio BBC gespielt. Nun hatte die Welle, die in ihrer Wirkung um das Hunderttausendfache tödlicher sein würde

53 Die Dynastie der Pahlavi kam 1925 nach der Herrschaft der Kadjaran in Iran an die Macht und ist die letzte Herrscherdynastie Irans. Shah war als Mohammad Reza Pahlavi bis 1979 der letzte Herrscher dieser Dynastie, der auf dem sogenannten Pfauenthron herrschte.

als die Todeswelle, die ich in Mekka gesehen hatte, das ganze Land erfasst. Kaum noch jemand hatte ein gutes Wort für den Alleinherrscher Shah übrig. Nahezu einhundert Prozent der Personen, die ich kannte, waren für die Revolution. Und die Wenigen, die die Gefahren dieses Umsturzes voraussahen oder ahnten, waren aus Angst verstummt. Diese Welle erschien uns jedoch wie eine wohlige und warme Woge des kaspischen Meeres, das uns unter wunderbarem Sonnenschein überspülte und nichts als Glücksseligkeit mit sich brachte. Das ganze Volk fühlte sich einander zusammengehörig. Wir waren im kollektiven Rausch und kämpften alle für dieselbe Sache. Wir standen Seite an Seite auf den Straßen und auf den Dächern und riefen Chomeyni nach Hause. Im November 1978 legten politische Streiks das gesamte Land lahm. Zunächst streikten die Angestellten der Banken. Sie forderten unter anderem die Entfernung der Porträts von Shah und seiner Familie von den Wänden ihrer Filialen. Ihnen folgten die öffentliche Verwaltung und die Telefongesellschaft. Die Post wurde genauso wenig ausgetragen, wie die Flugzeuge der Gesellschaft *Iran Air* abhoben. Um die Pilgerreisenden nicht zu erzürnen, brachte die Luftwaffe Shahs auf seinen persönlichen Befehl hin mehr als zwanzigtausend Pilger nach Mekka und zurück. Ausländische Firmen begannen, sich aus dem Land zurück zu ziehen. Neben vielen anderen Ländern bereitete das deutsche Auswärtige Amt einen Notfallplan vor, um bei einer Verschärfung der Lage die dreizehntausend deutschen Staatsangehörigen schnell ausfliegen zu können. Investitionen wurden gestoppt. Neue Investitionen nicht mehr geplant. Doch was der Regierung und damit dem Monarchen das Genick brach, war der politische Streik der etwa vierzigtausend Beschäftigten aus der Ölindustrie, deren Erträge rund vierzig Prozent des Bruttoinlandsproduktes betrugen und über neunzig Prozent der Erlöse aus dem Export ausmachten. Dem Monarchen wurde schlicht der Geldhahn abgedreht. Ihm fehlten allein aus den Öleinnahmen täglich sechzig Millionen Dollar. Der kommende Winter wurde für das Volk sehr hart. Doch wir blieben unerbittlich. Wir waren zu allem bereit. Auch das eigene Leben wollten die Menschen opfern. Anfang Januar 1979 zeichnete sich in den Beratungen der vier Weltmächte USA, Großbritannien, Frankreich und Deutschland auf der dreitägigen Konferenz von Guadeloupe[54] ab, dass sie Shah wohl nicht mehr unterstützen würden, was der US-amerikanische Präsident Jimmy Carter, der sich noch ein Jahr zuvor demonstrativ an Shahs Seite gestellt hatte, seit Anfang der Konferenz gefordert hatte. Einige Tage nach der Konferenz nahm der französische Präsident Valéry Giscard d'Estaing im Auftrag der Konferenzteilnehmer den Kontakt zu Ayatollah Chomeyni auf, um mit ihm den möglichen baldigen Regierungswechsel in Iran zu erörtern. Als Shah erkannte, dass die Westmächte ihn fallen gelassen hatten, verließ er am 16. Januar 1979 Iran mit den Worten: „Ich bin müde und brauche eine Pause. In ein paar Jahren werdet ihr mit euren Öllampen losziehen und mich suchen. Doch jetzt haben sie die Macht. Ich übergebe das Land in ihre und in Gottes Hände."

Nach Shahs Ausreise übernahm mit Einverständnis der Westmächte Premierminister Shapur Bakhtiar, dessen Vorname *Sohn des Königs* bedeutet, die Übergangsregierung, um die Wirtschaft des Landes wieder zum Laufen und dem Land Ruhe und Ordnung zu bringen. Er schien dazu befähigt zu sein. Er hatte in Frankreich Jura, Philosophie und Politik studiert und an der anerkannten Pariser Universität, der Sorbonne, promoviert. Er hatte freiwillig im französischen Widerstand gegen die Naziherrschaft gekämpft. Wir erhofften uns damit eine Demokratie. Doch Chomeyni war nicht einverstanden. Bald nach seinem medial inszenierten und triumphalen Einzug nach Iran am 1. Februar 1979 erklärte er die Übergangsregierung für illegal und setzte, ohne mit dem Militär Beratungen durchgeführt zu haben, einen eigenen Ministerpräsidenten, Mehdi Bazargan, dessen Vorname *der Erlöser* bedeutet, ein. Dieser leitete die neue Übergangsregierung. Auch Bazargan gab Anlass zur Hoffnung, da auch er im Zweiten Weltkrieg als Freiwilliger in der Französischen Armee gegen das national-

54 Auf der Konferenz von Guadeloupe vom 04. bis 07. Januar 1979 besprachen die Teilnehmer, Jimmy Carter, Präsident der USA, James Callaghan, Premierminister Großbritanniens und Helmut Schmidt, Bundeskanzler der Bundesrepublik Deutschland, auf Einladung des französischen Präsidenten Valéry Giscard d'Estaing neben Fragen der internationalen Sicherheit und der Sicherung der Energieversorgung insbesondere die *Krise Irans* als wichtigsten Tagesordnungspunkt.

sozialistische Deutschland gekämpft und ein Studium in Frankreich absolviert hatte. Er war bekannt für seine liberale Haltung und seinen Einsatz für Menschenrechte. Indes tauchte Bakhtiar unter und bat nach seiner erfolgreichen heimlichen Flucht aus Iran im März 1979 Frankreich um Asyl. Chomeynis neue Regierung begann eine beispiellose Verfolgungsjagd gegen jede Art von Opposition. Langsam erwachte das Volk aus dem romantischen Revolutionstaumel und bemerkte, dass die Ereignisse das gesamte Land überrollt hatten und niemand dagegen etwas ausrichten konnte. Chomeyni, der nur das Gesicht der Revolution sein sollte, hatte sich verselbstständigt und sah keine demokratischen Wahlen vor. Tagtäglich wurden wir durch das Fernsehen Zeugen grausamer Säuberungsaktionen. Ehemalige Militärangehörige und Geheimdienstler wurden in Gefängnissen gefoltert und mussten ihre Schuld öffentlich eingestehen. Einige blieben standhaft und bekannten sich weiterhin zu Shah und andere zeigten Reue. Doch alle wurden zum Tode verurteilt und ihre Verstümmelungen und Hinrichtungen wurden im Fernsehen ausgestrahlt. Auf Chomeynis Befehl hin wurde der Shir-o-Khorshid[55] aus der iranischen Flagge entfernt und stattdessen das arabische Wort für Gott *Allah* eingesetzt. Auf den oberen roten und den unteren grünen Rand wurde hintereinander der Schriftzug *Allah ist groß* auf Arabisch *Allah-o-Akbar* eingefügt. Alle Denkmäler und Statuen des Shah-Regimes wurden niedergerissen. Im öffentlichen Raum wurden die Porträts der Königsfamilie durch solche von Chomeyni ersetzt. Die Universitäten, die Chomeyni *die Brutstätten des Bösen* nannte, wurden für lange Zeit geschlossen. Frauen wurden durch Kündigungen am Arbeitsplatz aus der Öffentlichkeit verbannt. Nun waren die ehemaligen Revolutions-Verbündeten dran. Oppositionellen wie die Kommunisten, die

55 Das Symbol des Löwen mit der Sonne im Rücken ist in der Kultur der Perser tief verwurzelt und reicht weit zurück in die Zeit der Mythen und Sagen, die von Ahura Mazda (dem Guten) und Ahriman (dem Bösen) handeln. Es wurde bereits im 6. Jahrhundert v. Chr. in der achämenidischen Kunst verwendet. Die Perser nannten ihr Land *Die Sonne des Ostens*. Ab dem 12. Jahrhundert wurde das Symbol auf Wappen und Münzen und in der Kunst verwendet. Ab dem 16. Jahrhundert war es stets auf Flaggen zu sehen und wurde als Symbol des vereinten Iran verstanden.

Volksmudjaheddin[56] oder die von Mossadegh gegründete Nationale Widerstandsbewegung wurden ausfindig gemacht und in brutaler Weise aus dem Weg geräumt oder einfach gegeneinander aufgehetzt. Drakonische Verbote und mittelalterliche Züchtigungen, wie Steinigungen oder öffentliche Auspeitschungen und Amputationen, bestimmten nun unseren Alltag. Auch im Kleinen gab es viele Veränderungen, die uns direkt betrafen. Mädchen- und Jungenschulen wurden getrennt. Frauen durften nicht mehr mit einer männlichen Begleitung, mit der sie nicht verwandt waren, in der Öffentlichkeit auftreten. Versammlungen wurden verboten. Eine strenge Kleiderordnung für alle einschließlich einer Verschleierungspflicht für alle weiblichen Personen ab sechs Jahren wurde eingeführt. Um die Bevölkerung zu kontrollieren und Oppositionsbewegungen im Keim zu ersticken, gründete Chomeyni *zum Schutz des Regimes* die vom Volk *Pasdaran* genannte Organisation der iranischen Revolutionsgarde, SEPAH[56]. Die Pasdaran, die man an ihren Vollbärten und am ungepflegten Äußeren gut erkennen konnte, waren überall auf Patrouille. Auch in unserer Klinik gab es Veränderungen. Der Leiter der Klinik wurde abgesetzt und an seiner Stelle ein anderer Arzt eingestellt. Außerdem wurden auf unserer Station zwei bärtige junge Männer, Mitglieder der Pasdaran, eingestellt, die keinerlei medizinische oder pflegerische Ausbildung vorzuweisen hatten. Der neue Leiter der Klinik war weisungsbefugt und durfte nicht selbst entschieden. Die Pasdaran bestimmten willkürlich über die Abläufe unserer Arbeit. Sie führten eine Lautsprecheranlage ein, die die Station täglich mehrere Stunden lang mit Koranrezitationen oder mit Chomeynis Reden beschallte. Ich sprach diese jungen Männer an, mit dem Hinweis, dass auf einer Station der Neurochirurgie die Patienten nach einer Operation am Gehirn absolute Ruhe bräuchten. In einem sehr unhöflichen und beleidigenden

56 Militante Gruppierung, die sich zu Beginn ihrer Bewegung den Islamischen Sozialismus propagierte und zum bewaffneten Kampf aufrief.

57 SEPAH, die iranische Revolutionsgarde, im Volksmund auch Pasdaran genannt. Die Armee der Wächter der Islamischen Revolution (Sepah-e Pasdaran-e Enghelab-e Eslami) wurde von Chomeyni am 5. Mai 1979 ins Leben gerufen.

Ton teilten mir die beiden Aufpasser mit, dass ich diese Beschwerde schriftlich einzureichen habe. Sie duzten mich, obwohl ich hier die rechte Hand des Oberarztes und älter als sie war. Doch ich behielt die Ruhe und reichte meinen Vorschlag schriftlich ein. Schon zwei Tage später wurde ich ins Büro gebeten, wo man mir unmissverständlich mitteilte, dass ich meinen Brief offiziell zurückzunehmen habe und dass es für mich besser sei, wenn ich nie wieder einen Beschwerdebrief einreichte. Sie hatten mich sehr eingeschüchtert und machten mir Angst. Auch vor den Schulen hatte die Revolution nicht Halt gemacht. Die meisten Rektoren waren ausgetauscht worden und Lehrkräfte, die nicht linientreu waren, waren entlassen worden. Überall wurden neue Religionslehrkräfte eingesetzt, die teilweise auch für den Biologieunterricht zuständig waren. Die politischen Ereignisse überschlugen sich. Shah, der an Krebs erkrankt war und inzwischen in den neun Monaten im Exil mit Ägypten, Marokko, den Bahamas und Mexiko mehrere Stationen hinter sich gehabt hatte, wurde Ende Oktober in den USA aufgenommen und unter einem Pseudonym in einem New Yorker Krankenhaus behandelt. Chomeyni erfuhr sehr bald davon und forderte am 4. November 1979 die USA auf, Shah auszuliefern. Am selben Tag stürmten vierhundert iranische Studenten und Angehörige der Gruppe der *Studenten der Linie des Imams*[58] die amerikanische Botschaft, besetzten diese und erklärten dreiundsechzig amerikanische Staatsbürger in der Botschaft zu Geiseln. Sie forderten die Auslieferung Shahs, was die USA sofort ablehnten. Die iranische Regierung bestritt eine Beteiligung an der Geiselnahme, zeigte jedoch Verständnis für die *natürliche Reaktion des unterdrückten iranischen Volkes auf die Missachtung der verletzten Gefühle dieses Volkes seitens der amerikanischen Regierung*, wie es das Außenministerium erklärte. Doch schon zwei Tage später trat auch die iranische Regierung unter Ministerpräsident Bazargan aus Protest gegen die Geiselnahme zurück. Bazargan starb im Jahre 1995 in Zürich, im politischen Exil, nachdem er nach vielfachen Bemühungen, auch als Teil der Regierung, bis 1985 versucht hatte,

58 Daneshdjuyane Khatte Emam

dafür einzutreten, dass Staat und Religion getrennt wurden. Sein Fazit fiel für das gesamte iranische Volk bitter aus: „Nach der Revolution passierte etwas völlig Unvorhergesehenes – der Klerus hat uns völlig verdrängt und die Kontrolle über das Land übernommen. [...] Wir Zivilisten haben die Machtübernahme des Klerus durch unsere Inaktivität ermöglicht."* Chomeyni hatte nun freie Hand, um eine neue Regierung nach seinem Geschmack einzusetzen. Einen Monat später fand eine Volksabstimmung statt, die laut Angaben der Regierung zu einhundert Prozent der neuen Verfassung zugestimmt hatte. Nun hatte Iran nicht mehr die Staatsform der Konstitutionellen Monarchie, die es seit fast einem Jahrhundert gegeben hatte, sondern war zur *Islamischen Republik Iran* geworden mit Chomeyni als oberstem Führer über Regierung, Justiz und Militär. Die USA brachen die diplomatischen Beziehungen zu Iran ab. Sie waren inzwischen Shah losgeworden, der nach Panama ausgeflogen worden war, wo er politisches Asyl erhalten hatte. Sie verhängten ein US-Exportverbot über Iran. Außer Lebensmitteln und Medikamenten wurde die gesamte restliche Versorgung abgeschnitten. Wir waren gefangen in den Klauen eines Dämons und man hatte uns allein gelassen. Unter der Bevölkerung herrschte höchste Verunsicherung. Die Schikanen und Menschenrechtsverletzungen durch die Pasdaran nahmen täglich zu. In allen Bereichen waren Aufpasser und Denunzianten eingesetzt worden. Niemand war nirgends mehr sicher, nicht einmal vor den eigenen Freunden, Verwandten, Kindern, Ehemännern oder Ehefrauen in den eigenen vier Wänden. Die Sprüche *Die Wände haben Ohren* oder *Die Mäuse hören mit* machten die Runde. Die Kündigungswelle gegen *Unliebsame* hatte ihren Höhepunkt erreicht. Auch über Ardeshir Khan in Saadabad erreichten uns entsetzliche Nachrichten. Die Pasdaran hatten ihn in seinem Sitz in Shiras aufgesucht, um ihn zu seiner Hinrichtung zu bringen. Er war der Unterstützung des Shah-Regimes schuldig gesprochen worden, weil er die Weiße Revolution befürwortet hatte, indem er sein Land und seine Palmen-

* Heinz Nußbaumer, *Khomeini - Anarchie in Allahs Namen*, München, Berlin, Herbig 1980 (S.189)

haine im Zuge der Umverteilung von Besitztümern den mittellosen Bauern geschenkt hatte. Ardeshir Khan hatte sich auf seinem Balkon verschanzt und hatte die ankommenden Pasdaran erschossen. Anschließend hatte er den Freitod gewählt und sich selbst mit den antiken Waffen seiner Vorfahren gerichtet. Das Persische Neujahr 1980 war angebrochen. Das Volk war gedemütigt. Jeder einzelne hatte sich in sein Heim zurückgezogen. Niemand feierte oder tanzte draußen am Zayandeh Rud, denn auch das war nun bei Peitschenhieben verboten. Die Wirtschaft des Landes war lahmgelegt. Die Geiselnehmer in der amerikanischen Botschaft hielten noch immer, nach fünf Monaten, zweiundfünfzig bedauernswerte Menschen mit amerikanischer Staatsangehörigkeit fest. Der Frühling ging vorüber. Unsere Kinder waren erschrocken und mussten in der Schule täglich neue Demütigungen ertragen, denn sie waren gebrandmarkt als Kinder eines Arztes. Man ging davon aus, dass die intellektuelle Schicht die neue Regierung nicht guthieß, und dass alle gebildeten Menschen Antirevolutionäre seien. Mehrschad klagte über die Ungerechtigkeiten, die er täglich in der Schule ertragen musste, wenn die Lehrer mehr Propaganda lehrten, als Wissen und die Prügelstrafe wieder einführten. Mehrdad wurde immer stiller und im kommenden Herbst stand uns Mehrnouschs Einschulung in die neue Mädchenschule bevor. Wir machten uns Sorgen, da sie weder eine solche Ruhe besaß, wie jene, die Mehrdad in sich trug, noch das strategische Denken von Mehrschad teilte, welches ihn häufig von übereilten und gefährlichen Handlungen abhielt. Ihre Brüder hatten beide Eigenschaften, die ihnen in einer Diktatur behilflich waren. Doch Mehrnousch hatte in den sechs Jahren gelernt, sich als einziges kleines Mädchen in der Verwandtschaft zu behaupten. Diese Eigenschaft könnte ihr gefährlich werden. In diesen Wirren erhielt ich die Nachricht von Asghar, dass seine Erstgeborene, Zohreh, meine geliebte Nichte heiraten werde. Ich war sehr glücklich über diese Nachricht. Zohreh würde nun endlich im Hause unserer Eltern ihre eigene Familie gründen. Ich hoffte, ihr Ehemann sei gut zu ihr und sie werde Mutter gesunder und glücklicher Kinder.

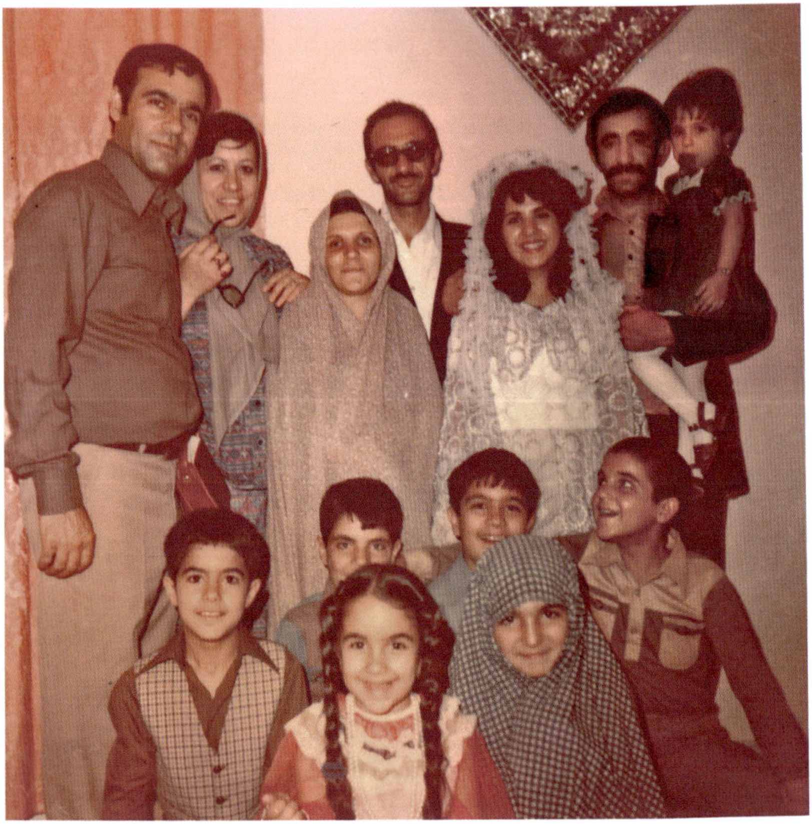

1980, Isfahan, Zohrehs Hochzeit, Hinten: Hosein, Mehri, Batul, Asghar, Zohreh, Ali, Mehrnaz, Mitte: Mehrschad, Majid, Mehrdad, Saiid, Vorne: Mehrnousch, Shohreh (von links)

Im Juli 1980 erhielten wir über das Fernsehen die *gute Nachricht*, dass Shah in Ägypten seiner Krankheit erlegen sei. Im Land wurde gefeiert und Shah wurde immer wieder aufs Neue getötet, indem pietätlose Glückwunschbekundungen im Fernsehen ausgestrahlt wurden. Es wurden ausgelassene Feste gefeiert, und die Menschen kamen zu Tausenden zu den Kundgebungen. Die Frage war, ob sie aus Überzeugung dorthin gingen oder bloß aus dem Grund, weil an die Teilnehmer kostenlose Reissäcke verteilt wurden. Uns wurde bewusst, dass es mit dem Tod Shahs kein Zurück mehr gab. Es würde nie wieder so werden wie vorher. Da tauchte plötzlich ein dreiundzwanzigjähriger, drogensüchtiger, blasser, junger Mann namens Hosein Takb Alizadeh, dessen Vorname bedeutete *Der Gute*, in den Fernseh-Nachrichten und auf den Titelblättern der Zeitungen auf. Er gestand, einer der Attentäter der Brandstiftung des Kinos Cinema Rex in Abadan gewesen zu sein. Er beschrieb detailliert, wie die Brandstifter vorgegangen seien. Doch er betrachtete sich nicht als Mörder und sei darüber entsetzt gewesen, als er jüngst sein Foto in der Zeitung gesehen habe mit dem Untertitel, er sei der *SAVAK-Mörder von Abadan*, also ein Ex-Mitglied des Geheimdienstes. Vielmehr sei er unschuldig, weil er dieses Feuer für den Sieg der Revolution und des großen Führers Ayatollah Chomeyni gelegt habe. Deswegen habe er sich freiwillig gestellt, damit alles aufgeklärt würde und er wieder als unschuldiger Mann und mit reinem Gewissen in Freiheit weiterleben könne. Er habe lange darum gekämpft, dass dieser Prozess stattfinde. Tatsächlich hatte er viele Monate lang versucht, auf allen Ebenen Gehör zu finden und war von Stelle zu Stelle weitergeschickt und immer wieder vertröstet und hingehalten worden, ganz so, als wolle man seinen Fall nicht vor Gericht bringen Doch er sei unnachgiebig gewesen und wollte sein Gewissen bereinigen. Der Prozess gegen die Attentäter hatte tatsächlich erst dann stattgefunden, nachdem die Familien der Opfer des Brandanschlags seit März 1980 wöchentlich gestreikt hatten. Sie waren von den Pasdaran eingeschüchtert und schließlich verprügelt worden. Einige waren von den Sitzstreiks abtransportiert und anschließend in der Wüste ausgesetzt worden. Es hatte immer mehr Gerüchte gegeben, dass Chomeynis Regierung etwas zu vertuschen hatte und dass nicht Shah für den Brandanschlag verantwortlich gewesen sei, sondern *die Vereinigung der kämpfenden Geistlichkeit*, also die militanten konservativislamischen Unterstützer der Revolution. Für uns alle war es nun offensichtlich, dass der Brand nur gelegt worden war, um Shahs SAVAK zu beschuldigen und damit die Wut der Bevölkerung anzufachen und die Revolution landesweit auszubreiten. Takb Alizadeh wurde am 4. September 1980 schuldig gesprochen, im Auftrag des SAVAK im Kino Cinema Rex das Feuer gelegt zu haben. Er wurde zum Tode verurteilt und das Urteil wurde unverzüglich an Ort und Stelle vollstreckt. Wir waren erschüttert. Die Initialzündung *unserer* Revolution war eine große Lüge gewesen. Shah, der Mann, dem wir zu Unrecht die Schuld an diesem grausamen Anschlag gegeben hatten, konnte uns nicht mehr verzeihen. Er war verstorben. Wir bereuten alles. Zwei Wochen nach Takb Alizadehs Hinrichtung hörten wir in den Nachrichten von der Invasion unseres Nachbarlandes Irak in die Grenzregion zwischen Iran und Irak mit mehreren Toten. Gerade zwei Tage zuvor, am 20. September 1980, war Mehrnousch in die erste Klasse eingeschult worden. Wir machten uns Sorgen um unsere Kinder in diesen unsicheren und gewalttätigen Zeiten. Was, wenn die Zusammenstöße an der Grenze sich auf die Städte weiterverbreiteten? Auch unsere Befürchtungen über Mehrnouschs Anpassungsschwierigkeiten in der Schule bewahrheiteten sich schnell. Sie entwickelte sich zu einer Kämpfernatur. In den ersten Wochen kam es bereits zum Eklat. Ihre Lehrerin bevorzugte offen und unverhohlen ihre eigene Tochter, die eine Mitschülerin in der Klasse war. Sie ernannte sie zur Klassensprecherin, die ihre Mitschülerinnen in den Zeiten, wenn keine Lehrerin anwesend war, zu kontrollieren hatte. Ihre Tochter war ein verwöhntes Mädchen und nutzte ihre Macht gegenüber den Mitschülerinnen aus. Eines Tages hatte sich während einer ihrer Kontrollgänge durch die Bänke, wobei alle Schülerinnen mit den Händen vor sich auf dem Tisch still und gerade zu sitzen hatten, ein Vorfall ereignet. Sie hatte Mehrnouschs Bleistift entdeckt. Da dieser ihr ausnehmend gut gefiel, hatte sie diesen an sich genommen mit den Worten, dieser sei ab sofort ihr Eigentum. Auf Mehrnouschs Proteste hin hatte sie ihr auf den Kopf geschlagen. Unsere Tochter war aufgestanden und hatte zurückgeschlagen. Als die Lehrerin in den Unterricht gekommen war, schrien und weinten beide Mädchen. Die Lehrerin hatte ihre Tochter aufgefordert, zu berichten, was passiert sei. Die Tochter berichtete, Mehrnousch sei nicht brav an ihrem Platz sitzengeblieben und habe ihren Bleistift gestohlen. Als sie sich den Bleistift zurückholen wollte, habe Mehrnousch sie geschlagen. Die Lehrerin war sehr wütend gewesen und hatte Mehrnousch bestrafen wollen. Da hatte sie unerlaubterweise das Wort ergriffen und berichtet, dass der Bleistift ihr gehöre und dass zuerst die Tochter der Lehrerin zugeschlagen habe und dass ihre Mutter ihr beigebracht habe, sie solle zurückschlagen, wenn jemand sie schlage. Und das habe sie getan. Da die Lehrerin wohl ihre eigene Tochter kannte, ließ sie die Sache ohne eine Bestrafung auf sich beruhen und konfiszierte den Bleistift. Doch Mehrnousch wollte keine Ruhe geben. Zuhause angekommen, berichtete sie Mehri von dieser Ungerechtigkeit. Mehri schrieb einen Brief und ließ ihn durch unseren mittlerweile sehr geliebten Fahrer Hassan Agha an das Rektorat übergeben. Daraufhin hatte Mehrnousch ein paar Tage später ihren Bleistift ohne Worte von der Lehrerin zurückerhalten. Unsere Tochter geriet immer wieder in Schwierigkeiten, weil sie es nicht ertrug mit anzusehen, wie ihre Klassenkameradinnen zu Unrecht körperlich gezüchtigt wurden oder wie die Klassensprecherin ihr Unwesen trieb. In diesem ersten Schuljahr hatte Hassan Agha noch viele Briefe hin- und herzutragen, da Mehri den Mut und den Gerechtigkeitssinn unserer Tochter unterstützen wollte. Indes geriet Irans Regierung weltweit in Kritik. Man fragte sich nun, warum die Geiselnehmer die zweiundfünfzig amerikanischen Staatsbürger noch immer festhielten. Die Forderung nach der Auslieferung Shahs war nun gegenstandslos. Nun stellte Chomeyni neue Forderungen auf. Neben der Herausgabe iranischer Gelder, die auf den US-Konten eigefroren waren, und Shahs Privatvermögen, das sich ebenfalls in den USA befand, forderte er den Verzicht der Geiseln und ihrer Familien auf Schadensersatzforderungen und den Verzicht der USA auf jegliche zukünftige Einmischung in die inneren Angelegenheiten Irans. Die Regierung des US-Präsidenten Jimmy Carter konnte allen Bedingungen zustimmen mit Ausnahme jener des Verzichtes der Geiseln auf Schadensersatzansprüche. Dies sei die Angelegenheit der Justiz, in die er sich als Präsident nicht einmischen könne. Somit waren die Verhandlungen gestorben. Am 4. November 1980, genau am ersten Jahrestag der Erstürmung der amerikanischen Botschaft in Teheran, fanden in den USA Präsidentschaftswahlen statt. Jimmy Carter wurde unter anderem auch dafür abgestraft, dass er die Geiseln nicht frei bekommen hatte. Ronald Reagan wurde zum neuen Präsidenten der Vereinigten Staaten. Im Januar 1981 überwies die neue Regierung die eingefrorenen Gelder und Shahs Vermögen, eine Summe in Höhe von acht Milliarden Dollar, an die islamische Republik. Auch die Zusagen zum Verzicht der Geiseln auf Schadensersatzforderungen und zum Verzicht der USA auf Einmischung in die Innenpolitik Irans wurden vom neuen Präsidenten gegeben. Am 20. Januar 1981 wurde Reagan als vierzigster Präsident der USA vereidigt. Zwanzig Minuten später entließ Chomeyni die zweiundfünfzig Geiseln nach vierhundertvierundvierzig Tagen Gefangenschaft in die Freiheit mit den Worten: *Jetzt brauchen wir sie nicht mehr*. Einige Jahre später stellte es sich heraus, dass Chomeyni lange vor der Freilassung der Geiseln mit dem damaligen Präsidentschaftskandidaten Ronald Reagan, der in diesem Wahlkampf zum zweiten Mal nach dem Amt des Präsidenten gegriffen hatte, heimlich in Verhandlung getreten war, nachdem Carters Regierung die diplomatischen Beziehungen abgebrochen hatte. Reagan hatte Interesse daran gehabt, dass das Geiseldrama sich noch eine Weile bis nach den Wahlen hinziehen würde, so dass der Erfolg der Freilassung nicht seinem Rivalen Jimmy Carter zugeschrieben werden konnte. Der Deal hatte gelautet: Die Geiseln würden nicht vor der Vereidigung des neuen Präsidenten freigelassen. Im Gegenzug würde Reagan im Falle seiner Wahl alle Bedingungen erfüllen. Die neue US-Regierung hatte sogar der Lieferung jener Waffen an Chomeynis Regierung zugestimmt, die noch zu Shahs Zeiten von Iran bestellt und bezahlt, jedoch nie ausgeliefert worden waren, weil Shah gestürzt worden war. Nun war unsere neue Regierung mit modernen Waffen und frischem Geld ausgestattet und konnte sich ihrem Erzfeind zuwenden, Saddam Hussein, dem Staatspräsidenten Iraks, dessen Vorname besagte, er sei *Derjenige, der gewaltsam streite und zu Kollisionen neige.*

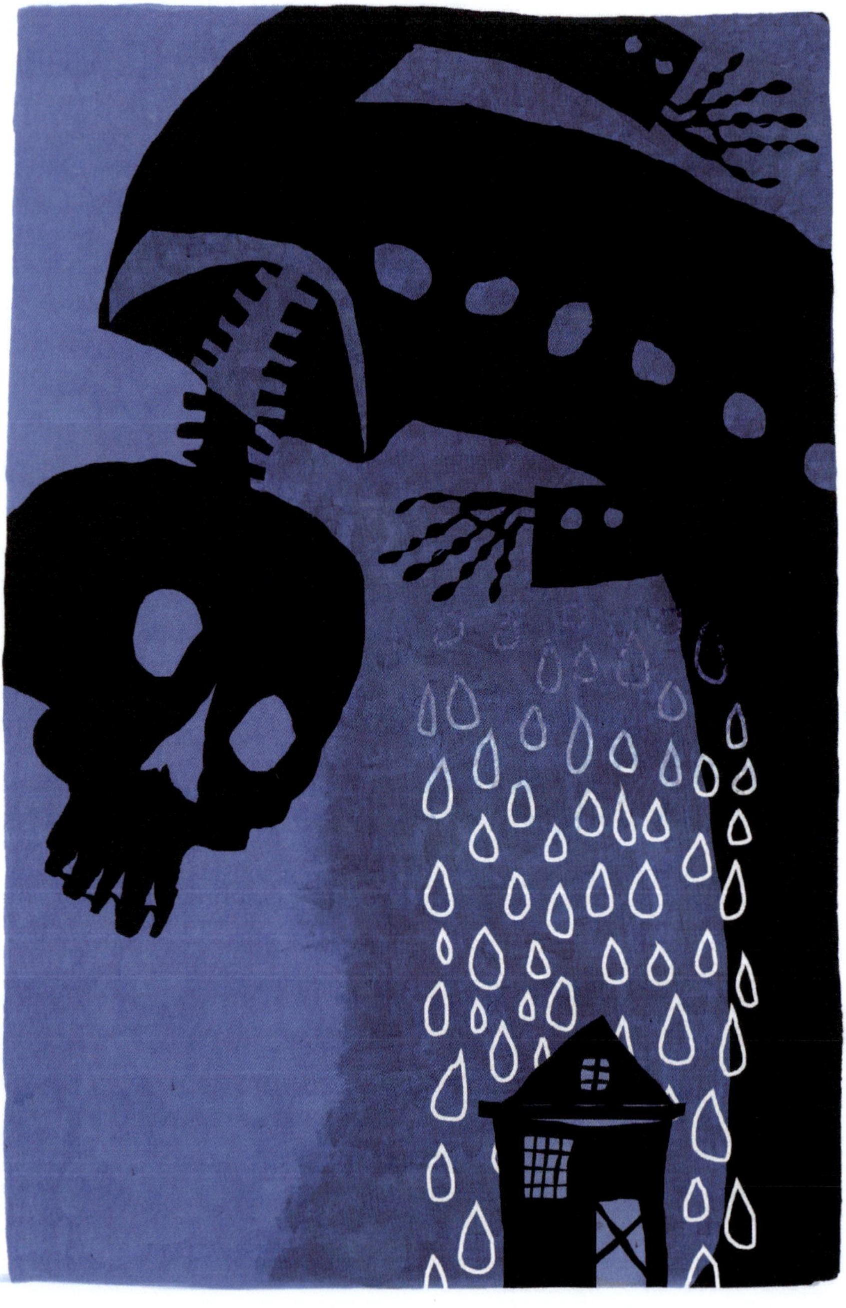

Kapitel 9

Sonnenblumenöl und rotes Stirnband

1981–1985

In weniger als zwei Jahren hatte es die neue Regierung geschafft, unser Land in die dunklen Zeiten der Armut und des Rückschritts zu stürzen. Die Wirtschaft lag am Boden. Die Frauen mussten arbeitslos sein und zuhause bleiben und konnten somit kein Geld verdienen. Der Ölpreis stieg ins Astronomische, so dass die Autos von den Straßen verschwanden. Wir bewegten uns nur noch auf Motorrädern oder Fahrrädern fort, was gefährlich war bei einem Volk, das bis dahin keine Fahrradnation gewesen war. Ich stieg auf das Fahrrad um und erlebte einen schlimmen Unfall, als ich im Dunkeln auf dem Weg vom Krankenhaus nach Hause von einem Autofahrer von hinten angefahren wurde. Den Alltag zu organisieren war zu einer großen Herausforderung geworden, als die Transportmöglichkeiten verschwunden waren. Auch Lebensmittel waren knapp und vollkommen überteuert. Es wurden Lebensmittelcoupons ausgegeben. Um jeden Coupon musste man betteln oder dafür dem Beamten ein Trinkgeld bezahlen, obwohl die Couponverteilung geregelt war und alle die gleiche Anzahl Coupons erhalten sollten. Das iranische Volk blieb trotz allem seinem Ruf gerecht. Es begegnete dem Grauen mit schwarzem Humor. Ein Witz machte die Runde. Man erzählte sich: „Früher haben sie für meine Mutter getanzt und ihr Gold geschenkt, damit sie das Sonnenblumenöl nimmt. Heute muss sie tanzen und Gold hergeben, damit man ihr einen Coupon dafür gibt!" Und noch immer tanzten und trommelten wir, auch wenn heimlich, in unseren vier Wänden. Wir spielten Karten und Brettspiele, die allesamt verboten waren, und schauten illegale Filme und Musikvideos aus dem Westen. Denunzianten sahen ihre Stunde gekommen. Mal wurde denunziert, um sich eigene Vorteile zu verschaffen, mal wurde aus purer Rachsucht denunziert. Mal aus ideologischer Überzeugung oder vielleicht auch einfach aus einem tiefen

Hassgefühl allen anderen gegenüber heraus. Ich begriff nicht, warum diese Menschen so erbärmlich handelten. Ich war kein Psychologe. Ich war nur Arzt. Vielleicht war es auch Neid oder Missgunst, denn manchmal wurden ganze Familien ins Verderben gestürzt, weil sie etwas besaßen, was verboten worden war. Wer Geld hatte, konnte alles haben, was es eigentlich nicht gab. Der illegale Schwarzmarkt, den die Pasdaran hinter den Kulissen selbst beherrschten, florierte. Wurde man jedoch beim Schwarzhandel von den Pasdaran erwischt, hatte man mit drakonischen Strafen, wie Auspeitschungen oder der Prügelstrafe zu rechnen. Wenn man Glück hatte und die Pasdaran auf Geld aus waren, konnte man sich freikaufen. So entwickelten sich mafiöse Strukturen. Nicht nur der Schwarzmarkt war lukrativ geworden und blühte auf, sondern auch der Drogenhandel und die Prostitution. Schon bald hörte man von den ersten, die ihre Nieren, ihren eigenen Körper oder ihre Töchter verkauften, um zu überleben. Die Korruption breitete sich wie eine Seuche aus und lauerte hinter jeder Ecke auf uns. Ohne Bestechung war ein Leben nicht mehr möglich. Die Justiz war nicht mehr vorhanden. Sie war islamisiert worden. Sadegh Khalkhali, dessen Vorname *Der Ehrliche* bedeutet, war zum obersten Richter der Revolutionsgerichte ernannt worden. Mit blutrünstiger Grausamkeit machte dieser Mann, der keine juristische Ausbildung genossen hatte, sich an die politische Säuberung Irans. Da die Gefängnisse zu voll waren, führte er Standgerichte ein, die die politischen Gefangenen massenweise schuldig sprachen und sofort hinrichteten. Diese Opfer wurden anonym und unehrenhaft in Massengräbern verscharrt. Auf die Bedenken hin, dass auch Unschuldige dabei sein könnten, und dass man diese ohne Gerichtsverfahren nicht herausfinden könne, antwortete Khalkhali, dass diejenigen, die man versehentlich hingerichtet hatte, zu Märtyrern würden und in den Himmel kämen. Indes tobte der Krieg. Was Irak zusammen mit der Sowjetunion als kleine, zweiwöchige Operation geplant hatte, um ein paar erdölreiche Dörfer der arabischen Schiiten in der Grenzregion zu besetzen, war zu einem Krieg ausgewachsen. Die Welt befand sich im Kalten Krieg und die Sowjetunion hatte damit gerechnet, durch die massive Aufrüstung

Iraks diese lohnenswerten, weil erdölreichen Gebiete einverleiben zu können. Sie waren davon ausgegangen, dass sie im Chaos nach der Revolution, da Armeeangehörige hingerichtet waren und noch keine neue Armee aufgebaut worden war, Iran überraschen zu können. Außerdem rechneten sie damit, dass die arabische Bevölkerung auf der iranischen Seite mit Irak sympathisieren würde. Diese jedoch hielt zu Iran, weil sie shiitisch war und sich nicht vom sunnitischen Irak besiegen lassen wollte. Vordergründig wurde der Angriff mit dem jahrtausendealten Hass zwischen Arabern und Persern, zwischen Sunniten und Schiiten begründet. Doch Iran wehrte sich. Chomeyni konzentrierte die gesamte Gewalt des Staates auf diesen Krieg. Er hatte mit Saddam Hussein eine Rechnung offen, da dieser ihn 1978 aus Irak ausgewiesen hatte. Kurz vor dem Persischen Neujahr 1983 begann Irak mit dem Städtekrieg. Er flog Luftangriffe gegen die Städte. Der Krieg stand nun auch uns Isfahanis vor der Tür. Es war nur noch eine Frage der Zeit, bis die irakische Luftwaffe die lange Distanz bis Isfahan überwinden und über unseren Köpfen Bomben abwerfen konnte. Die Regierung gab hunderttausendfach Kopien von Alarmplänen aus, damit die Bevölkerung die verschiedenen Sirenenarten unterscheiden und stets das richtige tun konnte. Die Haushalte erhielten auch Anleitungen zur richtigen Einrichtung der Kellerräume mit Nahrungsmittelempfehlungen und wertvollen Tipps im Falle eines Bombardements. Soweit es ging, versuchten wir zu vermeiden, dass unsere Kinder davon erfuhren. Doch in der Schule gab es immer Kinder, die Bescheid wussten. Mehrdad war schließlich schon fast vierzehn Jahre alt und überall im Haus hingen die Sirenenpläne aus, um im Notfall schnell handeln zu können. Wir konnten unsere Kinder nicht vor der brutalen Realität schützen. Sie verstanden sehr genau, was vor sich ging. Mehrdad, der seit seinem dreizehnten Lebensjahr aufgeblüht war und eine Zeit lang durch seine Leidenschaft für westliche Filme und Musik innerlich flüchten konnte, veränderte sich über Nacht. Er entfernte alle Plakate der Film- und Popstars, die er mühsam mit seinem Taschengeld auf dem Schwarzmarkt gekauft hatte, von den Wänden. Er zog sich immer mehr zurück und fing an, schwarze Zeichnungen anzufertigen und

Chomeynis Porträts zu verfremden. Ich machte mir große Sorgen darum, dass er erwischt werden könnte, und ich hatte bei den Nachtschichten in der Notaufnahme der Tausend-Betten-Klinik gesehen, wie brutal die Pasdaran Jugendliche im Alter meines Sohnes zugerichtet hatten. Mehrschad dagegen entwickelte sich in eine gute Richtung. Seine Noten waren stabil geblieben. Nach wie vor war er Klassenbester. Er hatte einen Weg gefunden, vor dem Alltag zu flüchten. Er hatte sich seit seinem neunten Lebensjahr sehr für Sport interessiert, und war bereits mit zehn Jahren einer der besten Spieler der Schulmannschaft. Auch Mehrnousch hatte gelernt, sich anzupassen und auf ihre Weise zu kämpfen. Sie hatte es sich zum Ziel gesetzt, eine gute Schülerin zu sein, weil sie bemerkt hatte, dass ihre Religionslehrerinnen, die die Kinder befragten und quälten, nicht wollten, dass Mädchen sich bildeten. Unsere Sorgen waren somit ganz und gar bei Mehrdad, weil wir um sein Leben fürchteten. Mittlerweile wusste jeder von Toten und Verletzten aus dem eigenen Verwandten- und Freundeskreis zu berichten. Auch wir hatten Freunde und Verwandte verloren. Einige waren durch *Unfälle* umgekommen, andere waren inhaftiert oder verschwunden. Viele hatten ihre Söhne im Krieg verloren und waren gezwungen, sich nun stolz als Familie eines Märtyrers zu bezeichnen, was ihnen vorkam, als würde man ihr Kind noch einmal töten. Diese furchtbaren gesellschaftlichen Zustände spiegelten sich auch in den Krankenhäusern wider. Die psychischen Erkrankungen, Depressionen und Suizide nahmen zu. Herzinfarkte und Krebserkrankungen stiegen rasant an. Immer mehr Kriegsverletzte wurden eingeliefert. Es waren entsetzliche Bilder, die wir, die Beschäftigten in den Kliniken ertragen mussten und die in endlose Albträume mündeten. Die Arbeitsbedingungen hatten sich zudem ins Unvorstellbare verschlimmert. Auf unserer Neurochirurgie-Station hatten wir inzwischen drei hochkompetente Chirurgen verloren. Doktor Taheri hatte bereits Iran den Rücken zugekehrt und ein neues Leben in seiner zweiten Heimat Deutschland begonnen. Sein Nachfolger war Doktor Bakhti* gewesen. Ihn hatte ein schreckliches

* Name geändert

Los getroffen. Als er abends mit seiner Familie von einem Besuch bei Freunden auf dem Weg nach Hause war, wurde er von den Pasdaran kontrolliert. Es waren sehr junge Männer, die seine Kinder hätten sein können. Als diese bemerkten, um wen es sich handelte, ließen sie ihn durch mit den Worten, er habe bereits als Arzt so viel für die Revolution und für die versehrten Brüder von der Front getan, dass man ihm ein langes Leben wünsche. Daraufhin hatte er die Fahrt fortsetzen wollen. Doch durch ein schreckliches Unglück hatte sich ein Schuss bei einem der jungen Männer gelöst und die Ehefrau im Kopf getroffen. Sie war sofort tot gewesen und ihre Kinder waren Zeugen der Hinrichtung ihrer eigenen Mutter geworden. Doktor Bakhti, nun ein Witwer und alleinerziehender Vater, hatte versucht, weiterzuleben. Wir, seine Mitarbeiter, hatten alles getan, um ihn aufzumuntern, obwohl wir alle wussten, dass es keinen Trost gab. Diese Situation belastete uns sehr. Es war mehr als eine Qual, diesen zerbrochenen Mann zu sehen. Seine Frau hatte ein Begräbnis mit Ehren erhalten, als Märtyrerin für die Islamische Republik, was für Doktor Bakhti, dem die Trauer die Stimme geraubt hatte, Hohn sprach. Der Täter jedoch war freigesprochen worden mit der Begründung, bei der Toten habe es sich ja nur um eine Frau gehandelt. Der Vater habe ja glücklicherweise überlebt und sei als Arzt weiterhin in der Lage, die Kinder zu ernähren. Der Täter hatte lediglich die Auflage erhalten, als Wiedergutmachung den Kindern bis zu ihrer Volljährigkeit jährlich eine halbe Tonne Weizen zu geben. Eine Aufklärung der Umstände hatte nie stattgefunden. Eines Tages erschien Doktor Bakhti nicht mehr zur Arbeit. Wir verloren ihn ohne ein Abschiedswort und ohne ein ehrliches Eingeständnis unserer Emotionen. Man erzählte sich, er sei in die USA ausgewandert. Da wir nun keinen Chirurgen mehr auf unserer Station hatten, wurde uns einmal wöchentlich aus einer anderen Klinik ein Chirurg ausgeliehen. Er kam ein paar Male und blieb dann auch verschwunden. Auch hier erfuhren wir, er sei in die USA ausgewandert. Wir hörten, dass einer seiner Studenten nun die Operationen durchführen würde. Dieser Student hatte mehrmals erfolglos an den Prüfungen teilgenommen und hatte keinen Abschluss. Er besaß keine Approbation und damit keine staatliche Zulassung. Schon an seinem ersten Arbeitstag begriffen wir alle, welch eine große Katastrophe uns bevorstand mit diesem neuen *Chirurgen*. Er war ein junger Mann mit ungewaschenen Haaren und einem ungepflegten Vollbart. Sein Kragen hatte einen schwarzen Fettrand. Er trug keine Krawatte und war ein fanatischer Anhänger Chomeynis. Wir führten viele Diskussionen miteinander, da ich hoffte, an die Vernunft dieses jungen Menschen appellieren zu können. Er glaubte fest an die Unfehlbarkeit Chomeynis, da er ein direkter Vertreter Allahs auf Erden sei. Und dann kam der entsetzliche Tag, an dem dieser Mann anfing, Gehirnoperationen durchzuführen. Jede seiner Operationen glich einer Hinrichtung. Wir, die Angestellten der Station, besuchten die Gehirntumorpatienten vor ihrer Operation. Sie taten uns unendlich leid, denn sie wussten nicht, dass sie nicht überleben würden. Wir versammelten uns an ihrem Bett und unterhielten uns mit ihnen über schöne Dinge. Innerlich beteten wir für sie und für ihre Seelen. Die Sterbensrate bei den Operationen dieses Pfuschers lag bei einhundert Prozent. Kein einziger Tumorpatient überlebte den Eingriff auf unserer Station. Wir waren erschüttert und machtlos und wussten, dass wir uns mitschuldig machten. Doch es gab keine Stelle, wo wir diese tragischen und unhaltbaren Zustände hätten melden können. Hätten wir dies getan, wäre unser Leben in Gefahr gewesen. Der Frust zerfraß mich innerlich und der Hass nahm immer mehr Besitz von meinem Geist. Ich fing an, Widerstand zu leisten. Ich riss Chomeynis Porträts von den Wänden, obwohl ich wusste, dass mir Folter oder gar die Todesstrafe drohte. Ich kam meiner Meldepflicht so oft wie möglich nicht nach. Wenn junge Menschen mit Schusswunden eingeliefert wurden, oder jene, die durch die Prügelstrafe schwer verletzt worden waren, hatten wir Ärzte die Pflicht, alle Daten aufzunehmen, und sie nach erfolgter Behandlung den Pasdaran auszuhändigen. Doch ich entließ diese Menschen, und warnte sie, sie sollten untertauchen. Ihre Daten nahm ich nicht auf. Ich hatte große Angst, da ich von Denunzianten umzingelt war. Ich erzählte niemandem von diesen Aktionen, nicht einmal Mehri. Doch ich fiel auf. Der Zorn der Behörden richtete sich langsam gegen mich. Im Krankenhaus oder in meiner Praxis wurde ich immer wieder von Bärtigen aufgesucht, die mich duzten. Sie fragten mich aus und schikanierten mich. Eines Tages kam während der Behandlung eines Patienten einer der Bärtigen ins Behandlungszimmer. Er schaltete das Licht aus mit den Worten: „Du Konterrevolutionärer. Du willst wohl unserem siegreichen Land und unserem Führer einen Schaden zufügen. Wieso lässt du das Licht an und verbrauchst wertvolle Energie? Und wo ist dein Bart?"

Für mich war dies eine enorme Erniedrigung, vor allem weil dieser Mensch, der halb so alt war wie ich, mich im Beisein eines Patienten derart beleidigt hatte, obwohl ich ein Arzt war und er ein Nichtsnutz. Voller Wut wandte ich mich später an die Klinikleitung, die nur mit den Schultern zuckte. Doch nun war es eindeutig, dass ich diese Regierung nicht guthieß. Von oben wurde beschlossen, unsere Station komplett zu schließen, da die Sterblichkeitsrate zu hoch war und kein neuer Chirurg gefunden werden konnte. Da trat die Klinikleitung an mich heran und teilte mir mit, dass ich an eine staatliche Behörde versetzt würde, wo ich von nun an als Gefängnisarzt zu dienen hätte. Meine schlimmsten Befürchtungen hatten sich nun bewahrheitet. Gefängnisarzt war nichts anderes als ein Erfüllungsgehilfe der Folterer und Henker. Ein Gefängnisarzt hatte die Aufgabe, die Folteropfer am Leben zu erhalten, solange man sie brauchte. Nach dem Tod der Gefängnisinsassen hatte der Gefängnisarzt falsche Todesursachen in den Totenscheinen zu bescheinigen. Statt Leben zu erhalten, sollte ich nun den Tod bringen. Ich war aber kein Henkersgehilfe. Ich war Arzt. Ich wehrte mich standhaft und sprach mit der Klinikleitung. Ich überzeugte sie davon, dass ich es mit meinem Nein ernst meinte, und dass ich nichts scheuen würde, um nicht an diese Stelle versetzt zu werden. Die Klinikleitung willigte ein, und ich wurde wieder an eine unbedeutende Stelle in Gaze Borkhar strafversetzt, in eine Gegend, wo ich in der Bedeutungslosigkeit untergehen sollte. Ich war dankbar, dass ich an dieser Stelle weniger auffallen würde, als in der Stadt. Mir war es recht. Wir schrieben das Jahr 1984. Wir waren ein Volk von Lügnern, Betrügern, Profiteuren und Denunzianten geworden. Ich war vierundvierzig Jahre alt und mein jüngstes Kind, Mehrnaz, wurde in diesem Herbst eingeschult. Wie sollten wir das schaffen? Wir konnten ja kaum unsere drei älteren Kinder vor den Grausamkeiten, die in der Schule vor sich gingen, schützen. Insbesondere in den Jungenschulen passierten schreckliche Dinge. Chomeyni hatte verfügt, dass Jungen ab dem zwölften Lebensjahr, ohne Mitspracherecht ihrer Eltern, selbst bestimmen durften, ob sie sich freiwillig für den Dienst an der Front melden wollten. Sie konnten an freiwilligen Nachmittagsgruppen teilnehmen und zu Bassidjis[59] ausgebildet werden. Wer von ihnen ein rotes Stirnband erhielt, war bereit für den Einsatz an der Front. Die meisten Jungen nahmen mit Begeisterung an diesen Ausbildungen teil und fühlten sich als Teil von etwas, das viel größer war als das Leben. Mehrdad berichtete von Waffenausstellungen im Schulhof und davon, wie seine Mitschüler voll Begeisterung jede Waffe beim Namen nannten und deren Besonderheiten kannten. Einige von ihnen hatten sogar mit einer echten Waffe schießen dürfen. Sie waren begeistert vom Krieg und hatten das Ziel, eines Tages am Krieg teilzunehmen. Da Mehrdad sich nicht von dieser Begeisterung anstecken ließ, fiel er auf und wurde von seinen Mitschülern gemeldet. So bekam Mehrdad immer häufiger Schwierigkeiten in der Schule. Immer wieder wurde er zum Rektor gerufen, der ihn ausfragte, warum er nicht bei der Bassidji-Ausbildung mitmache oder ob seine Eltern Konterrevolutionäre seien. Ihm wurde unmissverständlich klar gemacht, dass er unter diesen Umständen, wenn er nicht bereit wäre, für die Islamische Republik Opfer zu bringen, auch von diesem Land nichts zurückbekommen würde. Er würde weder studieren dürfen, noch würde er es jemals zu irgendetwas bringen. Seine Prognose sei schwarz. Mehrdad wurde immer wieder in Einzelbefragungen oder vor der gesamten Klasse gedemütigt oder geschlagen. Und nun hatte er endgültig seine Traumwelt des Westens aufgegeben, da

59 Die Bassidj-e MostazAfin (= Mobilisierte der Unterdrückten), gegründet 1979 von Chomeyni, sind eine freiwillige Gruppe von Paramilitärs, die als eigene Abteilung des SEPAH agieren. Während des Iran-Irak-Krieges rekrutierten sie Minderjährige ab dem zwölften Lebensjahr für den Einsatz an der Front und bereiteten sie darauf vor, in Himmelfahrtskommandos zu hunderten Hand in Hand über die Minenfelder zu rennen, um den Weg für die Soldaten freizumachen. Den Jugendlichen wurde im Falle ihres Märtyrertodes ein Leben im Paradies versprochen.

ihm bewusst geworden war, dass er diesen Traum von einem Leben im Westen nie erreichen würde. Er entwickelte Depressionen. Er weinte Tag und Nacht und war nicht mehr aus seinem Bett zu bewegen. Mehri und ich machten uns ernsthafte Sorgen und wussten nicht, wo wir Hilfe holen sollten. Es durfte nicht herauskommen, dass er ein Querulant war. Ich sah, dass wir alle in diesem Land keine Zukunft mehr hatten. Mehrnaz' Einschulung in diesem Herbst gab mir Anlass, zum ersten Mal und sehr schüchtern über den Wunsch nach einem besseren Leben nachzudenken. Dennoch war die Illusion, dass meine Kinder in einem demokratischen Land aufwachsen und eine Bildung erhalten sollten, noch zu fern, um auch nur eine Minute darüber nachdenken zu können. Doch dann wurde eine weitere Verordnung erlassen, die besagte, dass Jungen ab dem fünfzehnten Lebensjahr das Land nicht mehr verlassen durften und keine Reisepässe mehr beantragen konnten. Und genau in diesem Moment ließ mich meine Heimat los. Ein unsichtbarer Magnet, der mich bis jetzt festgehalten und mir in Erinnerung gerufen hatte, dass meine geliebte Frau und ich und auch unsere Kinder in Isfahan geboren waren und dass dies unsere Heimaterde war, dass hier das Grab meiner Eltern lag, dass wir hier unser Leben verbringen und hier sterben sollten, hatte nun keine magnetische Wirkung mehr. Meine Heimat hatte mich freigegeben. Es war, als wäre ich all die Jahre von zwei liebenden, kraftvollen Händen an den Füßen festgehalten worden, als hätten diese Hände mir Geborgenheit und Sicherheit gegeben und als hätten sie mich nun einfach losgelassen. Zugleich spürte ich erneut die tausend Hände, die mit unwahrscheinlichen Kräften von oben herab nach mir griffen und mich von diesem Ort fortbringen wollten. Bis jetzt hatte ich ihnen stets vertraut und es war gut gewesen. Mir wurde klar, dass wir gehen mussten. Ich weihte Mehri ein. Auch sie war bereit, unser bisheriges Leben aufzugeben, obwohl die geliebte Heimaterde sie noch immer festhielt. Uns war klar, dass die Ausreise uns einen derart hohen Preis kosten würde, dass wir nie wieder heimisch auf dieser Erde werden würden. Wir konnten uns nicht vorstellen, dass jemals wieder eine Heimaterde uns aufnehmen und mit ihren starken Händen festhalten, lieben und trösten würde. Doch wir wollten uns für das Überleben unserer Kinder opfern mit einem winzigen Rest Hoffnung, dass sie vielleicht an einem anderen Tag und an einem anderen Ort auf dieser Erde eine Zukunft haben würden. Wir würden Iran verlassen. Wir würden Flüchtlinge werden.

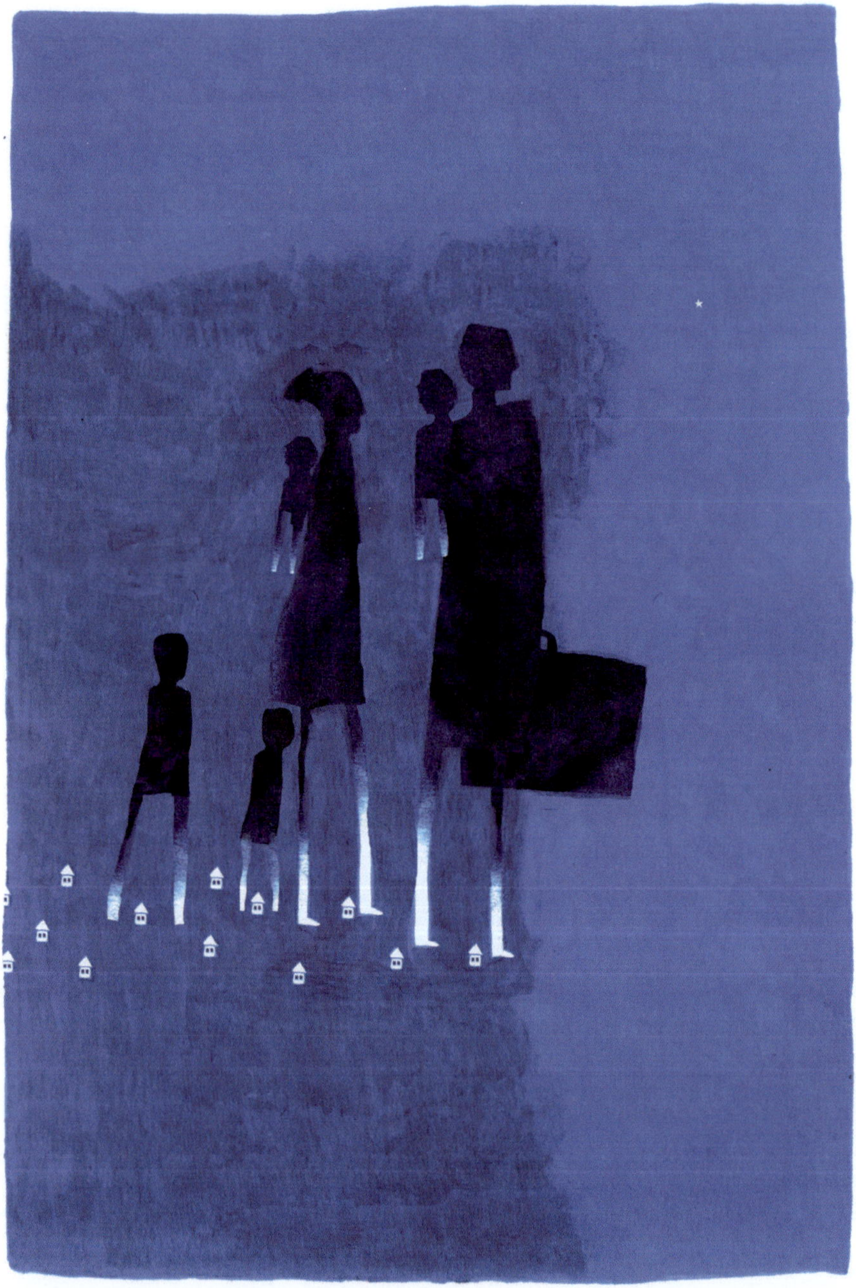

Kapitel 10

Kuku und Überraschungsei

1984 – 1985

Wir hatten unser Nachbarland Türkei zu unserer zukünftigen Bleibe auserkoren. Durch eine günstige Gelegenheit und durch die Zahlung beträchtlicher Schmiergelder war es mir gelungen, an unsere Reisepässe heran zu kommen und die Türkei hatte uns ein Touristenvisum für die ganze Familie ausgestellt. Trotz all der Freude über die legale Möglichkeit, Iran zu verlassen, verfolgte mich ein bitterer Gedanke. Achtzehn Jahre lang hatte ich als Arzt meinem Heimatland gedient, etliche Stunden davon ehrenamtlich. Als Kind und junger Mann hatte ich meine gesamte Kraft und Zeit für dieses Ziel geopfert. In all diesen Jahren hatte Mehri mich mit großer Geduld und enormer Kraft unterstützt. Und nun waren wir nicht erwünscht. An meinen Diensten als Arzt gab es keinen Bedarf mehr, weil ich keinen Vollbart trug und weil ich auf ein gepflegtes Äußeres achtete. Oder hatte die neue Regierung bloß meinen Wert nicht erkannt? Gerade jetzt in Zeiten des Krieges und des Hungers hätte mich doch das von mir so sehr geliebte iranische Volk brauchen können. Diese Gedanken waren bitter. Sehr bitter. Und doch empfand ich keinen Groll. Vielmehr erfasste mich eine tiefe Trauer. Ein Kummer darüber, dass die Dinge so unveränderlich waren. Würde ich mich dagegen wehren, würde es mich entweder das Leben oder die Seele kosten. Doch beides brauchte ich noch dringend, um meine Kinder zu retten. Es half nicht, zu grübeln. Der Herbst 1984 war schon angebrochen und Mehrnaz war vor einem Monat eingeschult worden. Doch uns war es nicht mehr wichtig, ob sie in der Schule etwas lernte oder welche Noten sie bekam. Wir wollten noch vor Ende des Jahres alles für die Ausreise vorbereitet haben. Wenn die schwierigen Zeiten vorüber sein würden, würde ich selbst Mehrnaz alles beibringen, was sie in der Schule versäumt hatte.

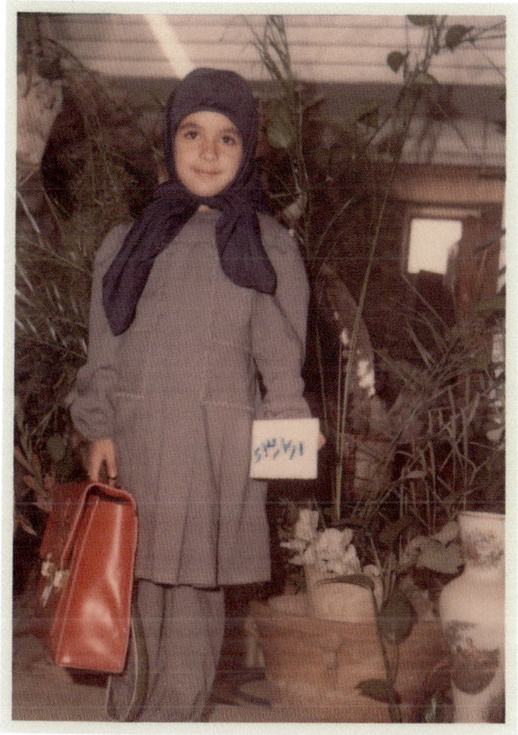

1984, Isfahan, Einschulung, Mehrnaz mit Uniform und Kopftuch in Mehris Wintergarten

Mein Fokus hatte sich vollkommen verengt und zielte nur noch auf einen Punkt. Wir mussten so schnell wie möglich ausreisen. Nicht nur, weil Mehrdad in Gefahr war, sondern auch, damit die Trauer nicht zu lange wirkte, damit kein Groll wuchs, und damit wir keine Zeit verloren auf dem Weg zu unserem neuen Leben. Zunächst beantragte ich bei meinem Arbeitgeber einen achtwöchigen Urlaub mit der Begründung, meine Frau sei krank und wir müssten zwecks einer ärztlichen Behandlung ins Ausland reisen. Ich verabschiedete mich voll innerer Zerrissenheit, mit einem Lächeln auf den Lippen und einer Träne im Herzen, vom lieb gewonnen Kollegenkreis, so als würden wir uns bald wiedersehen. Und dann war der Abschied von meiner Praxis dran. Der letzte Tag war einer der schlimmsten Tage meines gesamten

Lebens. Ich hatte in den vergangenen elf Jahren viele Patienten auf einem Abschnitt ihres Lebensweges begleitet und mit ihnen schlimme Momente und glückliche Tage durchlebt. Wir hatten gemeinsam Tod, Krankheit, Trauer, Glück und Freude erlebt. Sie waren mir ans Herz gewachsen. Und dieses blutete mir nun bei dem Gedanken, dass ich sie alle nie wiedersehen würde. Ich würde sie *alle* nie wiedersehen. *Nie wieder!* Als ich einer liebenswürdigen älteren Dame, für die ich wie ein Sohn war, die schlechte Neuigkeit mitteilte, zerbrach etwas in mir. Ich fühlte mich wie ein Verräter. Wie konnte ich all die Jahre zu dieser Dame gut sein und mich in ihr Herz schleichen, um sie jetzt einfach und scheinbar eiskalt zu verlassen? Sie weinte bitterlich und haderte mit ihrem Los und ich konnte ihr nicht einmal den wahren Grund meiner Entscheidung sagen. Mehri und ich, wir hatten mit unserer Entscheidung nicht nur unser eigenes Leben geopfert, sondern auch Schicksal gespielt über die Leben unserer Liebsten. Wir hatten ihnen großen Kummer bereitet und würden ihnen für die nächsten Jahrzehnte noch viele weitere Schmerzen zufügen. Wir hatten Verrat begangen. Diese Erkenntnis war eine Qual. Ich weinte an diesem Tag so viel, dass ich am Abend, als ich zum letzten Mal meine Praxis abschloss, keine Tränen mehr übrig hatte und mich mit letzter Kraft nach Hause begab, im Bewusstsein, dass ich auch dort schon in ein paar Wochen eine Tür zum letzten Mal zuschließen würde, denn wir hatten kein Zuhause mehr. Wir hatten nur noch für ein paar Nächte ein Bett und ein Dach über dem Kopf. Was hatte ich meiner Frau und meinen Kindern angetan? Doch für solche Gedanken blieb keine Zeit. Die folgenden Wochen waren angefüllt mit emsiger Arbeit. Wir wollten noch im Winter Iran verlassen haben. Von frühmorgens bis nachts arbeiteten Mehri und ich. Wir mussten entscheiden, was wir zurücklassen würden. Jedes einzelne Teil in unserem Haus hatte seine Geschichte. Keines davon mochten wir loslassen. Verschenken konnten wir nichts. Mit Sicherheit würde uns dann ein Freund oder ein Verwandter denunzieren. Verkaufen war noch gefährlicher. So würden Fremde bemerken, dass wir eine Flucht planten. Es galt nur noch zu selektieren, was wir mitnehmen wollten. Fest stand, dass wir unter allen Umständen unsere Fotos und Musikkassetten mitnehmen würden. Die Kassetten waren einerseits mit Musik aus unserer Jugend bespielt, und enthielten andererseits die Stimmen der Kinder, die Mehri seit Mehrdads Geburt aufgenommen hatte. Ich fand den Gedanken sehr tröstlich. Es war, als würden wir dadurch ein kleines Stück unserer Vergangenheit mitnehmen können. Ebenso war es für mich unerlässlich, die Schulbücher und Schulhefte der Kinder mitzunehmen, weil wir nicht wussten, wo wir landen würden, und dort würde es sicher keine Schulbücher in persischer Sprache geben. Ich plante Hausunterricht für die Kinder, denn der tägliche Unterricht, egal wo wir sein oder landen sollten, würde den Kindern Sicherheit und Normalität vermitteln. Einige meiner medizinischen Standardwerke wollte ich ebenfalls unbedingt mitnehmen, falls ich eines Tages wieder als Arzt arbeiten könnte. Meine wundervolle Sammlung der antiken Chemiebücher würde ich zurücklassen müssen. Darüber gab es keinen Zweifel, sondern nur einen großen Schmerz. Doch den kleinen Teppich, den mir einst Hadji Ahmad Abshahi, mein lieber und guter Karawanenführer, geschenkt hatte, wollte ich nicht loslassen. Neben der nötigen Kleidung und den Schuhen für Sommer und Winter für sechs Personen und dem Nötigsten für Körperhygiene und Sauberkeit, blieb kein weiterer Raum mehr übrig. Unser ganzes Leben hatte in vierzehn Koffern Platz gefunden. Darüber, wie wir diese Koffer transportieren sollten, dachte ich nicht nach. Als nächsten Schritt mussten wir alle Medien, die wir mitnehmen wollten, der Zensurbehörde vorlegen. Die Regel war einfach. Alles, was einen Stempel bekam, durfte das Land verlassen. Alles, was keinen bekam, musste zurückbleiben. Unsere gesammelten Musikkassetten bekamen keinen Stempel. Natürlich sortierte der Beamte auch zielsicher die Alben heraus, in denen die wichtigsten Fotos klebten, wie jene von unserer Hochzeit oder von den Geburtstagsfesten der Kinder. Nach einer entsprechenden Honorierung seiner Großzügigkeit in Form von Dollarnoten, ließ er Gnade walten und stempelte unsere Fotoalben doch ab. Die Koffer waren gepackt. Ich wollte auf keinen Fall Schulden zurücklassen. So fand ich einen Käufer für unser Haus, dem ich die Immobilie mit der gesamten Möblierung, der Kücheneinrichtung, dem antiken Zimmer, Mehris Streichholzsammlung, dem Spielzeug, den Bücherregalen, dem Bettzeug, dem Wintergarten mit allen Pflanzen, den Wellensittichen und dem Marmorbrunnen, dem Garten, dem Swimming Pool, den Schaukeln, dem Brunnen, dem Motor und dem Stromgenerator für sehr wenig Geld verkaufte. Mit diesem Geld konnte ich meine Schulden samt fälliger Zinsen bei der Bank abbezahlen. Dieser Prozess schmerzte uns sehr, weil wir dieses Haus und die Einrichtung über Jahre hinweg zu unserem Heim gemacht hatten und weil das Haus um ein Vielfaches mehr wert war. Aber nur so konnten wir sichergehen, dass er uns nicht denunzieren würde. Dadurch, dass der neue Besitzer den gesamten Inhalt bekam, fühlte es sich an, als hätte ein Fremder unser Leben gekauft, als hätten wir unsere Seelen verkauft. Als wir das Haus verließen, konnten wir die Tür nicht zum letzten Mal abschließen, denn die neuen Bewohner waren bereits im Haus. Die letzte Nacht verbrachten wir mit Mehris Familie, die die einzigen waren, die wir in unsere Fluchtpläne eingeweiht hatten. Wir hatten uns in Manijes Haus zusammengefunden. Es duftete nach Dillreis mit Safran und dicken Bohnen und den köstlichsten Kuku[60] aller Zeiten. Wir schauten uns zum letzten Mal ein selbst gedrehtes Video von Mehris Bruder Bijan an. Er hatte es zusammen mit unseren Kindern in jenem Garten gedreht, den wir zurückgelassen hatten, wie man einen Hund im Wald aussetzte. Der Film zeigte eine einfache Geschichte. Mehrdad spielte einen Gangster mit geschmeidigem Gang. Der Gangster führte Böses im Schilde. Das sah man ihm an. Dann erschienen Mehrnaz und Mehrnousch im Bild. Zwei junge, nichts Böses ahnende Fräuleins. Da packte Mehrdad die jüngere der beiden Mehrnaz unsanft aus dem Hinterhalt und entführte sie. Mehrnousch begann zu klagen und um Hilfe zu rufen. Da erschien der Held Mehrschad. Er ließ sich berichten, was passiert war. Beherzt griff Mehrschad zur Waffe und verfolgte den Bösewicht, den er in einem Kugelhagel zur Strecke brachte. Daraufhin befreite er Mehrnaz. Es machte mich sehr betroffen, dass selbst das Spiel unserer Kin-

60 Kräuter-Lauch-Bratlinge

der vom Töten handelte. Ich spürte eine kleine Hoffnung, dass meine Kinder in ihrer neuen Heimat nie wieder mit religiöser Propaganda, mit Mord oder Totschlag aufwachsen mussten. Doch dieses Video, das Bijan uns zum Abschied schenkte, war als sehr besonderes Geschenk zu begreifen, welches einen Moment unseres Lebens in unserem alten Haus in künstlerischer Form festgehalten hatte. Bijan war ein sogenannter Nachzügler. Khanomam hatten ihn erst bekommen, als Manije und Mehri erwachsene Frauen waren. Er war fast im Alter seiner Cousinen und Cousins. Nach dem Film waren wir sprachlos. Nicht, weil wir nichts zu sagen hatten, sondern weil es so viel zu sagen gab, dass wir nicht wussten, wo wir anfangen sollten. Die Nacht würde nicht reichen, um sich all das zu sagen, was gesagt werden musste. Wir sprachen die ganze Nacht hindurch. Manches wurde gesagt und anderes nach dieser Nacht für immer in der Seele gelassen.

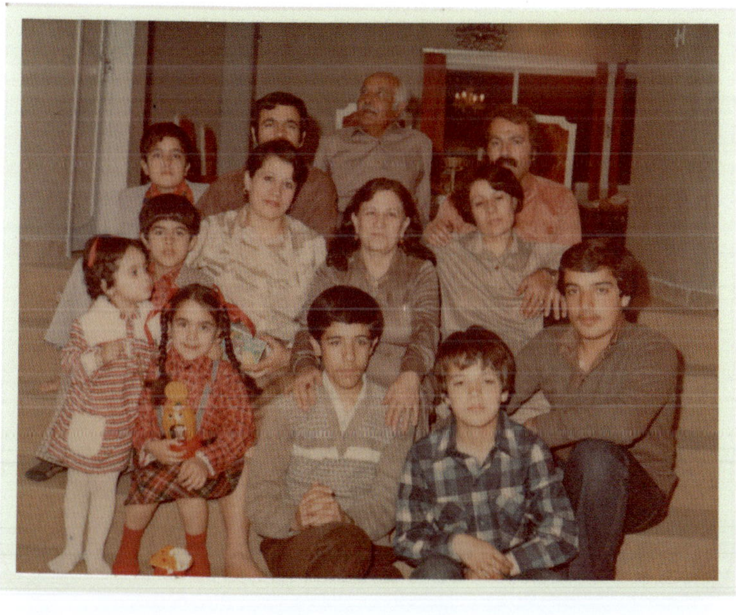

1981, Isfahan, Vergangene glückliche Tage, Norousfest, Vorne: Mehrnaz, Mehrnousch, Bijan, Shahrooz, Shahram, Mitte: Mehrschad, Mehri, Khanomam, Manije, Hinten: Mehrdad, Hosein, Aghajan, Reza (von links)

Am Morgen des 7. Februar 1985 fuhren wir, traurig und müde, noch vor der Morgendämmerung zur TBT-Garage. Unser Bus würde in einer fast zwanzigstündigen Fahrt bis zur Grenzstadt Bazargan am nordöstlichsten Punkt Irans fahren. Nach dem Grenzübertritt würde er dann bis nach Istanbul weiterfahren, dem Ziel unserer Reise. Insgesamt würden wir mindestens drei Tage brauchen. Nachdem alle Koffer untergebracht waren, stand nun der endgültige Abschied an. Zum ersten Mal in meinem Leben sah ich Aghajan weinen. Seine Tränen waren groß und klar, so wie dieser Mann selbst war. Er war großgewachsen und mir mit seiner klaren und scharfen Vernunftbegabung ein gütiger Vater und ein sanftes Vorbild gewesen. Er war ein großzügiger Mann mit einem Gerechtigkeitssinn und einer tiefen inneren Ruhe. Doch heute erkannte ich die Zerbrechlichkeit seines Herzens und ich erkannte, dass das, was man mir beigebracht hatte, nicht stimmte. Auch Männer weinten! Die Schleusen öffneten sich. Wir weinten alle. Die letzten Sätze waren erstickt und die letzten Küsse tränennass. Wir stiegen ein und der Bus fuhr los. So einfach war der Abschied. Der Bus fuhr einfach los und wir saßen darin mit einer Einfachfahrkarte Richtung Mutlosigkeit und Schwermut. Die Kinder weinten noch lange. Ich fragte mich, ob ich diese Entscheidung ein Leben lang bereuen würde oder ob es den einen Tag geben würde, an dem wir uns zum ersten Mal sagen würden, dass wir richtig gehandelt hatten. Mehri und ich versuchten, unsere Kinder aufzumuntern und abzulenken, obwohl sich in uns finstere Abgründe der Trauer aufgetan hatten. Doch wir setzten unsere Masken auf, die unser Inneres verbargen. Dies waren wir diesen kleinen, reinen Wesen schuldig, die wir vielleicht für immer ins Verderben gestoßen hatten. Die Fahrt war endlos. Erst weit nach Mitternacht erreichten wir die Grenze. Hier war es alles andere als still. Viele Busse standen in einer Reihe im Stau und warteten auf die Weiterfahrt. Die Fahrgäste standen draußen herum. Die iranische Regierung wollte uns Flüchtlingen in einem letzten Akt der Schikane deutlich machen, dass wir Abschaum waren und dass sie mit uns machen konnte, was sie wollte. Die Grenzbeamten durchsuchten jeden einzelnen Koffer jedes einzelnen Fahrgastes. Andere Familien, die schon länger hier warteten, erzählten uns, dass der Grenzübertritt zwei bis drei Tage dauerte. Sie empfahlen uns, uns auf mehrere Nächte im Reisebus einzustellen. So fügten wir uns unserem Schicksal und warteten drei Nächte lang darauf, dass wir drankamen. Zum Glück gab es mobile Straßenverkäufer, die uns mit Essen und Trinken versorgten. Es war ein sehr kalter Winter und wir, die die Kälte des Nordens nicht gewöhnt waren, froren sehr. Wir holten unsere wärmste Kleidung aus den Koffern und harrten aus. Es war auf den harten und unbequemen Sitzen im Bus kaum an Schlaf zu denken. Es gab keine Möglichkeit, sich zu waschen oder zu duschen und keine Privatsphäre. Für uns war das alles sehr schwer, doch wir wussten, dass das erst der Anfang einer sehr langen Odyssee der Heimatlosigkeit und Fremdheit war. Am meisten quälten Mehri und mich die Gedanken, die während dieser Nächte und Tage des Wartens von uns Besitz ergriffen. Wir fragten uns, ob es ein Fehler sein würde, auszureisen. Wenn wir tatsächlich ausreisen würden, würde ich mich der Flucht und unsere Söhne der Desertion schuldig machen. Wir würden alle Brücken hinter uns abbrechen. Würden wir je wieder an einem anderen Ort eine Chance auf ein neues Leben bekommen? Noch hatten wir die Möglichkeit, umzudrehen. Noch waren wir nicht über die Grenze getreten und hatten uns nicht schuldig gemacht. Doch wir blieben stark und die schreckliche Wartezeit hatte endlich ein Ende. Der Zeitpunkt, an dem wir und unsere Koffer dran waren, war gekommen. Vor unseren Augen wurden die Koffer geöffnet und deren gesamter Inhalt genauestens inspiziert und durchwühlt. Fotoalben mit unseren privaten Fotos wurden durchgeblättert, jeder einzelne Stempel der Zensurbehörde wurde überprüft und uns wurden Fragen gestellt. Sie hatten Mehri und die Mädchen von mir und unseren Söhnen getrennt. Sie stellten uns und unseren Kindern viele Fragen. Wir erzählten immer wieder dieselbe Geschichte, dass wir nur auf einer Urlaubsreise in die Türkei seien. Mann und Frau wurden in Kabinen geführt und streng bewacht von jeweils männlichen oder weiblichen Pasdaran aufgefordert, sich komplett nackt auszuziehen. Unsere Kinder wurden währenddessen von uns getrennt befragt. Zuletzt mussten wir also diese entwürdigende Behandlung über uns ergehen lassen, begleitet von Angst und von Worten der Schande darüber, dass wir schlimme Eltern seien, dass wir unseren Kindern die Zukunft raubten, dass wir Verräter seien und nichts als Leid hinterließen und dass man froh sei, dass wir das Land verließen. Nach der letzten Befragung verließen wir die Räume zusammen mit unseren Kindern und betraten durch eine Tür endlich am 11. Februar des Jahres 1985 auf der anderen Seite der Grenze den türkischen Boden. Wir waren in der Freiheit. Wir hatten es geschafft. Doch in uns gab es kein Gefühl des Triumphs. Der Preis, den wir bezahlt hatten, war zu hoch gewesen. Tief gedemütigt begaben wir uns wieder zu unserem Bus. Wir hatten uns noch nicht vergegenwärtigt, dass wir nicht mehr auf iranischem Boden waren. Erst als wir in den Bus stiegen, bemerkten wir die Musik und die ausgelassene Stimmung. Wir sahen die anderen Fahrgäste im Bus feiern und klatschen. Alle anderen Mitreisenden waren alleinstehende junge Männer ohne Familien. Wir waren im Bus die einzige Familie mit Kindern gewesen. Plötzlich erklang aus den Lautsprechern der neueste Hit des Weltstars Michael Jackson. *Beat it!* Das war Mehrdads Lied. Mehrdad sprang auf und begann im Mittelgang, den Moon Walk zu tanzen. Die Fahrgäste klatschten mit und waren vollkommen begeistert. Wer hatte diese Kassette über die Grenze geschmuggelt? Wir konnten nicht glauben, was wir sahen. Solange hatten wir Mehrdad nicht mehr fröhlich und glücklich gesehen. Und nun tanzte er in der Öffentlichkeit, ohne in Gefahr zu sein, ausgepeitscht zu werden. Der ganze Bus tobte. Die Männer schrien, lachten und brüllten laute Flüche und Verwünschungen gegen die iranische Regierung. Sie schrien all die Unterdrückung und alles Leid und Elend, welches sie in den letzten Jahren gebeutelt hatte, aus sich heraus. Nach und nach holten die Männer dicke Geldscheinbündel aus verschiedenen Verstecken heraus. Sie rissen ihre Schuhsohlen, die Sitze oder andere Nähte in Rucksäcken und Jacken auf. Überall war Geld versteckt gewesen. Geld, das sie nun als Flüchtlinge dringend zum Überleben brauchen würden. Auch wir hatten es geschafft, einen kleinen Betrag unseres Vermögens aus Iran zu schmuggeln. Mehri hatte es kurz vor dem Grenzübertritt, unbemerkt von Mehrnousch und Mehrnaz als sie geschlafen hatten, in deren Unterhosen versteckt. Mit den Worten, sie habe gewusst, dies würde die einzige Stelle sein, wo die Grenzwächter nicht suchen würden, holte sie das Geld heraus. Es war Geld, das unser Überleben in der Fremde sichern sollte, aber es war auch Geld, das uns in Gefahr oder gar Lebensgefahr bringen würde. Jeder Dieb weiß, dass ein Flüchtling große Geldmengen bei sich trägt.

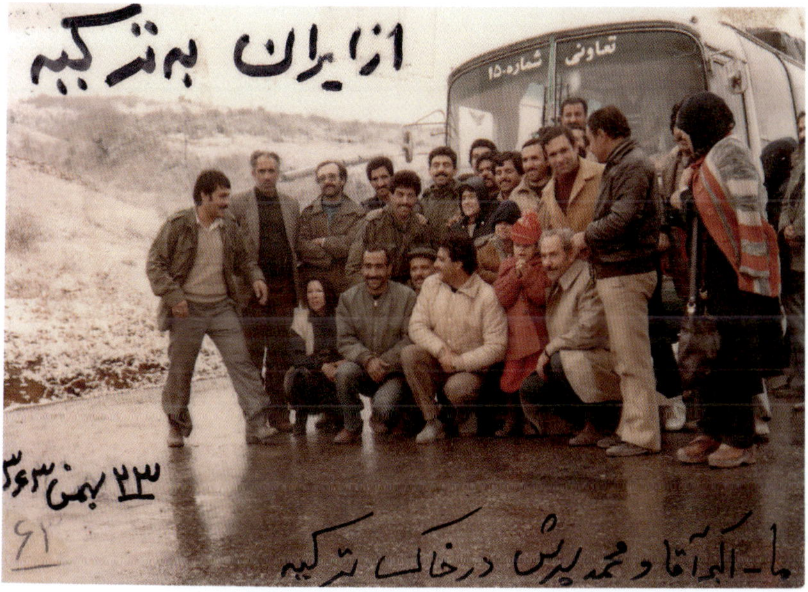

1985, Grenze Iran-Türkei, direkt nach Übertritt der Grenze, Mehri rechts, Hosein mit Mehrschad, Mehrnousch und Mehrnaz in der Gruppe

Doch gefährlicher als das kriminelle Gesindel war die türkische Polizei. Zeuge dessen wurden wir gleich auf unseren ersten Kilometern auf türkischem Boden. Doch direkt an der Grenze machten wir erst einmal Halt an einem Duty Free Store, wo man Luxusgüter steuerfrei kaufen konnte. Natürlich kauften alle die begehrten Überraschungseier aus Deutschland. Unsere Kinder packten die Schokoladeneier aus, aßen mit höchstem Genuss die Schokolade, die in Iran so rar und teuer gewesen war, und erfreuten sich an dem winzigen Plastikspielzeug aus dem kleinen gelben Plastik-Ei in der Mitte des hohlen Schokoladen-Eies. Es war, als hätte diese Süßigkeit aus Deutschland unsere Kinder alle Mühsal der letzten Wochen vergessen gemacht. Sie waren glücklich wie selten zuvor und ihre Augen glänzten, als sei das Leben bloß ein Abenteuer mit gutem Ende. Die Überraschungseier wurden für sie mit dieser glücklichen Erfahrung zu einem Symbol der Freiheit. Doch wichtiger als die Schokolade war für alle Passagiere der Kauf von Marlboro-Stangen. Es sei für die erste Zeit in Istanbul ein sehr zuträgliches Geschäft, diese Stangen oder die einzelnen Packungen auf dem Schwarzmarkt zu verkaufen, hatten wir alle vor unserer Ausreise gehört. Auch unser Busfahrer langte bei den Marlboro-Stangen kräftig zu. Er kaufte die meisten Stangen von uns allen. Wir waren erstaunt, aber es leuchtete uns auch ein, dass er ein kleines Extrageschäft machen wollte. Doch vor Abfahrt, als alle Passagiere auf ihren Plätzen saßen, drehte er sich zu uns um mit den Worten: „Ihr wundert euch bestimmt, warum ich so viele Stangen kaufe. Ihr werdet schon sehen, was damit passiert. Bis wir in Istanbul sind, wird davon nichts mehr übrig sein. Und das wird für euch eure erste wichtige Lektion in der Fremde sein."

Seine Worte hatten mich irritiert und mit Sorge erfüllt. Wir fuhren los. Schon einige Kilometer nach der Abfahrt gerieten wir in eine Polizeikontrolle. Der Busfahrer kurbelte sein Fenster hinunter und unterhielt sich kurz auf Türkisch mit den zwei Polizisten. Unsere Herzen klopften. Wir hatten große Angst, dass etwas passieren könnte. Wir hatten viele Geschichten gehört von Iranern, die aus der Türkei nach Iran abgeschoben worden waren. Man munkelte, die Abschiebungen aus der Türkei würden willkürlich und ohne Gerichtsverfahren stattfinden. Doch der Fahrer schien sehr entspannt zu sein. Während der Unterhaltung mit den Polizisten griff er mit der rechten Hand in eine der Tüten, die er hinter seinen Sitz deponiert hatte, und reichte zwei Stangen nach draußen. Die Polizisten nahmen die Pakete entgegen und winkten uns weiter. Je weiter wir uns von der Grenzregion entfernten, desto seltener wurden diese spontanen Polizeikontrollen, nichtsdestotrotz standen uns bis Istanbul noch etliche weitere bevor. Im Bus wurden viele Geschichten über die türkische Polizei und die türkischen Beamten erzählt. Unsere jungen Mitreisenden waren gut informiert. Sie waren alle vor den Staatsbediensteten gewarnt worden. Eine Begegnung mit ihnen könnte teuer und sehr gefährlich werden, hatte man ihnen eingeschärft. Iranische Flüchtlinge sollten sich von ihnen fernhalten, so gut es möglich sei. Um uns zu demonstrieren, wie wichtig die Marlboro-Stangen waren, erlaubte der Fahrer sich ein kleines Experiment, das mein Herz fast zum Stillstand brachte. Bei einer der Kontrollen gab er den Polizisten nach dem obligatorischen Plausch am Fahrerfenster keine Zigaretten. Daraufhin forderten sie ihn auf, die Bustüren zu öffnen und auszusteigen. Während der eine die Fahrgäste kontrollierte und hier und da in herrischem Ton den Pass verlangte, inspizierte der andere das Fahrzeug. Sie mussten lange suchen, bis sie etwas zum Beanstanden fanden. Die Lichter des Fahrzeuges seien unterschiedlich hell, und die Fahrt sei für uns hier beendet, verkündete der ältere Polizist. Daraufhin bat der Fahrer darum, wieder einsteigen zu dürfen, um etwas zu holen. Er holte für jeden Polizisten zwei ganze Stangen Marlboro und gab sie ihnen wortlos. Der ältere Polizist sagte, dass er noch einmal ein Auge zudrücken werde unter der Voraussetzung, dass die Lichter in Istanbul sofort repariert werden würden. Die Fahrt ging weiter. Wir Passagiere waren sehr erleichtert und erfanden den Witz, dass man in der Türkei mit Zigaretten Autolichter reparieren könne. Mit jeder weiteren Geschichte, die erzählt wurde, wuchs meine Sorge um ein großes Stück weiter. Wie sollten wir jemals Fuß fassen in diesem Land, in dem wir als Flüchtlinge vor Polizei und Behörden nicht sicher waren? Durch die vielen Kontrollen kamen wir langsamer voran, als es uns lieb war, aber wir kamen unserem Ziel immer näher und wir fuhren die ganze Nacht hindurch. Am 12. Februar 1985 kamen wir in Istanbul im Stadtteil Aksaray an. Wir verabschiedeten uns von den anderen Fahrgästen und vom Busfahrer, als seien sie unsere Familie gewesen. Nun standen wir da mit vierzehn schweren Koffern. Es hatte geschneit und es war kalt. Doch der Schnee war schon längst zu Matsch zertreten worden, und da die Straßen staubig waren, war eine braune und rutschige Masse auf den Wegen entstanden, die uns zwang, sehr vorsichtig zu laufen, da es in Aksaray sehr hügelig war und alle Straßen entweder bergauf oder bergab gingen. Die Luft war sehr schmutzig. Überall hatte sich eine schwarze Rußschicht niedergesetzt, auf den Wänden, auf den Fenstersimsen und auf den vereisten Schneehaufen. Es roch nach Kohle. Hier wurde offensichtlich damit geheizt. Ich war der Verzweiflung nahe. Ich weiß nicht mehr, wie wir es bewerkstelligt haben, mit vier Kindern und den Koffern von Hotel zu Hotel, bergauf und bergab, zu laufen und die Passanten auf Englisch anzusprechen, ohne Antworten zu erhalten. Sobald wir endlich eine Herberge gefunden hatten, wurden wir abgewiesen, weil es nirgendwo ein großes, freies Zimmer für eine Familie gab. Offensichtlich waren alle diese Flüchtlingshotels auf allein reisende Männer eingestellt. Ich sah Mehrdad, wie er trotz der schweren Koffer, die er tragen musste, scheinbar leichtfüßig durch diesen heruntergekommenen Stadtteil lief und voll Erwartung und Hoffnung war. Seine Augen glänzten. Er sah aus wie ein Vogel, der nach langer Gefangenschaft aus seinem Käfig in eine Wüste freigelassen worden war und seine ersten Flugversuche unternahm, ohne seine Umgebung wahrzunehmen. Mehri war genauso verzweifelt wie ich. Sie fragte, was wir hier täten und warum wir hier gelandet waren. Sie stellte jene Fragen, die ich mir ohnehin selbst schon stellte, und die mir längst das Herz und die Seele zermarterten. Immer wieder schoss der Gedanke hoch, dass dies nur der Anfang einer langen, trostlosen Zeit sein würde, die uns allen bevorstand. Doch letztendlich fanden wir das Hotel Keray, das für uns sechs noch ein ganzes Zimmer frei hatte. Der Hotelbesitzer begrüßte uns persönlich am Empfang in holprigem Persisch und mit türkischem Akzent. Herr Keray war einem Engel gleich, der nur dafür hergeschickt worden war, um uns neuen Mut zu schenken. Und dies war ihm schon gelungen. Man sah ihm an, dass er ein weites Herz hatte und ich wusste, dass es jetzt für uns besser werden würde. Er erzählte, dass viele seiner Gäste iranische Flüchtlinge seien und dass er deshalb schon ein paar Sätze auf Persisch beherrsche. Schon bald lernten wir viele andere iranische Flüchtlinge kennen. Tausende saßen in diesem Stadtteil fest. Anscheinend waren wir hier in einer Art inoffiziellem Durchgangslager für Flüchtlinge gelandet. Jeder versuchte, für sich und die Seinen das Beste herauszuschlagen. So wie überall, gab es auch hier sowohl freundliche als auch bösartige Menschen. Es gab jene, die gerne teilten und andere, die von Missgunst und Hass besessen, nicht nur niemandem halfen, sondern auch versuchten, ihren Mitmenschen zu schaden. Langsam gewöhnten wir uns im Stadtteil ein und machten schnelle Fortschritte im Erlernen der türkischen Sprache. Tatsächlich erwies sich Herr Keray als ein wahrer Engel. Er war viel mehr als ein Hotelbesitzer. Er war ein freiwilliger Helfer der Flüchtlinge. Er begleitete uns sogar als Dolmetscher und Beistand. Er versuchte zu helfen, wo er konnte. Wir freundeten uns mit ihm an, und wurden sogar zum Abendessen in seine Wohnung eingeladen, wo wir seine Familie kennen lernten. Dann gelang es mir mithilfe von Bekannten bei der Arab Turkish Bank ein Konto zu eröffnen und mir etwas von unserem Geld aus Iran überweisen zu lassen. Dieses kleine Finanzpolster sollte nun ausreichen, um den Grundstein für unser neues Leben zu legen. Ich bat Herrn Keray, mir bei der Suche nach einer günstigen Wohnung behilflich zu sein. Schon bald fand er tatsächlich eine kleine Wohnung in einem anderen Stadtteil, der zwar etwas besser als Aksaray war, jedoch eher zu einer der ärmeren Gegenden gehörte. Die Wohnung im Erdgeschoss, hatte zwei Zimmer, einen kleinen Eingangsbereich und einen sehr kleinen Balkon, der direkt auf der Straße lag. Eine fensterlose Küche und ein innenliegendes Badezimmer mit Toilette gehörten noch dazu. Herr Keray schickte einen seiner Mitarbeiter mit einem Transporter mit, um die nötigsten Möbel einzukaufen. Wir besorgten an diesem Tag zwei maschinengewebte Teppiche, einen kleinen Kühlschrank, einen Fernseher, einen Ölofen, Betten und Bettwäsche für sechs Personen und ein paar Gegenstände für die Küche, wie Besteck, Teller und Töpfe. Mehr Platz gab es in dem Transporter nicht. Trotzdem war ich Herrn Keray und seinem Mitarbeiter für diese große Hilfe sehr dankbar. Doch die erste Nacht war entsetzlich. Mehri und ich taten kein Auge zu. Wir hatten keine Matratzen, so dass uns eine ältere Dame aus der Nachbarschaft vier Stück geliehen hatte. Wir waren dankbar über ihre Großzügigkeit. Doch die Matratzen waren sehr schmutzig und die Füllung hatte sich komplett verklumpt.

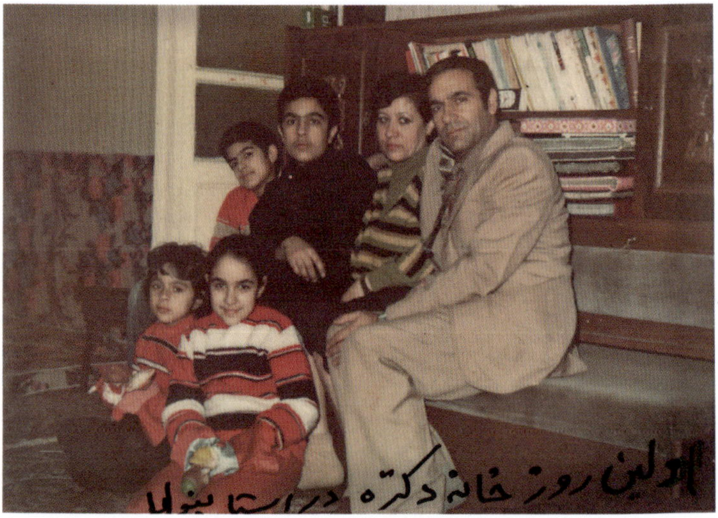

1985, Istanbul, Vorne: Mehrnaz, Mehrnousch,
Hinten: Mehrschad, Mehrdad, Mehri, Hosein (von links)

Mehris Asthma hatte sich in den vergangenen Wochen aufgrund der hohen Luftverschmutzung sehr verschlechtert. Und sie bekam in dieser Nacht kaum Luft. Wir waren froh, als diese schreckliche erste Nacht vorüber war. Da unsere Lebensumstände sich mit den eigenen vier Wänden etwas stabilisiert hatten, war es Zeit, die Kinder einzuschulen. Zusammen mit Mehrdad, der inzwischen viel besser Türkisch sprach als ich, brachten wir in Erfahrung, wo es in der Nähe Schulen gab, und suchten diese nacheinander auf. Doch alle lehnten ab und langsam drang eine schlimme Erkenntnis zu uns durch, die ich nicht wahrhaben konnte. Da wir nur ein Touristenvisum für drei Monate besaßen, hatten die Kinder kein Schulrecht. Diese Nachricht war für Mehri und mich die schlimmste Nachricht, die wir je erhalten hatten. Wir versuchten, Ideen zu sammeln, wie wir weitermachen konnten.

Doch es gab einfach keine Lösung. Das einzige, was uns übrigblieb, war die Möglichkeit, uns bei den anderen iranischen Flüchtlingen umzuhören, die schon länger hier waren. Aber auch sie bestätigten mir die Richtigkeit meiner Information. Ich erfuhr jedoch, dass es vom iranischen Konsulat eine private iranische Schule für Jungen und Mädchen in Istanbul gab. Mehri und mir war es zunächst zuwider, unsere Kinder in die iranische Schule zu schicken, wo die Mädchen wieder Kopftücher tragen mussten und sie alle wieder der Propaganda und Denunziation ausgesetzt sein würden. Andererseits war die Schule wichtig. Insbesondere Mehrnaz, die bald sieben Jahre alt würde, musste dringend alphabetisiert werden. So entschieden wir, die Kinder dort anzumelden. Mehrdad wurde jedoch nicht angenommen, mit der Begründung, er sei zu alt. Wir waren ganz und gar nicht zufrieden mit diesem Zustand. Wie sollte Mehrdad sein Abitur machen und eine Hochschulzulassung erhalten? Langsam kam die Idee auf, Mehrdad allein in die USA zu schicken. Eine unserer neuen iranischen Bekanntschaften war eine Familie, die gerade die Ausreise ihres Sohnes in die USA vorbereitete. Dort lebte der Bruder der Frau. Dieser war bereit gewesen, seinen Neffen aufzunehmen, und er hatte auch zugestimmt, Mehrdad aufzunehmen. Die Schul- und Lebenshaltungskosten würden wir natürlich selbst übernehmen. Er bot uns an, für einhundertzwanzig Dollar monatlich Mehrdad bei sich aufzunehmen und ihn wie seinen eigenen Neffen zu behandeln. Dies war eine große Chance für Mehrdad und zunächst waren wir begeistert von der Idee. Doch je länger wir darüber nachdachten, welche Konsequenzen diese Entscheidung für Mehrdad und für die ganze Familie haben würde, desto mehr wurde uns klar, dass wir dieses Angebot nicht annehmen würden. Mehrdad war erst vierzehn Jahre alt. Gerade in diesem sensiblen Alter und in der Fremde brauchte er seine Familie mehr denn je. Wir mussten eine andere Lösung finden. Derweil war unser Touristenvisum abgelaufen. Wir mussten also ausreisen und aus dem Ausland heraus bei der dortigen türkischen Botschaft ein neues Visum beantragen. Wir beschlossen, eine dreitägige Reise nach Bulgarien zu unternehmen. Dort genossen wir die sonnenbeschienenen Tage und die Touristenattraktionen, die uns halfen, die Mühsal und die Schwierigkeiten in der Türkei für einige Momente zu vergessen. Nach einer erfolgreichen Beantragung eines neuen Visums reisten wir also wieder in die Türkei ein.

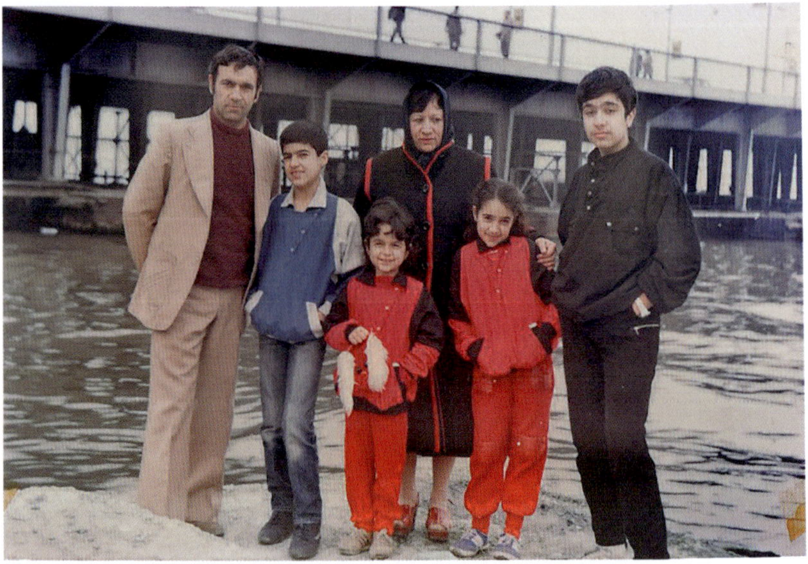

1985, Istanbul Hafen, Vorne: Hosein, Mehrschad, Mehrnaz, Mehrnousch, Mehrdad, Hinten: Mehri (von links)

Dort lernte ich bald eine Gruppe iranischer Ex-Militärs der Shahregierung kennen, die Anhänger des ehemaligen und geflüchteten Premierministers Shapur Bakhtiar waren. Sie trafen sich täglich, organisierten eine politische Exilgruppe und halfen sich gegenseitig im Alltag. Bald ging auch ich dort täglich hin und lernte einen ehemaligen Hauptmann kennen. Es stellte sich heraus, dass er ebenfalls auf der Suche nach einer Möglichkeit war, seinen älteren Sohn zu beschulen. Er erzählte mir von einer Bekanntschaft, die er über das Büro des Istanbuler Kulturbürgermeisters gemacht habe. Es handle sich um einen Mann namens Mustafa. Er arbeite für das Büro des Ministerpräsidenten Turgut Özal und er habe dem Hauptmann versprochen, für ihn und seine Familie eine Aufenthaltserlaubnis zu erwirken. Der Hauptmann machte mich mit ihm bekannt und er war bereit, gegen die Bezahlung von eintausend Dollar in bar, auch für mich und meine Familie Aufenthaltserlaubnisse zu beschaffen. Dafür sollte ich ihm am nächsten Tag unsere Pässe aushändigen, so dass er bei seiner Reise nach Ankara gleich dort die Aufenthaltserlaubnisse in die Pässe eintragen lassen könne. Dem Hauptmann vertraute ich zwar, aber Mustafa gefiel mir nicht. Doch dann gingen wir gemeinsam mit ihm nach draußen, um den Polizeipräsidenten von Istanbul aufzusuchen. Jeder Polizist, der ihm auf der Straße begegnete, begrüßte ihn höflich und unterwürfig. Im Polizeipräsidium wurde er ebenfalls sehr höflich empfangen und zusammen mit uns direkt ins Büro des Polizeipräsidenten geführt, wo dieser ihm eine teuer aussehende Flasche Wein servieren ließ. Nun waren alle Zweifel beiseite geräumt. Mustafa war ein wichtiger Mann mit guten Beziehungen. Ich hatte wieder Hoffnung, dass wir in der Türkei Fuß fassen könnten. Trotzdem fiel es mir sehr schwer, ihm unsere Pässe anzuvertrauen. Am Abend sprach ich mit Mehri, die genauso ratlos war wie ich. Vor dem Schlafengehen legte ich unsere Pässe neben mein Kopfkissen und blieb die ganze Nacht wach. Ich entschied, das Risiko einzugehen. Am nächsten Morgen übergab ich Mustafa die Pässe und die tausend Dollar. Er versprach, die Pässe am folgenden Tag nachmittags zurückzubringen. Bis zum nächsten Nachmittag vergingen einhundert Jahre. Als es endlich soweit war, suchte ich ihn in seinem Büro auf, wo er mir die Pässe zurückgab. Darin waren jedoch keine Aufenthaltserlaubnisse gestempelt. Er sagte, es habe nicht funktioniert. Ich müsse persönlich nach Ankara mitkommen. Er verlangte von mir außerdem, seine erneuten Flugkosten nach Ankara und die seiner Partnerin, die ihn begleiten würde, zu übernehmen. Ich lehnte ab und verlangte, er solle diese Kosten von den tausend Dollar bezahlen, die ich ihm bereits ausgehändigt hatte. Er ging darauf ein, und so flogen Mustafa und seine Partnerin, der Hauptmann und ich nach Ankara. In Ankara führte er uns in eine Behörde, wo ein als Chef bezeichneter Beamter uns eine Aufenthaltserlaubnis für sechs Monate versprach. Er würde uns ein Schreiben mitgeben, mit dem wir die Ausländerbehörde in Istanbul aufsuchen sollten. Ich war insgesamt froh darüber, dass wir nun zumindest für die nächsten sechs Monate unsere Ruhe haben würden. Außerdem war ich sehr erleichtert, dass unsere Pässe noch bei mir waren. Am Abend erreichten wir Istanbul. Mustafa begleitete mich zu unserer Wohnung, wo eine iranische Freundin zu Besuch war, die die türkische Sprache sehr gut beherrschte. Augenblicklich verlor sie alle Farbe im Gesicht und deutete mir mit Handzeichen an, dass etwas nicht stimmte. Als Mustafa gehen wollte, begleitete ich ihn zum Aufzug. Dort sagte ich zu ihm, dass ein Freund in höchster Not und ohne Gepäck als Flüchtling in der Türkei angekommen sei und dringend Geld brauche. Mustafa solle mir fünfhundert von den tausend Dollar bis zum nächsten Tag ausleihen, bis ich das Geld von meinem Konto abgehoben habe. Er griff in seine Tasche und holte dreihundertfünfzig Dollar heraus. Das sei alles, was er im Augenblick bei sich habe, beteuerte er und gab mir drei Hundertdollarscheine. Wir verabredeten uns für den nächsten Tag, an dem wir gemeinsam mit dem Hauptmann zur Ausländerbehörde gehen wollten. Doch Mustafa tauchte nicht mehr auf, und wir erhielten keine Aufenthaltsgenehmigung. Nach ein paar Tagen beschloss ich, selbst die Ausländerbehörde in Istanbul aufzusuchen. Der Leiter der Behörde war sehr ungehalten und fragte mich über Mustafa aus. Als ich bemerkte, dass hier etwas nicht stimmte, tat ich so, als würde ich kein Türkisch verstehen, was den Beamten nur noch mehr erzürnte. Er sagte, er werde mir schon noch Türkisch beibringen. Er fragte mich noch einmal, wie viel Geld ich Mustafa gegeben hatte. Ich hatte begriffen. Er steckte mit Mustafa unter einer Decke und Mustafa hatte auch ihn um seinen Anteil geprellt. Nun war er wütend. Ich wusste, dass man mich wegen Bestechung anklagen und ins Gefängnis bringen könnte. Wenn ich Pech hätte, würde man meine Familie und mich sogar nach Iran abschieben. Ich bekam es mit großer Angst zu tun. Doch glücklicherweise ließ mich der Leiter der Behörde gehen und der Alltag ging weiter. Doch einige außergewöhnliche Vorfälle machten uns große Sorgen. Als wir einmal in Istanbul unterwegs waren, drehte sich Mehri plötzlich nach einem Mann um, der gerade an uns vorbeigelaufen war. Sie sagte, er habe sie beim Vorbeigehen mit der Schulter gestoßen. Sie griff sofort nach ihrer Handtasche und leerte den gesamten Inhalt. Doch ihr Geldbeutel war verschwunden. Dieser Taschenraub machte uns große Angst. Wir trauten uns auch nicht, dies der Polizei zu melden. Ein paar Tage später waren Mehri und ich mit den Mädchen in der Stadt, um Besorgungen zu machen. Mehrdad und Mehrschad waren bei iranischen Freunden zu Besuch. Als wir nach Hause zurückkehrten, stand die Wohnungstür offen. Zunächst dachten wir, die Jungs wären schon zuhause und hätten die Tür nicht richtig zugezogen. Doch dann fanden wir eine große Unordnung vor. In der gesamten Wohnung waren sämtliche Schubladen und Schränke durchwühlt und alles war auf dem Boden auf einem großen Haufen getürmt worden. Weder der Goldschmuck noch das Bargeld waren entwendet worden. Dies verunsicherte uns zutiefst, so dass wir nicht mehr das Gefühl hatten, dass wir in diesem Land sicher waren. Diesmal zeigten wir den Einbruch bei der Polizei an, und die angerückten Beamten teilten uns mit, dass sie nichts machen könnten. Sie nahmen das Protokoll auf und gingen. Wir wollten nicht mehr in diesem Stadtteil bleiben und machten uns auf die Suche nach einer Wohnung in einer sichereren Gegend. Bald fanden wir in einem guten Stadtteil eine Wohnung in einem neu gebauten Hochhaus. Die Wohnung war modern und wir würden die Erstbezieher sein. Der Nachteil war, dass wir die Miete für ein ganzes Jahr im Voraus bezahlen mussten. Der Vermieter, ein konservativer Muslim, der seine Gläubigkeit durch seine Kleidung zur Schau trug, war nicht bereit, darüber zu verhandeln. Er sei schließlich ein Muslim und wir seien alle Muslime. Er vermiete seine Immobilien aus Mildtätigkeit ausschließlich an muslimische Flüchtlinge, brauche im Gegenzug jedoch finanzielle Sicherheit, um sein gutes Werk fortführen zu können. Wir stimmten zu und unterschrieben den Vertrag, der beinhaltete, dass die Vorauszahlung in keinem Falle zurückgezahlt werde. Wir wollten aus unserem herunter gekommenen Stadtteil weg und endlich besser wohnen. Der Umzug war für alle wie ein Neuanfang. Die Kinder waren euphorisch. Wir fassten neuen Mut für unsere Zukunft in der Türkei. Nach einem Gespräch mit iranischen Freunden hatte sich dann auch bald eine neue Möglichkeit für Mehrdad aufgetan. Die iranische Botschaft in Ankara hatte sich bereit erklärt, iranischen Jugendlichen mit einer Prüfung ihre iranischen Klassenabschlüsse machen zu lassen. Mehrdad durfte an den Prüfungen für Zehntklässler in Ankara teilnehmen. Wir meldeten ihn sofort an. Mehrdad und ich lernten täglich aus den Schulbüchern, die ich mitgebracht hatte. Doch die Botschaft machte es uns sehr schwer. Die iranische Vertretung wollte nicht wirklich, dass die iranischen Flüchtlingskinder weiterkamen. Trotz aller Schikanen, wie die unverhältnismäßig strengen Prüfungsanforderungen oder unzumutbaren bürokratischen Hürden hielten Mehrdad und wir durch und der Tag der Prüfung kam schließlich. Wir fuhren gemeinsam nach Ankara, wo uns jedoch ohne Nennung von Gründen mitgeteilt wurde, dass die Prüfung ausfiele. Trotz der großen Enttäuschung gab ich nicht auf. Ich hatte eine neue Idee entwickelt. Wenn ich mich mit einer eigenen Firma selbständig machen würde, würde meine Familie die begehrte dauerhafte Aufenthaltserlaubnis für Ausländer erhalten, und meine Kinder könnten die türkischen Schulen besuchen. Wir hielten trotz allen Niederlagen an der absurden Idee fest, dass unser Aufenthalt im Exil nur vorübergehend sein würde, und dass wir bald nach Iran zurückkehren könnten, da diese Regierung nicht lange durchhalten würde. Diese Vorstellung kursierte unter uns Exiliranern, die wir uns an den TBT-Busgaragen trafen und unsere Informationen zusammentrugen. Wir bestärkten uns gegenseitig in dem Glauben an eine Rückkehr und hielten uns daran fest, weil für uns alle ein völlig neues Leben in einem fremden Land einfach unvorstellbar war. Trotzdem wollte ich bis zu unserer Rückkehr in die Heimat eine gute Zwischenlösung finden und keine Zeit verlieren. Ich war mit meiner Idee der Selbständigkeit sehr weit gekommen. Beinahe hätte ich eine Exportfirma für Kleinelektronik gegründet. Die Lage war günstig. Den Menschen in Iran fehlte es an allem. Auch an elektronischen Geräten. Und diese waren hier günstig zu haben. Doch obwohl ich sehr viel Zeit in die Vorbereitungen investiert hatte, musste ich einsehen, dass ich nicht in der Lage war, ein solches Geschäft zu führen. Auch die Idee des

Handels mit Milchprodukten zwischen Türkei und Iran und die Idee des Vertriebs von Dialysegeräten, die ich zusammen mit einem anderen Arzt entwickelt hatte, erwiesen sich als undurchführbar, weil ich weder ein Händler noch ein Chamäleon oder ein kreativer Überlebenskünstler war. Ich war nur Arzt. Alles, was ich versucht hatte, war misslungen. Ich musste einsehen, dass jedes kleine Fenster, das sich in unserem Leben öffnete, dazu führte, dass zwei Türen zuschlugen. Mittlerweile hatten wir Mehrdad für einen privaten Intensiv-Englischkurs eingeschrieben. Er war sehr motiviert und machte täglich Fortschritte. Dies wenigsten erfüllte uns mit Freude und Stolz. Inzwischen waren wieder drei Monate vergangen und wir hatten eine kleine Reise nach Rumänien unternommen, um dort ein neues Visum für die Türkei zu beantragen. Diese Reise war mit keiner einzigen guten Erinnerung verbunden. Die Menschen dort waren unfreundlich und kalt. Sie behandelten uns sehr schlecht, weil sie uns an unserer Hautfarbe unsere Herkunft ansah. Mehri und ich waren frustriert. Wir fragten uns, was aus uns werden würde, wenn die Türkei uns genau jetzt kein Visum mehr geben würde. Es war sehr schwer, nicht zu wissen, wie das Leben in drei Monaten aussehen würde, keine Vorstellung von weit entfernter Zukunft mehr haben zu dürfen. Und in steter Angst zu leben, dass man dieses Bisschen, was gerade zum Überleben reichte, auch noch verlieren könnte. Nach unserer erfolgreichen Wiedereinreise in die Türkei fingen wir an, uns der Idee zu öffnen, vielleicht weiter wegzuziehen in Richtung Westen. In ein Land, wo wir bessere Chancen haben würden und wo ich vielleicht sogar als Arzt arbeiten könnte. Diese Vorstellung fiel Mehri sehr schwer. Sie hatte noch Familie in der Heimat. Unser Verbleib in der Türkei war eine Garantie dafür, dass sie aufgrund der geografischen Nähe ihre geliebten Eltern oder Geschwister wenigstens ab und zu sehen konnte. Doch die Probleme des Alltags holten uns schnell wieder ein. Ich erhielt eine Vorladung zur Ausländerbehörde, wo der Leiter mich erneut zum Fall Mustafa verhören wollte. Wieder fragte er mich, wie viel ich Mustafa gezahlt habe. Ich antwortete wieder nicht. Er teilte mir mit, dass Mustafa ein Scharlatan sei und bereits viele Iraner betrogen habe. Er wisse, dass er auch mich betrogen habe. Ich weigerte mich, etwas zu sagen und wurde wieder entlassen. Ein paar Tage später klopfte es abends an unserer Wohnungstür. Wir hatten gerade Freunde aus der türkischen Region Irans zu Besuch. Vor der Tür standen drei groß gewachsene Männer in ziviler Kleidung. Sie zeigten mir ihre Ausweise. Sie waren Polizisten und waren gekommen, um mich für eine Befragung im Präsidium oder vielleicht auch für eine Verhaftung mitzunehmen. Ich bat sie einzutreten, damit ich mich umziehen konnte. Als sie eintraten, sahen sie die Kinder. Unser Freund unterhielt sich auf Türkisch mit ihnen und Mehri bewirtete sie mit köstlichem Essen. Vielleicht hatten sie Mitleid. Vielleicht gab es auch andere Gründe, von denen ich nichts weiß. Sie entschieden sich tatsächlich, mich nicht mitzunehmen und teilten mir mit, dass ich am nächsten Tag früh in der Wache zu erscheinen und die ganze Wahrheit zu erzählen habe. Ich äußerte meine echte Bereitschaft mitzuwirken. Sie zogen unsere Pässe ein und verabschiedeten sich. Am nächsten Tag erschien ich bereits um acht Uhr morgens auf der Polizeiwache. Ich wurde befragt und eine Akte wurde angelegt. Dies dauerte bis sechs Uhr abends. Sie gaben mir die Pässe zurück, da ich meiner Mitwirkungspflicht nachgekommen sei und da sie in meinem Falle nicht von einer Fluchtgefahr ausgingen. Sie sagten, ich müsse für die Behörden zur Verfügung stehen und sobald man Mustafa gefasst habe, werde es zu einer Gerichtsverhandlung kommen, wo ich als Zeuge auszusagen habe. Ich war mit allem einverstanden, obwohl ich große Angst hatte. Was wäre, wenn man mich der Beteiligung an Korruption anklagen und abschieben würde. Was würde aus Mehrdad und Mehrschad werden, die in den Krieg ziehen mussten. Ich fand keine ruhige Minute mehr und verzweifelte. In dieser Zeit geschahen mehrere bis heute unaufgeklärte Morde an bekannten Exiliranern, insbesondere an ehemaligen Militärangehörigen in Istanbul und in Ankara. Die türkische Polizei ermittelte sofort und teilte mit, dass sie alles unternehmen werde, um die Attentäter zu fassen. Doch es geschah nichts. Und alle wussten, dass die Attentate von Spionen und Terroristen der iranischen Regierung begangen worden waren. Wir wollten nicht mehr länger hierbleiben oder zumindest einen Weg finden, unsere zwei Söhne aus der Türkei zu schaffen. Sie sollten in den Westen, wo es eine Demokratie gab und sie sicher sein würden. Wir hörten uns überall um und berichteten allen Freunden von unserer Situation. Als wir uns am Telefon mit guten Freunden austauschten, die schon lange in England lebten, schlugen sie vor, zunächst Mehrdad, der unbedingt vor einer Abschiebung und dem Kriegsdienst in Iran bewahrt werden musste, sofort aufzunehmen, so dass die restliche Familie später nachkommen könnte. Sie versprachen, sie würden uns unterstützen, dort Fuß zu fassen. Schließlich beherrschte ich die englische Sprache sehr gut. Ich würde dort mehr Möglichkeiten haben als in der Türkei, und mit dieser Lösung könnte ich meiner Abschiebung zuvorkommen. Diese Option beruhigte mich sehr. Doch auch diese Idee zerschlug sich schnell, denn inzwischen hatte das Schicksal für uns längst einen anderen Ort ausgesucht. Zum ersten Mal hörten wir von diesem Ort von Iranern, die Freunde und Verwandte dort hatten. Sie erzählten uns, dass es ein paar europäische Länder gäbe, die Flüchtlingen eine Chance gaben, von ihrer Fluchtgeschichte zu berichten. Und wenn die Fluchtgeschichte Anlass zur Annahme gäbe, dass der Flüchtling nicht mehr in sein Land zurückkehren könne, dann würden diese Länder jenen Flüchtlingen Aufenthaltserlaubnisse geben und ihnen helfen, ein neues Leben in ihrem Land aufzubauen. Dies nenne man *politisches Asyl*. Eines dieser Länder sei die Bundesrepublik Deutschland, die BRD. Unter den iranischen Flüchtlingen machte bald ein Gerücht die Runde, dass die Botschaft der Deutschen Demokratischen Republik, der DDR, Visa verschenken würde, um dann die Flüchtlinge, die in die DDR ausreisten, sofort in die BRD abzuschieben, obwohl sie keine Papiere hatten. Dies sei möglich, da der Übergang von Ost- nach Westberlin keine völkerrechtliche Grenze sei, sondern eine von den Alliierten sogenannte Demarkationslinie. Zunächst erschien mir diese Lösung als zu simpel. Ich konnte mir nicht vorstellen, dass man so einfach ohne Visum in ein westliches Land einreisen konnte. Doch die Gerüchte nahmen immer mehr zu und wir hörten, dass auch Flüchtlinge aus anderen Ländern diesen Weg genommen hätten. Als eines Abends ein iranischer Freund uns besuchte und sehr stark auf mich einredete, war unsere Entscheidung gefallen. Mehri und ich wussten, dass wir diesen Weg versuchen mussten. Wir hatten uns mittlerweile eingestanden, dass wir in der Türkei nie eine Zukunft gehabt hatten, und dass wir ebenso nicht mehr auf eine Rückkehr hoffen durften oder darauf, dass wir, wenn wir in der Nähe unserer Heimaterde bleiben würden, mehr Chancen hätten, unsere Lieben zu sehen. Dieses letzte Band zur Heimat mussten wir durchtrennen, um endlich ein neues Leben anfangen zu können. Wir zerschnitten es noch an diesem Abend, so schnell, dass wir den Schmerz nicht spürten. Mein Freund und ich zogen uns warm an, denn es war bereits Dezember. Wir würden die ganze Nacht vor der DDR-Botschaft verbringen müssen, um am nächsten Tag vorsprechen zu können. Ich zog so viele warme Kleidungsstücke wie möglich übereinander an. Mehri gab uns warmen Tee und Proviant mit, und wir fuhren mit dem Nachtzug nach Ankara. Noch in finsterer Nacht kamen wir in Ankara an und liefen zur DDR-Botschaft. Ich stellte mich nun einem meiner größten Feinde, gegen den ich noch nie etwas auszurichten hatte. Der Kälte! Vor der Botschaft hatte sich bereits eine lange Schlange gebildet. Viele Flüchtlinge standen zusammen mit uns an. Sie hatten kleine Feuer in Metalleimern entzündet, um sich zu wärmen. Wir stellten uns zu ihnen um ein Feuer herum. Ein paar rückten enger zusammen, damit wir hineinpassten und wir waren dankbar, dass man zu uns so großzügig war. Die anderen waren aus arabischen und afrikanischen Ländern und aus dem fernen Osten. Sie muteten an wie verarmte Bauern oder Tagelöhner. Die meisten waren wohl Analphabeten. Sie sprachen sehr laut und sahen aus wie Menschen, die in bitterer Armut lebten. Sie waren seltsam gekleidet, da sie wahllos alles übereinander angezogen hatten. Sie hatten traurige Augen und sie hatten ihre Heimat und damit alles verloren. Wie Obdachlose standen sie um diese provisorischen Feuer herum in der Finsternis der Nacht und in der erbarmungslosen Kälte des Winters. Und ich war bloß einer von ihnen. Weder äußerlich noch im Inneren unterschied ich mich von ihnen. Wir standen Seite an Seite vor einer verschlossenen Tür, die uns allen die letzte Hoffnung versprach. Ich war am tiefsten Punkt meines Lebens angelangt. Am frühen Morgen öffnete sich endlich die Tür der Botschaft. Als wir noch in den Morgenstunden mit steifen Fingern und kalten Füßen eintreten konnten, lief das Prozedere erstaunlich schnell ab. Nach einem kurzen Gespräch erhielten wir die begehrten Visa. Dreißig Stunden gönnte uns die DDR für einen Besuch des real existierenden Sozialismus. Diese kurzen Visa waren für mich ein Indiz dafür, dass die Gerüchte tatsächlich stimmten. Sie würden uns nach Westberlin abschieben. Als wir aus der Botschaft traten, hatte sich der Wolkenvorhang geöffnet und die Sonne strahlte unsere Gesichter an. Ich war meinem Freund sehr dankbar, dass er mich, den der Mut kurz verlassen hatte, überredet hatte. Mich überkam entschlossene Kühnheit, als eine Stimme zu mir sagte, dass wir nun wieder auf dem richtigen Weg waren. Wir suchten sofort eine Telefonzelle, von wo aus wir unseren Familien die gute Nachricht mitteilen konnten. Am Tag nach meiner Ankunft in Istanbul suchten Mehri und ich sofort Käufer für unsere Wohnungseinrichtung und fanden einen Einzelkäufer, der bereit war, alles zum Preis von zweitausend Dollar sofort in bar zu übernehmen, obwohl alles noch neuwertig war und einen Einkaufswert von siebentausend Dollar gehabt hatte. Dafür durften wir die Einrichtung noch bis einen Tag vor der Abreise benutzen. Die zweitausend Dollar waren unser Kapital für die Flugtickets. Wir suchten ein Reisebüro auf und kauften umgehend die Tickets für einen Einfachflug von Istanbul Atatürk nach Ostberlin Schönefeld. Uns fiel es nicht schwer, dieses Land zu verlassen. Wir wollten weg von dieser fremden Erde, die nicht bereit gewesen war, uns eine neue Heimat zu werden. Wir dachten an die Weigerung der türkischen Behörden, unsere Kinder einzuschulen, an die korrupten Beamten von der obersten Etage bis zur untersten Stufe, an die Polizisten, die ihre Uniform nicht verdient hatten, an den langen Arm der islamischen Republik Iran, die ungestraft hier mordete und wir dachten an unser Elend ohne Aufenthaltsgenehmigung, an die Arbeitslosigkeit und die Armut, die uns drohten. Nichts hielt uns mehr hier. Wir hatten nur noch ein paar Tage Zeit. Deshalb wussten wir, dass wir viele Gegenstände nicht mitnehmen würden. Auch würden wir unser Gepäck drastisch reduzieren. Wir hatten ein feines, iranisches Professoren-Ehepaar kennengelernt, das am Bosporus eine Villa mit eigenem Yachthafen besaß. Sie waren mittlerweile zu Freunden geworden. Sie versprachen uns, unsere Habseligkeiten aufzubewahren und uns nachzuschicken, sobald wir irgendwo in der Welt eine neue und sichere Bleibe gefunden hatten. So war unsere Wohnung schnell leer. Schließlich kam der schwierigste Part. Wir führten ein Gespräch mit unserem Vermieter, der bislang keine Gelegenheit ausgelassen hatte, um zu betonen, dass er ein sehr gläubiger Muslim sei. Er war ein mehrfacher Hadji, der in der Regel in der Moschee aufzufinden war und der immer einen Rosenkranz in der Hand hielt und an den neunundneunzig Perlen die neunundneunzig Namen Allahs wie ein Mantra flüsternd vor sich hin abzählte. Doch seine Gläubigkeit trug er nur wie eine schlechtsitzende und groteske Maske vor sich her, um seinen wahren Charakter zu verbergen. Er war bloß ein habsüchtiger und raffgieriger Egoist, und ich weigere mich nach wie vor, ihn als *gläubig* zu bezeichnen. Obwohl wir ihm zusicherten, Nachmieter zu suchen, die nahtlos die Wohnung übernehmen würden, war er nicht bereit, die restlichen neun Monatsmieten zurückzuzahlen. Und obwohl er wusste, dass wir Flüchtlinge waren und das Geld für die Zukunft unserer Kinder nötig hatten, berief er sich auf den Vertrag und war nicht von seiner Meinung abzubringen. Nun verstanden wir, warum er alle seine Immobilien an Flüchtlinge vermietete. Er war einer jener Menschen, die aus dem Elend ihrer Mitmenschen Profit zogen. Und Flüchtlinge sind nun einmal die schwächsten Glieder einer Gesellschaft. Als wir die Wohnung am Morgen des 24. Dezember 1985 verließen, war sie bereits ab dem 1. Januar an die nächste Flüchtlingsfamilie vermietet.

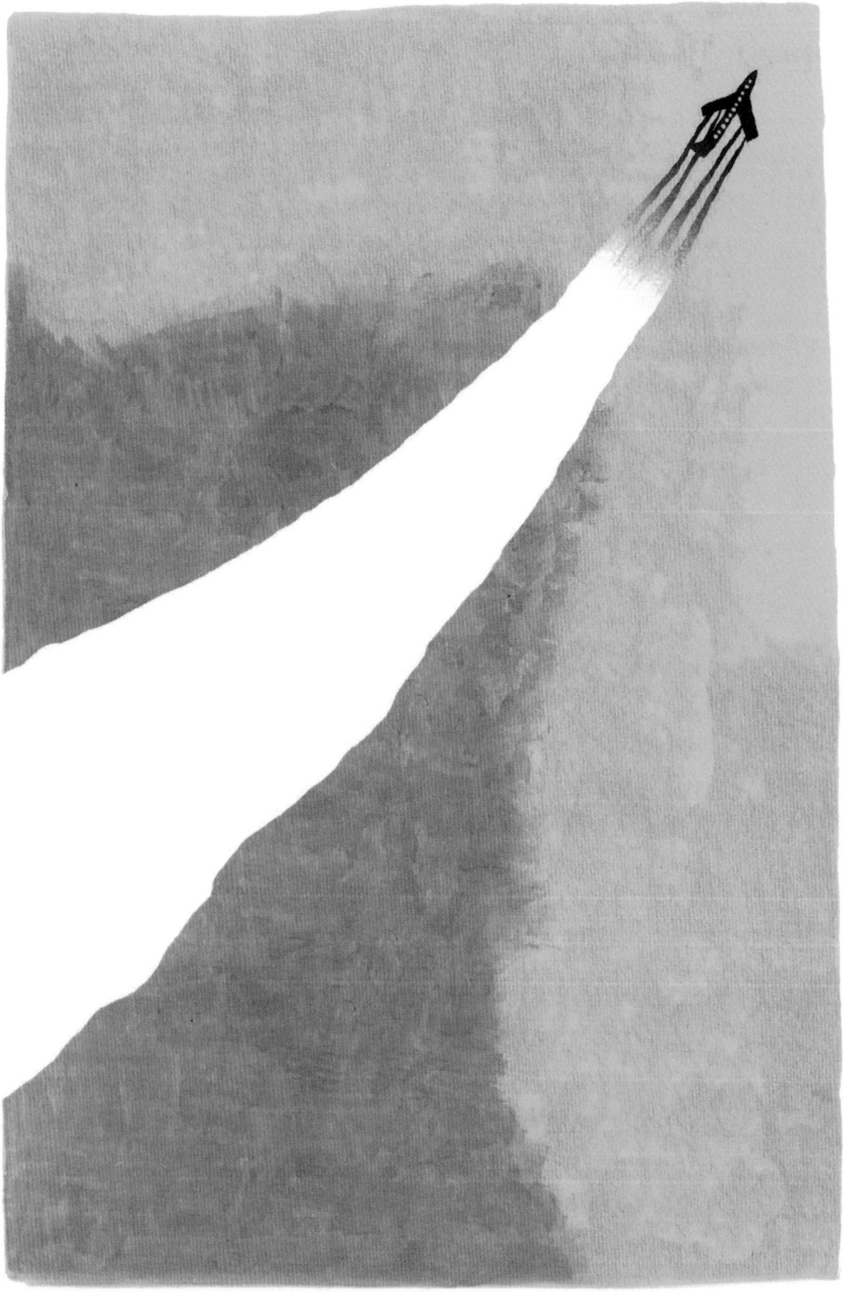

Kapitel 11

Pralinen und Citrovin

1985 – 1986

Wir statteten dem befreundeten Professoren-Ehepaar einen letzten Besuch ab und waren traurig darüber, dass wir diese guten Menschen und Freunde mit unserer Ausreise verlieren würden. Sie schenkten uns zum Abschied eine Packung Pralinen. Die Ehefrau sagte, wir sollten diese erst im Flugzeug öffnen, denn unsere Reise in unser neues Leben solle süß und glücklich beginnen. Es war Zeit, Abschied zu nehmen und zum Flughafen zu fahren. Dort erwartete uns jedoch eine albtraumhafte Überraschung. Bei der Passkontrolle wurde ich gebeten, in den Hinterraum zu gehen. Dort ließ man mich zunächst mehr als eine Stunde warten. Dann wurde ich in ein Büro gerufen, wo mich ein finster dreinblickender Mann in Uniform erwartete. Er bat mich nicht, mich hinzusetzen. Ich musste stehen, wie ein kleiner dummer Junge, der etwas angestellt hat und nun vom Schulrektor eine Standpauke erhält. Der Mann saß auf einem ausladenden Drehstuhl und sah aus wie ein König in seinem Thron. Er sprach auf mich ein und schien seine Wut auf uns Flüchtlinge loswerden zu wollen. Ich konnte ihn kaum verstehen, weil er sehr schnell sprach. Dann nahm er unsere Pässe in die Hand, die ich schon längst auf dem Tisch vor ihm entdeckt hatte. Er deutete mit einer Abwärtsbewegung der rechten Hand an, dass ich mich setzen solle und untersuchte unsere Pässe, ohne mich eines Blickes zu würdigen. Er blätterte mehrmals darin von vorne bis hinten und wieder von hinten bis vorne, er hielt die Pässe einzeln ins Licht, um Fehler zu finden. Ich machte mir große Sorgen wegen unseres Fluges. Wenn er mich nicht bald entlassen würde, würden wir den Flug verpassen. Wie sollte ich einen zweiten Flug bezahlen? Doch da wandte er sich endlich an mich und behauptete, das Touristenvisum, das wir von der türkischen Vertretung in Rumänien erhalten hätten, sei eine Fälschung. Einer der Stempel sei nicht echt.

Ich war sprachlos und mir fiel nichts Besseres ein, als vorzugeben, ich verstünde kein Türkisch. Da kreuzte er seine Handgelenke mit geballten Fäusten als Zeichen für Handschellen und sagte: „Im Gefängnis werden sie dir schon Türkisch beibringen.“ Er grinste und blickte mir tief in die Augen.

Die Panik hatte von meinem ganzen Körper Besitz ergriffen. Ich war wie gelähmt. Einzig mein rechter Arm war noch beweglich. Doch er hatte sich verselbstständigt und tat, was er wollte. Er hob sich und die rechte Hand griff in meine rechte Hosentasche. Sie holte eine Hundertdollarnote heraus. Als ich das feste nagelneue Dollarpapier in der Hand spürte, wusste ich, was ich tun musste. Ich holte den Schein in der Faust aus der Tasche und schob ihn zu Dreiviertel unter den Pass, der noch geöffnet auf dem Tisch lag. Der Mann blickte nach unten. Sobald er überprüft hatte, um welche Art Schein es sich handelte, formte sich ein zufriedenes Lächeln auf seinen Lippen. Er legte alle Pässe aufeinander und nahm sie zu sich, um den Geldschein wie ein geübter Illusionist in seine eigene Tasche verschwinden zu lassen. Er stempelte ohne Worte und scheinbar gelassen die Ausreisebestätigungen in die Pässe und händigte sie mir mit den Worten aus, ich solle beim nächsten Mal mit den Visastempeln besser aufpassen. Ich nickte und nahm die Pässe an mich. Ich war wütend, dass sie mich solange hatten warten lassen. Ich hätte ihnen das Geld auch sofort gegeben. Aus den Hinterräumen entlassen, wachte ich auf, als ich auf die Uhr blickte. Wir würden unseren Flug wahrscheinlich verpassen. Ich rief nur, alle sollten rennen. Wir rannten so schnell wir konnten zum Gate und wurden tatsächlich noch als letzte Passagiere in allerletzter Minute ins Flugzeug gelassen. Mehri und ich verstauten unser Handgepäck, setzten uns auf unsere Sitze und schnallten die Mädchen und uns an und das Flugzeug startete. Mein Herz klopfte so stark, dass ich es in meinen Ohren hören konnte. In meinem Inneren war ein Ofen entzündet worden und mir kam es vor, als würde heißer Dampf aus meinen Hautporen entweichen. Doch langsam beruhigte ich mich und die Maschine wurde gleichzeitig mit dem Verlangsamen meines Pulses immer schneller. Es gab kein Zurück mehr. Dieses Flugzeug war damit für uns zum sichersten Ort der Welt geworden. Mehri und ich dankten tausende Male Gott, Allah, dem Schicksal oder woran auch immer die Menschen dieser Erde glaubten. Wir waren gerettet und hatten dem trostlosen Leben in der Türkei, das für uns Mutlosigkeit, Elend, Gefängnis und Abschiebung bereitgehalten hatte, den Rücken zugedreht. Wir beteten, dass jenes Land, das uns nun aufnehmen würde, mit uns gnädiger sein mochte und uns das geben würde, wonach wir uns sehnten: Die Gewissheit, dass wir Menschen waren und wie solche behandelt wurden. Wir sehnten uns nach einer Gemeinschaft, die uns liebevoll aufnehmen würde und wenigsten unseren Kindern eine neue Heimat geben würde. In den Morgenstunden des 25. Dezember 1985 setzte das Flugzeug auf dem Boden der DDR auf dem Flughafen Schönefeld auf. Ein neues Abenteuer hatte für uns begonnen. Augenblicklich, als wir unsere Füße auf die Erde gesetzt hatten und die Schwerkraft angefangen hatte an uns zu ziehen, hatten auch die Sorgen begonnen. Mir wurde bange. Wir waren nicht mehr im vertrauten Gebiet, im nahen Asien. Wir waren in Europa, wo wir nicht hingehörten obwohl ich wusste, dass wir in der DDR nichts zu befürchten hatten. Viele Iraner hatten mir versichert, dass die DDR sich sogar darüber freute, dass wir da waren, und uns dabei unterstützte, in den Westen zu kommen. Ich hielt mich an einem kleinen Zettel fest, als sei er ein Schutzschild gegen jede Art von Gefahr. Ich hatte ihn schon beim Landeanflug aus der Jackentasche herausgeholt. Darauf war eine detaillierte Wegbeschreibung in meiner Handschrift zu lesen. Es wurde beschrieben, wo wir in der DDR entlanglaufen und hingehen sollten, um auch wirklich in den Westen zu gelangen. Diese Beschreibung hatten die Iraner in Istanbul von denjenigen Iranern, die den Weg schon gegangen waren. Da diese Wegbeschreibung von vielen Personen aufgenommen und weitergegeben wurde, enthielt sie ganz sicher bereits einige Fehler. Um so viele Fehler wie möglich auszumerzen, hatte ich mehrere Iraner um ihre Wegbeschreibungen gebeten und die häufigsten Aussagen zu einer eigenen Wegbeschreibung zusammengefügt. Zigmal hatte ich sie durchgelesen und war den Weg in meinem geistigen Auge entlanggelaufen. Ich hätte die Beschreibung eigentlich auswendig können müssen. Aber gerade jetzt schien alles weggeflogen zu sein. Ich las sie laut vor. Wir sollten bei Ankunft durch eine bestimmte Halle laufen. Man hatte die Tür beschrieben, durch die wir hinauszulaufen hatten. Wir fanden diese Tür und waren ermutigt. Dann las ich den Weg zur Bushaltestelle vor, wie viele Haltestellen wir fahren sollten und wo wir aussteigen sollten. Die Anweisungen befolgten wir minutiös, und jedes Mal, wenn ein Gebäude, eine Straße, ein Merkmal in echt auftauchten, atmeten wir auf, weil wir wussten, dass wir noch auf dem richtigen Weg waren. Doch innerlich fürchtete ich mich schon vor der Polizei der BRD. Man hatte uns gewarnt, dass wir beim Übertritt auf keinen Fall der BRD-Polizei auffallen durften. Doch wie sollte das gelingen? Wir hatten Gepäck dabei, waren müde und besorgt und vor allem verrieten unsere Hautfarbe und unsere dunklen Haare und Augenbrauen, dass wir nicht von hier stammten. Erst wenn wir auf Westboden stünden, wären wir wirklich sicher. Und das wäre nur möglich, wenn wir die richtige S-Bahn finden würden, die uns ohne Zwischenhalt nach Westberlin fahren sollte. Nach dem Aussteigen könnte uns die BRD nichts mehr tun. Dann müssten wir nur noch das Wort *Asyl* aussprechen. Ich hatte das Wort immer wieder geübt, doch es mochte einfach nicht gelingen. Nicht einmal in der Türkei hatte ich es geschafft, das *Ü* auszusprechen. Doch noch waren wir sehr weit entfernt von dem Augenblick, in dem ich dieses Wort aussprechen würde. Ich musste mich sehr konzentrieren. Ich blickte immer wieder auf den kleinen Notizzettel mit all den fremden Wörtern, als wäre der Zettel das Ticket in ein neues perfektes Leben. Das nächste Wort lautete *Friedrichstraße*. Niemand hatte mir sagen können, wie man es ausspricht, aber man hatte mir gesagt, dass es sich um einen Straßennamen handelte, der gleichzeitig auch einem Bahnhof den Namen gab. Zu diesem Bahnhof gelangten wir mit einem Bus, den wir schon bald fanden. Wir fuhren acht Haltestellen durch Ostberlin. Die Straßen waren kalt, grau und trostlos. Vielleicht empfand ich dies auch nur deshalb, weil es Winter war, oder weil hier alles – und damit meinte ich wirklich alles – anders aussah, als es unsere Augen von Iran und der Türkei gewohnt waren. Ich fand in diesen Straßen und Menschen keine Schönheit. Doch das war unerheblich. Endlich erreichten wir die Friedrichstraße und erblickten nach dem Aussteigen auch schon die grüne, kreisrunde Leuchttafel mit dem weißen *S*, dem Hinweisschild für die S-Bahn. Dort begrüßte uns der Bahnhof, den man uns genau beschrieben gehabt hatte. Ein modernes und rundum verglastes Gebäude. Wir hatten es geschafft und traten ein. Doch wir empfanden weder Erleichterung noch waren wir in einer Aufbruchsstimmung. Dieser überfüllte Bahnhof war einer der traurigsten Orte der Welt, die ich bisher gesehen hatte. Es schien, als würde die ganze Welt flüchten. Wir sahen eine von Schrecken und Trauer überzogene Menschenmasse, die mit Gepäck unterwegs war. In den späteren Jahren erfuhr ich, dass die Bürger der DDR diese Halle *Tränenpalast* getauft hatten, weil sie hier voneinander oder von ihren Liebsten aus der BRD getrennt wurden und einander für lange Zeit oder manchmal auch nie wiedersahen. Für uns Flüchtlinge aus den fernen Ländern war diese Halle jedoch trotz des Kummers, der auf ihr lag, ein Versprechen, ein Ort der Angst zwar, aber auch ein Ort der Hoffnung. Sie war die einzige Tür, die uns in den Westen Einlass gewährt hatte. Laut den Anweisungen liefen wir durch eine Halle, wo unsere Pässe und Visa an für uns Ausländer eingerichteten Schaltern überprüft wurden. Manche Flüchtlinge hatten keine echten DDR-Visa. Ihre Schleuser hatten ihnen gefälschte verkauft. Doch dies stellte keine Schwierigkeit dar. An einem speziellen Schalter wurden ihnen nachträglich echte Visa ausgestellt, so dass ihre Anwesenheit in der DDR offiziell genehmigt wurde. Nach der Kontrolle suchten wir laut den Beschreibungen auf meinem Zettel das weiße Schild mit der roten Schrift *AUSREISE* und den schwarzen Schriften *Fernzüge*, *S-Bahn* und *U-Bahn* und liefen in die Richtung des Pfeiles. Dann führten Treppen hinunter zu einer unterirdischen S-Bahn-Station. Hier sollte eine Bahn sein, in die wir einsteigen sollten. Diese würde erst wieder im Westen halten. Doch unten angelangt und mit dem ersten Blick auf das Bild, das uns dort erwartete, begann mein Herz zu rasen und meine Beine wurden so weich, dass ich kaum weiterlaufen konnte. Ich hielt schwer an mich, denn ich musste für Mehri und die Kinder stark sein. Dort unten erwarteten uns bewaffnete NVA[61]-Grenzsoldaten. Auch wenn wir wussten, dass sie uns nichts antun würden, ließ uns ihr Anblick erstarren. Sie hatten lange Mäntel an, die von einem breiten, roten Gürtel gehalten wurden. Darunter sah man hohe, schwarze und furchteinflößende Stiefel. Ihre grauen Schirmmützen mit dem DDR-Abzeichen und dem grünen Band ließen ihre gefühllosen Blicke noch kälter erscheinen. Die Angst-Fantasien, die wir, bisher gespeist durch Weltkriegsfilme mit russischen Soldaten, gehabt hatten, wurden hier endgültig entfesselt und wuchsen ins Unermessliche. Wir fürchteten um unser Leben. Ich wusste, dass die DDR keine Demokratie war und die Soldaten hier im Grunde die Macht hatten, mit uns zu tun, was sie wollten. Diese Tatsache machte sie für mich zu unberechenbaren Feinden. Doch die Soldaten schienen sich nicht für uns zu interessieren. Sie schauten in andere Richtungen. Sie versuchten, uns zu übersehen, da sie wollten, dass wir aus der DDR verschwanden. Manch einer, der ungeduldig wurde, richtete den Lauf seines Gewehres in Richtung der S-Bahn als unmissverständliche Aufforderung, dort hinein zu steigen. Hier war ich dankbar, dass man es uns auf den ersten Blick ansehen konnte, dass wir keine Europäer waren. Die Gefahr der Verwechslung mit Flüchtigen aus der DDR war gering. Wir liefen wie eine kleine Herde verängstigter Kälber, eng aneinandergedrängt, zur wartenden S-Bahn. Selbst Mehrnaz und Mehrnousch spürten die Gefahr. Sie waren still und hielten sich mit verkrampften Fingern an Mehris und meiner Kleidung fest. Mehrdad und Mehrschad liefen eng neben uns her mit zusammengepressten Lippen und schreckgeweiteten Augen. Wir stiegen zusammen mit vielen anderen dunkelhaarigen und dunkelhäutigen Flüchtlingen in die gelb und rot lackierte Bahn Richtung *Bahnhof Zoologischer Garten* ein. Als sie vollkommen überfüllt war, schlossen sich die Türen und sie begann ihre Fahrt. Die Spannung fiel leicht von uns ab, doch noch hatten wir den Grenzübertritt nicht geschafft. Jetzt würde unser Aussehen uns nicht mehr schützen. Im Gegenteil. Jetzt war es unser Nachteil. Es würde uns den West-Polizisten verraten. Die

61 Nationale Volksarmee (1956 – 1990) = Streitkraft der DDR

S-Bahn hielt an und wir stiegen an der Haltestelle Zoologischer Garten aus. Hier wurden wir empfangen von vielen Iranern, die nach anderen iranischen Flüchtlingen suchten, um ihnen den Weg zu weisen. Sie taten dies nicht aus Nächstenliebe, sondern weil sie sie für ihre Exilgruppen gewinnen wollten. Sie waren Kommunisten, Anhänger der Volksmudjaheddin, Monarchisten oder auch Anhänger verschiedener religiöser Gruppen oder Sekten. Ich wollte nicht in die Fänge dieser Menschen geraten. Uns sprach ein Monarchist an und zeigte uns nach kurzem Austausch von Höflichkeiten den Weg zum Ausgang, nachdem wir sein Angebot abgelehnt hatten, mit ihm in eine kostenlose Unterkunft zu gehen. Wir bevorzugten es, ein Hotel zu suchen. Er versicherte uns, dass wir hier nicht kontrolliert würden und dass wir es geschafft hatten. Er berichtete uns in kurzen Sätzen von der Exiltätigkeit der Monarchisten in Berlin und gab uns eine Telefonnummer. Wir verabschiedeten uns und liefen hinaus. Draußen blieb uns die Luft vor Kälte weg. Die ganze Stadt schien von einer Schicht Schnee bedeckt zu sein. Wir fanden kaum Passanten. Wenn einmal jemand vorbeiging, versuchte ich diese Person anzusprechen. Ich fragte: „Hotel, bitte?“

Doch diese Menschen schienen uns nicht zu sehen. Sie liefen mit schnellen Schritten an mir vorbei. Wir liefen lange durch den Schnee und suchten nach irgendetwas. Die Lage zermürbte uns. Hunger und Kälte trugen den Rest dazu bei, sich verloren und nicht willkommen zu fühlen. Hier hatte niemand auf uns gewartet. Doch ich verlor nicht die Hoffnung. Ich rief mir in Erinnerung, dass wir im Westen und bisher nicht von der Polizei aufgegriffen worden waren und plötzlich passierte ein kleines Wunder. Ich sah in der Ferne ein Taxi stehen. Wir liefen zum Taxi und waren überglücklich darüber, dass jemand in dem Auto saß. Ich fragte wieder: „Hotel, bitte?“

Diesmal schien ich sichtbar zu sein, denn der Fahrer nickte und brachte uns zu einem Hotel. Der Monarchist am Bahnhof hatte uns erklärt, dass der heutige und der morgige Tag Feiertage seien und die Behörden geschlossen hätten. Er hatte empfohlen, am Freitag, den 27. Dezember zur Behörde zu gehen und Asyl zu beantragen. Er hatte uns auch die Adresse der Behörde gegeben. Es war schon später Nachmittag, als wir endlich im Hotel unsere Zimmertüren öffneten und saubere Betten, eine Dusche und einen Fernseher vorfanden. Mehri fing sofort an, die Kinder nacheinander in die Dusche zu schicken und saubere Kleidung heraus zu suchen. Sie durchwühlte die Koffer und verlor sich darin. Ich legte mich in ein Bett und schloss die Augen. Ich hörte, wie eines der Kinder sagte: „Hier gibt's echte Gummibärchen."

Die Kinder waren im Gegensatz zu mir zum Leben erwacht und schienen glücklicher denn je zu sein. Kummer, Kälte und Müdigkeit hatten jede Emotion in mir ausgeschaltet. Ich versuchte nicht einmal, die Augenlider wieder zu öffnen und fiel augenblicklich in einen tiefen Schlaf, der mehrere Stunden anhielt. Nach dem Aufwachen schien alle Last von meinen Schultern gefallen zu sein. Ich duschte und zog mich frisch an. Unser Leben in einem neuen Land hatte von vorn begonnen und ich hatte abermals Lebenskräfte erlangt. Der 26. Dezember und Mehris Geburtstag begann mit einem guten Frühstück im Speisesaal des Hotels und verging ohne Vorkommnisse. Anschließend schlossen wir uns in unserem Zimmer ein. Wir fühlten uns unter uns geborgen und wollten jede Sekunde in der Wärme des Hotelzimmers und unserer Familie verbringen. Der Fernseher war eine willkommene Ablenkung und zeigte uns zugleich ein paar Bilder von dem Land, in dem wir jetzt überleben mussten. Fast jede Sendung, jedes Bild, jede Musik oder jede Nachricht versetzte uns in Staunen. Dieses Land war vollkommen anders, als die beiden Länder, in denen wir bisher gelebt hatten. Die Menschen waren schön und schienen glücklich zu sein. Es schien hier unbegrenzte Vielfalt und Freiheit zu geben. Es gab weibliche Nachrichtensprecherinnen, die geschminkt und mit offenen und aufwendigen Frisuren Nachrichten verlasen. Es lief westliche und amerikanische Musik und die Werbefilme waren voller Verlockungen jeglicher Art. Ein Gefühl des größten Glücks erfüllte mich, wenn ich unsere Kinder ansah, die wie gebannt vor diesem Bildschirm saßen und alle neuen Eindrücke in sich aufsaugten. Ja, sie sollten das alles sehen. Sie sollten so viel Neues sehen, wie möglich. Sie sollten sehen, dass es auf dieser Welt auch Freiheit gab. Sie waren die Zukunft und sollten die bestmögliche Bildung und die modernste Technik bekommen, die es gab.

Mehri und ich, wir waren die Vergangenheit, doch wir hatten unsere Kinder in die Zukunft geführt. Nun war es auch endlich an der Zeit, Mehris Neffen anzurufen, die seit Kurzem ebenfalls in Berlin lebten. Denn inzwischen waren auch Manijes Söhne nach Deutschland gereist. Wir hatten sie seit der letzten Nacht in Isfahan nicht mehr gesehen und sehnten uns nach ihnen. Manije hatte uns ihre Telefonnummer gegeben als wir in der Türkei waren. Wir riefen sie an. Shahram, dessen Vorname *der Kaiser* bedeutet und sein jüngerer Bruder Shahrooz, dessen Vorname *der König des Tages* bedeutet, wohnten beide im sogenannten Waldheim in Berlin. Es war eine Flüchtlingsunterkunft, abseits gelegen in einem Wald. Sie waren sehr froh, uns zu hören und machten sich sofort auf den Weg zu unserem Hotel. Wir erzählten den ganzen Nachmittag und bis in den Abend hinein. Sie berichteten uns, wie es ihnen ergangen war und erklärten uns, wie die Asylantragstellung abläuft, und dass wir am morgigen Tag sehr früh vor der Behörde erscheinen sollten, um eine Chance zu haben, dass wir noch am selben Tag einen Asylantrag stellen konnten. Sie mussten sich schon früh am Abend auf den Weg zurück ins Waldheim machen, um den letzten Bus nicht zu verpassen. Sie berichteten, dass die Plätze in den regulären Flüchtlingswohnheimen allesamt besetzt seien und dass Westberlin der Flüchtlingsmassen, die von der DDR über die Demarkationslinie in die Stadt eingeschleust würden, nicht mehr Herr werde. Sie hatten von provisorischen Notunterkünften gehört, und gingen davon aus, dass wir auch einer solchen Notunterkunft zugewiesen würden. Sie luden uns ein, uns nach der Asylantragstellung abzuholen und zu sich ins Waldheim mitzunehmen, wo übers Wochenende ein Zimmer frei sein würde. Dort wäre es sicher viel angenehmer als in der Notunterkunft. Wir nahmen ihr Angebot an und waren sehr dankbar. Der Abschied von unseren Neffen fiel uns sehr schwer. Wir waren froh, dass wir sie schon am nächsten Tag wiedersehen würden. Wir packten am Abend unsere Koffer, legten die Kleidung, die wir am nächsten Tag anziehen wollten, beiseite und machten den Fernseher und das Licht früh aus. Wir wollten am Morgen schon vor vier Uhr aufstehen. In dieser zweiten Nacht schlief ich unruhig. Ein schicksalhafter Tag stand uns bevor und ich musste bei der Behörde dieses unglaublich große und schwere Wort über die Zunge bringen, welches ich nicht einmal richtig aussprechen konnte: „Asyl!"

In der Finsternis des anbrechenden Tages machten wir uns mit unseren Koffern wieder auf den Weg. Ich hatte nicht frühstücken können. Mein Magen hatte sich verschlossen. Als wir nach vier Uhr bei der Behörde ankamen, hatte sich davor schon eine lange Schlange aus Menschen aller Hautfarben und Sprachen gebildet. Sie wollten alle, so wie ich, das eine Wort aussprechen. Insgesamt standen wir drei Stunden in der Kälte. Ich spürte meine Füße und Hände nicht mehr. Meine Augen tränten von dem eisigen Wind, der uns das Atmen schwer machte. Meine Gesichtshaut fühlte sich wie betäubt an, und gegen das Zittern am ganzen Körper konnte ich nichts mehr ausrichten. Mehri war ruhelos. Sie konnte es nicht ertragen, dass unsere Kinder so sehr frieren mussten. Auch mich quälte es, dass wir unseren Kindern all dies zumuteten. Die Kinder allerdings blieben in Bewegung. Sie rannten herum und hüpften, um sich warm zu halten. Sie hatten neuen Mut gefasst seit sie Shahram und Shahrooz gesehen hatten, und sie freuten sich auf das heutige Wiedersehen mit ihnen. Ich war sehr froh, als um sieben Uhr endlich die Türen aufgingen. Die ganze Menge versuchte, sich hineinzudrängen. Endlich an der Reihe, bat ich den vor mir stehenden Beamten um Asyl. Als hätte ich durch dieses Wort eine Maschine angeschaltet, ging in den nächsten Stunden alles seinen vorherbestimmten und routinierten Gang. Personalien wurden aufgenommen, Pässe eingezogen, Fingerabdrücke genommen und Fotos gemacht. Man nahm uns Blut ab, machte Hauttests und röntgte unsere Brustkörbe, um ansteckende Tuberkulose-Erkrankungen auszuschließen. Wir fühlten uns wie Vieh auf dem Markt, weil wir nicht wussten, was mit uns geschah. Es gab keine Dolmetscher und die Beamten sprachen kein Englisch. Mehri weinte. Sie sagte, dass man uns wie Schwerstverbrecher im Gefängnis behandle, dass wir aber die Opfer seien, die vor Verbrechern geflüchtet seien. Doch ich war der Meinung, dass wir ohne Klagen und Beschwerden von nun an alles tun mussten, was man von uns verlangte, da wir diese Behörden um

Schutz gebeten hatten. Wir waren nicht mehr frei. Wir mussten ihnen sogar dankbar dafür sein, dass sie uns eine Chance gaben und bereit waren, unseren Asylantrag zu überprüfen. Die Beamten und Polizisten, die ich hier sah, waren anders als all jene, denen ich bisher begegnet war. Sie waren freundlich und höflich. Sie schienen genau zu wissen, was sie taten. Sie improvisierten nicht und ihr Handeln hing nicht davon ab, ob wir sie bezahlten oder ob sie uns mochten. Keiner von ihnen verlangte von uns Bestechungsgelder und keiner drohte uns. Sie versuchten lediglich, mit diesem Ansturm der vielen Flüchtlinge klar zu kommen und verloren immer wieder die Nerven und beschimpften auch manchmal die Flüchtlinge. In meinen Augen war dieses Fehlverhalten aber nur menschlich. Ich fühlte mich bei ihnen sicher. Sie waren für uns keine Gefahr. Im Gegenteil sie erledigten ihre Arbeit ohne Willkür und aus einer humanistischen Grundhaltung, die ihnen das deutsche Grundgesetz vorgab. Und das allein galt. Deutschland war eine Demokratie, eines jener wenigen Länder weltweit, von denen man sich in den anderen Ländern, die von Diktatur und Willkürherrschaft gegängelt wurden, voll Ehrfurcht erzählte, als wären sie weit entfernte Paradiese. Und in diesem Paradies waren wir nun angekommen. Wir waren an einem Punkt, wo Millionen Flüchtlinge weltweit gerne gewesen wären. Die stundenlange Prozedur endete mit einer Befragung mithilfe eines Dolmetschers und der offiziellen, schriftlichen Antragstellung auf Asyl. Es war schon später Nachmittag, als wir endlich die Anträge unterschrieben und man uns zu einem Notquartier für Flüchtlinge gebracht hatte. Es war ein großes, altes Krankenhaus mit siebenhundert Betten, das nicht mehr in Betrieb war. Man hatte es provisorisch in ein Flüchtlingswohnheim umfunktioniert. Es war sehr in die Tage gekommen. Die Wohn- und Gemeinschaftsräume waren schmutzig, weil die Flüchtlinge selbst für die Sauberkeit zuständig waren. Die sanitären Anlagen waren nicht mehr funktionstüchtig. Als Ansprechpartner gab es einen Hausmeister, der sich vor Arbeit nicht retten konnte, der keine Fremdsprache beherrschte und natürlich auf uns Flüchtlinge nicht gut zu sprechen war. Wir stellten unser Gepäck ab, bezogen die uns zugewiesenen Krankenhausbetten in einem

Sechs-Personen-Zimmer und riefen, wie verabredet, Shahram und Shahrooz an. Sie holten uns ab und nach einer langen Fahrt mit mehreren Bussen und einem Fußmarsch durch einen Wald waren wir angekommen. Nach dem Abendessen fiel ich wieder in einen langen Schlaf. Die nächsten zwei Tage wurden sehr schön. Wir feierten mit vielen anderen iranischen Familien ein großes Fest. Ich freute mich, dass Mehri so gelöst war, seit wir ihre Neffen wiedergesehen hatten. Deutsche Flüchtlingshelfer hatten dieses private Fest für uns organisiert. Sie hatten den Saal weihnachtlich geschmückt, eine Bühne aufgebaut und für Programm mit den Flüchtlingen gesorgt und überreichten allen Kindern, auch unseren, kleine Geschenke. Und es gab Essen und Trinken. Ich fragte mich, wie es solche guten Menschen geben konnte. Man hatte mir versichert, dass sie keine Mitarbeiter des Staates waren und nicht bezahlt wurden. Warum waren sie dann hier und verbrachten ihre Zeit mit uns, anstatt bei ihren eigenen Familien zu sein? Diese Großzügigkeit und ehrliche Gastfreundschaft berührte mich sehr. Doch auch dieses schöne Wochenende nahm sein Ende und wir kehrten, neu gestärkt, am Sonntagabend in die Notunterkunft zurück. Die Silvesternacht nahte heran. Wir hatten Gerüchte gehört, dass in Deutschland das Neujahr in der Nacht vom 31. Dezember auf den 1. Januar gefeiert würde. Doch wir wussten nicht, was uns bevorstand. Schon kurz vor Mitternacht hörten wir von draußen Schüsse und Lärm. Uns war es nicht wohl dabei. Dann klopfte es an unserer Tür und der Vater einer iranischen Familie, die ebenfalls vier Kinder hatte, fragte, ob sie zu uns ins Zimmer kommen dürften, weil sie Angst hätten. Wir hatten nichts dagegen. Wir waren sogar froh, dass wir nicht allein sein mussten. Sie kamen zu uns und wir versuchten, eine normale Unterhaltung zu führen und uns, und vor allem die Kinder, abzulenken. Es war sehr schwierig, sich wohl zu fühlen. Der Boden war nackt und kalt. Und da es keine Stühle gab, saßen wir in kleinen Gruppen auf den Krankenhausbetten. Doch dann wurde es Mitternacht und draußen hörten wir sehr laute Knallgeräusche und schreiende Menschen. Die Kinder des Nachbarn fingen an zu weinen. Die Jüngste hatte eine Panikattacke und ließ sich kaum noch beruhigen. Diese Familie hatte, im Gegenteil zu uns, noch vor ihrer Flucht mehrere Bombardierungen ihrer Stadt durch die irakischen Streitkräfte erlebt. Die Kinder waren traumatisiert und sahen sich zurück versetzt in die Bombennächte. Die Schüsse und Raketen hielten mehr als eine Stunde an. Die ganze Zeit über weinten und schrien die Kinder der Familie. Wir wussten nicht, wie wir helfen konnten. Ihre Eltern hielten sie fest und versuchten sie zu trösten. Doch sie zitterten selbst am ganzen Körper. Wir saßen neben ihnen und streichelten ihre Oberarme oder Köpfe. Irgendwann weit nach Mitternacht kehrte endlich Ruhe ein. Die Kinder schliefen ein, und ich half dem Nachbarn, seine Kinder in ihre Betten zu tragen. Ich würde in vier Tagen fünfundvierzig Jahre alt werden, Deutschland hatte mitten im Winter das neue Jahr einer uns vollkommen unbekannten Zeitrechnung begrüßt und ein neues Leben in Ungewissheit und Fremde hatte uns eine Tür geöffnet und uns Einlass gewährt. Doch Mehri ging es gesundheitlich zusehends schlechter. Sie hatte extreme Schlafstörungen und ihr Asthma hatte sich sehr verschlechtert. Wir hatten permanent Hunger und schlimme Magen-Darm-Erkrankungen, weil wir das Essen, das hier von einer Großküche geliefert wurde, nicht vertrugen. Mir war zu Ohren gekommen, dass es eine andere Notunterkunft gab, die man *Hotelheim* nannte, weil die Flüchtlinge in einem alten Hotelgebäude untergebracht worden waren. Dort hatten die Bewohner angeblich die Möglichkeit, selbst in Gemeinschaftsküchen zu kochen. Ich beschloss, nach dem Neujahrsfeiertag die Behörde aufzusuchen und vor allem wegen Mehris gesundheitlichem Zustand um Umverteilung in das Hotelheim zu bitten. Tatsächlich stuften die Behörden uns wegen den Kindern und wegen Mehris bedenklichem Zustand als *besonders schutzbedürftig* ein und ließen uns in das sogenannte Hotelheim bringen. Dort bekamen wir in einem eigens für Iraner vorgesehenen Trakt ein Zimmer von etwa vierzig Quadratmetern Fläche mit zwei großen Fenstern, die auf die Straße führten. Das Zimmer war möbliert mit drei Etagenbetten, einem kleinen Tisch und zwei Stühlen. In der Wand waren zwei hohe, schmale Schränke eingelassen. Wenn wir die Koffer unter die Betten schieben und unsere Kleidungsstücke in die Schränke sortieren würden, würde es im Zimmer sicherlich sehr wohnlich werden. Wir hatten außerdem ein eigenes Waschbecken und eine eigene Toilette in unserem Zimmer. Dies war eine enorme Verbesserung für unsere Unterbringungssituation und wieder einmal war ich dankbar und erstaunt, dass die Behörden allein aufgrund der Situation entschieden hatten und nicht wegen Bestechungszahlungen. Wir waren nun sogar zentral untergebracht und viel näher zum Waldheim. Von den Iranern, die schon einige Tage länger hier waren, erfuhren wir von einem Flohmarkt, der jeden Samstag in der Nähe stattfand. Bei der nächsten Gelegenheit ging ich zusammen mit Mehrdad zu diesem Flohmarkt und wir ergatterten für sehr wenig Geld einen Schwarzweißfernseher. Dieser sollte uns Zerstreuung bringen, denn die unfassbare Kälte des Januars hinterließ langsam ihre Spuren. Ich beobachtete, wie der Winter nicht nur die Herzen der Beamten erkalten ließ, die uns bei jeder Begegnung das Gefühl gaben, dass wir nicht erwünscht waren, sondern auch die Herzen unserer iranischen Landsmänner und sogar die Herzen unserer Familie. Jeder von uns hatte sich in seine eigene Welt zurückgezogen und versuchte, die Wunden der letzten Monate und Jahre zu lecken und für sich selbst Trost zu finden.

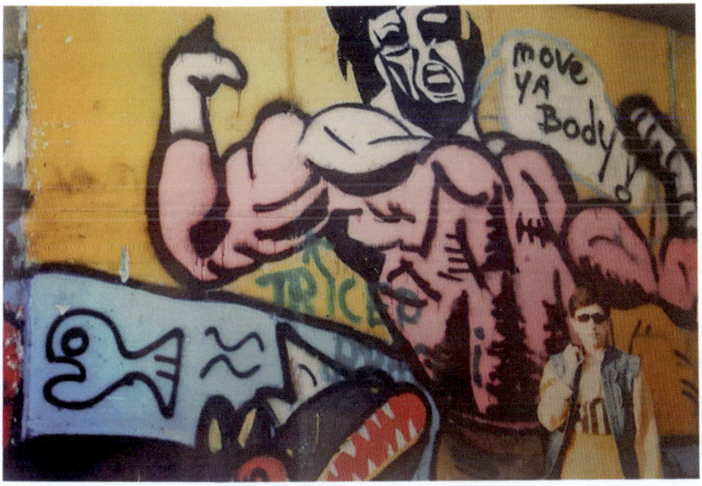

1986, Berliner Mauer, Mehrdad

Die Zeit in Berlin verlief langsam und ließ mich in dunkle Gedanken versinken. Wir warteten im Heim und verbrachten unsere Tage als nutzlose Menschen, die der Gesellschaft nur eine Belastung waren. Wir schliefen, aßen und tranken und wiederholten täglich alles von vorne und mussten nicht einmal dafür Geld bezahlen. Die Höhepunkte der Tage waren die Mahlzeiten. Ich war sehr unzufrieden und unglücklich und versuchte, dieser leeren Station unserer Flucht einen Sinn zu geben, indem ich mit den Kindern täglich deutsche Vokabeln übte. Manchmal, wenn es uns ums Herz schwer wurde, suchten wir an den kalten Scheiben unserer Fenster Trost, indem wir den Menschen zuschauten, die einem Leben, einem normalen Alltag, nachgingen, und die wir so sehr darum beneideten. Auch das sich wiederholende Blinken der Ampeln von Grün auf Gelb, Rot und wieder von vorne, spendete uns ein Gefühl von Konstanz und Normalität. Doch das Heimweh, von dem man uns erzählt hatte, hatte hier schon längst seine Stunde kommen sehen und packte uns mit seiner ganzen Macht. Die Sehnsucht nach unserem Zuhause, nach den Stimmen und den Umarmungen unserer Liebsten, die wir zurückgelassen hatten, nach dem eigenen Bett und nach den Düften, den Geschmäckern und Lichtern Isfahans zermürbte uns. Der Schmerz wurde immer größer statt kleiner, und wir fragten uns, wie dieser Kummer jemals aufhören könnte zu existieren. Der Winter zwang uns, im Hotel zu bleiben, und die Heimbewohner fanden immer wieder Anlässe, sich gegenseitig zu beschimpfen oder zu verletzen. Besonders intensiv entbrannten hier die Auseinandersetzungen zwischen den Libanesen und den Iranern, die oft in Handgreiflichkeiten und sogar gefährlichen Körperverletzungen mündeten. Auch Mehri wurde eines Tages Zielscheibe einer solchen Attacke. Sie hatte bei einer Auseinandersetzung mit einem libanesischen Jugendlichen einen Nervenzusammenbruch erlitten und ihm eine Ohrfeige gegeben. Der Junge hatte zuvor wochenlang mehrmals täglich wiederholt im Treppenhaus iranische Kinder, darunter auch unsere, mit Tritten und Fäusten traktiert oder sie bestohlen. Es machte ihm Spaß, Kleinere zu quälen, da er selbst sehr groß gewachsen war. Stets hatte er eine kleine Gefolgschaft anderer libanesischer Kinder bei sich, die ihn anfeuerten. All unsere Beschwerden bei der Heimleitung und beim Hausmeister hatten nichts bewirkt. Ein paar Minuten nach Mehris Ohrfeige hatte der Junge unser Zimmer aufgesucht und gegen Mehri ein langes Metzgermesser erhoben. Er hätte sie erstochen, wenn unsere iranischen Nachbarn nicht sofort eingegriffen hätten. Der Hausmeister und die Heimleitung wurden gerufen. Diese hielten den Jungen mithilfe der iranischen Flüchtlinge fest und alarmierten die Polizei. Wir brachten diesen Vorfall zur Anzeige. Doch nach diesem Ereignis ging es Mehri nicht mehr gut. Sie fand keinen Schlaf mehr und wenn sie kurz einschlief, wachte sie mit einem Schrei auf und weckte die ganze Familie. Ihr Asthma hatte sich bedenklich verschlechtert, so dass wir sie ins Krankenhaus bringen mussten, wo sie zwei Wochen lang stationär behandelt werden musste. Auch den Kindern ging es gesundheitlich nicht gut. Der nicht enden wollende Winter, die provisorische Ernährung und die Massenunterbringung mit den vielen Flüchtlinge in solch beengten Wohnverhältnissen brachte viele Krankheiten mit sich. Alle Kinder steckten sich mit Windpocken an. Doch Mehrdad bekam gleichzeitig Scharlach, so dass ich den ganzen Tag an den Betten der Kinder und insbesondere an Mehrdads Bett Wache hielt und ihn pflegte. Wieder einmal zwang mich das Leben in die Knie und Verzweiflung machte sich in mir breit. Doch auch dieser Winter verging und das Persische Neujahr stand an. Kurz vor unserem Jahreswechsel erhielten wir die Nachricht, dass wir dem Bundesland Baden-Württemberg zugewiesen worden seien, dem Bundesland, das von Berlin am weitesten entfernt war. Wir sollten uns am frühen Morgen des 20. März 1986 mit Gepäck vor dem Heim einfinden, also genau am Morgen des persischen Norous 1986. Weil wir keine Möglichkeiten hatten, unsere Kinder zu beschenken, kauften wir für jedes Kind für diesen Feiertag ein Überraschungsei. Sie durften ihre Überraschungseier öffnen, sobald wir im Bus saßen. Diesmal hielten wir uns nicht an die Uhrzeit der Bescherung, die jedes Jahr nach dem Stand der Planeten und des Mondes neu berechnet wurde, denn dieses Jahr würde die Bescherung erst gegen 23:00 Uhr kurz vor Mitternacht sein, und wer weiß, wo wir um diese Uhrzeit sein würden. Wir hatten uns am Tag zuvor von Mehris Neffen verabschiedet und machten uns nun wieder auf den Weg in eine neue Stadt, in eine neue Flüchtlingsunterkunft. Die Fahrt dauerte sehr lange, doch endlich waren wir da. Schon als ich das Tor des Flüchtlingsheimes sah, zerschlug sich alle Hoffnung, dass unsere Wohnsituation sich verbessern würde. Wir waren in der Zentralen Aufnahmestelle[62] in Karlsruhe gelandet. Sie schien eher wie ein Hochsicherheitstrakt ohne Stacheldraht. Nach einer langwierigen Aufnahmeprozedur mit einer Registrierung, gefolgt von vielen Formularen, wurden wir endlich zu unserem Zimmer gebracht. Meine schlimmsten Befürchtungen wurden tausendfach übertroffen. Ein etwa fünfunddreißig Quadratmeter großes, länglich gezogenes Zimmer ohne Fenster mit drei Etagenbetten begrüßte uns mit den Worten: „Ihr seid nicht willkommen. Wir wollen, dass ihr wieder dorthin zurück geht, wo ihr hergekommen seid." Wir mussten uns die Nasen zuhalten, weil es sehr stank. Es war nicht geputzt worden. Ich fragte den Mitarbeiter mit Händen und Füßen, wo es Putzzeug gäbe. Er hob und senkte die Schultern und ging fort. Hier war nicht einmal Platz für unsere Koffer, so dass wir sie in den schmalen Mittelgang zwischen den Etagenbetten stellen mussten. Wir ekelten uns vor den Betten, deren karierte Bettwäsche ausgewaschene Blut- und Urinflecken aufwies. Der Geruch erzeugte bei uns einen Brechreiz. Die Flure stanken ebenfalls. Dieser Geruch kam von den Gemeinschaftstoiletten, die notorisch verstopft waren. Wir mussten jedes Mal vor dem Toilettengang lange suchen, bis wir ein Klosett fanden, das noch funktionierte. Auch die Gemeinschaftsduschen waren ausnahmslos verstopft, so dass das bräunliche Schaumwasser mit darin schwimmenden Haaren bis zu den Knöcheln stand. Wenn wir die Mädchen duschen wollten, stand Mehri in der Dusche und stellte die Mädchen auf ihre Füße, so dass sie mit dem Brackwasser nicht in Berührung kamen. Wenn sie sie

62 ZASt Gebäudekomplex für 840 Flüchtlinge, das 1986 mit fast 1000 Flüchtlingen überbelegt werden musste. Es gab Einlasskontrollen, ein Gebäude für die Verwaltung und eine Zweigstelle des Bundesamtes für Migration und Flüchtlinge (BAMF); Von 1982–2005 genannt: Bundesamt für die Anerkennung ausländischer Flüchtlinge (BAFl)

fertiggeduscht hatte, hob sie sie hoch. Ich wickelte von draußen ein Handtuch um das Kind und nahm es entgegen und reichte das nächste Kind hinein. Wir sahen ja, dass die Flüchtlinge aus aller Welt hierherkamen. Viele von ihnen kamen aus bitterarmen Verhältnissen. Ich malte mir all die Krankheiten, insbesondere Hautkrankheiten aus, die sie haben könnten, und die über dieses schmutzige Wasser übertragen werden konnten. Auch die Ernährung stellte ungeahnte Schwierigkeiten dar. Wir vertrugen das Essen der Großkantine nicht. Und schon bald litten wir, so wie die meisten Flüchtlinge hier, unter Durchfall, was den Umstand der verstopften Toiletten drastisch verschärfte. Hier erkannte ich, dass viele Menschen keine Selbstachtung hatten. Manche Flüchtlinge scherten sich kaum um Hygiene oder Sauberkeit. Sie benutzten die verstopften Toiletten weiterhin. Wenn Handwerker kamen, um sie zu reparieren, schimpften sie mit uns, und ich empfand eine tiefe Scham für dieses Bild, das *WIR Flüchtlinge* abgaben. Ich musste einsehen, dass wir keine Individuen mehr waren, sondern nur Teil einer Masse. Wir waren *Die Flüchtlinge* und dagegen konnten wir nichts ausrichten. Wir hatten keine Auswirkung auf das, was aus uns gemacht wurde. Auch bei den täglichen Behördengängen waren wir gesichts- und namenlos. Nachdem wir einige Tage hier verbracht hatten, traute ich mich, in Mehrdads Begleitung die Umgebung zu erkundigen. Wir fanden einen Discounter und besorgten Putzmittel. Nun hatten wir tagelang eine Beschäftigung. Wir putzten unser Zimmer mehrere Male. Doch den Geruch konnten wir nicht vertreiben. Mittlerweile hatten auch wir und unsere Kleidung den Geruch angenommen. Mehris Zustand verschlechterte sich von Tag zu Tag. Die Schlafstörungen verstärkten sich. Sie konnte nicht mehr lachen. Sie bekam viele Krankheiten und Schmerzen. Ihr Asthma verschlimmerte sich zusehends. Nach einer schrecklichen Nacht, in der sie gefährliche Atemnot hatte, suchte ich die Verwaltung auf und bat um ein anderes Zimmer mit Heizung. Ich legte ihnen die Entlassungspapiere aus dem Berliner Krankenhaus vor und erklärte, dass meine Frau Asthma habe und einen Erstickungsanfall erlitten habe und dass ich Arzt sei. Eine Heizung würde ihr guttun. Ich war sehr dankbar, als die Verwaltung uns ein anderes Zimmer mit Heizung zuwies. Bei dieser Angelegenheit hatte ich Mehrdad zum Dolmetschen dabei, weil ich gemerkt hatte, dass hier kaum jemand Englisch sprach. Und dem Leiter der Verwaltung fiel auf, dass Mehrdad, verglichen mit den anderen Flüchtlingen, ziemlich gut Deutsch sprach. Als er erfuhr, dass er neben dem Persisch auch sehr gut Englisch und perfekt Türkisch beherrschte, fragte er ihn, ob er bereit sei, hier beim Dolmetschen auszuhelfen. Mehrdad war froh, dass er etwas zu tun hatte und sich nützlich machen konnte. Er hatte sein Deutsch auch den freiwilligen Helferinnen zu verdanken, die in ihrer freien Zeit in die ZASt kamen und uns Deutsch beibrachten. Meistens waren es junge Frauen, die Pädagogik studierten. Sie waren weitere Engel, die unseren Weg säumten und uns dabei halfen, nicht die Hoffnung zu verlieren. Doch es war sehr schwer, sich nicht fallen zu lassen. Dieser Ort war ein Ort der Verzweiflung und Hoffnungslosigkeit. Besonders nachts, wenn die Sonne uns im Stich ließ und der Mond die Stadt mit melancholischem Licht in Kälte einhüllte, verwandelten sich die Männer in brutale Kampfhähne, die ihren Kummer in Alkohol ertränkten. Wir hörten, wie sie draußen bis in die frühen Morgenstunden laut sprachen, sich häufig in betrunkenem Zustand und oft aus rassistischen Gründen gegenüber den anderen aufeinander stürzten und schlimme Prügeleien verursachten. Wir fühlten uns nicht sicher, da wir keinen Schlüssel bekommen hatten und die Zimmertür nicht von innen abschließen konnten. Mittlerweile hatten wir zudem erfahren und selbst gesehen, dass in diesem Lager der Drogenhandel und die Prostitution florierten. Selbst draußen vor dem Lager waren wir nicht sicher. Hier lauerten seltsame Gestalten, die uns etwas verkaufen wollten, sei es ihren Gott, ihre Religion oder dubiose Geschäfte. Es war sehr schwer, die Kinder von dieser dunklen Seite der Menschen fernzuhalten, weil wir tagsüber nicht in unserem engen Zimmer bleiben konnten und unsere aufgezwungene freie Zeit unter freiem Himmel und in der Kälte vergeuden mussten. Als wir erfuhren, dass es einen kleinen ehrenamtlichen Kindergarten gab, schickten wir Mehrnousch und Mehrnaz dorthin, obwohl sie dafür zu alt waren. Wir waren froh, dass die Helferinnen sie mitmachen ließen. Denn für sie war der Kindergarten eine Abwechslung und ließ sie immerhin für ein paar Augenblicke das Elend dieses Lagers vergessen. Bald bekamen wir einen Gaskocher und einen Topf von befreundeten Iranern geschenkt, die das Lager verlassen würden, weil sie einer anderen Unterkunft zugewiesen worden waren. Diese zwei Gegenstände waren das schönste Geschenk, das man uns machen konnte. Es war uns natürlich bewusst, dass es absolut verboten war, im Zimmer offenes Feuer zu machen. Aber wir hatten keine andere Wahl. Der Hunger trieb uns dazu. Wir besorgten im Supermarkt Nudeln, Tomatenmark, Pappteller und Plastikbesteck. In unserem Zimmer kochten wir die Nudeln und aßen sie mit Tomatenmark. Das war eines der köstlichsten Mahlzeiten seit langem für uns alle. Dieses Essen kochten wir mehrmals die Woche und bekamen langsam unsere Magenrebellion und den Hunger in den Griff. Nach und nach besorgten wir auch weißes Toastbrot, da wir das dunkle Brot überhaupt nicht vertrugen, und aßen das Toastbrot mit darauf geträufelter Zitrone. Da die frischen Zitronen zu teuer waren, besorgten wir die günstigere Zitrussäure Citrovin vom Discounter. Der gewohnte Geschmack gab uns ein kleines Gefühl von Heimat zurück. Für die Kinder waren diese heimlichen Kochabende und Snacks eine Sensation. Ihre Augen leuchteten und wir empfanden gemeinsam echtes Glück in unserem kleinen Zimmer beim verbotenen Abendessen. Unsere Herzen fanden langsam wieder zueinander. In dieser Zeit wurden Mehri und ich getrennt voneinander vom Bundesamt für die Anerkennung ausländischer Flüchtlinge zu unseren Fluchtgründen angehört. Wir erzählten unsere Geschichte und ich legte die Papiere vor, die ich besaß. Man gab uns bekannt, dass die Entscheidung über unseren Asylfall später per Post zugestellt würde. Anfang April, als wir dachten, dass es endlich Frühling werden würde, brach eine ungeahnte Kältewelle über Deutschland herein. Die Nächte hatten wieder Minustemperaturen und die Tage erreichten kaum mehr als Null Grad. Wir fragten uns, ob es in Deutschland überhaupt einen Frühling und einen Sommer gab und verkrochen uns in unser ungastliches Zimmer und warteten. Doch das Warten hatte endlich ein Ende. Nach fast einem Monat kam nun die

Entscheidung zur Weiterverteilung in die Stadt Heidelberg mit der Aufforderung, uns am 14. April 1986 vor dem Lager einzufinden. An diesem Montagmorgen waren wir schon sehr früh wach und packten nach dem Zähneputzen unsere letzten Sachen in die Koffer, die wir schon längst gepackt hatten. Wir hatten nun die Hölle der erbarmungslosen Hitze von Saadabad, die Hölle der Diktatur in Iran, die Hölle der Illegalität in Istanbul und die Hölle des Elends in Karlsruhe hinter uns gelassen. Ich ahnte, dass jede dieser Höllen für etwas gut sein musste, selbst, wenn wir bei manchen jetzt noch nicht wussten, wofür. Auf der Fahrt von Karlsruhe nach Heidelberg fragten wir uns, welche Hölle uns nun erwartete.

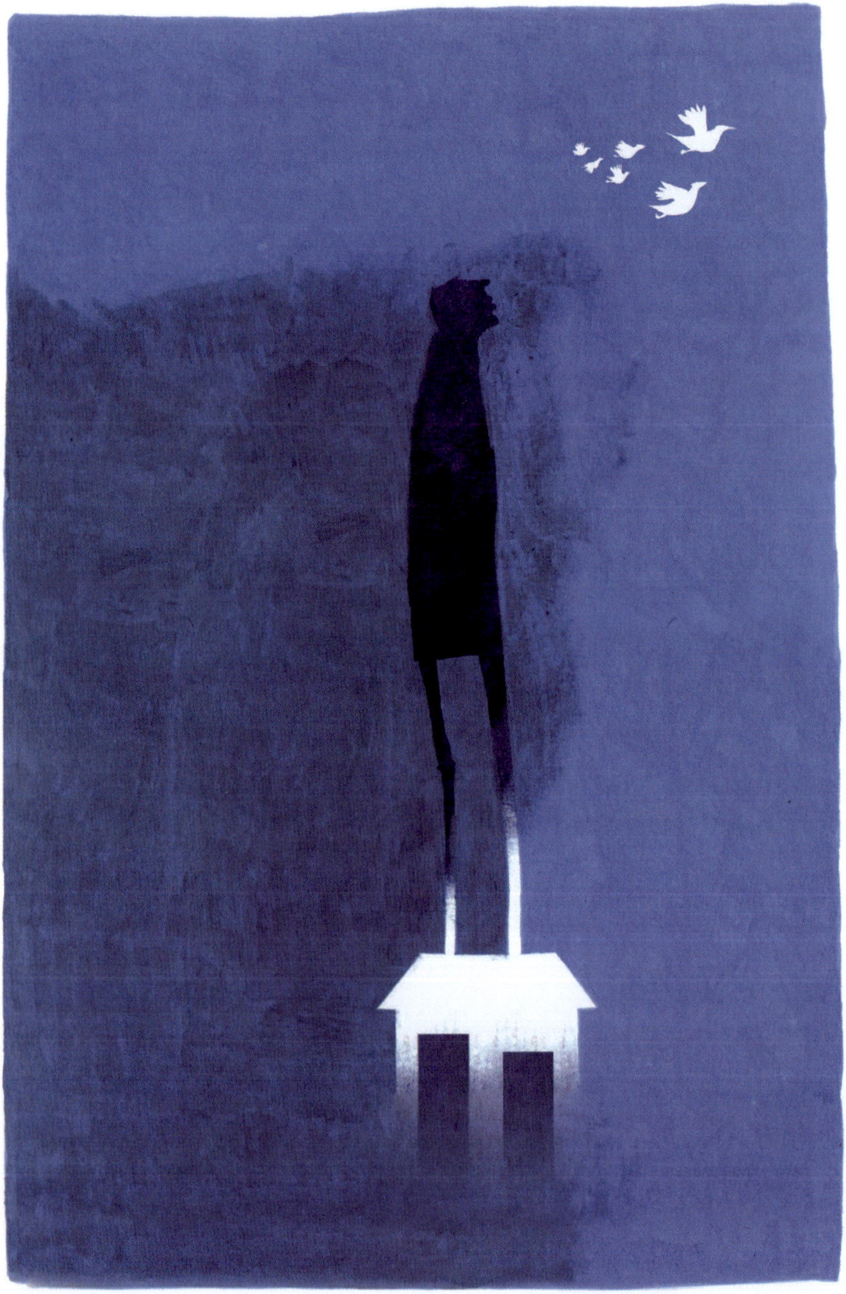

Kapitel 12

Dönerkebab und Ölfarben

1986

Heidelberg! Den Namen dieser Stadt konnten wir gut aussprechen. Zusammen mit zweiundzwanzig anderen Iranern wurden wir an diesem Montagmorgen in einem Bus nach Heidelberg gefahren, wo wir noch am Vormittag unser Ziel, das Haus der Jugend, erreichten. Dort empfingen uns ein Vertreter des Sozialamtes und ein iranischer Dolmetscher in einem bestuhlten Raum. Wir wurden willkommen geheißen und über organisatorische Einzelheiten informiert. Man erklärte uns die Zuständigkeiten der verschiedenen Behörden, gab uns die Termine für die beginnende Woche bekannt und teilte uns die jeweiligen Adressen der Behörden mit. Anschließend wurden die Personen und Familien in kleineren städtischen Autos zu ihrer Wohnung gebracht. Unser Fahrer fuhr uns zu einem Mehrfamilienhaus in die Römerstraße der Heidelberger Weststadt. Er begleitete uns nach oben zum zweiten Obergeschoss, öffnete die Wohnungstür, trat zusammen mit uns ein, gab mir die Schlüssel und verabschiedete sich. Nachdem wir uns bedankt und die Tür hinter ihm abgeschlossen hatten, blieben Mehri und ich im Flur stehen. Was war geschehen? Hatte man uns wirklich eine Wohnung gegeben? Die Kinder waren schon in die Wohnung ausgeschwärmt, riefen einander Bemerkungen zu und zeigten sich gegenseitig Dinge. Die Wohnung hatte bei siebzig Quadratmetern Größe drei Zimmer mit Heizungen. In jedem Zimmer standen ein Schrank und zwei Betten. Die Möbel waren von niedriger Qualität und gebraucht, aber gut erhalten. Auf den Betten befanden sich neue Matratzen, Bettdecken und Kopfkissen mit jeweils einem originalverpackten Bettwäsche-Set. Die Zimmer hatten allesamt große Fenster, die an diesem sonnigen Tag die Wohnung mit Licht durchfluteten und auf die belebte Römerstraße zeigten. Als wollte Heidelberg uns begrüßen, schien der extreme Wintereinbruch mit Frost, der fast eine ganze

Woche angedauert hatte, vorüber zu sein. Draußen leuchtete der blaue, wolkenlose Himmel und die Wärme der Sonne war an den Scheiben zu spüren. Gegenüber der Wohnungstür war in der Wand des Flurs ein eingelassener schmaler Schuhschrank zu sehen. Das Badezimmer hatte eine Dusche mit Badewanne, eine Toilette, ein Waschbecken mit Handtuchhaltern, einem einfachen Spiegel an der Wand und einer Ablagefläche darunter. Eine Waschmaschine stand unter dem Durchlauferhitzer. Auf der Waschmaschine lagen sechs neu verpackte Handtücher. Neben der Heizung, die sich unter dem großen Fenster befand, hatte man eine neu verpackte Klobürste abgestellt. In der Küche, die ebenfalls eine Heizung hatte, standen ein Küchentisch und sechs Stühle. Es befanden sich zudem eine Küchenzeile mit Spüle, ein kleiner Kühlschrank und ein Gasherd mit Ofen im Raum. Die Möbel waren gebraucht und schlicht. Auf dem Küchentisch befanden sich Besteck, ein Küchenmesser, Teller, Gläser, ein Topf und eine Pfanne. Alles war neu verpackt. Von der Küche führte eine Glastür auf einen großen Balkon, der auf den Innenhof zeigte. Dort befanden sich Parkplätze für die Autos der Hausbewohner und ein Hochbeet mit einem groß gewachsenen Baum, dessen Äste weit über unserem Stockwerk ragten. Im Innenhof spazierte eine Katze umher und vertrieb sich die Zeit. Die Mädchen fragten, ob sie hinuntergehen dürften. Wir baten sie, noch etwas zu warten, so dass wir alle gemeinsam hinausgehen konnten, da wir mittlerweile großen Hunger hatten und Lebensmittel besorgen mussten. Nun trauten wir uns, zum ersten Mal unsere Wohnung zu verlassen. Nachdem wir einen schnellen Blick in den Hof geworfen und die großen Mülltonnen entdeckt hatten, betraten wir die Straße, die für den Autoverkehr freigegeben war, und wo sich zwei Straßenbahnhaltestellen befanden. Wir bemerkten schon, dass wir zu warm angezogen waren. Die Temperatur war über Nacht um mehr als zehn Grad gestiegen, und die Sonne lachte über unseren Köpfen. Auf den Bürgersteigen waren Menschen unterwegs. An den Haltestellen warteten Fahrgäste. Autos befuhren die Straßen. Schon in Berlin und Karlsruhe war uns im Straßenverkehr eine friedliche Stille aufgefallen, denn die Autofahrer hier hupten anscheinend einfach nicht und es gab so gut wie keine Krafträder. Aus Iran waren wir Verkehrslärm gewöhnt. Alle hupten ständig und ohne Grund während sie fuhren. Obwohl wir uns schon an diese angenehme Ruhe gewöhnt hatten, fiel sie uns doch heute wieder besonders auf. Alle Menschen trugen ihre Jacken auf dem Arm. Das war ein Indiz dafür, dass der Kälteeinbruch unerwartet beendet war, und dass wir es uns nicht einbildeten, dass es wärmer geworden war, bloß weil wir so glücklich waren. Wir zogen unsere Jacken aus und schlugen intuitiv den Weg nach links ein. Schon an der nächsten Kreuzung entdeckten wir einen türkischen Lebensmittelladen. Der verführerische Duft des Dönerkebabs, der dort verkauft wurde, zog uns an. Wir wollten unser Glück nicht wahrhaben. Hatte der Zufall uns diesen schönen Sonnentag und diesen Laden geschickt, oder gab es doch das Schicksal? Wir traten ein und waren sehr glücklich, dass wir uns mit dem Ladenbesitzer auf Türkisch unterhalten konnten. Wir bestellten sofort sechs Döner im Fladenbrot und vertilgten sie im Stehen im Laden und tranken einen herrlichen Ayran, der uns an unser geliebtes Dugh erinnerte. Im Laden bekamen wir alles, was wir brauchten. Shampoo, Seife, Spülmittel, Putzmittel, Schwämme, Papiertücher, Streichhölzer, Halal-Fleisch vom Lamm, Gemüse, frische Zitronen und Tomaten, Reis, Butter, Joghurt, Öl, Salz, Zucker, Wasser und alle Grundnahrungsmittel, die man in der Küche einer sechsköpfigen Familie findet. Wir wollten diesen Laden gar nicht mehr verlassen und unterhielten uns lange mit dem Ladenbesitzer. Wir fragten ihn, ob er uns erlauben würde, seine Telefonnummer an unsere engen Verwandten in Iran weiter zu geben, wo wir vierzehntäglich zu einer bestimmten Uhrzeit in seinem Laden auf ihren Anruf warten könnten. Er war einverstanden, wenn die Anrufe vierzehntäglich samstags früh kommen würden. Da wäre im Laden nicht viel los. Wir dankten ihm herzlich und waren froh, dass wir bald mit unseren Verwandten telefonieren konnten. Nachdem wir den Laden verlassen hatten, erkundeten wir die Umgebung weiter und liefen zum großen Römerkreis, den wir wunderschön fanden. Er war begrünt und alle breiten Straßen, die von diesem großen Verkehrskreisel abzweigten, waren mit hohen Bäumen und Grünanlagen bepflanzt. Die Stadt war lebendig und wach. Wir überquerten die Kreuzung und liefen nach rechts. Da erblickten wir eine Bibliothek. Ein großes, modernes Gebäude, hinter deren Fenstern wir Bücherregal neben Bücherregal stehen sahen. Jedes einzelne Buch ließ mein Herz höherschlagen. Wir liefen weiter und befanden uns schon an einem großen Stadtpark mit Teich, Wasserfontänen, Schilfpflanzen und Wasserrosen angrenzend an einer großen Wiese, wo Menschen saßen und Bücher lasen und Kinder Ball spielten. Neben der Wiese befand sich zudem ein Spielplatz. Solch einen Platz mit so vielen verschiedenen und außergewöhnlichen Spielgeräten, wie Rutschen, Schaukeln, Klettergerüsten, Wippen und einer großen Sandfläche hatten wir noch nie gesehen. Rundum waren viele saubere Bänke aufgestellt. Mütter mit Kleinkindern saßen auf diesen Bänken und unterhielten sich. Die Menschen waren friedlich und glücklich. Unsere Kinder liefen sofort zur Vier-Mann-Rutsche, wo sie alle nebeneinander hinunterrutschten. Mehri und ich waren wieder sprachlos. Wie konnte es plötzlich ein solches Paradies geben, und wie konnte der Winter plötzlich über Nacht verschwunden sein? Woher kam dieses viele Glück, das uns nur noch mehr Kummer machte, weil wir befürchteten, es wieder zu verlieren. War unsere Reise zu Ende? War sie gut ausgegangen? Während die Kinder sich auf dem Spielplatz austobten, machte ich mich auf den Weg, eine Telefonzelle zu suchen, um Mehris Familie in Iran anzurufen, und ihnen die Telefonnummer des türkischen Ladens mitzuteilen. Schon Für den nächsten Tag hatte man uns einen Termin im Sozialamt gegeben. Ich nahm Mehrdad mit. Dort führten wir ein langes Gespräch, in dem man uns erklärte, welchen Status wir hatten. Unsere Miete würde von der Behörde übernommen werden, so wie alles andere. Man würde uns ein monatliches Taschengeld ausbezahlen für Lebensmittel, Hygieneartikel, Putzmittel, Fahrten mit den öffentlichen Verkehrsmitteln und persönlichen Bedarf. Für Kleidung und Schuhe würden wir zweimal jährlich Gutscheine für bestimmte Kaufhäuser erhalten. Zusätzlich füllten wir vier Anträge für die Kinder aus, um den Heidelberger Familienpass zu beantragen, mit dem die Kinder kostenlos oder reduziert in den Tiergarten, in Museen, Theater oder ins Schwimmbad gehen konnten. Mit dem Pass konnten sie auch zur Hälfte des regulären Preises die Busse und Straßenbahnen im gesamten Netz nutzen. Man klärte uns über unsere Pflichten auf. Wir mussten alles Bargeld, Wertgegenstände über einen bestimmten Wert hinaus oder Vermögen sofort melden, welches man umgehend von unserer Sozialhilfe abziehen würde. Auch Schenkungen mussten künftig deklariert werden. Ich wollte nicht undankbar sein, aber ich wollte diese Großzügigkeit nicht annehmen. Ich stellte der Beamtin dar, dass ich Arzt sei und dass ich bereit sei, ab sofort zu arbeiten und auch die Lebenshaltungskosten einer bedürftigen Familie zu übernehmen, wie ich es in Iran immer getan hatte. Ich lehne dankend ab, da ich sicher sei, dass ich meine Familie selbst ernähren könne. Die Beamtin wurde ungehalten. In harschem, ungeduldigem Ton teilte sie dem Dolmetscher mit, dass ich die Sozialhilfe annehmen müsse, da ich als Asylbewerber einem fünfjährigen Arbeitsverbot unterliege. Zunächst dachte ich, ich hätte mich verhört oder der Dolmetscher hätte es falsch übersetzt. Aber nachdem die Beamtin es mir mehrmals erklären musste und ich an ihrer Laune bemerkte, dass sie es überdrüssig war, diese Tatsache immer und immer wieder zu erklären, sagte ich nichts mehr. Ich merkte, dass es nichts brachte, mit ihr zu diskutieren. Ich musste einen anderen Weg finden, um den Behörden klar zu machen, dass ich die Sozialhilfe nicht wollte. Für mich war es unvorstellbar, nichts zu tun. In Iran hatte ich in einem vollen Deputat im Krankenhaus gearbeitet, hatte nachmittags und abends in meiner Praxis Kranke behandelt und zudem zweimal in der Woche in einem anderen Krankenhaus die Leitung der Nachtschicht übernommen. Zweimal pro Woche arbeitete ich also rund vierzig Stunden am Stück mit zweimal zwei Stunden Pause dazwischen. Ich war harte Arbeit gewohnt und würde ohne Arbeit zuhause keine Woche durchhalten. Außerdem wollte ich selbstständig bleiben und mich nicht bevormunden lassen für den kleinen Vorteil, dass meine Familie und ich Almosen erhielten. Das Gespräch im Sozialamt hatte mich zutiefst beschämt. Mit allem hatte ich gerechnet, auch damit, dass ich am Anfang nicht gut verdienen würde, und wir vielleicht in Armut leben müssten. Aber, dass wir von Almosen leben müssten, hätte ich keinesfalls gedacht und das hätte ich niemals gewollt. Wenn dies geschehen würde, wäre es der Beweis, dass Mehri und ich gescheitert waren und auf den tiefsten Punkt unseres gemeinsamen Lebens gesunken waren. Nach diesem schlimmen Termin gingen Mehrdad und ich in die Stadt und kauften einen kleinen Farbfernseher. Zuhause berichtete ich Mehri voll Empörung von dem Gespräch im Sozialamt. Auch für sie war es selbstverständlich, dass wir dieses großzügige, aber zugleich zutiefst beschämende, Angebot der Stadt nicht annehmen konnten. Wir wollten lieber selbst Geld verdienen. So beschlossen wir, den iranischen Dolmetscher, der bei unserer Ankunft im Haus der Jugend dabei gewesen war, ins Vertrauen zu ziehen und ihn zu fragen, wohin wir uns wenden konnten oder wer die übergeordnete Person dieser Behörde war. Doch er erklärte uns das, was wir für unmöglich gehalten hatten. Er erklärte uns, dass dies ein Bundesgesetz sei, dass Asylbewerber fünf Jahre lang nicht arbeiten dürften. Er erklärte, dass die Regierung die Flüchtlinge abschrecken wollte. Sie hatte nicht vor, uns dabei zu helfen, hier Fuß zu fassen und möglichst schnell auf eigenen Beinen zu stehen. Die Bundesregierung wollte uns daran hindern, uns zu integrieren, damit wir sobald wie möglich wieder zurückkehrten. Diese Worte waren hart. Sie hatten eine große zerstörerische Wirkung. Ich fühlte mich wie ein Kleinkind, dem gerade klar wurde, dass man alles daransetzte und auch keine Kosten scheute, damit es weder laufen lernte noch sprechen. Es sollte im Laufstall bleiben und sich füttern lassen. Wie konnte das sein? Ich war doch Arzt. Ich konnte diesem wunderbaren Land nützlich sein. Ich beschloss, beim Chef der Behörde einen Termin zu vereinbaren und ihn um eine Ausnahme zu bitten. Ich wollte vorschlagen, als ehrenamtlicher Arzt arbeiten zu dürfen, so dass ich der deutschen Regierung nichts schuldig bleiben musste. Doch nachdem ich nach langen Wochen endlich diesen ersehnten Termin bekommen hatte, bestätigte auch dieser, dass ich als ehrenamtlicher Arzt nirgends gebraucht würde, da meine Papiere als Arzt nicht anerkannt waren und es auch versicherungstechnisch unmöglich sein würde, und dass im Übrigen für die Dauer unseres Asylverfahrens weder Mehri noch mir ein Deutschkurs zustünde. Mit dieser endgültigen Nachricht ging ich nach Hause. Ich weiß nicht, wie ich dort hinkam. Aber plötzlich stand ich vor Mehri in unserer Wohnung. In der Wohnung obdachloser Arbeitsloser, denen man diese Bleibe aus Mitleid gegeben hatte. Zum ersten Mal hatte Deutschland mir sein hässliches Gesicht gezeigt. Hässlich, weil ich keine Erklärung dafür fand, warum ich Verständnis haben müsste für die Schikanen der Bundesregierung gegenüber uns Flüchtlingen, und weil ich nicht wusste, wofür das gut sein sollte, was man uns antat. Nach und nach wachten alle unsere iranischen Freunde auf, und begriffen, was hier los war. bald erfuhr ich im Gespräch mit einem Iraner, der schon lange hier war, dass ich meine Approbation als Arzt verlieren würde, wenn ich drei Jahre lang nicht praktizierte. Dies sei durch den Paragrafen zehn der Bundesärzteordnung geregelt. Ich ließ mir den genauen Paragrafen und die Bezeichnung der Verordnung aufschreiben und nahm den Zettel mit nach Hause. Alle Pläne, die ich nächtelang geschmiedet hatte, die ich mir ausgemalt hatte, wie unser Leben aussehen würde, wenn ich Deutsch können und wieder als Arzt arbeiten würde, waren zusammengefallen wie ein dummes, kleines und bedeutungsloses Kartenhaus. Ich würde meine medizinischen Bücher nie wieder brauchen. Jene Bücher, die ich in den schweren Koffern mit mir in die Türkei geschleppt hatte und jene, die unsere Freunde aus Istanbul bereits per Post nach Deutschland verschickt hatten und die in Paketen gerade zu uns unterwegs waren. Es fiel mir schwer, noch an eine Zukunft zu glauben. Wenn ich je wieder als Arzt praktizieren wollte, müsste ich nach erfolgreicher Beendigung des Asylverfahrens noch einmal in Deutschland Medizin studieren. Wie sollte das gehen? Ich würde doch dann schon fünfzig Jahre alt oder älter sein. Ich war kein Wunderkind. Und ich war kein Arzt. Ich war nur noch ein nutzloser Flüchtling, der von Almosen lebte und der es niemals schaffen würde, ein zweites Mal und in einer fremden Sprache Medizin zu studieren. Ein paar Tage lang fiel es mir schwer, meinen Tag zu strukturieren. Ich stritt mit Mehri. Sie war genauso hoffnungs- und zukunftslos wie ich. Doch dann sah ich mein Ziel wieder klar vor mir. Ich wollte eines Tages wieder Arzt werden. Wie ich das schaffen sollte, würde sich dann zeigen, wenn die

Zeit reif war. Dieses Ziel würde mir helfen, weiterzumachen. Mit dieser Einstellung war ich jedoch eher eine Seltenheit unter meinen Landsleuten. Sie waren alle unter Schock und ratlos, was aus ihnen werden sollte. Sie ließen sich von diesen negativen Gefühlen herunterziehen und waren dabei, sich selbst aufzugeben. Ich konnte sie nicht verstehen. Ein paar von ihnen waren sogar froh darüber, dass sie nicht arbeiten mussten. Oft führten wir Diskussionen darüber, wie wir mit unserem Status umgehen sollten und oft hatten wir Meinungsverschiedenheiten. Doch eines einte uns. Wir hatten alle sehr viel Zeit. Wir machten uns beim Sozialamt stark dafür, dass wir wenigstens einen Deutschkurs bekamen. Wir wissen nicht wie, aber die Behörde ermöglichte uns dies. Der Deutschkurs jedoch erwies sich als wenig effektiv, da die meisten Teilnehmer ihn nicht ernst nahmen. Sie kamen häufig zu spät oder fehlten ganz, und sie machten ihre Hausaufgaben nicht, so dass bald jeder auf einem anderen Niveau war. Was den Kurs aber letztendlich zum Scheitern brachte, war die Angewohnheit meiner Landsleute, sich nur auf Persisch zu unterhalten. Was bringt einem ein Deutschkurs, in dem Persisch gesprochen wird, und das nicht einmal über die Inhalte des Unterrichts, sondern über den privaten Alltag oder über das Leben der anderen, was jener getan habe oder wer das Sozialamt betrogen habe. Der Leiter des Sozialamtes sagte eines Tages zu mir, die Iraner seien das einzige Volk, wo seine Behörde nicht nachzuforschen brauchte. Die Iraner würden sich gegenseitig denunzieren. Ich war sehr enttäuscht von der iranischen community. So wandte ich mich wieder mehr der Unterstützung der Kinder zuhause zu. Ich beschloss, allein Deutsch zu lernen, und gleichzeitig Mehri und unsere Kinder zu unterrichten. Wenn ich andere unterrichtete, konnte ich selbst dabei am meisten lernen. Und ich würde von der Praxiserfahrung der Kinder aus der Schule profitieren, da ich selbst keinen Ort hatte, wo ich mich auf Deutsch mit anderen Menschen unterhalten konnte. Ich hatte eine große Motivation. Ich wollte wieder Arzt werden und dafür musste ich diese Sprache beherrschen. In der letzten Deutschstunde ließ ich mir deshalb von der Lehrerin eine Liste guter Sprachbücher geben. Da ich sie mir nicht leisten konnte, lieh ich sie aus und kopierte sie. Der Deutschunterricht fruchtete bei den Kindern. Sie waren wissbegierig und wollten diese Sprache beherrschen, denn sie wussten, dass sie nur dann eine Chance hätten, in der Schule Freunde zu finden, wenn sie sich in der Umgebungssprache ausdrücken und sich am Alltag beteiligen konnten. Häufig kamen sie mit speziellen Fragen zu mir, und wir versuchten gemeinsam in den Büchern die Lösung zu finden. Mehri und ich waren täglich dankbar, wenn die Kinder morgens ihre Taschen packten und in die Schule gingen. Es war unglaublich gewesen, als wir bereits eine Woche nach unserer Ankunft ein amtliches Schreiben erhalten hatten, das der iranische Dolmetscher uns übersetzt hatte. Er sagte, dass die Behörden Mehri und mich aufforderten, unsere Kinder umgehend einzuschulen, weil es in Deutschland für Kinder eine Schulpflicht gäbe. Uns war es recht und wir waren beeindruckt, dass die Behörden uns so schnell aufgefordert hatten. Es musste der Bundesregierung ein wirkliches Anliegen sein, dass alle Kinder Zugang zu Bildung bekämen. Ich suchte schon am Tag nach dem Erhalt des Schreibens die Schule auf, die wir schon ins Auge gefasst hatten. Natürlich hatten wir uns direkt nach unserer Ankunft in Heidelberg unter den Iranern erkundigt und wir hatten uns für eine bestimmte Schule entschieden, wo wir unsere Kinder einschulen wollten. Es war die größte Schule Heidelbergs, die den Ruf hatte, die Lehrkräfte bemühten sich sehr engagiert um die Kinder, auch um Migrantenkinder. Die Schule hatte zudem die Besonderheit, dass sie als einzige Schule in Heidelberg alle Altersstufen und alle Schularten bediente. Für uns war es besonders wichtig, dass die Kinder zusammenblieben und nicht getrennt wurden. Ich hatte mir das deutsche Schulsystem gut erklären lassen. In der Regel wurden die Kinder ab der fünften Klasse in drei verschiedene Stufen eingeteilt, die sich durch ihren Schwierigkeitsgrad unterschieden. Nur Kinder aus der obersten Stufe, dem Gymnasium, konnten nach ihrer Schulzeit direkt studieren. Doch in der IGH, der Internationalen Gesamtschule Heidelberg, wurde diese Trennung erst ab der siebenten Klasse durchgeführt. Die fünfte und sechste Klasse nannte man *Orientierungsstufe*. Diese Stufe war für uns sehr wichtig, da wenigstens bei Mehrschad und Mehrnousch noch etwas Zeit blieb, um ihr Können und ihre Fähigkeit, aufs Gymnasium zu gehen, unter Beweis zu stellen. Sie würden nicht automatisch in die niedrigste Schulart, der Hauptschule, eingeschult, wo sie keine Chance gehabt hätten, eines Tages zu studieren. Mehrschad kam in die sechste Klasse der Orientierungsstufe und Mehrnousch in die fünfte. Mehrdad jedoch wurde leider in die achte Klasse der Hauptschule eingeschult, weil er kein Deutsch konnte. Mehrnaz wurde in die erste Klasse der Grundschule im Nachbargebäude eingeschult. Ich war überaus zufrieden, insbesondere weil Mehrnaz Lehrerin einen sehr kompetenten Eindruck auf mich machte und ich ihr zutraute, dass sie Mehrnaz alphabetisieren könnte, obwohl sie drei Viertel des Schuljahres verpasst hatte. Ich würde Mehrnaz natürlich auch zuhause Unterricht geben und versuchen, die Lehrerin zu unterstützen. So konnte es gut gelingen, Mehrnaz sanft einzugliedern. Auch Mehrschad würde keine Probleme haben mit der lateinischen Schrift, weil er in Iran schon eineinhalb Jahre lang das Fach Englisch gehabt hatte und bereits die Schrift gelernt hatte. Einzig um Mehrdad und Mehrnousch machte ich mir Sorgen. Es würde Mehrdad und mich viel Kraft kosten, den Aufstieg aus der Hauptschule ins Gymnasium zu schaffen und vor allem die Lehrerschaft davon zu überzeugen. Und Mehrnousch musste komplett neu alphabetisiert werden, weil sie in Iran nur ein halbes Jahr lang Englisch gehabt hatte und die türkischen Buchstaben eher schlecht als recht in der iranischen Schule in Istanbul beigebracht bekommen hatte. Doch bald stellte es sich heraus, dass meine Sorgen unbegründet waren. Nicht nur, weil die Kinder motiviert waren und sich so schnell wie möglich in ihren neuen Klassen integrieren wollten, sondern auch und insbesondere, weil die Lehrkräfte fantastische Pädagoginnen und Pädagogen und gute und herzliche Menschen waren. Mit großer Kraftanstrengung, mit vielen Zusatzstunden, die sie unseren Kindern schenkten, und vor allem mit viel Liebe und Geduld schafften es diese Engel, unsere Kinder sensibel aufzunehmen, in die Klassen einzubinden und ihnen neuen Mut und neue Kraft zu geben. Viele Namen guter Menschen könnte ich hier aufzählen, ohne deren Hilfe unsere

Kinder den holprigen und manchmal auch unpassierbaren Weg in die deutsche Gesellschaft nicht geschafft hätten. Doch einer von ihnen ragte heraus mit seinem Ehrgeiz, alle unsere vier Kinder bis zum Abitur und darüber hinaus zu begleiten. Wilfried Hoffmann, dessen Vorname bedeutet *der Willensstarke* und *der Beschützer*. Bill, wie er vom ersten Tag an von uns genannt werden wollte, war lediglich in den ersten Monaten Mehrdads Klassenlehrer in der Hauptschule. Er holte sich das Einverständnis, dass er alle vier Kinder täglich für dreißig Minuten in Deutsch unterrichten dürfe. Mehri und ich waren natürlich einverstanden. Daraufhin besorgte er sich alle Stundenpläne unserer Kinder und holte Mittag für Mittag zum Ende der letzten Stunde vor der Mittagspause die Kinder in ihren jeweiligen Klassenräumen ab und brachte sie zusammen in ein Klassenzimmer, wo er mit ihnen eine halbe Stunde Deutsch lernte. Obwohl er keines der Kinder mehr in irgendeinem Fach unterrichtete, blieb er für sie ein Vertrauenslehrer, dem sie in all den Jahren von ihren Sorgen erzählten oder ihm gute Nachrichten überbrachten. Wenn er eines der Kinder in den Schulfluren sah und erkannte, dass es krank war, schickte er es nach Hause. Er telefonierte mit Behörden, wenn eines der Kinder eine Erlaubnis brauchte, um die Stadtgrenzen für einen Schulausflug zu verlassen. Einmal kämpfte er so lange und fuhr sogar zu einer Botschaft bis er ein Ausnahmevisum erhalten hatte und Mehrdad eine Auslandsreise mit der Klasse ermöglichte. Manchmal setzte er sich in der Mensa zu unseren Kindern an den Tisch und ließ sie erzählen, machte mit ihnen Scherze und tauschte Musik aus. Später las er sogar Mehrnouschs Diplomarbeit zum Abschluss ihres Studiums Korrektur und beriet sie inhaltlich. Es war gut, Bill in der Nähe unserer Kinder in dieser großen Schule zu wissen. Bill war ein Engel. Und dank vieler weiterer Engel waren unsere Kinder innerhalb weniger Jahre gute Schülerinnen und Schüler geworden. Sie hatten Freunde gefunden und waren ihren Mitschülerinnen und Mitschülern ebenbürtig. Längst hatte eine tiefe Dankbarkeit in Mehri und mir ein ewiges Zuhause gefunden. Wir waren begeistert von den pädagogischen Konzepten in Deutschland, bei denen jedes einzelne Kind als ein wertvolles Individuum angesehen wurde. Mit den Jahrzehnten fingen wir an, zu begreifen, was diese Erziehung mit sich brachte und welchen Unterschied sie zu der Pädagogik in Iran hatte. Unsere Kinder entwickelten ein humanistisches Verständnis und wurden zu selbstverantwortlichen und selbstbewussten Individuen, was für uns allerdings auch nicht immer einfach war. Schon in den ersten Wochen, in denen wir Heidelberg langsam eroberten, begann ich zu ahnen, welche großen Herausforderungen die deutsche Kultur mit sich brachte. Wir waren hin- und hergerissen, wenn wir Ausflüge nach draußen unternahmen. Der Sommer war nun endlich da, und die Menschen waren alle herausgekommen. Besonders die Wiesen am Neckar schienen der Treffpunkt der Heidelberger zu sein. Wenn wir dort entlang spazierten, sahen wir fröhliche Menschen, die Ball spielten, sich unterhielten, tanzten, Musik hörten oder grillten. Niemand bestrafte sie dafür, dass sie Freude hatten. Niemand zwang sie, sich zu verhüllen oder bestimmte Kleidung anzuziehen. Auch die jungen Menschen hatten alle Freiheiten, was jedoch nach unserem Geschmack zu weit ging. Wir sahen sehr junge Paare, die Hand in Hand liefen oder eng umschlungen spazieren gingen. Wir wunderten uns, dass niemand sich nach ihnen umdrehte. Es gab sogar Menschen zu sehen, die sich in der Öffentlichkeit küssten. Auch gab es jene, die sich auf bestimmten Abschnitten der Wiese vollkommen entkleideten und in der Sonne ein Bad nahmen. Wenn ich diese Szenen sah, wurde es mir bange ums Herz. Ich wusste, dass es in ein paar Jahren vielleicht meine eigenen Kinder sein würden. Dieser Gedanke war für mich nicht auszuhalten. Ich hatte große Sorge, dass sie ihre iranischen Werte und Kultur verlieren und schamlose Menschen werden würden. Andererseits war dieses Verhalten auch Ausdruck der Freiheit, die es in diesem Land gab, der Freiheit, für die wir alles geopfert hatten, für die Mehri und ich unser Leben aufgegeben hatten. Konnten wir von unseren Kindern verlangen, dass sie sich von ihren Gleichaltrigen abhoben, dass sie sich nicht anpassten? Auf diese Weise würden wir ihnen ein normales Leben in dieser Gesellschaft verwehren. Sie würden auf ewig zwischen den zwei Kulturen feststecken und hätten nirgends eine Heimat. Diese Gedanken zermarterten mich. Was, wenn wir ihnen diese Freiheit ließen? Wenn wir unsere eigenen Wünsche zurückstellten? Es war nicht einmal sicher, dass wir in diesem Land bleiben konnten. Wäre es für unsere Kinder nicht eine Qual, wenn sie sich der deutschen Lebensweise anpassen würden, um dann dieses Land wieder verlassen zu müssen? Wäre es für sie nicht besser, wenn sie dieses Leben erst einmal nur aus der Zuschauerposition betrachten würden, bis sie die Sicherheit hatten, dass sie dazugehören durften? Es gab tausende und tausende Fragen, auf die ich keine Antworten fand. Es war schwierig für uns Eltern, miteinander über diese Gedanken zu sprechen. Diese neue Kultur, die uns nicht gefiel, weil sie uns schamlos, egoistisch und kalt vorkam, hatte unsere bisherige gemeinsame Erziehung, in der wir uns immer einig gewesen waren, weit übertroffen, durcheinandergewirbelt und gänzlich neu geordnet. Nichts stand mehr da, wo es vorher war. Wir waren vollkommen ratlos und unfähig, unsere Kinder klug und gut zu erziehen. Wir waren höchst verunsichert, weil wir bei der Entscheidung, Iran zu verlassen, nicht mit dieser Schwierigkeit gerechnet hatten, die nun drohte, einen Keil zwischen uns zu treiben. Wir zogen uns immer mehr in uns selbst zurück und jeder von uns blieb mit seinen Gedanken und Qualen allein. Doch das war jetzt nicht mehr wichtig. Entscheidend war nur, dass wir beide uns anstrengten und für unsere Kinder alles taten, damit wenigstens sie hier eine neue Heimat finden konnten. Wir würden uns an die innere Einsamkeit und an die Kälte in unseren Herzen gewöhnen, weil wir keine Heimat mehr hatten. Ob das, was wir taten, richtig war, würde sich erst in Jahrzehnten herausstellen. Ich hatte für mich entschieden, mit den deutschen Behörden zusammenzuarbeiten und alles zu machen, was sie von mir verlangten. Ich fand es nicht richtig, dass manche Flüchtlinge ständig klagten oder ihre Mitarbeit verweigerten. Die Kinder machten sehr schnelle Fortschritte. Sie bekamen zusätzlich zu Bills privaten Stunden nachmittags von der Schule organisierten Deutschunterricht. Dieser fand in den Stunden statt, die normalerweise für Arbeitsgruppen, den sogenannten AGs, zur Verfügung standen. Ihren

Unterricht nannte man DaZ[63]. Sie wurden zu viert in einer Gruppe unterrichtet, so dass sie sich zusammen sicherer fühlten. Das Konzept der Lehrkräfte war durchdacht und zeugte von jahrelanger Erfahrung. Zuhause arbeitete ich jeden Abend mit allen Kindern den Stoff desselben Tages noch einmal durch, so dass sie nachträglich verstehen konnten, was im Unterricht durchgemacht worden war. Die tägliche Nachhilfe für Mehrdad gestaltete sich allerdings am intensivsten. In Mathematik und Englisch konnte ich ihm helfen. Einzig das Fach Physik mochte nicht funktionieren. Mehrdad hatte große Probleme. So entschieden Mehri und ich, einen jungen Mann aus der Nachbarschaft mit achtzig Mark monatlich als Nachhilfelehrer zu bezahlen und dafür an anderer Stelle zu sparen. Was das Mittagessen in der Schule anbetraf, entschieden wir, die Kinder in den ersten Monaten nicht in der Mensa essen zu lassen. Sie hatten erhebliche Schwierigkeiten mit dem ungewohnten Essen. Und da ich mittags Mehrnaz abholen musste, entwickelten wir ein Ritual. Mehri bereitete vormittags belegte Brötchen mit persischen Köstlichkeiten zu, die ich dann für die Kinder mitbrachte. Wir trafen uns jeden Mittag zu fünft an der Tischtennisplatte und die Kinder aßen zusammen ihre Brötchen und gingen danach in den Nachmittagsunterricht und ich ging mit Mehrnaz nach Hause. Dieses Ritual stellte sich als sehr wichtig für die Kinder heraus. Bei diesen Treffen konnten sie erzählen, was sie am Vormittag erlebt hatten. Diese Geschichten waren prall gefüllt mit grotesken, traurigen und unglaublichen Ereignissen. Jeden Tag erlebten die Kinder, wie sehr sich die Gleichaltrigen und die Lehrkräfte von dem, was sie aus Iran kannten, unterschieden. Oft waren sie erstaunt oder ratlos. Manchmal waren sie auch verletzt oder traurig, weil sie Opfer von Hänseleien und Demütigungen geworden waren. Doch diese dreißig Minuten an der Tischtennisplatte waren ein Schutzraum für sie. Sie tauschten Erfahrungen aus und es tat ihnen gut, für ein paar Minuten Persisch zu hören und zu sprechen, ohne sich auf jedes Wort konzentrieren zu müssen, wie sie es

63 Deutsch als Zweitsprache

den ganzen Vormittag machen mussten. Dabei aßen sie das gewohnte Essen und rochen die bekannten Gewürze. Das half ihnen, für den bevorstehenden Nachmittagsunterricht neue Kraft zu tanken. Nach ein paar Monaten war dieses Ritual nicht mehr notwendig für die Kinder und sie stellten auf das Mensaessen um. Auch wenn es schade war, dass dieses schöne Ritual so schnell ein Ende gefunden hatte, bedeutete es doch nur, dass die Kinder sich weiterentwickelt hatten. Auch Mehri und ich fanden nach und nach in der iranischen Gemeinde neue Freunde. Meister Abbasi* wurde zu einem guten Freund. Er malte einzigartige, klassische Ölgemälde und dies trotz seiner entstellten Hände, die er von Geburt an hatte und trotz anderer schwerster körperlicher Beeinträchtigungen, wie das Fehlen beider Beine unterhalb der Knie. Er erzählte uns seine Geschichte. Er hatte eine schwierige Kindheit und lebte schon bald, als junger Mann, in einem Heim für körperlich Versehrte. Als eines Tages Shah persönlich dieses Heim besuchte, schenkte er ihm ein Porträtgemälde aus Öl, das er zuvor als Zeichen der Dankbarkeit dafür, dass Shah sie besuchte, gemalt hatte. Shah war so beeindruckt gewesen, dass am nächsten Tag der Premierminister den jungen Abbasi besucht und ihn mitgenommen hatte. Er brachte ihn zu einer neu eingerichteten Werkstatt mit Galerie, deren Miete für viele Monate im Voraus bezahlt worden war. Er sagte, der junge Mann sei so talentiert, dass Shah und er sich sicher seien, er werde mit dieser Starthilfe sein Leben selbst in die Hände nehmen können und keiner Unterstützung mehr bedürfen. Der junge Abbasi hatte ihm eintausend Mal gedankt und hatte sofort angefangen zu arbeiten. Er hatte es schon bald zu etwas gebracht und konnte schließlich trotz seiner Behinderung heiraten und eine Familie gründen. Er war Vater mehrerer Kinder geworden und war aus Gründen, die mir nicht bekannt waren, gezwungen gewesen, die Heimat zu verlassen. Nachdem wir uns besser kennen gelernt hatten, vertraute er sich mir an, dass er bei seinen Behördengängen und seinem Asylverfahren große Schwierigkeiten habe, weil er in beiden Sprachen Analphabet sei.

* Name geändert

So sei es ihm auch nicht möglich eine Fremdsprache zu lernen. Da ich ohnehin viel Zeit hatte und bereits beobachtet hatte, dass Mehrdad gerne zeichnete, schlug ich Meister Abbasi ein Tauschgeschäft vor. Wenn er meinen Sohn in die Geheimnisse der bildenden Kunst einweihen würde, würde ich ihm in beiden Sprachen Lesen und Schreiben beibringen und würde ihm helfen, Deutsch zu lernen. Meister Abbasi war einverstanden und auch Mehrdad war überglücklich über dieses Tauschgeschäft. Mit einer unwahrscheinlichen Ernsthaftigkeit gingen wir drei ans Werk. Zwei Tage in der Woche gingen wir nach Mehrdads Schule zu Meister Abbasi. Zunächst arbeitete er mit ihm. Wenn Mehrdad nach Hause ging, setzten wir uns an unsere Arbeit. Meister Abbasi war zäh. Er war genauso ein Pedant und Perfektionist wie ich. Er konnte nicht genug lernen und übte täglich. Immer hatte er seine Hausaufgaben und die zusätzlichen Fleißarbeiten vorzuweisen, obwohl der Stift ihm aufgrund seiner Missbildungen große Schmerzen bereitete. Auch wenn ich merkte, wie schwer es ihm fiel, all diese neuen Dinge zu lernen, war ich mehr als zufrieden. Ein leidenschaftlicher Lehrer hatte einen einzigartigen Schüler entdeckt und ein kunsthungriger Junge hatte einen genialen Meister gefunden. Auch Mehrdad saugte jedes Wort auf, das Meister Abbasi neben dem Malen von sich gab. Sie sprachen über Farben, über Wärme und Kälte, über Kontraste, Farbnuancen, schlechte und dilettantische Tricks, die für jeden ernsthaften bildenden Künstler absolut verboten waren. Jede Malstunde wurde auch zu einer Schule des Lebens. Meister Abbasi erzählte ihm von den Wirrungen des Lebens, von Gut und Böse und von der Kunst, sich selbst zu finden und mit jedem Bild ein Stück des eigenen Inneren nach außen zu kehren. Mehrdad war empfänglich und beschwerte sich nie über die Stunden. Er sagte kein einziges Mal, dass er keine Lust hätte. Wir alle machten gute Fortschritte. Irgendwann kam auch Meister Abbasis Tochter in diese Konstellation und ich gab ihr in der Zeit, in der Mehrdad unterrichtet wurde, Nachhilfe in Mathematik. Meister Abbasi lernte immer besser Schreiben und malte die persischen Buchstaben, kleinen Kunstwerken gleich, in perfekter Harmonie aufs Papier. Bloß die deutschen Buchstaben mochten ihm nicht wie Malerei gelingen. Sie fielen ihm sehr schwer, doch er nahm es mit Gelassenheit. Sie waren für ihn bloß ein Mittel zum Zweck, eine Fähigkeit, die er zum Überleben in Deutschland brauchte. Er schaffte es sogar, erfolgreich an der Führerscheinprüfung teilzunehmen, und nach jahrelangem Kampf mit den Behörden und den Versicherungen ein eigenes, seiner Behinderung angepasstes Auto, zu erhalten. Vier Jahre waren vergangen und er konnte seine Angelegenheiten und die seiner gesamten Familie selbst erledigen. Meister Abbasi und ich wussten, dass es Zeit war, Abschied zu nehmen. Er brauchte mich nicht mehr. Auch ich hatte in diesen vier Jahren ein eigenes, intensives und sehr reiches Leben in Heidelberg aufgebaut und musste mich neuen Projekten und Ideen widmen. Meine Zeit der Arbeitslosigkeit würde bald zu Ende sein und ich wollte mit dem ersten Tag, an dem ich eine Arbeitserlaubnis erhalten würde, anfangen zu arbeiten. Ich musste mir nun endlich etwas einfallen lassen, was aus mir beruflich werden sollte. Mehrdad erging es nicht anders. Er spürte den Aufbruch, der uns allen bevorstand. Seine Ausbildung hatte sich nach vier Jahren dem Ende zugeneigt. Mehrdad war ein zwanzigjähriger junger Mann geworden, voller Ideen, Träume und Wünsche. Er hatte aufgehört, sich wie ein bloßer Zuschauer zu fühlen, der dieses paradiesische Leben seiner Gleichaltrigen bloß beobachten durfte. Er hatte Jahre gebraucht, um genug Selbstbewusstsein zu entwickeln, um zu sagen, dass er ein Teil dieser Gesellschaft sein wollte, auch wenn unser Asylverfahren desaströs verlaufen war und wir kurz vor der Abschiebung standen. Mehrdad hatte die deutsche Sprache perfekt gelernt. Er war beliebt. Er hatte seinen eigenen Stil entwickelt und konnte sich auf seine Freunde verlassen. Er hatte eine zarte Ahnung davon, wer er war und was er wollte. Eines Tages sagte Meister Abbasi, er könne ihm nichts mehr beibringen, denn Mehrdad habe ihn überholt. Mehrdad beherrschte den Seiltanz mit den Farben und Formen genauso gut wie sein Meister in Perfektion. Sein Meister war zu einem Zuschauer der Wunder geworden, die Mehrdad zweimal wöchentlich auf Papier brachte. Mehrdads Ölgemälde machten alle Betrachter sprachlos. Doch dieses Streben nach Vollkommenheit sollte eines Tages zur größten Herausforderung für sein Leben als Künstler und Illustrator werden.

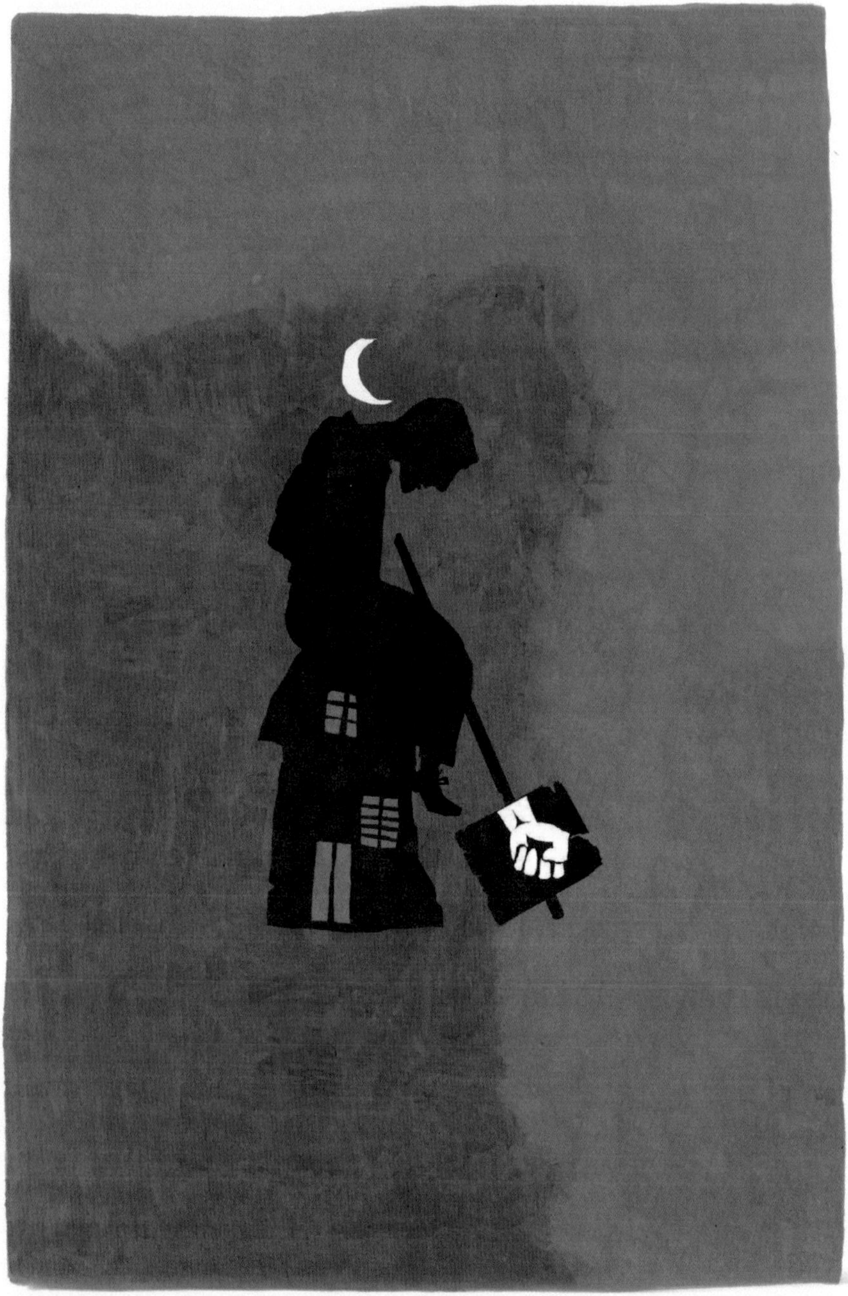

Kapitel 13

Manifest und Selbstgebackenes

1986–1989

Die Heidelberger Iraner hatten alle denselben Feind, die Regierung, die uns gezwungen hatte, zu flüchten. Doch auch hier schafften wir es nicht, uns gemeinsam mit einer Stimme zu erheben. Wir hatten uns im Exil zersplittert in viele unterschiedliche politische und religiöse Gruppierungen und Untergruppierungen. Ich wollte mich politisch betätigen und für mich kam nur die Unterstützung einer Gruppe in Frage, die das Ziel hatte, die parlamentarische Monarchie wieder einzuführen. Dies war für mich eine reine Vernunftentscheidung. Die meisten politischen Gesinnungen konnte ich nicht unterstützen, weil ich nicht wusste, welche Vor- und Nachteile sie tatsächlich mit sich bringen würden, wenn sie an die Macht kämen. Ich hatte die Shah-Zeiten erlebt und konnte bestätigen, dass es uns in rasantem Tempo von Jahr zu Jahr besser ergangen war, obwohl Shah eine Marionette der Engländer und Amerikaner gewesen war, obwohl diese unser Land ausbeuteten und für sich wirtschaftlichen Profit herausholten. Ich war bereit, dies hinzunehmen, wenn nur die Gesellschaft wieder zurückkehrte, die wir vor der Revolution gehabt hatten. Eine Gesellschaft, die zwar nicht genug Kraft gehabt hatte, sich gegen die Weltmächte zu wehren, eine Gesellschaft, die zwar noch viele Verbesserungen erfahren musste, die noch sehr viel über demokratische Prozesse nicht nur in der Politik, sondern auch im Miteinander und in der Erziehung lernen musste. Aber eine Gesellschaft, die sich ständig weiterentwickelt hatte, die den Willen gehabt hatte, sich eines Tages gegen die Weltmächte zu wehren, eine Gesellschaft, in der Menschen Möglichkeiten bekamen, sich zu alphabetisieren und ihre Lebensumstände zu verbessern. Ich bereute, dass ich an der Revolution teilgenommen hatte. Ich befürwortete die parlamentarische Monarchie. Ich befürwortete die Einsetzung eines Königs, der nicht nur auf dem Papier, wie es vorher war, sondern tatsächlich an die Verfassung gebunden und fähig war, unseren einzigen Reichtum, das Erdöl, klug einzusetzen und nicht nur der Oberschicht und der Mittelschicht, sondern auch der Unterschicht ein menschenwürdiges und auskömmliches Leben zu ermöglichen. Ich schloss mich dem *Rat der konstitutionellen Monarchie des Iran in der Bundesrepublik Deutschland und West-Berlin*, RKMI genannt, an. Dieser Rat hatte bereits eine Geschichte. Er hatte sich schon Ende des Jahres 1984, noch ein Jahr vor unserer Ausreise aus Iran, bundesweit zusammengeschlossen und seinen Vorsitzenden Professor Saberi* gewählt, welcher im Februar des Jahres 1985, als wir nach Istanbul geflüchtet waren, den Marsch der Monarchisten von München nach Berlin angeführt und damit bundesweit für die Ziele des Rates Gehör verschaffen hatte. Auch stand er im Kontakt zum Büro unseres Kronprinzen Reza Pahlavi II.[64], der mit seiner ganzen Familie in den USA lebte und sich dort politisch engagierte. Wir betrachteten ihn, als den ältesten Sohn des verstorbenen Shah nach einem hoffentlich baldigen Zusammenbruch der jetzigen Regierung, als den einzigen, legitimen Nachfolger auf dem Pfauenthron. Reza Shah II. war auf die bundesdeutschen politischen Aktivitäten aufmerksam geworden und half dem Rat durch geistige und finanzielle Unterstützung. Auch in Heidelberg hatte sich eine Sektion gegründet, denn hier gab es eine der stärksten iranischen Gemeinden Deutschlands. Ich hatte mich entschieden, dieser Gruppe beizutreten, als sie ihre Demonstration für den August 1986 plante. Der 5. August war für uns Monarchisten ein Feiertag, denn an diesem Tag war bereits im Jahre 1906 in Iran per königlichem Dekret die konstitutionelle Monarchie gegründet worden und hatte bis zur Flucht Shahs im Jahre 1979 angedauert. Für uns galt die Verfassung noch immer und wir feierten in diesem Jahr den achtzigsten Jahrestag. Viele unserer Freunde hatten sich zum Vorbereitungstreffen eingefunden. Es

---

* Name geändert

64 Shahzade Kurosh Reza Pahlavi, später Reza Pahlavi II., geboren am 31. Oktober 1960, als erster Sohn des persischen Shah, Mohammad Reza Pahlavi und seiner Kaiserin, Farah Pahlavi, ist gemäß der bis Ende 1978 geltenden iranischen Verfassung rechtmäßiger Thronfolger. Reza Pahlavi II. befand sich aufgrund seiner Ausbildung während der iranischen Revolution im Ausland und kehrte nicht mehr nach Iran zurück. Seit 1984 lebt er mit seiner Mutter und seinen Geschwistern in Great Fall im Bundestaat Virginia in den USA.

erschien mir bei diesem Treffen seltsam, dass die größte Aufmerksamkeit der Gruppe sich dem Kabab widmete, was man nach der Demonstration als gemeinsamen Ausklang geplant hatte. Es wurde viel Zeit darauf verwendet zu besprechen, wer das Lammfleisch besorgte, wo es gekühlt werden sollte, wo man ein offenes Feuer machen könnte, wie viele Pappteller man besorgen und wie man an das persische Fladenbrot herankommen sollte, das es nur in Frankfurt zu kaufen gab. Da ich in dieser Gruppe neu war, hielt ich mich zunächst zurück. Doch nach einer ganzen Stunde fragte ich mich, warum ich hier war. Bis jetzt hatte ich kaum etwas über die eigentliche Demonstration gehört. Ich hatte noch nie eine solche Kundgebung in Deutschland erlebt und war mit sehr vielen Fragen hergekommen, wie etwa, ob unsere Veranstaltung von der Polizei geduldet würde, wo der Demonstrationszug entlanglaufen sollte und wo man die Abschlusskundgebung halten wollte. Plakate mussten geschrieben werden, ausrangierte Laken bemalt, Einladungen geschrieben, die Öffentlichkeit informiert und schließlich eine Finanzierung auf die Beine gestellt werden. Als ich sehr unruhig geworden war, meldete ich mich zu Wort. Ich stellte all die Fragen, die ich hatte und erinnerte daran, dass uns nur noch zwei Monate blieben zur Organisation der Veranstaltung. Ich schlug vor, ob es nicht besser wäre, wenn wir das gemeinsame Kabab-Essen auf einen anderen Tag verschieben würden, wo wir uns auf der Neckarwiese treffen und miteinander feiern könnten. Und ob wir all die Kräfte, die wir für die Organisation des Essens verwenden wollten, nicht besser auf die Planung der Demonstration konzentrieren sollten, die uns allen das wichtigste Anliegen war. Die anderen nickten und gaben mir recht. Natürlich gab es hier und da ein Murren, da meine Landsleute schlecht auf ihren Kabab verzichten können. Doch insgesamt hatte es allen eingeleuchtet, dass wir nicht genug Zeit hatten, um gleichzeitig eine Demonstration und ein Festessen zu organisieren. Einstimmig wurde für meinen Vorschlag gestimmt. Und wir konnten im August eine kleine Demonstration durchführen, bei der wir auf der von der Polizei genehmigten Route durch die Heidelberger Fußgängerzone marschierten und gemeinsam laute Parolen riefen, die durch ein Megafon am Kopf des Zuges vorgegeben wurden. Wir hatten keine großen Transparente hergestellt. Auf einigen Plakaten hatten manche Demonstranten in kleiner, kaum lesbarer und in der Regel persischer Schrift Parolen aufgeschrieben. Die Passanten wirkten eher irritiert oder erschrocken. Man schaute uns an, als würde ein seltsamer Zirkuszug durch den Ort ziehen. Ich schämte mich für unser Benehmen. Wie konnten wir nur so laut sein? Hier liebte man die Stille und wir störten diese Menschen, in deren Land wir eingefallen waren. Wir mussten viel mehr beobachten, wie die Menschen in diesem Land die Dinge anpackten, denn offensichtlich machten sie ja etwas richtig. Sie hatten eine funktionierende Demokratie. Ich beschloss, bei der nächsten Sitzung diesen Punkt zu thematisieren. Nach der Sommerpause teilte unser Heidelberger Vorsitzender mit, dass seine Familie in die USA auswandern werde und dass er den Vorsitz abgeben möchte. Vor der Sitzung hatte er mich jedoch bereits angesprochen und hatte mir mitgeteilt, dass er mich als seinen Nachfolger wünschte. Ich fühlte mich geschmeichelt. Dennoch wollte ich gerne wissen, warum er an mich gedacht hatte. Ich wäre ja erst seit ein paar Monaten dabei und es gäbe einige andere Kandidaten, die mehr Erfahrung hätten und besser geeignet wären. Er lächelte und sagte, dass er mit dieser Frage gerechnet habe. Natürlich wäre ich ihm seit meiner ersten Teilnahme an der Vorbereitungssitzung wegen meiner sachlichen und vernünftigen Argumentation gegen den Kabab positiv aufgefallen. Auch habe er all die anderen Ältesten bereits gefragt und sie seien einstimmig für meine Kandidatur. Er wollte wissen, ob ich bereit sei, in einem Treffen mit den Ältesten mich vorzustellen. Bereits im November 1986, ein halbes Jahr nach meiner Ankunft in Heidelberg, war ich zum neuen Vorsitzenden der Heidelberger Sektion der RKMI gewählt worden. Schon in dieser Sitzung mussten wir einiges planen und organisieren, denn die nächste Demonstration stand uns bereits im kommenden Winter bevor, wo wir

65 Nach seiner Rückkehr aus dem Exil am 01. Februar 1979 hatte Chomeyni nach und nach alle Angehörigen der Opposition und seine ehemaligen Mitstreiter ausgeschaltet. Am 11. Februar desselben Jahres war seine Macht unwiderruflich gefestigt, als bewaffnete, islamische Revolutionäre in Straßenschlachten die Armee des Schahs endgültig besiegt und damit die konstitutionelle Monarchie abgeschafft hatten.

den 11. Februar[65] öffentlich als nationalen Trauertag begehen wollten. Dieser Tag wurde in Iran als nationaler Feiertag gefeiert, weil er als der Todestag der Monarchie galt. An diesem Tag strömten in Iran jährlich tausende Menschen auf die Straßen und feierten. Schulen und Basare wurden geschlossen, und auf großen Plätzen wurden Reissäcke an das Volk verteilt. Wir wollten dem genau das Gegenteil entgegensetzen. Wir beschlossen, zunächst eine Liste zu erstellen, in der jedes Mitglied mit seinen besonderen Fähigkeiten oder mit den Tätigkeiten, die es für den Verein zur Verfügung stellen konnte, aufgeführt wurde. Hierzu sollte jedes Mitglied ein Formular ausfüllen. So hatten wir bald alle Kontaktdaten auf einen Blick und konnten die Mitgliedskartei nach Kategorien sortieren und die Mitglieder in kleine Untergruppen einteilen, sodass nicht jeder an allen Sitzungen teilnehmen musste. Es gab verschiedene Untergruppen, wie die Schreiber, die Maler, die Telefonisten, die Dolmetscher oder die Läufer. Die Maler waren dafür zuständig, alte Laken zu besorgen und diese in persischer und deutscher Sprache zu beschriften. Die Schreiber beherrschten verschiedene Kalligrafie-Schriftarten und schrieben ansprechende Einladungen oder Flugblätter, weil wir keine persischen Schreibmaschinen besaßen. Die Läufer bekamen die Adressen aller Mitglieder aus ihrem Einzugsgebiet. Wenn es eine Nachricht oder Einladung gab, wurden sie telefonisch informiert und überbrachten die Nachricht persönlich an alle Mitglieder ihres Gebietes. Auf diese Weise konnten wir unsere hohen Telefonkosten drastisch reduzieren. Bei mir als Vorsitzendem liefen alle Fäden zusammen und ich arbeitete Tag und Nacht, weil ich im Februar eine gute Demonstration anführen wollte. Eine Demonstration, bei der wir das Verständnis und vielleicht auch die Herzen der Heidelberger Bevölkerung gewinnen wollten. Die Einladung an die Mitglieder ließ ich von einem unserer Schreiber mit weißem Stift auf schwarzem Papier niederschreiben, um den Gedanken des Nationalen Trauertages sichtbar zu machen. Mit der Durchführung der Demonstration an einem Mittwochnachmittag am 11. Februar 1987 und mit unserer Zusammenarbeit mit der Heidelberger Polizei war ich zufrieden. Doch noch immer hatte ich das Gefühl, dass die deutsche Bevölkerung unser

Anliegen nicht verstanden hatte und durch unsere Aktion eher irritiert war. Ich beschloss wieder, dies für die nächste Demonstration im Sommer 1987 in unserer Sitzung zu thematisieren. Unser Verein machte mit der schwarzen Einladung bei den anderen städtischen Sektionen in ganz Deutschland auf sich aufmerksam und Professor Saberi lud mich zum nächsten bundesweiten zweitägigen Treffen im kommenden August in Kassel ein. Eines Sonntagabends, am 15. Februar 1987, einige Tage nach unserem Trauerzug durch Heidelberg, schauten wir als Familie abends zusammen die satirische Sendung *Rudis Tagesshow* an, bei der der niederländische Komiker Rudi Carrell, ganz nach Art der echten Tagesschau, satirische Nachrichten verlas. Er verlas: „Diese Woche feierte man im Iran...", als das Wort *Iran* fiel, welches er besonders betont hatte, wurde unsere Aufmerksamkeit sofort geweckt. Ich fragte mich, ob er wirklich gerade *Iran* gesagt hatte. Er las weiter: „...den achten Jahrestag der Islamischen Revolution. Ayatollah Chomeyni wurde deshalb von der Bevölkerung gefeiert und mit Geschenken überhäuft." An dieser Stelle machte er eine Pause und schaute in die Kamera. Nun kam eine Filmeinspielung. Tatsächlich zeigten sie Chomeyni und die anderen Mullahs, die wie immer oben auf dem Predigerbalkon standen und auf das Volk hinabschauten. Im nächsten Bild sah man die jubelnde Menge. Dann wurde ein neues Bild gezeigt, das angeblich Chomeynis Hände vergrößert zeigte. Dort sammelten und sortierten die Hände Damenunterwäsche, die aus dem Publikum auf den Balkonsims hinaufgeworfen wurde. Sogar ein Hotelzimmerschlüssel wurde hochgeworfen und von Chomeynis angeblicher Hand aufgesammelt. Der Beitrag dauerte nicht einmal zwanzig Sekunden. Ich war schockiert. Es war alles so schnell gegangen. Wie konnte Rudi Carrell so etwas tun? Er würde sich ein Leben lang nicht mehr seines Lebens sicher sein. Schon am nächsten Tag lagen die iranisch-deutschen Beziehungen in Trümmern. Der iranische Botschafter in Bonn sprach davon, dass das geistliche Oberhaupt aller Muslime schwer beleidigt worden sei und die Gefühle nicht nur des iranischen Volkes, sondern aller Muslime zutiefst verletzt worden seien. Rudi Carrell hatte in fünfzehn Sekunden das geschafft, was wir für unmöglich gehalten hatten.

Einerseits hatten wir bei der deutschen Regierung Schutz gesucht. Doch andererseits machten wir derselben Regierung große Vorwürfe, weil sie mit Iran regen Handel betrieb und offensichtlich von Irans Situation gut profitierte. Es war kein Geheimnis, dass Iran der größte Abnehmer deutscher Waren im Mittleren Osten war. Schon einen Tag nach der Ausstrahlung schloss Iran die Generalkonsulate in Hamburg und Frankfurt. Die Nachrichten verbreiteten sich unter den Exil-Iranern in Deutschland wie ein Lauffeuer. Man hörte, dass in Iran zwei deutsche Diplomaten zu unerwünschten Personen erklärt und das Goethe-Institut in Teheran geschlossen worden seien. Beim Westdeutschen Rundfunk gingen Bombendrohungen ein, und Rudi Carrell und seine Familie mussten sich unter Polizeischutz verstecken. Wir erhofften uns durch diese Eskalation eine bessere Chance für unsere Asylverfahren, da Iran nun sein wahres Gesicht gezeigt hatte und die Handelsbeziehungen beendet werden würden, was wiederum Deutschland die Freiheit ließ, uns endlich als Flüchtlinge anzuerkennen. Rudi Carrell war zu unserem Helden geworden. Doch die Krise hielt nicht lange an. Da die deutsche Regierung sich geweigert hatte, sich für etwas zu entschuldigen, was nicht in ihrer Verantwortung lag, hatte Rudi Carrell, der nicht nur um das Ende seiner Karriere bangte, sondern Angst um Leib und Leben hatte, sich gezwungen gesehen, sich öffentlich im Fernsehen beim iranischen Volk zu entschuldigen. Wir waren sehr enttäuscht, konnten aber Rudi Carrell verstehen. Er war, genauso wie wir, zu einem Opfer dieser Regierung geworden. Und er war, genauso wie wir, kein Held. All unsere politischen Hoffnungen waren dahin. Rudi Carrell erfreute sich weiterhin bester Gesundheit und einer steilen Fernsehkarriere. Der notorische Kettenraucher starb im Jahre 2006 mit einundsiebzig Jahren, ein Jahr nachdem er die Goldene Kamera für sein Lebenswerk erhalten hatte, an Lungenkrebs. Vorher hatte er bekannt gegeben, dass er seine Krankheit *okay* findet. Wir mochten ihn trotz seiner Schwäche gegenüber der iranischen Regierung sehr und schauten gerne seine Sendungen, auch wenn es uns oft schwerfiel, sein Deutsch mit dem holländischen Akzent zu verstehen. Dieser Skandal war jedoch dafür gut gewesen, dass meine politische

Aktivität jetzt erst recht entfacht wurde. Wir Iraner hatten nichts mehr zu verlieren. Es war unsere Pflicht, uns politisch zu betätigen, da wir in Freiheit lebten und nicht um unser Leben fürchten mussten. Unsere Heidelberger Gruppe wuchs immer weiter. Bald hatten wir zweihundert Mitglieder und führten monatlich große Versammlungen durch, für die wir nun ganze Gaststätten reservieren mussten. Der Aufwand für mich als Vorsitzendem steigerte sich auf über vierzig Stunden pro Woche. Ich schlief wenig und meine Gedanken kreisten Tag und Nacht nur noch darum, wie wir unsere Arbeit effektiver und effizienter gestalten konnten und wie wir mehr Aufmerksamkeit und Sympathie in Deutschland erlangen konnten. Inzwischen boten wir auch eine ehrenamtliche Asylbegleitung für iranische Asylbewerber an. Viele ehrenamtliche Iraner und Iranerinnen begleiteten ihre Landsleute bei ihren Behördengängen, auch wenn sie selbst nicht perfekt Deutsch sprachen. Es ging allein darum, einander beizustehen und Trost zu spenden und sich gegenseitig Mut zuzusprechen. Auch bereiteten wir die Neuankömmlinge auf ihr Asylverfahren vor und nannten ihnen gute Rechtsanwälte oder nahmen ihnen die Angst vor den Behörden. In meinem eigenen Asylverfahren tat sich nichts. Das Warten auf eine Entscheidung der Bundesregierung, ob sie mich als Flüchtling anerkennen würde oder nicht, zermürbte mich. Doch ich ahnte, dass ich keine Chance hatte. Man hatte mir erklärt, dass nur diejenigen politisches Asyl bekämen, bei denen es offensichtlich war, dass sie bereits etwas Lebensbedrohliches, wie grausame Folter oder Kriegsverletzungen, erlitten hatten, oder jene, die beweisen konnten, dass für sie bei einer Rückkehr aufgrund ihrer politischen Gesinnung Gefahr für Leib und Leben bestünde. Doch ich wollte nicht aufgeben. An eine Rückkehr war für mich schon lange nicht mehr zu denken. Ich würde alles tun, damit meine Familie in Deutschland bleiben oder in ein anderes westliches Land weiterwandern konnte. Im August 1987 trafen sich alle Sektionen aus der Bundesrepublik Deutschland aus Hamburg, Hannover, Kassel, Göttingen, München, Stuttgart und Heidelberg in Kassel. Hier zeigten sich schon erste Differenzen. Professor Saberi stand unter Kritik, Gelder veruntreut zu haben, doch Beweise konnte niemand vorlegen. Bei diesen Kritikern tat sich ein Teppichhändler aus Frankfurt am Main besonders hervor. Ich fand all das absurd und hätte mir gewünscht, wir hätten uns auf den für uns wichtigen August-Termin zum einundachtzigsten Jahrestag der Gründung der Monarchie in Iran konzentriert und uns ausgetauscht. Professor Saberi hatte, meiner Meinung nach, alle Zahlen offengelegt. Nur war es so, dass die meisten keine Lust gehabt hatten, sich mit all den Tabellen herum zu schlagen. Etwas unzufrieden über diese unnötigen Feindseligkeiten kehrte ich nach Heidelberg zurück. Wir hatten in Heidelberg den 8. August schon längst sehr gut vorbereitet. Die Mitglieder hatten lange miteinander diskutiert und meine Bedenken über unsere Wirkung auf die Heidelberger Bevölkerung geteilt. Diesmal hatten wir unsere Demonstration sehr gut vorbereitet. Aufgrund der deutsch-iranischen Krise, die Rudi Carrell ausgelöst hatte, war die Polizei besonders wachsam und wir hatten nach insgesamt fünf gemeinsamen Sitzungen von der Polizei zwei Hundertschaften zugesichert bekommen. Zudem teilte uns der Heidelberger Polizeipräsident mit, dass außer den uniformierten Beamten noch einmal so viele Beamte in Zivil in der Stadt anwesend seien. Man wisse, dass der iranische Geheimdienst uns beobachte und man wisse, dass die linksradikalen Exil-Iraner Störungen planten. Ich genoss diese gute Zusammenarbeit mit der Polizei und dass wir uns sicher fühlen konnten, während wir unsere politische Pflicht erfüllten. Diese Erfahrung war für mich persönlich eine Lektion in Sachen Demokratie, weil die Stadt Heidelberg so viele Kosten auf sich nahm, um eine politische Gruppe zu schützen, die gar nicht hierher gehörte. Am 8. August 1987 starteten wir unseren Zug in der relativ zentral gelegenen Bergheimer Straße, wo links und rechts der Straße unzählige Polizeiwagen parkten. Viele Iraner waren aus den umliegenden Städten in Bussen angereist, für die wir zuvor Parkplätze organisiert hatten. Unser Ziel war der Marsch über die Bergheimer Straße zum zentral gelegenen Bismarckplatz und von dort durch die Fußgängerzone bis zum Universitätsplatz gewesen. Das Besondere daran war, dass wir diesmal einen Schweigemarsch vereinbart hatten. Und tatsächlich erreichten wir damit mehr Aufmerksamkeit und Sympathie als mit lauten und wütenden Parolen. Die Menschen interessierten sich für unseren Zug. Und natürlich hatten wir uns überlegt, wie wir die Menschen informieren könnten, denn die meisten von uns sprachen noch nicht gut genug Deutsch. Wir hatten einen kleinen Informationstext verfasst und diesen in Deutsch auf siebentausend Flugblätter abgedruckt. Unter uns hatten wir dreißig Freiwillige gefunden, die bereit waren, gekennzeichnet mit einem Button, die Flugblätter an die Bevölkerung zu verteilen. Fünfundzwanzig meist jugendliche Mitglieder hatten sich als Ordner verpflichten und von der Polizei in ihre Aufgaben einweisen lassen. Sie hatten Leuchtwesten mit der Aufschrift *Ordner* von der Polizei erhalten. Sie machten ihre Aufgabe sehr gut. Tatsächlich griffen uns ein paar Mitglieder der linksradikalen Exilgruppen tätlich an. Doch sie wurden sofort von der Polizei umzingelt und festgesetzt. Insgesamt blieb der Marsch sehr ruhig und geordnet und wir erreichten den Universitätsplatz. Dort durften wir mit zwei Megafonen von jeweils zweihundert Watt Stärke zunächst die iranische Nationalhymne abspielen und singen. Danach folgte eine Rede des Kronprinzen Raza Shah II. Nach gemeinsamen Parolen folgten unsere Reden. Den Abschluss bildete das wiederholte gemeinsame Singen der Nationalhymne. Die Veranstaltung hatte von 9:30 Uhr bis 13:00 Uhr gedauert, so wie wir es mit der Polizei besprochen hatten. Die Heidelberger Polizei war äußerst zufrieden mit der gelungenen Zusammenarbeit und wir waren der Polizei und Stadtverwaltung dankbar für die großartige Unterstützung. Offenbar hatte die kommunale Politik hier tatsächlich alle Freiheiten, sich von der Regierungspolitik abzusetzen. Ich war sehr beeindruckt. Nach dieser Demonstration, die etwas völlig Neues war, weil sie leise stattgefunden hatte, machte die Heidelberger Sektion deutschlandweit unter den politisch aktiven Exil-Iranern von sich reden. Professor Saberi zeigte sich begeistert und berief mich in sein engeres Team. Doch leider ließ auch hier, wie überall da, wo Menschen zusammenleben und einige hervortreten, Missgunst und Neid nicht lange auf sich warten. Einige Personen aus dem Frankfurter Raum und dem Umfeld des besagten Teppichhändlers fingen an, an unseren Sitzungen teilzunehmen und versuchten, unsere Veranstaltungen zu sprengen. Sie organisierten Konkurrenzveranstaltungen zu genau denselben Uhrzeiten an denselben Tagen, an denen unsere Veranstaltungen stattfanden. Sie griffen Professor Saberi bei Treffen verbal an und stifteten Unfrieden. Und obwohl der Vorsitzende und sein Schatzmeister sich jährlich in ordentlichen Versammlungen durch Wahlen legitimieren und das Vertrauen aussprechen ließen, führten die ständigen Attacken und Unwahrheiten zu Gerüchten, die sich nicht mehr mit vernünftigen Argumenten aus der Welt schaffen ließen. So beriefen wir nach dem letzten bundesweiten Kongress im Jahre 1984 nun den zweiten im Jahr 1987 für den kommenden Oktober ein. Nicht wie beim letzten Kongress nur die Vorsitzenden, sondern alle Mitglieder aller Sektionen sollten eingeladen werden. Da zu dieser Zeit nur die Heidelberger Sektion organisatorisch und von der Anzahl der Mitglieder in der Lage war, eine solch große Veranstaltung zu organisieren, wurden wir gebeten, diesen Kongress auszurichten. Der Heidelberger Rat erklärte sich einverstanden und wir stürzten uns in die Arbeit. Da wir vermeiden wollten, dass Spione der iranischen Regierung oder Schläger der linksradikalen Gruppen eingeschleust wurden, führten wir ein strenges Anmeldungsverfahren ein. Die Anmeldungen sollten nur über die jeweiligen Sektionen laufen, so dass nur Mitglieder sich anmelden konnten. Ebenso war es Einzelpersonen nicht möglich, sich anzumelden. Jeder Teilnehmer musste beim Einlass sowohl den Mitgliedsausweis seiner eigenen Sektion als auch einen von uns erstellten Eintritts-Ausweis mit Foto vorzeigen. Waffen jeglicher Art wurden verboten und führten zum sofortigen Ausschluss. Der Kongressraum des Hotels Europäischer Hof war einer der wenigen Orte in Heidelberg, der genau unseren Ansprüchen genügte. Einige Sprecher des Rates und ich arbeiteten mehrere Monate pausenlos an dieser Veranstaltung und fühlten uns geehrt, als die Abgesandten aller deutschen Sektionen am 2. Oktober 1987 eintrafen. Wir hatten eine ganztägige Veranstaltung vorgesehen mit einer Neuwahl des Vorsitzenden und des Schatzmeisters, mit Diskussionen und der Verabschiedung eines gemeinsamen deutschlandweiten Manifestes der iranischen Anhänger der konstitutionellen Monarchie. Alles lief nach Plan. Der Einlass verlief friedlich mit Ausnahme einiger angemeldeter Teilnehmer, die sich über das Waffenverbot empörten. Nach der Feststellung der Anzahl der Wahlberechtigten und der Beschlussfähigkeiten wurden zunächst einige Punkte diskutiert. Auch hier traten wieder dieselben Personen auf und kritisierten Professor Saberi. Diesmal lagen schwere und konkrete Anschuldigungen im Raum. Man warf ihm vor, er habe fünfundzwanzigtausend Mark veruntreut, da er vom Büro des Kornprinzen aus den USA fünfundzwanzigtausend Dollar erhalten habe, bei der Versammlung jedoch angekündigt habe, er hätte fünfundzwanzigtausend *Mark* bekommen. Da der Dollar damals fast zwei Mark wert war, habe er folglich die Hälfte des Geldes unterschlagen. Da wir ein Video der entsprechenden Sitzung besaßen, konnten wir sehr schnell nachweisen, dass Professor Saberi korrekterweise stets von Dollar gesprochen hatte. Die haltlosen Anschuldigungen hielten den ganzen Vormittag an und ermüdeten uns alle. Vor der Mittagspause wurde jedoch noch gewählt. Kurz bevor die Teilnehmer ihre Stimmen abgeben wollten, stand einer der Gegner, der Teppichhändler selbst, auf und verkündete, er kandidiere gegen Professor Saberi. Da wir faire Wahlen haben wollten, bekam er die Möglichkeit, sich in einer halbstündigen Rede vorzustellen. Dies tat er. Doch statt von sich und seinen Zielen zu berichten, zählte er Punkte auf, warum man Professor Saberi nicht wählen sollte. Dann holte er eine Akte aus einer Ledertasche und hielt sie hoch, um sie dem Publikum zu zeigen. Er sagte, in dieser Akte seien Beweise für alle Anschuldigungen gegen den Professor. Er steckte die Akte wieder in seine Ledertasche. Das Publikum war still geworden, als hätte man nun tatsächlich Beweise gesehen. Hier und da murmelte jemand etwas hinter vorgehaltener Hand. Da verlor ich die Geduld. Es war offensichtlich, dass es sich um einen Bluff handelte. Ich stand auf, und forderte ihn auf, die Akte noch einmal heraus zu holen und die Beweise jetzt und hier uns allen zu zeigen und vorzulesen. Damit hatte er nicht gerechnet. Er stammelte ein paar unverständliche Worte und versuchte vom Thema abzulenken. Die Akte wurde nicht noch einmal aus der Ledertasche herausgenommen. Nach dieser anstrengenden Prozedur konnten wir nun endlich, alle hungrig und müde, wählen.

Natürlich gewann Professor Saberi. Ich wurde als Sprecher und Veranstaltungsmanager des bundesweiten Rates gewählt und stellte das Amt des Vorsitzenden der Heidelberger Sektion zur Verfügung. Nach einer Mittagspause mit von uns vorbereiteten Lunchpaketen im Außenbereich der Hotelanlage, weil wir uns das exquisite Essen des Hotels nicht leisten konnten, traten wir mit frischen Kräften wieder zusammen. Bis 18:00 Uhr desselben Tages hatten wir ein gemeinsames Manifest mit zwölf Punkten formuliert und verabschiedet. Doch all die Mühen, all die Stunden, all die Gedanken und Pläne, die ich in meine politische Arbeit investiert hatte, waren vergebens. Mit dem Rat ging es sehr schnell bergab. Diese Personen, die angefangen hatten, unsere Arbeit zu zersetzen, vollendeten in nur wenigen Monaten ihr Werk. Sie übernahmen nach und nach den Rat und organisierten am Ende in Heidelberg Veranstaltungen, zu denen wir nicht einmal eingeladen wurden. Und obwohl sie große Geldsummen zur Verfügung hatten, verkamen die Politischen Veranstaltungen zu konsumorientierten Festen, bei denen vor allem die Veranstalter gutes Geld verdienten. Für mich war dies eine der größten Niederlagen meines Lebens. Noch heute frage ich mich, woher diese Leute kamen und ob sie bestimmte Interessen hatten. Man munkelte, sie seien gezielt von der islamischen Regierung eingeschleust worden, um genau dies zu erreichen, nämlich uns, eine zu stark gewordene Exilgruppe, zu sprengen. Dies war durchaus gut möglich, denn wir waren so sehr aufgefallen, dass sogar Reza Shah II. seinen Besuch in Deutschland bei uns angekündigt hatte. Selbst die Polizei hatte bestätigt, dass wir von der iranischen Regierung beobachtet wurden. Verdächtig war, dass der dubiose Teppichhändler die Fäden in der Hand hielt. Wer in den Achtzigern einen so gut gehenden Teppichhandel betrieb mit Importware aus Iran, der musste doch Verbindungen in die höheren Etagen Irans haben? Andere meinten, diese Leute wären nur von Neid und Geltungsbedürfnis oder Profitgier geleitet gewesen. Nun ist es vorbei und wir werden nie verstehen, was wirklich passiert ist. Das, was mich jetzt ereilen sollte, würde mich diese Kleinigkeiten ohnehin schnell vergessen machen. In einer Telefonzelle erfuhr ich von meinem Bruder Asghar vom Tod seines Sohnes

Saïd. Ich konnte es nicht glauben. Gerade hatten wir doch erfahren, dass der Krieg zu Ende war, und Saïd sollte gefallen sein? Saïd, der Glückliche? Doch es war die Wahrheit. Saïd hatte sich in seinem kindlichen Übermut für das rote Stirnband und den Märtyrertod im *Heiligen Krieg* gegen Irak entschieden, ohne zu wissen, was Krieg wirklich bedeutete. Die Vorstellung, dass er, noch ein Kind, allein und voll Angst auf dem Schlachtfeld gestorben war, ohne ein Wort des Trostes eines geliebten Menschen und ohne eine letzte Umarmung seiner Mutter, ließ ein ersticktes Schluchzen aus meiner Kehle entweichen, die von einer unsichtbaren Hand zugedrückt wurde. Meine Schultern hoben und senkten sich und der Schmerz bohrte sich in meinen Körper wie ein Stachel mit Widerhaken. Ich hoffte, dass niemand von den Passanten mich bemerkte. Sie liefen an der Telefonzelle vorbei, ohne von mir Notiz zu nehmen. Sie liefen in ihrem unglaublichen Eiltempo, woran wir uns erst gewöhnen mussten. Die Menschen hier waren fremd. Ihre Art, sich anzuschauen oder besser gesagt, *nicht* anzuschauen, ihre Art sich fortzubewegen, ihre Sprache und ihre Gedanken waren mir fremd. Alles war fremd. Sogar ich war fremd. Fremd in diesem fremden Land und konnte nicht einmal der armen Batul eine Hand reichen, die nun ein zweites Kind verloren hatte. Ich zweifelte über die Richtigkeit meiner Entscheidung, die Heimat verlassen zu haben. Wir waren nun schon mehr als vier Jahre fern der Heimat. Und was hatten wir erreicht? Nichts. Zurück blieb uns eine große Leere und eine tiefe Depression. Genau das, was ich prophezeit hatte, war eingetreten. Mehri und ich hatten unsere Leben als einen hohen Preis dafür eingetauscht, dass unsere Kinder ihr neues Leben bekamen. Doch dann kamen weitere schlimme Nachrichten: Ein Bescheid des Bundesamtes für die Anerkennung ausländischer Flüchtlinge besagte, dass die Bundesregierung Deutschland unseren Asylantrag abgelehnt habe, da uns persönlich nichts geschehen sei und wir nicht hinreichend beweisen konnten, dass unser Leib und Leben bei einer Rückkehr nach Iran bedroht wären. Wir erhielten kein politisches Asyl. Auch hatte man keine Abschiebungsverbote ausmachen können, wie etwa eine drohende unmenschliche und erniedrigende Strafe oder Behandlung oder Gefahren für die Freiheit. Dass Mehrdad keinen Pass bekommen und früher oder später in den Krieg ziehen sollte, sei kein Einzelschicksal und betreffe alle jungen Männer in Iran gleichermaßen und sei somit kein Asylgrund. Erst wenn Mehrdad in den Krieg gezogen gewesen wäre und dadurch persönliches Leid erlitten gehabt hätte, und dieses beweisen könnte, und erst wenn er nachweisen könnte, dass ihm dieses Leid bei Rückkehr wieder erwarten würde, dann würde er als Flüchtling anerkannt werden. Angesichts des Todes meines Neffen sprechen diese Zeilen, die die Bundesregierung gesprochen hatte, Hohn. Ich fragte mich, ob der Einzelentscheider wirklich nicht wusste, was Mehrdad bei einer Rückkehr nach Iran drohte. Oder war er gebunden an politische Vorgaben, die wiederum von wirtschaftlichen Interessen geleitet waren? Diese Vermutung erschütterte mich in meinem Glauben an die deutsche Demokratie, die ich bislang als eine gütige und gerechte Mutter empfunden hatte, die über allem wachte, und dieses Land zu jenem Paradies machte, das wir so sehr liebten. Nichtsdestotrotz wurden wir im Ablehnungsschreiben zur Ausreise aufgefordert. Man setzte uns eine vierwöchige Frist, die Bundesrepublik Deutschland zu verlassen. Sollten wir dies innerhalb der festgesetzten Frist nicht freiwillig tun, würden wir auf eigene Kosten abgeschoben werden. Nun war es passiert. Das Wort, wovor wir Angst gehabt und wovon wir Albträume bekommen hatten und was immer nur den anderen passiert war, war nun auch bei uns angekommen: Abschiebung! Dieses Wort war wie die Diagnose einer unheilbaren Krankheit. Unser Rechtsanwalt handelte sofort und fristgerecht. Wir durften Rechtsmittel einlegen. Dies bedeutete, wir hatten die Möglichkeit die Bundesrepublik Deutschland, vertreten durch den Bundesminister des Inneren, vertreten durch den Präsidenten des BAFl, zu verklagen. Wie konnte das sein? Gegen unheilbare Krankheiten konnte man doch keine Klage einreichen. Wie konnte ein einziger Mensch die Bundesregierung verklagen? Ich wollte mich nicht mit einem so mächtigen Gegner anlegen. Er würde mich auslachen und mit all seiner Macht und Gewalt zu Brei stampfen. Doch der Rechtsanwalt erklärte mir, dass dies in der BRD ein völlig normaler Vorgang und mein gutes Recht sei. Eine Klage sei eine legitime und gute Chance, doch noch in Deutschland bleiben zu können. Er überzeugte mich und wir stimmten einer Klage zu. Mehri, Mehrdad und ich verklagten also den deutschen Bundesinnenminister. Ein Karlsruher Verwaltungsrichter sollte entweder ihm oder uns recht geben. Dies würde uns finanziell sehr teuer zu stehen kommen. Wir lebten ohnehin schon unter dem Existenzminimum und sparten uns die Nachhilfe für Mehrdad und meine Deutschkurse vom Munde ab. Wir lebten so eng und mittellos, dass wir notgedrungen Kleidung aus der Kleiderkammer holen mussten. Ich hatte mich gezwungen gesehen, schlimme Jobs anzunehmen. Eine Gruppe intellektueller Iraner hatte sich zusammengetan, um sich gemeinsam als Tagelöhner anheuern zu lassen. Nun war ich kein Arzt mehr. Ich war ein Tagelöhner. Einer dieser Tagelöhner wie jene, die Mutter auf dem großen Shahplatz für die Gartenarbeit angeheuert hatte oder wie jene, die ich selbst später an einer Kreuzung beim dann Chomeyniplatz genannten Platz abgeholt und für ein paar Münzen und ein Essen einen ganzen Tag lang in unserem großen Haus einen Brunnen graben lassen oder unseren Swimmingpool umbauen lassen hatte. In diesen schwierigen Zeiten waren nicht die äußeren Bedingungen unsere schlimmsten Feinde, sondern unsere eigenen Landsleute. Sie hatten nichts Besseres zu tun, als sich gegenseitig zu beobachten und sich das Maul über einander zu zerreißen. Manche von ihnen weigerten sich, eine Arbeit unter ihrer Würde zu erledigen. Sie bevorzugten es, zuhause zu sitzen und darüber zu klagen, was sie alles einmal waren und dass die deutsche Regierung sie nicht in ihrem alten Beruf arbeiten ließ. Genau diese Menschen lachten mich dafür aus, dass ich arbeiten wollte. Sie stellten infrage, ob ich wirklich Arzt war. Vielleicht erzählte ich es ja nur. Schließlich könne ja jetzt, fern der Heimat, jeder erzählen, dass er Arzt oder Professor gewesen sei. Ein iranischer Professor hatte entschieden, bei der Stadtreinigung zu arbeiten. Als er einmal beim Straßenfegen beobachtet wurde, machte ihn die iranische Gemeinde zu ihrem Lieblingsthema. Doch unsere Intellektuellengruppe hatte Durchschlagkraft, weil wir uns gegenseitig halfen und zusammen viele Jobs fanden. Wir bauten bis zur Erschöpfung in Nachtaktionen Zirkuszelte für amerikanische Zirkusse auf, die in Heidelberg auftraten. Wir machten die härtesten Jobs bei Kälte und Hitze in vielen verschiedenen Bereichen, von denen ich nicht berichten kann, da sie mich noch heute tief beschämen. Doch ich betrachtete diese Zeit, schon während sie passierte, aus jeweils einer praktischen und einer philosophischen Sichtweise. Diese Jobs waren, praktisch gesehen, gut für unsere Gesundheit. Wir hatten Bewegung an der frischen Luft und konnten etwas Geld verdienen, das wir für unsere Existenz, das heißt für unser Asylverfahren, benötigten. Aus philosophischer Sicht betrachtet konnte man sagen, dass jeder wissen muss, dass wenn man oben sein will, man zuerst nach oben laufen muss. Oben angekommen, wird niemand für immer dort stehenbleiben können, denn das Leben geht immer weiter. Es wird wieder bergab gehen und der Mensch wird ein tiefes Tal überwinden müssen, um wieder bergauf gehen zu können, um eines Tages, wieder nur für eine kurze Zeit, oben stehen zu können. Dies ist der ewige Lauf der Natur und des Lebens, so wie mich der Garten meiner Kindheit lehrte. Nach jedem Sommer kam ein Winter. Die Existenz dieses Lebenszyklus konnte man nicht bestreiten. Und wer dies verkennt, ist ein bedauernswerter Dummkopf. Diese Gedanken halfen mir, den Tiefpunkt, dessen Existenz also nur logisch war, zu ertragen. Derweil waren wir bereits seit drei Jahren in Deutschland und ich wusste, dass ich bald wieder arbeiten durfte und die unsägliche Tagelöhnerzeit ein Ende haben würde. Außerdem machten uns die Kinder tagtäglich große Freude. Sie waren ein Grund, weiter zu leben und zu lächeln. Sie hatten sich unfassbar schnell eingelebt. Sie beherrschten die deutsche Sprache wie ihre eigene Muttersprache und schienen vergessen zu haben, dass sie in der Fremde waren. Der Sommer kam mit großen Schritten. Mehrdad würde im nächsten Schuljahr in die zwölfte Klasse gehen und durfte nun seine zwei Leistungskurse wählen. Nach seiner Ausbildung bei Meister Abbasi war es keine Frage, dass er Kunst wählen würde. Aber in welchem Fach war er noch stark? Das war eine große Frage, auf die es leider keine Antwort gab. Mehrdad hatte Unglaubliches geleistet. Er hatte durch Fleiß erreicht, von der Hauptschule ins Gymnasium versetzt zu werden, und hatte trotz seines parallel laufenden Asylverfahrens, trotz seiner inneren Zerrissenheit in der Fremde, trotz seines schwierigen Alters, trotz der Qualen des Gefühls, unerwünscht zu sein, trotz all der Gedanken, die ihm täglich durch den Kopf gingen, die ihm klar machten, dass er nicht zu diesem Paradies dazugehörte und dass man ihm lediglich erlaubte, Zuschauer zu sein, trotz der Abschiebung, die man uns angedroht hatte, es geschafft, die schwierigste aller Klassenstufen im Gymnasium, die elfte Klasse, erfolgreich zu bestehen. Es war keine Schande, dass es außer Kunst kein anderes Fach gab, in dem er gut war. Ich versuchte, ihm Mut zuzusprechen. Manchmal setzte ich ihn auch unter Druck und verlangte von ihm, sich mehr Mühe zu geben. Schließlich schlug ich ihm vor, als zweiten Leistungskurs Mathematik zu wählen mit dem Versprechen, dass ich ihm helfen würde, den Kurs zu bestehen. Mehrdad war erleichtert und wählte diese Leistungskurse. In diesem Sommer feierte Mehrnaz Abschied von der Grundschule. In einem wundervollen Klassenfest bekamen die Kinder die Gelegenheit, sich von der Lehrerin zu verabschieden, die sie vier Jahre lang begleitet hatte, die mit ihnen Lesen und Schreiben gelernt hatte, die sie motiviert hatte, mit ihnen Kunstwerke gebastelt hatte und diese im gemeinsamen Klassenraum ausgestellt hatte, um den Kindern zu zeigen, wie wertvoll sie waren. Die Lehrerin war wie ein guter Engel gewesen, der vier Jahre lang diese Kinder liebevoll, fürsorglich, aber auch fest und wegweisend begleitet hatte. Sie hatte den Klassenraum zu ihrem zweiten Zuhause gemacht. Und nun war es an der Zeit, dass die Kinder sanft von diesem Nest verabschiedet und in die Welt entlassen wurden. Die Lehrerin und die Eltern hatten Bierbänke aufgestellt, die Tische dekoriert und ein kleines Buffet aufgebaut mit selbstgebackenem Kuchen, Limonaden und Brezeln. Obwohl die Lehrerin Tränen in den Augen hatte und ihr bei ihrer Abschiedsrede die Stimme versagte, war die Stimmung ausgelassen. Die anderen Eltern waren freundlich zu uns. Mehri und ich waren glückliche und stolze Eltern. Wir wussten, es war richtig, Mehrnaz aus Iran gerettet und in ein solches Land gebracht zu haben, wo sie wachsen konnte, und wo man ihr Flügel verlieh. Mehrnaz hatte den Käfig der Diktatur in der iranischen Schule nur für kurze Zeit von innen gesehen. Den Übergang ins Gymnasium würde sie mit der ihr eigenen und einzigartigen Lebensfreude meistern. Sie war ein ruhiges Kind, das die Dinge beobachtete und mit Bedacht handelte. Keines ihrer Geschwister hatte diese Gabe, Vernunft und Herz in gleichem Maße einzusetzen. Schon in der Grundschule war sie mit diesem Geschenk zu einem Ruhepol in der Klasse geworden. Ihre Freunde fanden in ihr eine treue Kameradin und Zuhörerin, der sie ihre Sorgen von der Seele erzählen konnten. Mehrnaz gab ihnen Trost und klugen Rat. Nun war sie kein Kind mehr und sollte im Gymnasium Freundschaften schließen, die sie noch als Erwachsene und Mutter behalten sollte. Sie entdeckte früh ihre Liebe zur Musik und trat schon ab der fünften Klasse dem Schulchor bei, wo sie bis zum Abitur bei allen Schulfesten auftrat. Sie freute sich, dass sie nun endlich auch mit den „Großen" ins gleiche Schulgebäude ging. Mittlerweile hatten alle vier Geschwister eine sehr starke Bindung zueinander entwickelt. Sie waren sich Freunde und Berater geworden. Vielleicht lag es daran, dass sie seit unserer Ankunft in Heidelberg zu viert das kleinste Zimmer der Wohnung, von etwa zwanzig Quadratmetern Fläche, teilen mussten. Sie hatten gelernt, einander zu respektieren, und nie hatten Mehri und ich sie streiten hören. Wenn die anderen Iraner sie fragten, warum sie nie aneinandergerieten, konnten sie die Frage nicht beantworten, weil sie sich selbst die Frage zu keiner Zeit gestellt hatten. Sowohl in der iranischen Gemeinde als auch im Lehrerzimmer der IGH und in der Mensa hatte sich ihre unaufgeregte Geschwisterliebe herumgesprochen. Man beobachtete sie mit Staunen, wie sie zusammensaßen und sich unterhielten, manchmal zu viert, manchmal jeder mit den eigenen Freunden und manchmal gelang es ihnen, stufenübergreifend große Gruppen zu bilden und diese ineinander zu integrieren und gemeinsam in der Mensa zu essen, zu lachen, Zeit zu verbringen und Geschichten zu erzählen. Jeder wollte am Zaeri-Tisch dazu gehören. Dies entwickelte in ihnen die Kraft, Mitschüler und Mitschülerinnen, die abseitsstanden, die gehänselt oder ausgeschlossen wurden, in die Gruppe einzuladen und einzubinden. Alle vier beherrschten das Integrieren meisterhaft und alle vier waren sich nicht bewusst, dass sie dies taten. In Elterngesprächen berichteten mir die Lehrkräfte, die auch in der Mensa aßen und die Schülerschaft sehr genau beobachteten, von Fällen, wo ausgegrenzte Kinder dank unserer Kinder innerhalb kürzester Zeit und nachhaltig in die Gemeinschaft integriert worden waren. Dieser Ruf ließ Mehri und mich wachsen und motivierte uns, weiter zu kämpfen. Vielleicht hielt das Schicksal sogar für uns beide einen winzig kleinen Rest *eigenes Leben* in der Tasche bereit, welches es dann eines fernen Tages mit dem Ausruf *Überraschung!* auspacken würde. Doch noch hatte das Schicksal für uns viele Prüfungen vorgesehen. Eines Tages im Herbst 1989 passierte es bei einem meiner Tagelöhnerjobs. Ich hatte als Gehilfe eines befreundeten Landschaftsgärtners stundenlang mit einem Gummihammer in gebückter Haltung Pflastersteine in die weiche Erde klopfen und schöne Muster legen müssen. Wie ein plötzlich aus dem Nichts zuschlagender Blitz hatte ein durchdringender Schmerz, der alles andere in meinem Gehirn überlagerte, mein Kreuz durchfahren. Ich war erstarrt und wie ein Käfer, der auf dem Rücken lag, war ich nicht mehr fähig, mich zu bewegen. Ich musste meine Arbeit abbrechen und nach Hause gehen. Einen ganzen Monat hielt ich den Schmerz aus. Doch dann, als der Schmerz nicht mehr zu ertragen war, suchte ich den Arzt auf. Ein Ischias, ein Bandscheibenvorfall zwischen dem fünften Lendenwirbel und dem ersten Steißbeinwirbel, wurde diagnostiziert. Zusammenbruch im tiefsten Tal. Meine Philosophie hatte mir nicht geholfen. Und die Anatomie hatte gesiegt. Ich war arbeitsunfähig. Nach vielen Versuchen klassischer Therapien und weiteren wochenlangen Schmerzen, entschied der Oberarzt, dass die Therapie nicht geholfen habe und eine Operation unvermeidlich sei. Da ich ihn und seine Kompetenz sehr schätzte, erklärte ich mich bereit. Nun war ich Patient und legte mein Schicksal in die Hände dieses Arztes.

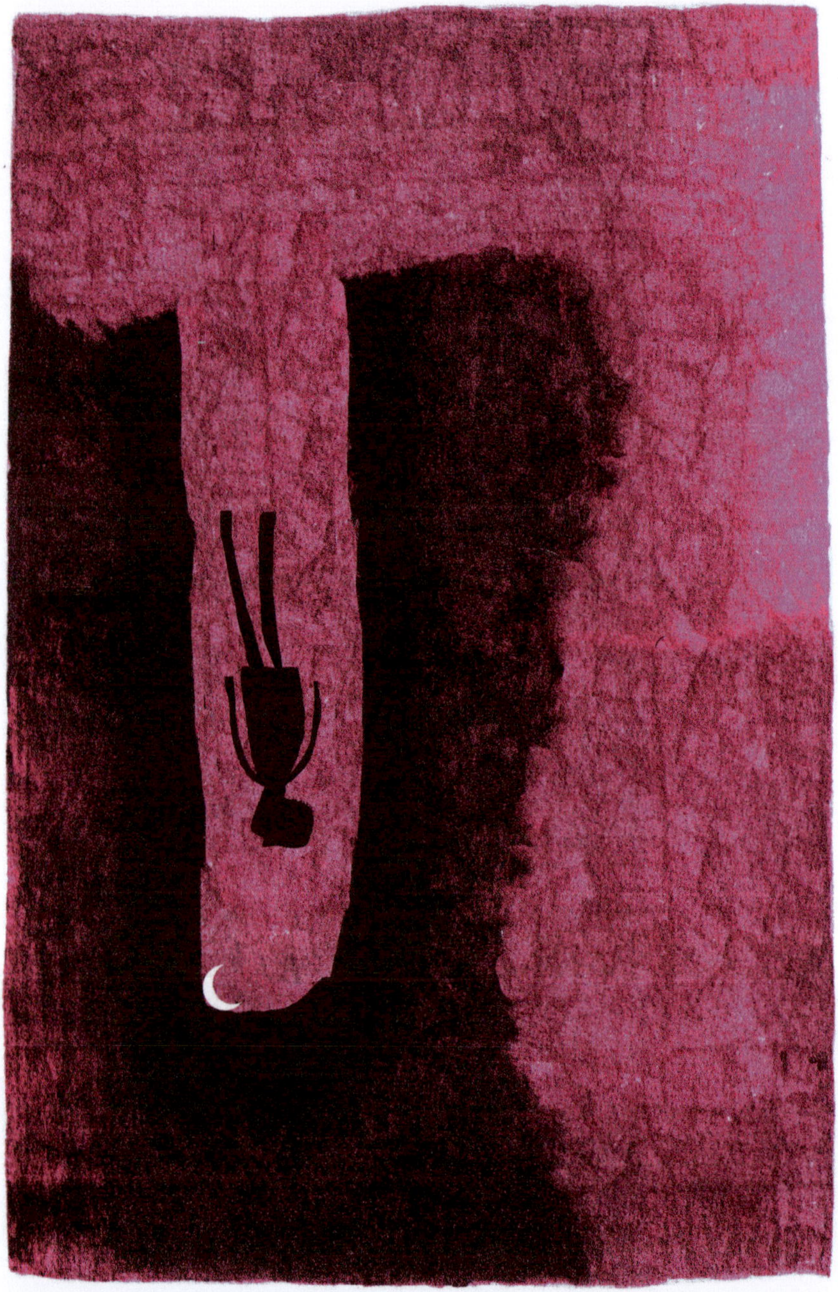

Kapitel 14

Haferbrei und Wutbaum

1989–1992

Der Herbst des Jahres 1989 brachte nichts Gutes. Das Verwaltungsgericht hatte in unserem Asylfall entschieden und der Bundesrepublik Deutschland Recht zugesprochen. Wir hätten weder das Recht auf politisches Asyl noch lägen in unserem Fall Abschiebungsverbote vor. Dass Mehrdad keinen Pass bekommen und früher oder später in den Krieg hatte ziehen sollen, sei kein Einzelschicksal und habe alle jungen Männer in Iran gleichermaßen betroffen und sei somit kein Asylgrund. Erst wenn Mehrdad in den Krieg gezogen wäre und dadurch persönliches Leid erlitten hätte und dieses hätte beweisen können, und erst wenn er hätte nachweisen können, dass ihm dieses Leid bei Rückkehr erwarten würde, dann würde er als Flüchtling anerkannt werden. Des Weiteren monierte das Gericht den ordentlichen Zustand meiner Unterlagen. Diese seien weder eingerissen noch hätten sie Knicke. Es sei daher davon auszugehen, dass es sich um Fälschungen handele, was wiederum meine Glaubwürdigkeit insgesamt infrage stelle und eine tiefere Betrachtung des Asylfalls hinfällig mache. Ich verstand diese Begründung nicht. Ich hatte immer Wert daraufgelegt, Gegenstände pfleglich zu behandeln, sodass sie ordentlich aussahen. Auch meine Kinder hatte ich immer wieder ermahnt, ihre privaten Sachen ordentlich aufzubewahren und zu pflegen. Nun wurde mir dies zum Verhängnis. Ich hätte meine Dokumente nicht in Klarsichthüllen aufheben, sondern im Gegenteil knicken sollen. Denn das wäre offensichtlich ein Beweis für ihre Echtheit gewesen. Das Verwaltungsgericht bekräftigte die Ausreisepflicht und die Abschiebungsandrohung. Da mittlerweile unsere iranischen Pässe, die wir der deutschen Polizei übergeben hatten, abgelaufen waren, ordnete das Gericht die Ausstellung einer Duldung an, befristet bis zu dem Zeitpunkt, bis wir wieder gültige Pässe hätten. Wir hatten die Pflicht, unsere Pässe bei der iranischen

Botschaft verlängern zu lassen, damit wir ausreisen oder abgeschoben werden konnten. Diese Nachricht verdunkelte mir das Augenlicht und der Kummer legte sich auf meine Schultern. Er war so schwer, dass ich nicht mehr aufrecht gehen konnte. Unser Anwalt legte mir die Optionen dar, die ich jetzt hatte. Eine Weiterwanderung in ein anderes Land sei möglich, aber sehr aufwändig und kostspielig und keine Garantie dafür, dass unsere Situation sich bessern würde. Die zweite Option wäre der weitere Rechtsweg, was bedeutete bei der nächsthöheren Instanz, dem Oberverwaltungsgericht in Mannheim, einen Antrag zur Berufung einzureichen. Dieser Weg sei kostspielig und in unserem Fall mit fast hundertprozentiger Sicherheit nicht erfolgsversprechend. Allerdings könne man auf diese Weise Zeit gewinnen, was sich jetzt lohnen würde, da die Gerichte ohnehin durch die Flüchtlingswelle von 1986 vollkommen überlastet seien. Die dritte Option sei die freiwillige Ausreise, wofür wir auch durch die IOM[66] eine kleine finanzielle Unterstützung erhalten könnten. Rückkehr? Diese Option kam nicht infrage. Sie bedeutete meinen sicheren Tod. Ich würde in einem Foltergefängnis landen, da man wusste, wie ich mich hier in Deutschland exilpolitisch betätigt hatte. Weiterwanderung in die USA oder nach Kanada war eine Option, aber wie sollte ich sie finanzieren? Und wie sollte ich unseren Kindern erklären, dass sie ihr Leben und ihre Freunde hier verlassen, und dass sie wieder eine Heimat verlieren würden? Wie konnte ich Mehri diesen neuen Schmerz zufügen? Meine Gedanken bluteten. Doch ich weigerte mich zu verzweifeln. Dies war das tiefe Tal, der finsterste Abgrund, dessen Existenz ich in meinen Tagelöhnerzeiten erkannte hatte. Ich musste jetzt erst recht weiterlaufen, und zwar bergauf. Ich fragte den Rechtsanwalt, was es uns bringen würde, wenn wir durch den Rechtsweg Zeit gewinnen würden. Daraufhin gab er mir eine sehr vernünftige und überzeugende Antwort. Die Gesetzeslage würde sich immer wieder ändern, vielleicht würde ja ein Wunder geschehen und es würde ein Gesetz oder eine Verordnung er-

65 Internationale Organisation für Migration berät Menschen, die freiwillig zurückkehren möchten und unterstützt sie in der Organisation der Reise und bei der Wiedereingliederung.

lassen werden, die genau in unserem Fall eine neue Perspektive für ein Bleiberecht eröffnen würde. Dies war mein Weg. Die Berufung war der Weg, der bergauf führte. Ich entschied mich für diese zweite Option und unser Rechtsanwalt stellte fristgerecht beim Oberverwaltungsgericht Mannheim einen Antrag auf Zulassung zur Berufung, wohlwissend, dass dieser Antrag mit großer Sicherheit abgewiesen würde. Es war Januar 1990 und ich feierte meinen fünfzigsten Geburtstag. Eines Morgens bemerkte ich die ungewöhnliche Farbe meiner Zunge. Sie ließ nichts Gutes vermuten. Ich suchte meinen Hausarzt auf, der daran nichts Beunruhigendes fand. Ich bat ihn inständig, mir eine Radiographie, eine Untersuchung des Magens mithilfe von Kontrastmitteln, zu verschreiben. Widerwillig und nur, weil wir Kollegen waren, verschrieb er mir diese Untersuchung, bei der schließlich ein vier Zentimeter großer Tumor in der Magenwand entdeckt wurde. Der Tumor hatte eine geschlossene, orangenähnliche Gestalt und schien sich nicht ausgebreitet zu haben. Daraufhin wurde ich stationär aufgenommen und mehrere Gastroskopien, sogenannte Magenspiegelungen, ergaben das Ergebnis, dass eine Operation unvermeidlich sei, um den Tumor zu entfernen. Diese Prozedur der schmerzhaften Untersuchungen, der Ungewissheit, der vielen Gespräche und des Nichtstuns zermürbte mich jeden Tag noch ein weiteres Stück mehr. Ich fand nicht mehr aus dem Labyrinth der Gedanken heraus. Panikattacken überfielen mich und ich stellte mir die schlimmsten Dinge vor, die – wie ich fest glaubte – passieren würden. Ich betete zu dem Gott, mit dem ich in der Ebene von Arafat ein Zwiegespräch geführt hatte und mit dem ich meine Gedanken und Wünsche geteilt hatte. An meinem inneren Glauben hatte sich nichts geändert, auch wenn ich den Islam nach den brutalen und bitter enttäuschenden Erfahrungen mit einer sogenannten islamischen Regierung nicht mehr äußerlich praktizierte. Der Gedanke, dass ich noch nicht sterben dürfte, weil meine Kinder mich brauchten, drehte sich wie eine laute Kreissäge immer und immer wieder in meinem Kopf herum. Sie waren doch erst seit vier Jahren in der Fremde und noch weit davon entfernt, auf den eigenen Beinen zu stehen. Sie hatten schon so viel Verlust erlitten und ihr Schicksal war ungewiss, weil unser Asylverfahren sehr schlecht verlaufen war. Was würde Mehri tun, wenn ich nicht mehr da wäre und sie mit den Kindern abgeschoben würde? Ich wollte leben. Für meine Familie. Doch dann erhielt ich von den Ärzten, die Nachricht, dass ich wahrscheinlich alles gut überstehen würde, weil der Tumor in einer ungewöhnlich frühen Phase entdeckt worden war. In einer Operation wurde mir ein sechs Zentimeter großes Stück meiner Magenwand entfernt. Dank einer adäquaten Behandlung, einer langwierigen Therapie und langzeitiger Medikamenteneinnahme besiegte ich den Krebs. Ein Jahr später, im Januar 1991, erhielten wir die endgültige Antwort in unserem Asylverfahren. Das Oberverwaltungsgericht hatte die Berufung nicht zugelassen. Das Asylverfahren war beendet und wir erhielten eine für drei Monate gültige Duldung. Dieser Status besagte, dass unsere Abschiebung nur für eine befristete Zeit ausgesetzt sei. Von der Ausländerbehörde bekamen wir die Aufforderung zur Mitwirkungspflicht. Dies bedeutete, dass wir die Pflicht hatten, bei der Vorbereitung unserer Abschiebung mitzuwirken. Sollten wir dies nicht tun, würde unsere Sozialhilfe, die ja bereits am Existenzminimum war, stufenweise gekürzt werden. Zu unserer Mitwirkung gehörte die Anweisung, alle drei Monate die iranische Vertretung in Frankfurt am Main aufzusuchen, um dort die Verlängerung unserer Pässe zu erwirken. Mir blieb nichts anderes übrig, als die Auflagen zu erfüllen. Vierteljährlich suchte ich die iranische Vertretung in Begleitung unseres Rechtsanwalts auf, so dass dieser bezeugen konnte, dass ich wirklich dort gewesen war und die Verlängerung beantragt hatte. Nachdem man uns mehrere Stunden warten gelassen hatte, teilte man mir dort mit, dass man unsere Pässe nicht verlängern werde. Ich bat sie um eine schriftliche Bestätigung, was sofort ohne Begründung abgelehnt wurde. Mein Anwalt verlangte, den Konsul persönlich zu sprechen, woraufhin der Mitarbeiter erwiderte, der Konsul spreche kein Deutsch. Nach dieser Erfahrung und eines Protokolls des Rechtsanwaltes, stimmte die Behörde einer monatlichen schriftlichen Antragstellung zu, da sie wisse, dass die iranische Vertretung alle Anliegen der iranischen Asylbewerber ablehne. So schickte ich jeden Monat ein Einschreiben mit einem Antrag auf

Verlängerung der Pässe an das Generalkonsulat. Sämtliche Briefe blieben unbeantwortet. Meine Briefe und die Zustellbestätigungen der Post reichte ich regelmäßig bei der Ausländerbehörde ein. In dieser Zeit bemühte ich mich zudem intensiv um die Ausstellung einer Arbeitserlaubnis, da ich entschieden hatte, mich in Seniorenheimen zu bewerben. Ich hatte gehört, dass in diesen Einrichtungen ein Fachkräftemangel herrschte. Außerdem fand ich diesen Arbeitsplatz sehr gut, um Deutsch zu lernen, da ältere Menschen bekanntlich gerne erzählen. Diese Entscheidung teilte ich auch den anderen Iranern mit und bat sie, für mich nach Stellen Ausschau zu halten. Dass sie sich über mich lustig machen würden, dass ich als Arzt meine Ehre verloren hätte oder dass sie sich empören würden, dass ich den guten Ruf der Iraner zerstören würde, weil sie als intellektuelle Flüchtlinge galten, war mir überhaupt nicht wichtig. Ich hatte gelernt, mit der Realität unseres Flüchtlingsdaseins gegenüber unseren Landsleuten offensiv umzugehen. Doch ich bekam von der Behörde keine Chance. Alle Anträge wurden abgelehnt, da ich eine Duldung besaß, die jeweils nur zwölf Wochen gültig war. Für eine Arbeitserlaubnis war eine mindestens einjährige Duldung notwendig. Ich ließ trotzdem keine Ruhe. Ich war ein arbeitsloser Getriebener und wollte mein Schicksal endlich selbst in die Hand nehmen. Ich wollte nicht zuhause sitzen und auf das Unheil warten. Täglich ging ich zu irgendeiner Behörde und wartete und sprach vor, auch ohne konkrete Anfragen. Ich hatte jedoch vergessen, dass ich noch immer bergauf lief und dass ich eines Tages den Gipfel erreichen würde. So kam es, dass ich zusehends verzweifelte. Auch Mehri, die den Schmerz des Verlustes nie verwunden hatte, ging es sehr schlecht. Sie sah keine Perspektive. Auch wenn wir uns bewusst dafür entschieden hatten, unser Leben für unsere Kinder aufzuopfern, hatten wir nicht geahnt, wie schmerzhaft und quälend der Verlust des eigenen Lebens sein würde. Es war wie ein unaufhörliches Sterben. Dabei waren wir von einem einmaligen Sterben ausgegangen. Zu alldem, was passierte, und zusätzlich zu dem Preis, den wir schon bezahlt hatten, mussten wir einen weiteren Preis bezahlen. Wir mussten etwas hergeben, was unser Wertvollstes war, von dem wir ausgegangen waren, dass wir es nie verlieren würden. Mehri und ich hatten uns gegenseitig und vielleicht auch uns selbst verloren. Wir konnten uns keinen Trost mehr geben. Wir waren uns so fern wie niemals zuvor. Die Eiseskälte der Einsamkeit hatte unsere Herzen mit ihrer hässlichen Kralle umschlungen, was die Kinder spürten und was sie sehr traurig machte. Wir waren keine Familie, sondern sechs einsame Menschen. Bei den Kindern machte diese Situation sich in der Schule bemerkbar. Mehrdad befand sich mittlerweile in der dreizehnten Klasse und seine Leistungen hatten so sehr nachgelassen, dass im Frühjahr desselben Jahres bekanntgegeben wurde, dass er das Abitur nicht bestehen würde. Ich konnte meine Enttäuschung kaum verbergen. Mehrdad hatte sich als bildender Künstler hervorragend entwickelt, aber ein Schulabschluss schien ihn nicht mehr zu interessieren und er ließ nicht mit sich sprechen. Jedes vernünftige Argument prallte an ihm ab. Auch sein Äußeres hatte sich sehr verändert. Seine schwarzen Haare hatte er lang wachsen lassen. Er trug zerrissene und alte Kleidung und interessierte sich für Heavy Metal und Rockmusik. Oft blieb er nachts lange weg und schien nicht mehr gerne nach Hause zu kommen. Noch immer teilte er sein Zimmer mit seinen drei Geschwistern. Wir konnten verstehen, dass er seine Freiräume woanders suchte. Die Iraner hatten schon längst die schlimmsten Gerüchte über ihn in die Welt gesetzt, die ihn ebenso wenig zu interessieren schienen, wie das, was wir ihm zu sagen hatten. Offensichtlich hatte ich ihn verloren. Ich wusste nicht einmal mehr, ob die Gerüchte, er nehme Drogen, stimmten oder nicht. Mehrdads Zustand war für mich ein Eingeständnis, dass meine Freunde in Iran recht behalten hatten. Sie hatten allesamt davon abgeraten, als Familie zu flüchten. Sie hatten gesagt, für Mehrdad wäre es besser, wir würden ihn allein nach Europa schicken und ihn mit unseren finanziellen Mitteln von Iran aus unterstützen. Vielleicht war er so geworden, weil wir arm waren und er unglücklich. Ich gab die ganze Schuld nur mir selbst. In einem Streit sagte ich einmal zu ihm, dass wir nach Iran zurückkehren würden, wenn er sich in der Schule nicht verbesserte. Ihm gehe es zu gut in Deutschland und er wisse all diese Möglichkeiten nicht zu schätzen. Doch damit verletzte ich ihn sehr und ich wünschte mir, ich hätte es nie gesagt. Doch auch ich war am Ende meiner Kräfte. Alles, was ich versucht hatte, war fehlgeschlagen. Eines Tages im Frühjahr 1991 bemerkte ich, dass Mehrnousch sehr bekümmert aussah. Ich fragte sie, ob alles in Ordnung sei und sie berichtete mir von einem Vorfall in der Schule. Mehrnousch hatte sonst nie Probleme in der Schule. Sie war in der zehnten Klasse und war eine sehr gute Schülerin. Im letzten Schuljahr hatte sie sogar die neunte Klasse als Klassenbeste abgeschlossen. Sie hatte einen Freundeskreis und war dieses Jahr wiederholt zur Klassensprecherin gewählt worden. Sie war zwar in den naturwissenschaftlichen Fächern schwach. Aber hier erhielt sie von Mehrschad und mir viel Nachhilfe. In den sprachlichen und geisteswissenschaftlichen Fächern war sie jedoch die Beste. Sie nahm an ungewöhnlich vielen Arbeitsgruppen teil. Sie besuchte Tennis, Schreibmaschine, Theater, Chor, mehrere Sprach-AGs und das Schulorchester, wo sie die Triangel oder die Ratsche betätigte, da wir für sie keinen Musikunterricht bezahlen konnten. Trotzdem erfreuten wir uns an den vielen Konzerten, zu denen Mehrnousch uns einlud und die uns stolz machten. Mehrnousch berichtete, dass ein Schüler aus der Klasse sie als Klassensprecherin um Hilfe gebeten hatte. Dieser fühlte sich von der Deutschlehrerin schlecht behandelt und unfair benotet. Mehrnousch, die in Deutsch stets die Bestnote hatte und die bei der besagten Lehrerin sehr beliebt war, versprach dem Mitschüler, ihm zu helfen. Sie schaute seine Klassenarbeiten an, die auch ihr zu schlecht benotet schienen. Im Unterricht achtete sie von da an darauf, wie die Lehrerin mit ihrem Mitschüler umging und bemerkte, dass sie ihn tatsächlich benachteiligte, obwohl er sich große Mühe gab, Mehrnouschs Ratschläge zu befolgen, um ein besserer Schüler zu werden. Von diesen Vorfällen erstellte sie Gedächtnisprotokolle. Da es von seiner Deutschnote abhing, ob er versetzt werden würde, beschloss Mehrnousch nach einer Weile, etwas zu unternehmen. Sie bat die Lehrerin, mit dem Schüler und mit ihr als Vermittlerin, ein Gespräch zu führen. Die Lehrerin stimmte dieser Aussprache unter sechs Augen zu. Die Unterhaltung jedoch war vollkommen eskaliert, nachdem die Lehrerin keine Bereitschaft gezeigt hatte, zuzuhören, und Mehrnousch sie mit den Gedächtnisprotokollen konfrontiert hatte. Die Lehrerin hatte zu dem Schüler gesagt, dass sie dafür sorgen werde, dass er sitzen bleibe. Von da an behandelte sie Mehrnousch auch schlecht oder machte sich vor der ganzen Klasse über Mehrnousch lustig. In der nächsten Klassenarbeit hatte Mehrnousch die Note Vier bekommen, zum ersten Mal eine andere Note als eine Eins oder Zwei. Sie hatte versucht, mit der Lehrerin zu sprechen und die Gründe für die schlechte Note zu erfahren. Diese hatte sich aber verweigert. Nun saß Mehrnousch zuhause mit Tränen in den Augen und überlegte, ob es besser gewesen wäre, wenn sie sich nicht für ihren Mitschüler eingesetzt hätte. Da ich meine Tochter kannte und wusste, dass ihr ganzes Wesen danach trachtete, ihren Mitmenschen zu helfen und ihnen Liebe zu geben, führte der Anblick dieses unglücklichen, jungen und unschuldigen Mädchens, das schlecht behandelt worden war, zu einem Kurzschluss in meinem Inneren. Wie konnte es sein, dass ein Mensch in diesem freien Land es bereute, anderen geholfen zu haben? Ich ertrug diese Ungerechtigkeit nicht. Am nächsten Tag vereinbarte ich über das Sekretariat einen Gesprächstermin mit der Lehrerin. Als ich einige Tage später zum Termin erschien, hatte sich meine Wut etwas gelegt und ich war überzeugt, dass wir eine gute Lösung finden würden. In der gewohnten iranischen und übertrieben höflichen Art berichtete ich ihr, worum es ging. Doch sie weigerte sich plötzlich, mit mir zu sprechen. Sie sagte, ihr sei etwas *dazwischengekommen*, und sie habe keine Zeit mehr. Selbst als ich ihr drohte, den Schuldirektor aufzusuchen, war sie nicht mehr bereit, weiter mit mir zu sprechen. In diesem Moment bemerkte ich, wie eine unkontrollierbare Wut aus mir herauf drängte, als wäre sie eine Wut, die sich mein Leben lang in meinem Inneren versteckt hatte und immer weitergewachsen war. Ein mächtiger Wutbaum, dessen zarte Triebe hervorgelugt hatten, als meine kindlichen Gefühle von Erwachsenen missachtet worden waren. Ein junger Baum, der weitergewachsen war, als ich als Heranwachsender die brutalen Stockhiebe des grausamen Rektors Rabani mitzählen musste, um zu wissen, wann es endlich vorbei war. Der Baum war rasant weitergewachsen, als unruhige Zeiten über Iran fegten, in denen politische Machtinteressen aufeinandertrafen und westliche Länder um des wertvollen Erdöls Willen Iran ins Chaos gestoßen hatten. Als ich das selbstsüchtige und verantwortungslose Verhalten der Hadjis mitansehen musste, war der Baum schon längst groß. Doch die Grausamkeiten der islamischen Regierung ließen ihn weiter ins Unermessliche wachsen. Er wuchs, als ich die Hoffnung auf ein neues Leben in der Türkei aufgab und die täglichen Erniedrigungen im deutschen Asylverfahren über mich ergehen ließ. Er war übermächtig, als ich mich schließlich, müde und besiegt, dem Los der trostlosen Ungewissheit ergab. Heute war der Zeitpunkt gekommen, da dieser Baum nicht mehr wachsen wollte. Er wollte aus sich heraus, aus mir heraus. Ich lief zum Büro des Schulrektors. Offensichtlich erkannte er, wie ungehalten ich war und ließ mich berichten. Ich hatte Mehrnouschs Heft mit den Klassenarbeiten dabei und zeigte sie ihm, die er sich lange anschaute und verglich. Der Schuldirektor kannte mich gut, denn inzwischen hatten alle unsere Kinder von sich reden gemacht. Mehrdad war in der ganzen Schule bekannt für seine verrückten Auftritte in der Mensa und für seine liebenswürdige und respektvolle Art. Auch die anderen waren beliebt und geachtet und trugen zu einem guten Klima in ihren Klassen bei. Es gab keine Lehrkräfte, die nicht mit unseren Kindern zufrieden waren. Schließlich entschied der Rektor, die Deutschlehrerin hinzuzurufen. Ich konnte kaum an mich halten und fragte sie, ob sie die Klassenarbeit überhaupt gelesen hätte oder ob sie schon vorher die Vier daruntergesetzt hätte. Ich fragte sie, wie es sein könne, dass Mehrnouschs Note von heute auf morgen um drei Noten herabgefallen wäre, und ob die Note doch etwas damit zu tun hätte, dass Mehrnousch in ihrer Funktion als Klassensprecherin versucht habe, in einem Konflikt zu vermitteln und sich für einen Klassenkameraden einzusetzen. Ich sagte ihr, falls dies so sei, dann solle sie sich schämen, dass sie Noten als ein Machtmittel gegen die jungen Menschen einsetzte, die ihre Schutzbefohlenen waren, und die sie als Vorbild bräuchten. Ich stellte auch klar, dass sowohl Mehrnousch als auch mir die Note vollkommen egal sei und dass Mehrnousch nicht auf ihre Notengebung angewiesen sei. Ich verlangte von ihr jedoch, dass sie sich ihres so wichtigen Berufes als Lehrerin als würdig erweisen und ihr Verhalten ab sofort ändern solle. Die Lehrerin war sprachlos und sehr erschrocken. Der Rektor versuchte, mich zu beruhigen. Er versprach, die Note noch einmal überprüfen zu lassen. Er versuchte, das Ansehen der Lehrerin, die ich keines Blickes mehr würdigte, zu erhalten. Nach dieser Begegnung wurde Mehrnouschs Note auf eine Zwei korrigiert und sie hatte danach nur noch beste Noten in Deutsch. Die Lehrerin hatte ihr Verhalten gegenüber der Klasse verbessert und gab sich große Mühe. Ich jedoch war sehr erschrocken über mich selbst. Ein solches Benehmen kannte ich bislang nicht von mir. Der Stress und die Aussichtslosigkeit der letzten Jahre hatten mich verändert. Ich brauchte eine Pause. Ich sehnte mich nach etwas Ruhe. Doch das Leben wartete nicht auf mich. Es ging immer weiter. Für Mehrschad war es nun Zeit, seine Leistungskurse für die Oberstufe zu wählen. Ihm fiel es nicht schwer, zwei starke Fächer zu finden. Es war eher ein Problem, unter mehreren Optionen die zwei Fächer auszusuchen. Nach vielen Gesprächen, in denen Mehrschad mir mitteilte, dass er mit dem Gedanken spielte, später beruflich Sportler zu werden, dass er jedoch auch in Physik, Informatik und Mathematik sich sehr stark fühle, entschieden wir uns für Sport und Mathematik. Ich war sehr erleichtert, als Mehrschad eine Karriere als Leistungssportler doch wieder schnell ausgeschlossen hatte. Er hatte in den letzten Jahren in der Basketball-Schulmannschaft viele Erfolge gefeiert und etliche Medaillen gesammelt und er hatte seinen Schiedsrichter-Schein gemacht und es als Einziger unter den vier Geschwistern geschafft, sich finanziell relativ stark von uns unabhängig zu machen, da er für das Pfeifen der Basketballspiele an Wochenenden sehr gutes Taschengeld verdiente. Allerdings hatte er sich auch in dieser Funktion immer wieder und auch ernsthaft verletzt und mehrere Bänderrisse erlitten. Er wusste, dass eine einzige Verletzung seine Karriere als Sportler beenden könnte. Und er wusste, dass Mehri und ich auch bereit waren, ihn auf seinem Weg zur Mathematik oder Informatik zu unterstützen. Wir hatten schon lange sein besonderes Interesse an Computern bemerkt. Eines Tages hatte er mich gefragt, ob er den alten

Commodore seines Freundes kaufen dürfe. Ich fragte, warum der Freund den Commodore verkaufen wolle. Darauf antwortete Mehrschad, dass sein Freund einen besseren Computer, einen AMIGA 500, kaufen wolle. Ich überlegte es mir kurz und sagte zu ihm, dass auch wir einen AMIGA 500 kaufen würden. Warum sollten wir in etwas investieren, das schon überholt sei. Mehrschad konnte meine Worte nicht glauben. Doch schlagfertig wie er war, brachte er ein paar vernünftige Argumente ein und hatte mein Angebot schon auf einen AMIGA 1000 nach oben verhandelt. Doch es lohnte sich, denn damit konnte Mehrschad sogar programmieren. Er zeigte mir ein Mathematikprogramm und ich erstellte damit eigene Programme für meine iranischen Nachhilfeschüler. Der Umgang mit einem Computer machte mir Spaß und war eine neue große Herausforderung. Ich konnte mit meinem kleinen Wissen nur ahnen, welches Talent Mehrschad in diesem Bereich hatte. Seine Liebe zum Programmieren und zu den Computern war für uns ein Hoffnungsschimmer, dass er eine gute Zukunft vor sich haben würde, zumal wir auch mit Freude feststellten, dass seine Lehrer ihn sehr stark förderten. Eines Nachmittags im Mai 1991 begegnete ich auf dem Weg nach Hause Mehrnousch. Dabei passierte etwas, das mich tief enttäuschte. Ich sah, wie sie eng umschlungen mit einem jungen Mann die Straße hinunterlief auf dem Weg Richtung Innenstadt. Er hatte mit seinen blauen Augen und dunkelblonden Haaren ein mitteleuropäisches Aussehen. Als Mehrnousch mich bemerkte, ließ sie den jungen Mann los und dieser lief schnell einen anderen Weg. Mehrnousch dachte, ich hätte ihn vielleicht nicht gesehen. Wir liefen aufeinander zu und sie begrüßte mich. Wir waren beide derart perplex und wussten überhaupt nicht, was wir sagen sollten, dass wir uns sehr offiziell die Hand reichten und uns mit allen möglichen Höflichkeitsfloskeln begrüßten, als seien wir Fremde. Innerlich war in mir gerade etwas in tausend Scherben zersprungen. Ich war immer auf Mehrnousch stolz gewesen, weil sie sich anständig kleidete und weil sie ihre gesamte freie Zeit in Bibliotheken oder im Haus der Jugend verbrachte, wo sie Mitglied einer Theatergruppe war. Sie schien sich, ganz im Gegenteil zu ihren Mitschülerinnen, überhaupt nicht für das andere Geschlecht zu interessieren. So war ich immer froh gewesen, dass ich bei ihr an dieser Front keine Kämpfe auszutragen hatte. Ich hätte es richtig gefunden, wenn sie sich zunächst auf ihre bis jetzt hervorragende Schullaufbahn konzentriert und sich erst nach einem guten Studium mit dem Thema Heirat und Ehe befasst hätte. Und nun? Sie war nicht einmal siebzehn Jahre alt und war noch weit entfernt von ihrem Abitur. Nun war alles zusammengebrochen. Doch am meisten quälte mich die Gewissheit, dass sie mir etwas verheimlicht hatte. Gleichzeitig wollte ich Mehrnousch nicht auf offener Straße zur Rede stellen. Ich bemerkte ihre Unsicherheit und um die Stimmung aufzulockern, fragte ich sie, wie es ihr ginge und wohin sie unterwegs sei. Sie erklärte mir, dass sie auf dem Weg zum Theater sei, wo sie an einem geförderten Schüler-Theater-Abonnement teilnahm. Für einen Moment überlegte ich, ob ich vielleicht fantasiert hatte. Vielleicht war der junge Mann nicht da gewesen. Wir verabschiedeten uns und gingen unserer Wege. Bis zum späten Abend, bis Mehrnousch endlich zuhause war, vergingen Monate. Ich hatte meine Maske nicht aufrechterhalten können. Ich hatte Mehri ins Vertrauen gezogen und die Geschwister hatten auch bemerkt, dass etwas nicht stimmte. Als Mehrnousch endlich kam, war sie sehr verblüfft, dass ich noch wach war, ganz entgegen meiner Gewohnheit, sehr früh ins Bett zu gehen. Ihre Geschwister zogen sich in ihr Zimmer zurück und ich bat Mehrnousch ins Wohnzimmer, wo ich, zum ersten Mal seit wir hier wohnten, die Tür schloss. Mehri und ich hatten den ganzen Abend überlegt, ob und wie wir mit ihr sprechen sollten. Wir hatten uns entschieden, dass ich mit ihr unter vier Augen sprechen sollte. Wieder überkamen mich die Gedanken, dass wir unsere Kinder nicht zwingen konnten, nach den iranischen Werten zu leben. Wir mussten ihnen die Freiheit lassen, sich so sehr anzupassen, wie es für sie notwendig war, um hier zu dieser Gesellschaft zu gehören und eine Zukunft zu haben. Doch wo war die Grenze der Toleranz? Wie viel mussten Mehri und ich aushalten? Mussten wir wirklich einen so hohen Preis dafür bezahlen, dass wir den Kindern fern der Heimat in einer neuen Kultur eine Zukunft schenken wollten? Für uns war es bis heute unvorstellbar gewesen, dass unsere Tochter schon mit siebzehn Jahren und noch ohne Ausbildung und Beruf in eine feste Beziehung gehen würde, da wir wussten, dass in Deutschland eine Frau für sich selbst sorgen musste. Andererseits wussten wir, dass wenn wir es ihr verbieten würden, wir ihr Vertrauen vollends verlieren würden. Ich sagte zu Mehrnousch, dass wir, ihre Mutter und ich, enttäuscht seien, dass sie uns den jungen Mann nicht vorgestellt habe. Sie war sehr überrascht und gleichzeitig erleichtert. Ich weiß genau, dass sie erwartet hatte, dass wir ihr eine Beziehung verbieten würden. In mir wuchs die Gewissheit, dass Mehri und ich richtig entschieden hatten. Ich fühlte mich gestärkt, weil ich sah, dass ich Mehrnousch erreicht hatte. Sie war nun bereit, wirklich mit mir zu sprechen. Sie berichtete mir, dass er Jens heiße und Deutscher sei. Sie habe ihn im Haus der Jugend kennen gelernt, und weil sie einander sehr mochten, seien sie seit vier Wochen als Paar zusammen. Ich solle mir keine Sorgen machen, sie gingen nur miteinander aus und verbrachten gemeinsam ihre Freizeit im Haus der Jugend. Ich war erleichtert, hatte aber große Angst, weil ich nicht wusste, wie die Dinge in Deutschland liefen und was dieser junge Mann vorhatte. Ich bat Mehrnousch, sich auf ihre Schule zu konzentrieren. Ich erwarte von ihr, dass sie ihr Abitur mit mindestens einem Gut bestehe. Außerdem duldeten Mehri und ich nicht, dass sie schwanger würde. Mehrnousch lachte erleichtert auf und sagte, darüber sollte ich mir keine Sorgen machen. Bald bekam Jens, dessen Vorname *Gnädig sein* bedeutete, einen festen Platz an unserem Tisch und in unseren Herzen. Er ist Mehri und mir wie ein eigener Sohn. Er ist ein integrer, vernünftiger und sehr fleißig arbeitender junger Mann. Seine ruhige Art und Wortkargheit erinnerte mich an Vater. Er blieb an Mehrnouschs Seite und zog einige Jahre später mit ihr nach Freiburg, wofür Mehri und ich sehr dankbar waren. Noch im Sommer 1991, als die Unsicherheit am größten war, als eine schlechte Nachricht über unser Asylverfahren nach der anderen ankam, Mehrdad nicht zum Abitur zugelassen wurde und wir von Mehrnouschs Beziehung überrascht wurden, erhielt ich endlich eine gute Nachricht. Die Ausländerbehörde der Stadt Heidelberg hatte entschieden, mir eine einjährige Duldung auszustellen, damit mir eine befristete und beschränkte Arbeitserlaubnis erteilt werden konnte. Beschränkt bedeutete, dass ich keine generelle Erlaubnis hatte, sondern zunächst eine Stelle suchen musste. Diese würde dann sechs Wochen lang einer sogenannten *Arbeitsmarktprüfung* unterliegen, wobei in dieser Zeit geprüft würde, ob eine Person mit deutscher oder mit europäischer Staatsangehörigkeit und wenn nicht, dann ein Ausländer mit einem Aufenthaltstitel diese Stelle haben wollten. Wenn die Stelle trotzdem frei bliebe, würde ich sie bekommen und die Arbeitserlaubnis nur für diese Stelle erhalten. Ich war sehr froh, dass ich mich nun endlich, zumindest teilweise, von der Sozialhilfe befreien können würde. Die fünf Jahre Arbeitsverbot waren vorüber. Mehri, die ebenfalls eine einjährige Duldung erhalten hatten, fand durch Vermittlung einer Freundin eine Stelle als Pflegerin in einem Seniorenheim. Da Mehri bemerkte, dass mir die Arbeitslosigkeit sehr zusetzte, und da sie durch die Hausarbeit keine ganze Stelle antreten konnte, bot sie mir die Stelle an. Ich spürte, dass wir das dunkle Tal endgültig durchschritten hatten und uns nun ein jahrelanger Marsch den Berg hinauf bevorstand. Ich hatte Glück und keine andere arbeitssuchende Person ließ sich in der sechswöchigen Arbeitsmarktprüfung für diese Stelle finden. Das Seniorenzentrum stellte mich als ungelernten Pflegehelfer in der untersten Entgeltgruppe mit vollem Lohn ein. Ich trat im Juni 1991, mit meinem einundfünfzigsten Lebensjahr, meinen ersten Arbeitsplatz in Deutschland an. Da die Einrichtung zu weit entfernt war und die Busse zu meinen Schichtzeiten nicht fuhren, kaufte ich einen sehr günstigen gebrauchten Opel-Kombi. Die Probleme am neuen Arbeitsplatz fingen sofort an. Ich bemerkte schon am ersten Arbeitstag, dass ich mich in einer vollkommen fremden Welt bewegte, in der ich alles von vorne lernen musste. Es war, als würde meine Arztausbildung mir keinerlei Vorteile bringen. Der Beruf des Pflegers forderte ganz andere Fertigkeiten. Das Hochheben der Bettlägerigen beispielsweise war in meinen Augen ein Ding der Unmöglichkeit. Wie sollte ich das mit meiner eigenen Krankengeschichte schaffen? Doch ich wollte hier auf keinen Fall Schwäche zeigen, da ich in einer sechsmonatigen Probezeit war. Also biss ich die Zähne zusammen und hob die Menschen trotz meiner Schmerzen hoch. Auch in punkto Sprache erlebte ich eine sehr böse Überraschung. Das Deutsch, was die Kolleginnen sprachen, hatte nichts mit dem Deutsch zu tun, das ich mir jahrelang aus Lehrbüchern selbst beigebracht hatte. Vor allem hatte ich selten die Möglichkeit gehabt, Konversation zu betreiben oder die Wörter von einer Person zu hören, die gut Deutsch sprach. Hier sprachen sie sehr schnell und häufig im kurpfälzischen Dialekt. Bei den Bewohnern und Bewohnerinnen war es noch ärger. Ihr Kurpfälzisch war so stark, dass ihre Sprache nichts mehr mit Hochdeutsch zu tun hatte, so dass selbst meine Kolleginnen sie oft nicht verstanden. Damit hatte ich nicht gerechnet. Da ich nicht eingelernt worden war, versuchte ich mir selbst zu denken, was richtig war, wie die Abläufe waren und was ich zu tun hatte. Ich strengte mich sehr an und versuchte, die ganze Schicht über konzentriert zu bleiben. Ich wollte mich nicht beschweren. Ich dachte, in Deutschland wäre es vielleicht üblich, dass man nicht eingelernt wurde. Ich wollte nicht auffallen. Und sie schienen nicht zu bemerken, dass ich sprachliche Schwierigkeiten hatte und ihre Anweisungen häufig gar nicht erst verstand. Wenn sie nur etwas langsamer gesprochen oder einfachere Wörter benutzt hätten, hätte ich bestimmt bessere Chancen gehabt, sie zu verstehen. Als ich fragte, ob jemand Englisch verstünde, lachten sie mich aus und das: „Sage mol, wo kummschn duu hea?“ wurde zum geflügelten Wort auf der Station. Sie dachten, ich würde nicht bemerken, dass sie auf meine Kosten Spaß hatten. Das war für mich noch zu ertragen. Schrecklicher war es für mich, wenn sie sich über mich ärgerten, weil ich etwas falsch gemacht hatte oder einfach nicht verstehen konnte. Es war mir sehr unangenehm, dass sie wegen mir mehr Arbeit hatten. Und ich konnte nachvollziehen, dass sie mich schon bald nicht mochten. Die Stationsleitung hatte ständig etwas auszusetzen. Und zwei Kolleginnen machten es sich zur Aufgabe, mich sehr genau zu beobachten und täglich bei der Stationsleitung über meine Fehler Bericht zu erstatten. Besonders eine Kollegin, eine junge Frau aus der Türkei, hatte es auf mich abgesehen. Ich weiß nicht, warum sie mich als Feind ansah. Sie war sehr unhöflich zu mir und ständig sah ich sie bei der Stationsleitung vorsprechen. Da ich schon seit sechs Jahren in der Fremde lebte, hatte ich, wohl wie die meisten Fremden, besondere Sensoren entwickelt für nonverbale Zeichen. Ich wusste oft sehr genau, ob jemand über mich sprach oder nicht. Diese Kollegin wusste nicht, was sie mit ihrem Verhalten anrichtete. Bald konnte ich nachts nicht mehr schlafen und war permanent unter Stress. Diese Arbeitssituation beunruhigte mich wirklich sehr. Einerseits hatte ich die sechsmonatige Probezeit im Blick mit der Befürchtung, dass sie mich niemals übernehmen würden und dass dies ein Makel in meinem Lebenslauf sein würde. Andererseits machte es mir Angst, mir einzugestehen, dass man nicht einfach seinen Beruf wechseln konnte. Und da ich niemals als Arzt in Deutschland arbeiten würde, könnte mir eine Zukunft mit unsicheren Gelegenheitsstellen und minderwertigen Teilzeitjobs bevorstehen. Ich würde es niemals schaffen, wieder ganz auf eigenen Beinen zu stehen, und müsste dauerhaft von ergänzender Sozialhilfe leben. Und genau hier definierte ich mein nächstes Ziel: Ich würde eines Tages in Deutschland frei von Sozialhilfe leben. Unser altes Ziel, das Mehri und ich uns sechs Jahre zuvor gesteckt hatten, hatten wir erreicht: Die Rettung unserer Kinder. Wenn der Druck unerträglich wurde, führte ich mit mir Selbstgespräche, da ich nicht wollte, dass zuhause jemand von meinen Problemen erfuhr. Ich sagte zu mir: „Bist du nicht der, der gesagt hat, er gibt sein eigenes Leben her, damit seine Kinder nicht getötet werden, damit seine Kinder ein neues Leben beginnen können in Europa, in einem Land, wo es Freiheit und Frieden gibt? Bist du nicht der, dessen Kinder einen guten Weg ohne Drogen eingeschlagen haben, in einem Land, wo Demokratie herrscht? Dessen Kinder die neue Sprache sprechen, als hätten sie schon immer diese Sprache beherrscht? Wo es Lehrer und Lehrerinnen gibt, die alles geben für deine Kinder? Machen dich deine Kinder nicht glücklich, wenn du zu ihren Veranstaltungen eingeladen wirst, wo ihre Begleiter und Begleiterinnen stets gute Worte für sie und ihr gutes Verhalten finden? Bist du nicht der, der gesagt hat, dass das tiefe Tal und der lange Marsch nach oben schwer sein würden? Wieso beschwerst du dich dann? Du musst jetzt fest auf den Beinen stehen und aufrecht weitergehen!“

Diese Gespräche halfen mir, das neue Ziel nicht aus den Augen zu verlieren. So verstand ich nach und nach, was an meiner Arbeitsstelle zu tun war. Ich beschloss, meine Kollegen und Kolleginnen zu ignorieren, ihren Gehässigkeiten mit Freundlichkeit zu begegnen, mehr zu lernen und weniger Fehler zu machen, so dass ich in der Arbeit erstrahlte. Ich würde mich gänzlich den Senioren und Seniorinnen widmen. Sie hatten ein ganzes Leben gelebt und Krieg und Diktatur überlebt. Sie verdienten größten Respekt und all meine Aufmerksamkeit. Da war zum Beispiel Herr Nußbaum*. Er saß von morgens bis abends in seinem Rollstuhl und hatte es sich angewöhnt, permanent ein langes O von sich zu geben, weil er wohl Schmerzen an den Druckstellen hatte. Durch das O beruhigte er sich selbst, aber dadurch wurden auch seine Lippen rund und es gelang niemandem, ihn zu füttern. Häufig endete das Füttern mit Schimpf- und Fluchtiraden seitens des Personals, da man versuchte, ihm das O zu untersagen. Ich fing an, über eine Lösung nachzudenken. Wenn er nicht aufhören wollte, einen Laut von sich zu geben, musste man versuchen, den Laut in einen anderen umzuwandeln, der den Mund breit machte. Ich erinnerte mich an die HNO-Untersuchungen, bei denen wir die Menschen baten, A zu sagen. Das kannte doch jedes Kind, egal wo auf der Welt, dachte ich. Bei der nächsten Mahlzeit teilte ich Herrn Nußbaum mit, dass ich Arzt sei und bat ihn, A zu sagen, damit ich seinen Mund untersuchen könne. Ich machte ihm das A vor. Sofort änderte er den Laut von O zu A. Ich war begeistert und fütterte ihn mit dem Haferbrei. Er schien ihm zu schmecken. Und er wollte mehr, aber immer wieder fiel er in das altbekannte O. Dann bat ich ihn einfach wieder, A zu sagen und machte es ihm immer wieder vor. An diesem Mittag aß Herr Nußbaum sich zum ersten Mal satt. Dies sprach sich unter dem Personal herum und ich wurde zum Fütterexperten für Herrn Nußbaum. Die Kollegen und Kolleginnen beobachteten uns dabei, sie klopften mir auf die Schultern und freuten sich über die Idee. Einige probierten den Trick aus und waren begeistert. Jedes Füttern von Herrn Nußbaum

---

* Name geändert

wurde somit zu einem freudigen Ereignis mit Zuschauern. Das war der richtige Weg. Ich tat etwas, was ich gut konnte. Ich zog logische Schlüsse und ich nutzte meine Erfahrung, die ich als Arzt gesammelt hatte. Nur so konnte ich bewirken, dass mein Vertrag nach der Probezeit verlängert würde. Ich fand nach und nach den Schlüssel zu den Herzen vieler dieser Menschen. Frau Schulze* wollte nicht sprechen. Ich fand heraus, dass man sie zum Reden bringen konnte, wenn man zuerst über das Foto ihrer Tochter sprach, das in ihrem Zimmer an der Wand hing. Im Laufe der Jahre erlebte ich viele kleine und große Wunder mit diesen zauberhaften Menschen voller persönlicher Rätsel und Geheimnisse. Ich fing an, all diese Geschichten aufzuschreiben und betitelte die Sammlung mit „Gefühle, die wir nicht zerbrechen dürfen“. Kurz vor Weihnachten 1991 erhielt ich meinen unbefristeten Vertrag.

* Name geändert

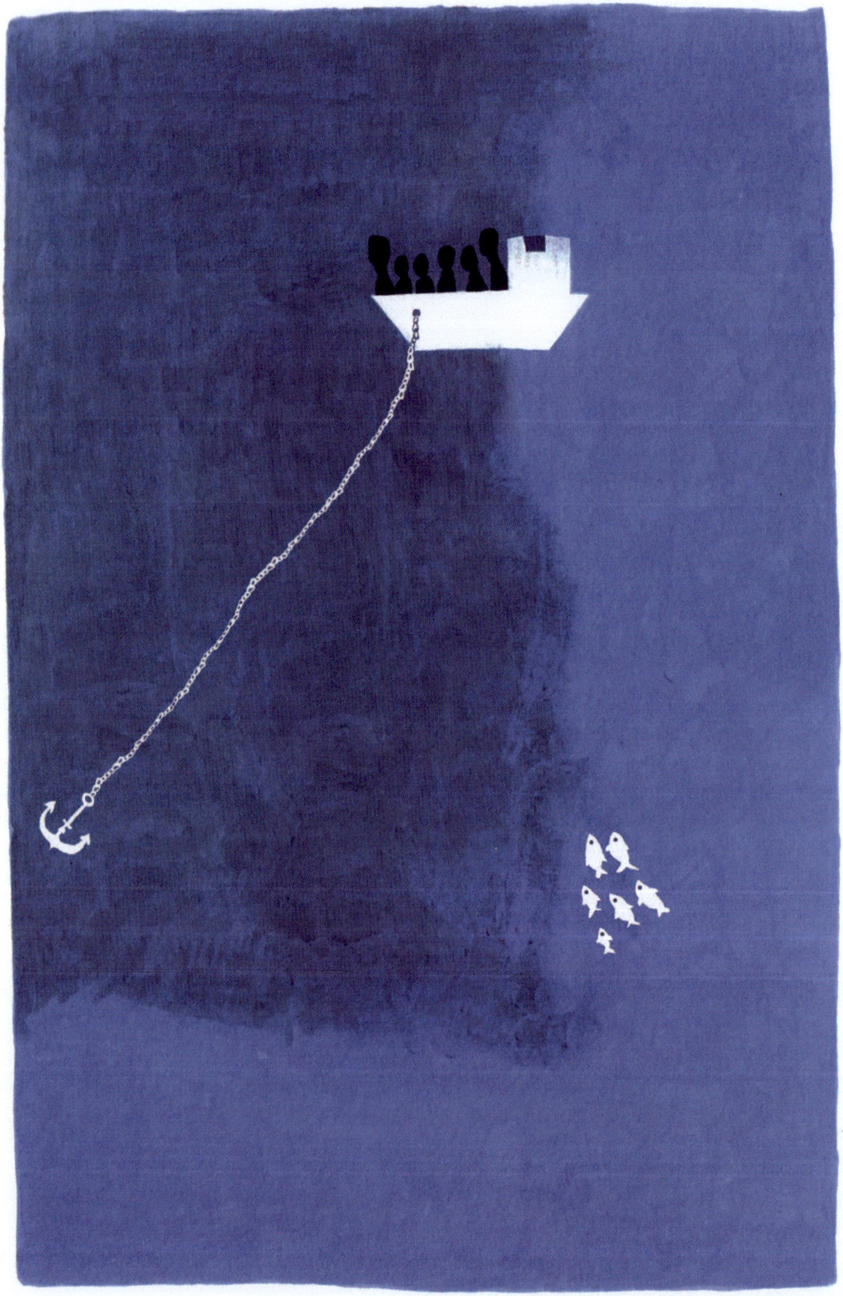

Kapitel 15

Weder Brot noch Wasser

1992–1994

Das Wunder geschah! Jenes Wunder, wovon der Rechtsanwalt gesprochen hatte, als er mir die Option darlegte, Zeit zu schinden, um eine neue Verordnung oder ein neues Gesetz zu erhoffen, das uns einen Aufenthaltstitel einbringen würde. In einer Verwaltungsvorschrift wurde der Ausländerbehörde die Freiheit zugesprochen, aus eigenem Ermessen den Ausreisepflichtigen, die eine Duldung besaßen, aus völkerrechtlichen Gründen eine sogenannte *Aufenthaltsbefugnis* zu erteilen. Als Mehrnousch im Januar 1992 die Ausländerbehörde aufsuchte, gab ihr unsere Sachbearbeiterin anstatt einer neuen zwölfwöchigen Duldung eine zweijährige Aufenthaltsbefugnis. Die völkerrechtlichen Gründe seien in unserem Fall aus meiner exilpolitischen Tätigkeit erwachsen, da ich an exponierter Stelle aufgetreten und mit Sicherheit dem iranischen Geheimdienst aufgefallen sei. Sie sagte feierlich, dass Mehrnousch die erste Person in ganz Heidelberg sei, die diesen neuen Status erhalte. Mit diesem Papier dürfe sie nun mit einer gültigen Arbeitserlaubnis eine Arbeit aufnehmen, jedoch nicht als Selbständige. Sie richtete ihr aus, die anderen Familienmitglieder zu schicken, die ebenfalls eine Aufenthaltsbefugnis erhalten würden. Mehrnousch eilte nach Hause und schon am selben Nachmittag hatte die gesamte Familie diese neue Aufenthaltsform. Wir hatten zum ersten Mal einen Aufenthaltstitel, der uns erlaubte, uns in Deutschland zu bewähren. Würden wir acht Jahre lang die Befugnis besitzen, ohne gegen das Gesetz zu verstoßen und würden wir es schaffen, ohne ergänzende Sozialhilfe zu leben und genügend Wohnraum zur Verfügung haben, würden wir die echte Aufenthaltserlaubnis beantragen dürfen, mit der wir wiederum acht Jahre später den deutschen Pass beantragen könnten. Zum ersten Mal waren wir, nach sieben Jahren Aufenthalt in Deutschland, nicht mehr von Abschiebung bedroht. Der Kampf um die Existenz war überstanden. Nun konnten wir endlich anfangen zu leben, mit dem neuen Ziel, eines Tages die deutsche Staatsangehörigkeit zu erlangen. Mehrdad würde in diesem Jahr sein Abitur schaffen, wie sein Klassenlehrer uns freudig mitgeteilt hatte. Mehrschad war nun erfolgreich in der Oberstufe angekommen und vollbrachte exzellente Leistungen in den Fächern Mathematik, Physik und Informatik. Um ihn weiter zu motivieren, entschieden wir, ihm einen neuen Computer zu kaufen. Einen, der zwar für uns astronomisch teuer war, der aber genügend Leistung erbrachte, so dass Mehrschad sich in der Welt der Informatik austoben konnte. Wir entschieden uns für den damals revolutionären PC 386er mit einer achtzig Megabyte starken Festplatte. Mehrschad war unfassbar glücklich. Er kaufte jedes Buch, das er über das Programmieren finden konnte und beschäftigte sich tagelang mit diesen Büchern und mit seinem PC. Er arbeitete intensiv und programmierte ein Jahr später selbstständig ein Backgammon-Spiel für zwei Personen, wofür er die Bestnoten in der Schule erhielt. Mehrdad indes schien froh zu sein, dass er bald die Schule verlassen konnte. Noch intensiver als die Jahre zuvor, hatte er sich in seiner Freizeit nur noch mit dem Malen großformatiger, häufig poetischer oder gesellschaftskritischer Bilder beschäftigt. Wie er uns erklärte, versuchte er den inneren Zwang, zu überwinden, perfekt zu sein. Meister Abbasis Schule hatte ihm einen Perfektionismus auferlegt, gegen den er sich erst behaupten musste. Er erklärte uns, dass eine schlichte Schwarzweißskizze, die nur aus ein paar Strichen bestehe, dieselbe Daseinsberechtigung besitze, wie ein perfektes Ölgemälde. Eine Zeichnung aus ein paar Strichen herzustellen sei sogar viel schwieriger als das besagte Ölgemälde. Uns fiel es schwer, das zu verstehen. Aber wir beobachteten, dass er innerlich sehr kämpfte. In der Schule war er mittlerweile sehr bekannt. Die Mitarbeiterinnen der Schulbibliothek unterstützten ihn, wo sie konnten und entwickelten mit ihm gemeinsam die Idee einer Ausstellung in den Räumen der Bibliothek, die sie im Frühjahr 1992 realisierten. Hierzu lud der Schulrektor den Oberbürgermeister der Stadt Heidelberg ein, da zum ersten Mal ein einzelner Schüler eine Ausstellung seiner Werke zeigte. Wir freuten uns sehr für Mehrdad und konnten uns ein wenig mit dem Weg versöhnen, den er gewählt hatte und der uns große Angst machte. Nach wie vor war Mehrdad kein guter Schüler. Seine Noten waren mit wenigen Ausnahmen überall nur ausreichend. Oft zerbrach ich mir den Kopf, was aus ihm werden sollte und wie er seinen Lebensunterhalt verdienen wollte, denn davon hing es ab, ob er ein Bleiberecht in Deutschland bekommen würde. Doch unsere Aufmerksamkeit gehörte auch unseren anderen Kindern. In diesem Sommer stand Mehrnouschs Wahl der Leistungskurse an. Obwohl ihre Leistungen in der elften Klasse generell nachgelassen hatten, sie immer wieder ohne Entschuldigung dem Sportunterricht ferngeblieben war und zusätzlich derart massive Probleme mit Physik gehabt hatte, dass ihre Versetzung gefährdet gewesen war, konnten wir ihr vertrauen, dass sie ihren Weg wieder finden würde. Sie war nach wie vor in Französisch und Englisch exzellent. Auch das Fach Deutsch meisterte sie mit Leichtigkeit. Sie entschied sich schließlich für die Leistungsfächer Französisch und Kunst, was wir sofort unterstützten. Auch Mehrnaz Leistungen waren sehr zufriedenstellend. Sie hatte die Orientierungsstufe hinter sich gelassen und hatte eine Gymnasialempfehlung erhalten. Sie wusste, dass sie jederzeit in fast allen Fächern von mir oder von ihren Geschwistern Unterstützung bekam. Unser Leben war etwas ruhiger geworden und obwohl wir noch einen langen Marsch vor uns hatten, beschritten wir den Weg mit Zuversicht. Der Höhepunkt des Jahres war Mehrdads Abiturfeier im Juni. Obwohl wir auf ihn stolz waren, schämten wir uns sehr für sein Auftreten. Seine Haare waren mittlerweile sehr lang gewachsen und standen in wilden langen Locken herab. Sie hatten schon lange keine Friseurschere mehr gesehen. Zudem trug er an diesem feierlichen Tag bloße Jeans und ein löchriges, schwarzes T-Shirt, das er verkehrtherum angezogen hatte, so dass die Nähte zu sehen waren. Wir fürchteten uns davor, dass die anderen Eltern oder Lehrer uns darauf ansprechen würden. Doch es stellte sich anders heraus. Überall wurden wir von Eltern, Mitschülern und Mitschülerinnen oder Lehrkräften gefragt, ob wir Mehrdads Eltern seien. Auf unsere Antwort hin leuchteten die Gesichter unserer Gegenüber auf. Sie fingen sofort an, von Mehrdad zu erzählen, von seinen wunderbaren Ideen, von seiner Kreativität und von der Freude, die er überall verbreitete. Oft fragten die anderen Eltern, wie wir unser Kind so gut erzogen hätten, dass es keinen Unsinn anstellte, keine Alkoholexzesse hatte und sich nur um seine Kunst kümmerte. Wir verstanden die Welt nicht mehr. Wie hatte Mehrdad das geschafft? Und warum hatten wir uns stets solche Sorgen gemacht um ihn? Als Mehrdads Name, als einer der letzten, bei der Zeugnisausgabe aufgerufen wurde, brandete ein unglaublich lauter Applaus auf. Alle Personen in der Aula jubelten und klatschten, als kannten sie ihn persönlich. Sie mochten nicht mehr aufhören und standen schließlich alle auf und applaudierten weiter. Der Applaus hielt mehrere Minuten an. Der Rektor versuchte immer wieder, etwas zu sagen, doch seine Stimme ging im Jubel unter. Mehrdad stand mit seinem einzigartigen, bescheidenen Lächeln oben auf der Bühne. Man sah ihm an, dass ihm diese Situation sehr peinlich war und dass er trotzdem diese große Freude im Raum genoss. Nachdem sich die Menschen beruhigt hatten, fand der Rektor große anerkennende Worte für diesen besonderen Schüler, auf den die gesamte Schule stolz sei. Nichtdestotrotz müsse Mehrdad, so sagte er, heute leider mit leeren Händen nach Hause gehen. Da er sein Abiturzeugnis erst dann erhalten werde, wenn er alle Bücher, deren Abgabefrist längst abgelaufen sei, zurückgebracht habe. Das Publikum lachte und tobte. Der Rektor gab Mehrdad die Hand und verabschiedete ihn mit einer derart schönen und ehrlichen Herzlichkeit, dass ich die Tränen nicht mehr zurückhalten konnte. Trotzdem fingen die Sorgen sofort an, sich in mich hinein zu bohren. Was, wenn er sein seine Urkunde niemals bekäme? Er könne dann nie beweisen, dass er eine Hochschulzulassung habe. Doch lange konnte ich nicht meinen Sorgen nachhängen. Bei der anschließenden Preisverleihung der einzelnen Sparten wurde Mehrdad wieder unter tosendem Beifall auf die Bühne gerufen. Diesmal hielt sein Kunstlehrer eine kleine Laudatio und überreichte ihm eine Urkunde und ein Buch über moderne Kunst. Er hatte den Kunstpreis der Schule für den kreativsten und schöpferischsten Schüler des Jahrgangs erhalten. Anstelle mit seiner Abiturkunde, wie alle anderen Abiturienten, ging er also an diesem Abend mit einer Kunst-Urkunde und einem Kunstbuch nach Hause. Dieser Abend sollte für mich zu einem Symbol werden für die nächsten Jahrzehnte seiner Schaffenskraft als Künstler. Gleichzeitig wurde dieser Abend zu einem Meilenstein für Mehris und meine Entwicklung in dieser neuen Welt, in diesem unserem neuen Leben, das uns noch immer so viele Rätsel aufgab. Uns wurde klar, dass in der deutschen Kultur nicht nur auf das Äußere geachtet wurde, sondern auch häufig das Innere eines Menschen, eines Projekts oder einer Idee einen Wert haben konnte, wenn der Mensch oder die Sache nur authentisch und selbstbewusst genug war. Nicht einmal zehn Jahre zuvor hatten wir in Iran ein Leben gehabt, das mehr als hundert Jahre von diesem Leben hier entfernt schien. Und erstaunlicherweise hatten wir diesen Sprung in Zeit und Raum besser überstanden, als wir es jemals für möglich gehalten hätten. Das Rad der Zeit und der Kultur hatte sich mit zehnfacher Geschwindigkeit gedreht. Mit großem Schwindel konnten wir dennoch ein gewisses Glücksgefühl empfinden, weil wir die Vorteile dieses neuen Lebens, insbesondere jene für unsere Kinder, genau erkannten und wertschätzten. Gleichzeitig fiel es uns noch immer sehr schwer, die eigene Kultur, die inzwischen so fern von uns war, loszulassen. Wir hatten große Verlustängste und die Befürchtung, dass für Mehri und mich nur eine dunkle Leere zurückbleiben würde, während unsere Kinder sich die neue Kultur aneignen und sich immer mehr von uns entfernen würden. Auch bei der Arbeit bemerkte ich täglich die kulturellen Unterschiede. Obwohl ich in der Pflege der älteren Menschen große Fortschritte machte und deren Angehörige sehr häufig gute Rückmeldungen gaben, verbesserte sich mein Verhältnis zur Stationsleitung und zum Kollegenkreis kaum. Oder soll ich sagen, *wegen* meiner großen Fortschritte? Besonders der betagte Ehemann einer Bewohnerin, der jeden Tag mehrere Stunden in unserer Einrichtung und mit der Betreuung und Pflege seiner Frau verbrachte, berichtete der Stationsleitung voll Begeisterung von mir. Er wünschte sich, dass möglichst nur ich mich um seine Frau kümmerte. Er bedankte sich fast jeden Tag mit vielen Worten und erwähnte mich ganz besonders. Das war mir sehr unangenehm und ich hätte mir gewünscht, er hätte es nicht getan. Ich hatte die zerstörerische Kraft von Neid und Missgunst einige Male am eigenen Leibe gespürt und wollte diese Erfahrung nicht noch einmal machen. Doch als der Ehemann der Bewohnerin sogar eines Tages mir ein Geburtstagsgeschenk im Namen aller Angehörigen mitbrachte, brach das Ärgernis einiger Kolleginnen, insbesondere der türkischen Kollegin, aus. Auch ich erlaubte mir immer öfter, diese Kolleginnen zu kritisieren. Sie ließen es an Motivation und Respekt gegenüber diesen uns anvertrauten Menschen mangeln. Unsere Stationsleitung war keine Autorität. Sie sammelte Überstunden, indem sie sich im Büro einschloss oder sich mit den Kolleginnen unterhielt, am liebsten über andere Menschen. Dabei blieb die Zimmertür der Stationsleitung immer geschlossen. Wenn sie genug Überstunden hatte, baute sie diese ab und blieb vierzehn Tage am Stück zu Hause. Danach ließ sie sich noch für eine oder zwei weitere Wochen krankschreiben und blieb manchmal insgesamt bis zu einem Monat weg. Hinzu kamen noch ihre üblichen Urlaubstage. Ich verstand diese Arbeitsmoral nicht. Sie war kein gutes Vorbild für den Kollegenkreis. Die Stimmung auf der Station war weder kollegial noch vertrauensvoll. Wir versuchten, alle unsere Kräfte aufzubringen, um das Fehlen der Stationsleitung auszugleichen. Wir waren sehr erschöpft und versuchten trotzdem keine Fehler zu machen, weil wir wussten, dass diese gemeldet würden. In dieser Situation waren die Menschen, die hier wohnten, kaum noch im Fokus unserer täglichen harten Arbeit. Je selbstbewusster ich wurde, desto mehr sammelte sich der Ärger über diese hausgemachten Missstände an. Eines Tages berichtete mir eine sehr liebenswürdige und fleißige Kollegin, dass sie kündigen werde. Sie bedauerte es, dass sie mich im Stich lassen würde. Allerdings schienen die Bedingungen des neuen Arbeitsplatzes sehr viel besser zu sein. Es sei eine neu gebaute Einrichtung und die Heimleitung sei sehr freundlich. Ich ließ mir von ihr die Adresse und Telefonnummer geben, mit dem Abschiedsgruß, dass wir uns vielleicht eines Tages dort wiedersehen würden. Auch ich spielte schon seit einiger Zeit mit dem Gedanken, einen besseren Arbeitsplatz zu suchen. Im September ereilte uns eine schreckliche Nachricht aus Iran. Aghajan war an einem Herzinfarkt gestorben. Eine sehr tiefe Trauer legte sich über unsere Wohnung. Wir hatten keine Worte mehr. Wir waren alle schockiert, weil wir zum ersten Mal die Bedeutung eines Flüchtlingsdaseins begriffen. Mehri durfte als Asylbewerberin nicht nach Iran reisen und sich von ihrem Vater verabschieden. Seine Beerdigung fand ohne sie statt. Dieser Schmerz grub sich in ihr Herz ein und hiterließ eine Wunde, die sich niemals verschließen sollte. Keiner von uns fand die richtigen Worte oder Gesten, um Mehri zu trösten. Niemand fand eine Möglichkeit, um sie in ihrer Trauer zu begleiten. Wir alle verharrten in der Trauer. Auch für die Kinder verdeutliche der Tod ihres Großvaters zum ersten Mal, dass wir alle Brücken hinter uns zerschlagen hatten, und dass es kein Zurück mehr in die alte Heimat gab. Ich schämte mich dafür, dass ich Mehri dies angetan hatte. Ich machte mich persönlich verantwortlich dafür, dass Mehri einen so hohen Preis zu zahlen hatte. Ich dachte an die Beerdigung meines eigenen Vaters und daran, dass Mehri niemals von ihrem Vater Abschied nehmen könnte, so wie es mir möglich gewesen war.

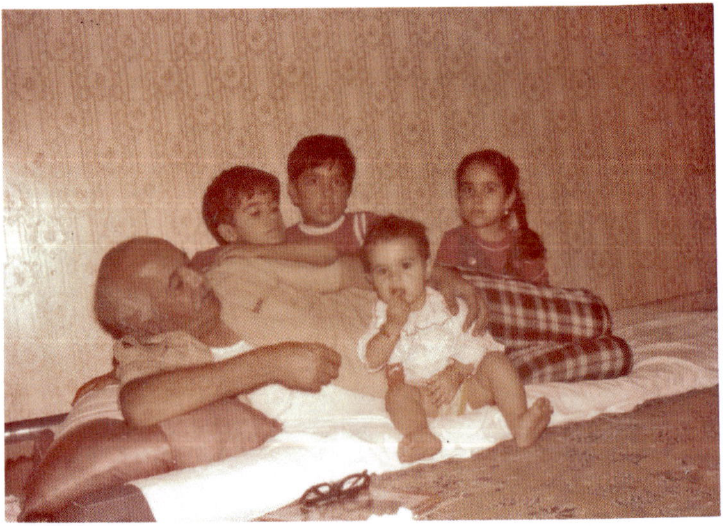

1979, Teheran, Hinten: Mehrschad, Mehrdad, Mehrnousch, Vorne: Aghajan mit Mehrnaz (von links)

Diese Erfahrung machte mich einerseits schwermütig. Andererseits machte sie mich hart und entschlossen. Die Entscheidung, mich woanders zu bewerben und meinen Arbeitsplatz zu kündigen, fiel an jenem Tag, als ich kurz nach Aghajans Tod die Nachricht erhielt, dass das Baden-Württembergische *Ministerium für Wissenschaft, Forschung und Kunst* nach fast einjähriger Bemühung meinerseits meinen Doktortitel anerkannt hatte. Ich durfte von nun an den Titel *Doktor der Medizin an der Universität Isfahan* tragen. An diesem Tag begann mein Herz, das sich in einer Ecke versteckt hatte, wieder lauter zu schlagen. Diese Anerkennung ließ mich an ein neues Ziel denken. Ich wollte nicht mehr nur eines Tages frei von Sozialhilfe leben, ich wollte meine eigene Praxis eröffnen. Ich sah das Schild an der Eingangstür eines Hauses, auf dem stand: Praxis Dr. d. Med. (Universität Isfahan) Hosein Zaeri-Esfahani. Ich sah es direkt vor meinen Augen, als existierte es wirklich. Doch dieser Tag war noch fern, denn noch immer besaß ich nur die Aufenthaltsbefugnis, die eine selbstständige Tätigkeit des Ausländers nicht erlaubte. Eines Tages hatte unsere Stationsleitung eine Besprechung einberufen, nachdem sie wieder einmal für mehrere Wochen gefehlt hatte. Bei dieser Besprechung sprach sie uns ins Gewissen, dass sie von uns erwarte, dass wir nicht das Ende unserer Schicht als Feierabend betrachten sollten, sondern den Zeitpunkt, wenn die Arbeit erledigt war. Wir sollten nicht kleinlich sein und die Minuten zählen. Vielmehr seien die Bewohner und Bewohnerinnen und deren Wohl unser Maßstab. Wir sollten uns mehr Mühe geben. Diese unglaubliche Doppelmoral, die sie hier in dieser Form an den Tag legte, veranlasste mich, aufzustehen und zu verkünden, dass ich etwas sagen wollte. Alle hörten mir zu und ich sprach sehr lange. Ich ließ alles, was sich in meinem Herzen gesammelt und mir die Luft genommen hatte, endlich hinaus. Ich erzählte von den Geschehnissen, die ich seit mehr als einem Jahr in dieser Einrichtung beobachtet hatte. Ich erzählte, warum es allen schadete, wenn wir über einander und nicht miteinander sprachen, wenn wir die Alten nicht liebten, sondern nur an uns selbst dachten, wenn wir keinen Respekt voreinander hätten und anfingen, uns zu bespitzeln, nur um uns selbst Vorteile zu verschaffen. Ich erzählte, was ich unter einem menschlichen und demokratischen Zusammenleben verstünde, und dass ich diese zwei essenziellen Werte in dieser Einrichtung nicht gefunden hätte. Ich schämte mich für all die unnötigen und schlimmen Worte und Taten, die hier passiert seien. Der Kollegenkreis und die Stationsleitung waren ganz still geworden. Sie waren sichtlich betroffen und vielleicht auch erschrocken darüber, dass ich sprechen konnte. Diesen Hosein hatten sie bislang nicht gekannt. Der Respekt mir gegenüber nahm nach dieser Besprechung stark zu. Doch innerlich hatte ich mich schon längst von dieser Einrichtung getrennt und von jedem einzelnen dieser wundervollen und einzigartigen Alten Abschied genommen, die mir Zutritt zu ihren Herzen gewährt hatten. Im Oktober 1992 trat ich meine neue Stelle in dem Pflegeheim an, in dem auch meine Kollegin seit einigen Monaten beschäftigt war. Beim Einstellungsgespräch hatte ich darauf bestanden, trotz meiner Tätigkeit als Pflegehelfer nach der mittleren Entgeltgruppe bezahlt zu werden, da ich einen Doktortitel trug und über sehr viel Erfahrung als Arzt und einer einjährigen Erfahrung in der Pflege verfügte. Die Heimleitung war einverstanden. Sie bot mir vollen Lohn bei einer besseren Bezahlung an. Ich war sehr zufrieden. Ich hatte mein Ziel in einem einzigen Jahr erreicht, denn damit waren wir nun nicht mehr abhängig von der ergänzenden Sozialhilfe. Ein gutes Gefühl kehrte zurück, und ich fühlte mich nicht mehr länger als ein Parasit in diesem Land. Auch wenn wir noch längst nicht alle Rechte der Bürger dieses Landes hatten, waren wir doch in der Lage, wenigstens alle Pflichten zu erfüllen und unseren Beitrag zu einer sozialen und solidarischen Gesellschaft zu leisten. Wir waren stolz. An meinem neuen Arbeitsplatz mangelte es keinen Tag an Respekt und Menschlichkeit. Die Stationsleitung verstand es, uns zu einem Team zu machen, und es herrschte eine freundliche und gute kollegiale Stimmung. Wir waren bereit, im Kollegenkreis einander auszuhelfen und mit der Stationsleitung vertrauensvoll umzugehen. In diesem Herbst zog Mehrdad, drei Monate nach bestandenem Abitur, aus. Er hatte zusammen mit Freunden eine Wohngemeinschaft gegründet. Nachdem er seinen Taxischein erfolgreich erworben hatte, arbeitete er als

Taxifahrer. Schon bald wusste er, dass er nur nachts arbeiten wollte, weil spät nachts und in der blauen Stunde der Morgendämmerung sich die seltsamen Menschen dieser Gesellschaft hinauswagten, die tagsüber unsichtbar blieben oder sich vielleicht versteckten. Mit diesen Menschen, Freigeistern, Aussteigern, Kranken, Seelenverwundeten, Kreativen oder Bösewichten führte er Gespräche und sie inspirierten ihn so sehr, dass er sich die kleinen Zettel des Quittungsblocks *ausleihen* musste, um sofort seine inneren Bilder nach außen zu übertragen. Im Laufe der Jahre entstanden auf diese Weise tausende sogenannte *Taxizeichnungen* und Skizzen auf den Rückseiten von Quittungen oder in bunten, kleinen, großen, dunklen, schönen, und hässlichen Notizbüchern. Für Mehri jedoch war das alles kaum zu ertragen. Sie trauerte ihrem Sohn nach, der nun für immer fortgegangen war. Gleichzeitig machte sie sich große Sorgen, ob es ihm gut ginge. Vor allem nachts fand sie keine ruhige Minute mehr, weil sie sich das Schlimmste ausmalte. Oft plagten sie die Gedanken, Mehrdad könnte überfallen worden sein. Mehri plagten die ganzen begründeten und unbegründeten Ängste, die wohl fast jede Mutter auf dieser Welt kennt. Ich trauerte nicht um Mehrdads Auszug. Er war doch in der gleichen Stadt geblieben und es war immer möglich, einander zu besuchen. Außerdem hatte es vor seinem Auszug so viele Auseinandersetzungen gegeben, dass es uns allen guttat, etwas Abstand zu gewinnen. Mich quälten vielmehr jene schweren Gedanken um seine berufliche Zukunft. Hatten wir unser Leben geopfert, damit unser Sohn als Angestellter für einen niedrigen Lohn Taxi fuhr? Wie sollte er jemals einen festen Aufenthaltstitel erlangen, wenn er nicht genügend Einkommen hatte? Was nützten ihm diese Taxizeichnungen? Wofür waren sie gut? Was würde aus ihm werden, wenn er eines Tages schwer erkranken sollte? Er hatte nicht einmal eine Krankenversicherung. Und obwohl ich genauso viele Sorgen in mir trug wie Mehri, fanden wir keine Worte, um uns zu trösten oder uns Leichtigkeit zu schenken. Ich konnte Mehri nicht helfen. Während sie die ganze Nacht über rastlos in der Wohnung herumlief, war ich außer Haus bei meinen Nachtschichten oder ich schlief fest. Die körperliche Arbeit forderte mich sehr und ich hatte kaum noch Kraft, Mehri zu helfen. Vom ersten Tag an hatte man an der neuen Arbeitsstelle zu mir hinaufgeschaut. Der Kollegenkreis achtete mich sehr und vertraute mir. Ich war zum Verantwortlichen für drei Stationen gleichzeitig berufen worden. An meinem früheren Arbeitsplatz hätte ich dies nie erreichen können. Dort wäre ich immer der *Pflegehelfer* geblieben, der kein Deutsch verstand, obwohl ich, genau genommen, nur kein Kurpfälzisch verstand. Eines Tages erzählte mir der Sohn einer Bewohnerin, dass er auch Künstler sei, und dass dieses Leben sehr schwer sei. Mehrdad solle sich auf ein entbehrungsreiches und unglückliches Leben gefasst machen. Man verdiene als Künstler weder Brot noch Wasser. Er riet mir, mit Mehrdad zu sprechen und ihm seine Absicht, Künstler zu werden, auszureden. Dies beunruhigte mich so sehr, dass ich wieder in viele Gedanken versank und schlaflose Nächte durchmachte. Ich besuchte schließlich Mehrdad und erzählte ihm von dieser Begegnung und von meiner großen Angst um seine Zukunft. Mehrdad hörte sich meine Worte an und antwortete dann: „Vater, ich will weder Brot noch Wasser. Ich will nur zeichnen. An jedem Tag meines Lebens bis ich sterbe, möchte ich nur zeichnen."

Seine Worte waren derart klar und voll Zuversicht, dass ich begriff, dass es hier um etwas ging, was ich nicht verstehen konnte. Auch wenn meine Sorgen noch immer da waren, wusste ich, dass ich Mehrdad nicht ändern konnte. Diese Erkenntnis half mir, die Sorgen um Mehrdad besser auszuhalten. Und wie es schien, hatten unsere anderen drei Kinder Wege eingeschlagen, die ich verstehen würde. Während Mehrschad im Frühsommer 1993 seine Abiturprüfungen absolvierte und sich bereits bei verschiedenen Universitäten für das Fach Informatik bewarb, bereitete Mehrnousch sich in der Oberstufe auf ihr Abitur im darauffolgenden Jahr vor. Bei ihnen musste ich mir keine Sorgen machen. Sie waren vollkommen selbstständig und brauchten meine Hilfe überhaupt nicht mehr. Ich konzentrierte mich also auf Mehrnaz und auf meine mittlerweile zahlreichen Nachhilfeschüler und Schülerinnen, den Kindern der iranischen community, die in Heidelberg lebte. Mehrdad hatte indes in Heidelberg und der Region als bildender Künstler Aufmerksamkeit auf sich gezogen. Mit einer Ausstellung seiner

Taxizeichnungen in einer urigen Kneipe wurde er zum ersten Mal vom Moderator der Vernissage als *Lokalmatador* bezeichnet, was ich mir von Mehrnousch übersetzen lassen musste. Die lokalen Medien, wie die Rhein-Neckarzeitung oder das Rhein-Neckarfernsehen, berichteten über ihn. Es erfüllte uns mit Stolz, wenn die Nachbarschaft uns die Zeitungsausschnitte in den Briefkasten warf oder uns im Treppenhaus zu Mehrdads Erfolg gratulierte. In dieser Zeit fand sich Mehrdad mit einer Gruppe freischaffender bildender Künstler und Künstlerinnen zusammen und sie gründeten die Gruppe *Open Art*. Sie veranstalteten regelmäßig Gemeinschaftsausstellungen unter der Neckarbrücke, wenn die Stadt Heidelberg im Sommer die große Schlossbeleuchtung ausrichtete, zu der aus Nah und Fern Zehntausende anreisten. Mehrdad war in einer unfassbaren Schaffensphase und malte sehr intensiv. In diesem Sommer erhielt er eine Einladung zur Teilnahme an einer privaten und unter den gut betuchten Kunstinteressierten sehr beliebten Ausstellung in Frankenthal im Privathaus und Garten eines stadtbekannten Künstlers und Kunstliebhabers. Da Mehrdad keine Utensilien besaß, beschlossen Mehri und ich, viel Geld in die Hand zu nehmen und ihn auszustatten. Diesen Moment kann ich im Nachhinein als Meilenstein unserer Beziehung zu unserem wunderbaren Sohn Mehrdad nennen. Zum ersten Mal konnten wir so sehr an seine Kunst und seine Kraft glauben, dass das Glücksgefühl genauso groß war wie die Sorgen um seine Zukunft. Wir ahnten und hofften, dass er stark genug sein würde, um aus seinem unfassbaren Talent sowohl Zufriedenheit als auch Erfolg zu schöpfen. Unsere Sicht auf das, was man als *gutes und erfolgreiches Leben* bezeichnen könnte, hatte sich so weit gewandelt, dass wir selbst euphorisch wurden. Mehrdad, der bislang für seine Kunst gekämpft hatte, spürte nun zum ersten Mal unsere Unterstützung. Ich war beschämt, dass ich nicht vorher an ihn geglaubt hatte. Wir suchten gemeinsam einen großen Laden mit Künstlerbedarf auf. Dort arbeitete die Mutter eines ehemaligen Mitschülers von Mehrdad. Als sie ihn erblickte, bekundete sie, wie geehrt sie sich fühlte, dass er hier einkaufte. Sie bot ihm an, mit ihrer Mitarbeiter-Karte einzukaufen, so dass er den 20%-Rabatt erhielt, der nur für

Mitarbeitende vorgesehen war. Mehrdad kaufte Spezialpapier, dreißig große Bilderrahmen und viele verschiedene Stifte und Farben im Wert von etwa zweitausend Mark. Eine Investition, die wir niemals bereuen sollten. Mehrdad tauchte unter und erschuf siebenundzwanzig große Gemälde. Seine Ausstellung in Frankenthal wurde nicht nur finanziell zu einem großen Erfolg. Seine Bilder wurden für so viel Geld verkauft, dass man es sich kaum vorstellen konnte. Er hatte ein kleines Auskommen gefunden, zumindest für eine kurze Zeit, und wir hatten verstanden. Wir mussten Mehrdad in Ruhe lassen und an ihn glauben. Mehr konnten wir für ihn nicht tun. Er selbst hatte einen steinigen Weg gewählt. Erschreckend und unglaublich beruhigend zugleich für Eltern. Ein Jahr war vergangen seit Mehrdads Abiturfeier. Es war Sommer 1993 und wir feierten Mehrschads Schulabschluss. Seine Abiturfeier fiel auf seinen Geburtstag. Seine Mitschüler hatten für ihn ein Lied vorbereitet und sangen auf der Bühne. Mehrschad, der nichtsahnend auf die Bühne gerufen worden war, stand keine Sekunde untätig daneben, sondern fing voll Freude an, den Chor zu dirigieren. Dies war für Mehri und mich ein wunderschöner Moment und offenbarte gleichzeitig Mehrschads Fröhlichkeit, die wir alle so sehr an ihm liebten. Schon im Herbst nahm er sein Studium der Informatik an der Universität Karlsruhe auf. Ich hatte darauf bestanden, ihn zu seiner Immatrikulation zu begleiten. Von dem Schmerz einer Trennung blieben Mehri und ich jedoch für das erste Semester verschont. Mehrschad hatte entschieden, täglich zusammen mit einem Freund nach Karlsruhe zu pendeln, weil er sich auf die Warteliste eines Studentenwohnheims setzen lassen hatte. Ich war froh, dass er bei uns blieb und ließ ihn gerne erzählen vom Studentenleben und vom Studium, von den Dozenten, von den Ritualen und schönen Veranstaltungen, die die Universität und die Studentenschaft selbst auf die Beine stellten. Ich genoss diese Geschichten, die uns wieder einmal vor Augen führten, dass wir richtig gehandelt hatten. Was wäre aus Mehrschad geworden, wenn wir unsere Heimat nicht verlassen hätten? Wenn er den Krieg überlebt hätte, hätte man ihm als Dank für seine Märtyrerbereitschaft einen Studienplatz gegeben. Aber unter welchen Umständen hätte er studieren müssen? Schon im folgenden Frühjahr, im Jahre 1994, erhielt Mehrschad ein sehr günstiges Zimmer im Studentenwohnheim und der Tag seines Auszuges kam immer näher. Diesmal fiel es mir etwas schwerer als bei Mehrdad, weil kaum ein Jahr vergangen war und wir uns noch nicht einmal ganz daran gewöhnt hatten, dass Mehrdad nicht mehr da war. Zu diesem Zeitpunkt war Mehri wegen einer wichtigen Angelegenheit verreist. Ich würde Mehrschad allein verabschieden. Am Tag vor seinem Auszug verspürte ich eine nie dagewesene körperliche Schwäche. Ich wollte Mehrschad beim Umzug helfen, doch in der Nacht vorher wachte ich mit hohem Fieber auf und hatte Schüttelfrost. Mich quälte der Gedanke, dass ich ihn am darauffolgenden Tag nicht nach Karlsruhe fahren konnte. Und genauso kam es. Als er auszog, lag ich mit starkem Fieber im Bett und konnte mich nicht rühren. Mehrschad versuchte mich zu beruhigen und erklärte mir, dass er es schon allein schaffen würde, und dass er mich am Wochenende besuchen würde. Die folgende Woche verging langsam und mich erfasste eine große Traurigkeit, da ich den Gedanken nicht aushielt, dass nun schon zwei meiner Kinder ausgezogen waren. Doch dieses Gefühl fiel von mir ab, als Mehrschad wie versprochen uns am Wochenende besuchte. Ich merkte, dass er nicht für immer gegangen war, sondern dass wir uns immer wieder sehen würden und dass eine neue und schöne Zeit angebrochen war. Und ich war froh, dass Mehri den Auszug nicht miterleben musste. Schon bald fand Mehrschad einen Nebenjob. Hier konnte er für siebenhundert Mark monatlich für fünf Stunden pro Woche arbeiten. Seine Aufgabe war es, aus dem weltweiten Netz bestimmte englische Texte zu suchen und diese ins Deutsche zu übersetzen. Durch diese Tätigkeit bekam er Zugang zum Rechenzentrum und durfte eine eigene Homepage gestalten und führen, ohne Gebühren zu bezahlen. Er bot seine Site sofort Mehrdad an, der sich schon längst eine solche Werbemöglichkeit gewünscht hatte. Sie verbrachten mehrere Tage Arbeit mit dem Aufbau und der Gestaltung von Mehrdads Homepage und präsentierten uns eines Tages das Ergebnis. Zum ersten Mal begriff ich die Funktionsweise und den Sinn des Internets. Die Möglichkeiten, die dieses weltweite Netz mit sich bringen würde, waren mir damals noch nicht klar. Das war aber auch gut so, denn dies hätte meine Vorstellungskraft gesprengt. Mehrdad war sehr froh über diese Gelegenheit. Er fand ein Netzwerk von Künstlern, die eine gemeinsame Webpräsentation namens *menschkunst.de* hatten. Dort bekam er sowohl die Möglichkeit des fachlichen Austauschs als auch die Chance, sich weltweit zu präsentieren und zu Ausstellungen eingeladen zu werden. Im letzten Herbst, als Mehrschad sein Studium in Karlsruhe aufgenommen hatte, hatte auch Mehrdad ein Studium an der privaten Kunstakademie in Mannheim begonnen. Jedoch nicht, weil er dies gerne wollte, sondern weil Mehri und ich nach der ersten Euphorie von Frankenthal doch große Angst bekamen, ob er es schaffen würde. Nach vielen Diskussionen hatte Mehrdad sich bereit erklärt, ein Studium auszuprobieren. Die Gebühr für ein Semester betrug eineinhalb Tausend Mark. In diesem Semester hatte Mehrdad viele Auseinandersetzungen mit seinen Dozenten und Dozentinnen, weil er in den vielen Jahren in der Schulzeit und in der Zeit danach seine eigene Handschrift entwickelt hatte. Er hatte bereits eine Entwicklung durchlaufen, die die meisten dieser Studenten und Studentinnen noch vor sich hatten. Die Dozenten und Dozentinnen wollte ihnen die Vielfalt der verschiedenen Kunstrichtungen offenbaren. Sie wollten ihnen gleichzeitig das handwerkliche Können bis zur Perfektion beibringen. Doch Mehrdad hatte in den vier Jahren Ausbildung mit Meister Abbasi die Perfektion erlangt. Danach hatte er jahrelang daran gearbeitet, das Perfekte zu überwinden, sich zu erlauben, seine Bilder zu reduzieren und eine unperfekte Linie zu zeichnen. Er hatte sich selbst Trost und Zuspruch geben müssen, um den Mut aufzubringen, ein Bild ohne Vorbereitung zu malen, sondern dieses Bild erst dann aus seinem Inneren heraufzuholen, wenn der Stift schon längst auf dem Papier war. Voll Selbstbewusstsein und Glück hatte er sich eines Tages eingestanden, dass ein schwarzer Stift genauso wertvoll war, wie ein Buntstift. Er wollte nicht all diese Kämpfe noch einmal durchstehen und diesmal nicht gegen sich selbst, sondern gegen Dozenten und Dozentinnen, die ihn am Ende bewerten und benoten würden. Mehrdad war es unerträglich, sich durch diese Ausbildung aufhalten zu lassen. Er wollte jeden Tag Fortschritte machen und nicht in seiner Entwicklung stehen bleiben. Er versuchte, uns diese inneren Entwicklungen und Wünsche zu erklären, was kaum bei uns fruchtete. Noch immer war unsere Perspektive nicht weit genug, um diese Zusammenhänge erfassen zu können. Unser Schicksal war es, uns Sorgen um ihn zu machen. Schließlich machte er es uns in einem Satz klar: „Ihr verschwendet euer Geld an diese Akademie und ich verschwende dort meine Zeit. Ihr könnt mit eurem Geld machen, was ihr wollt. Aber ich bin nicht bereit, auch nur eine Sekunde meines Lebens zu verschenken."

Mehrdad, der nun wieder kein Geld mehr hatte, da er all seine Einnahmen in Künstlerbedarf und für seine Miete investiert hatte, nahm seine Beschäftigung als Taxifahrer bei einem anderen kleinen Unternehmen wieder auf. Doch hier erwarteten ihn behördliche Schwierigkeiten. Nachdem die Stelle in der sechswöchigen Arbeitsmarktprüfung noch immer zu haben war, weigerte sich der Sachbearbeiter im Arbeitsamt, die Arbeitserlaubnis so auszustellen, dass sie zu den Schichtzeiten des Unternehmens passte. Wir besaßen noch immer die Aufenthaltsbefugnis und somit die befristete und beschränkte Arbeitserlaubnis. Auch ich hatte mit diesem speziellen Sachbearbeiter, der für die Buchstaben S bis Z zuständig war, große Probleme. Er galt unter den Migranten als *harter Knochen*, denn er nutzte seine Ermessensspielräume so gut wie nie aus und wählte stets die härteste und ungünstigste Alternative für seine Klienten und Klientinnen, die in der Behördensprache seit kurzem *Kunden* genannt wurden, um die Situation in den Amtsstuben freundlicher zu gestalten. Mehrdad bekam von ihm eine auf ein Jahr befristete und ausschließlich für dieses Taxiunternehmen auf die Zeiten 17:00 bis 05:00 Uhr beschränkte Arbeitserlaubnis ausgestellt. Mehrdads Schicht ging jedoch von 18:00 bis 06:00 Uhr, was sein Arbeitgeber aber glücklicherweise großzügig übersah und für Mehrdad eine besondere Schicht einführte, obwohl dies wiederum ihm große Bürokratie-Schwierigkeiten mit Versicherungen und diversen Behörden und mit den anderen Fahrern und Fahrerinnen einbrachte. Auch ich war sehr unzufrieden mit dieser Situation und fragte mich, wie wir jemals unseren Aufenthaltsstatus sichern können sollten, wenn dieser von unserer Arbeit abhing, und die Behörden gleichzeitig offensichtlich alles dafür taten, um uns wieder arbeitslos zu machen. Doch ich hatte nicht all das, was in den letzten neun Jahren passiert war, ausgehalten, um jetzt aufzugeben. Mit dem Sommer 1994 stand uns ein weiteres freudiges Ereignis ins Haus. Mehrnousch war erfolgreich und ohne jegliche Hilfe von Prüfung zu Prüfung gegangen und hatte ihr Abitur mit dem Durchschnitt *Gut* bestanden. Sie hatte längst genau gewusst, was sie nach der Schule machen wollte. Sie hatte sich für das Sozialpädagogikstudium an mehreren Fachhochschulen beworben und schien keine Scheu davor zu haben, von Heidelberg auch weiter weg zu ziehen. Sie begründete dies damit, dass sie sich endlich der sozialen Kontrolle der iranischen community in Heidelberg entziehen wolle, auch wenn dies bedeutete, dass sie von Jens weiter entfernt sein müsste. Sie schien entschlossen zu sein, denn sie hatte sich sogar schon rechtzeitig bei vielen verschiedenen Studentenwohnheimen an allen Orten ihrer Studienplatzbewerbungen auf die Wartelisten setzen lassen. Mehrnousch hatte bereits ein halbes Jahr zuvor alle Informationsbroschüren und Adresslisten besorgt und hatte ihren Auszug in einem ausgeklügelten System und mit viel Akribie vorbereitet. Auch den Bafög-Antrag hatte sie sich besorgt und wartete nur noch die Entscheidung über ihren Studienort und den Erhalt der fehlenden Papiere ab, um diesen Antrag einzureichen. Es bestand für uns alle kein Zweifel, dass sie schon im selben Herbst nach dem bestandenen Abitur ihr Studium irgendwo in Deutschland beginnen würde. Ebenso hatte sie sich viel Mühe gegeben, um einen Ferienjob zu finden. Sie und Jens hatten für die Sommerferien eine Reise nach Berlin geplant in ihrem eigenen Auto, das sie von ihrem eigenen Geld für vierhundert Mark gekauft hatten. Es war ein gebrauchter Renault 4 und Jens hatte uns schon mehr als einmal unter Beweis gestellt, dass er ein umsichtiger und ausgezeichneter Fahrer war. So hatten wir dieser Reise zugestimmt. Mehrnousch wollte nun etwas Geld zur Finanzierung dieser Reise verdienen. Bei ihrer Abiturfeier waren wir, wie bisher immer, als stolze Eltern auf viele Menschen getroffen, die nur Gutes über Mehrnousch zu berichten hatten. Sie hatte zudem einen Preis für ihr außergewöhnliches soziales Engagement als Schülerin ihrer Klasse und als Schulsprecherin erhalten. Dieser Preis, den es vorher gar nicht gegeben hatte, wurde in diesem Schuljahr ausdrücklich für Mehrnousch und ihren guten Freund und Klassenkameraden Manuel*, mit dem sie zusammen in ihrem Jahrgang Großes bewirkt hatte, eingeführt. Mehrnousch fand in einer Eisdiele einen Job als Geschirrspülerin und suchte unseren Sachbearbeiter im Arbeitsamt auf. Wie üblich wurde die sechswöchige Arbeitsmarktüberprüfung gestartet, um den Job, den Mehrnousch gefunden hatte, anderen bevorrechtigten Arbeitssuchenden anzubieten. Dieser Umstand machte ihr zum ersten Mal bewusst, welch niedrigen Status sie als abgelehnte Asylbewerberin in diesem Land hatte. Sie suchte das Arbeitsamt mehrmals die Woche auf und verbrachte viele Stunden mit Warten vor einer Tür, an die man lieblos ein Blatt weißes Papier mit den Buchstaben S–Z gehängt hatte. Da Mehrnousch sich langweilte, hatte sie eine Broschüre, die dort auslag, in die Hand genommen und durchgelesen. Sie trug den Titel *Arbeitserlaubnis für Ausländer*. Mehrnousch fing von der ersten Seite an zu lesen und ließ keine einzige Information aus. Man kann von Glück sprechen, dass sie noch sehr lange warten musste, denn sie erfuhr in dieser Broschüre etwas, das unsere gesamte Aufenthaltssituation grundlegend änderte. Laut der Broschüre stand unserer gesamten Familie eine sogenannte *Besondere Arbeitserlaubnis* zu. Dies bedeutete nicht nur, dass die Arbeitserlaubnis unbefristet ausgestellt werden würde, sondern auch für alle Arbeitsstellen und Jobs, die wir haben wollten, galt ohne eine vorherige Arbeitsmarktüberprüfung durchzuführen. Ihr und ihren Brüdern stand diese Besondere Arbeitserlaubnis zu, weil sie neben anderen Bedingungen, die sie erfüllten, auch eine deutsche Schule besucht und hier einen Abschluss erhalten hatten. Mir stand diese Arbeitserlaubnis zu, weil ich schon seit mehr als drei Jahren und ohne zeitliche Lücken einer regelmäßigen Arbeit nachging und neben vielen anderen Bedingungen, die ich erfüllte, auch einen

* Manuel = Gott ist mit uns

unbefristeten Vertrag besaß. Mehri, als meine Ehefrau, und Mehrnaz, als mein minderjähriges Kind, erhielten mit mir zusammen diese Arbeitserlaubnis. Vollkommen ungläubig trat Mehrnousch ein, nachdem sie endlich drangekommen war. Im Zimmer legte sie die Broschüre vor, zeigte auf den Paragrafen und bat unseren Sachbearbeiter, ihr das entsprechende Formular für die Beantragung der Besonderen Arbeitserlaubnis auszuhändigen. Dieser warf einen kurzen Blick in die Broschüre, wusste sofort, worum es sich handelte, nickte kurz und holte aus dem Nebenraum ein Formular. Mehrnousch folgte wortlos mit ihren Augen seinen Bewegungen. Nun, da sie bemerkt hatte, dass es wirklich so einfach ging, bat sie den Sachbearbeiter, ihr weitere fünf Formulare für ihre Familienmitglieder auszuhändigen. Er tat dies mit leichtem Ächzen, weil ihm wohl die Hitze des Junis sehr zusetzte. Obwohl Mehrnousch es nicht fassen konnte, wie gleichgültig dieser Mensch uns behandelt hatte, bedankte sie sich und eilte nach Hause. Wir lauschten mit offenen Mündern ihren Worten. Sofort füllte sie alle Formulare aus, hing alle Anlagen an, rief ihre Brüder an, und teilte ihnen mit, sie müssten sofort nach Hause kommen und ihre Formulare unterschreiben. Schon eine Woche später waren wir Besitzer der Besonderen Arbeitserlaubnis mit der Gewissheit, dass wir diesen Sachbearbeiter losgeworden waren, der uns nicht über unsere Rechte informiert hatte. Motiviert von diesem Erfolg suchte Mehrnousch bald die nächste Buchhandlung auf und kaufte sich ein Exemplar eines Gesetzesbuches mit dem Titel *Ausländergesetz (AuslG)*. Dieses Buch und alle seine folgenden Neuauflagen sollten in den nächsten Jahren ihre treuen und unersetzlichen Begleiter werden. Die Lektüre dieses Buches war für sie eine große Herausforderung. Ihre deutschen Freunde winkten ab, wenn sie sie um Hilfe bat. Sie verstanden kaum ein Wort. Doch ihre Übung der letzten Jahre, in ihrem mündlichen Prüfungsfach, dem Ethikunterricht, philosophische Texte zu lesen und zu bearbeiten, half ihr dabei, die komplizierten Schachtelsätze zu ordnen und nach und nach dem Ausländergesetz seine Geheimnisse zu entlocken. So kam es, dass sie erfuhr, dass ich aufgrund meiner Besonderen Arbeitserlaubnis nicht acht Jahre warten musste, um eine Unbefristete Aufenthaltserlaubnis zu bekommen, da ich über eine genügend große Mietwohnung verfügte und weil ich in einem unbefristeten Beschäftigungsverhältnis war. Mehri und Mehrnaz erhielten auch sofort ihre Unbefristeten Aufenthaltserlaubnisse. Schon bald erhielt Mehrnousch Post aus Freiburg, wo sie die Zulassung zur Evangelischen Fachhochschule erhalten hatte. Ausschließlich aus dem Grund, weil sie eine jahrelange ehrenamtliche Tätigkeit im Haus der Jugend, ein besonderes Engagement als Schulsprecherin und den Sozialpreis der Schule nachweisen konnte. Als sie ihr Studium mit zwanzig aufnahm, war das Durchschnittsalter ihrer Kommilitonen und Kommilitoninnen bei sechsundzwanzig Jahren. Sie war die jüngste und einzige nichteuropäische Studentin. Die Erfahrung mit den Behörden war ihr eine große Motivation, ihr Studium der Sozialpädagogik aufzunehmen. Sie zog am Tag ihrer Immatrikulation aus. Ich fuhr sie mit ihren Umzugskartons nach Freiburg, wo wir zunächst in der Fachhochschule ihre Immatrikulation erledigten und ich sie danach ins Studentenwohnheim brachte. Ein weiterer Lebensabschnitt war also abgeschlossen für uns alle. Mehri war sehr traurig darüber, dass Mehrnousch so weit weggezogen war und wieder zerbrach ihre Seele. Ich versuchte sie aufzumuntern und tröstete uns mit dem Gedanken, dass Mehrnousch wenigstens in Baden-Württemberg geblieben war.

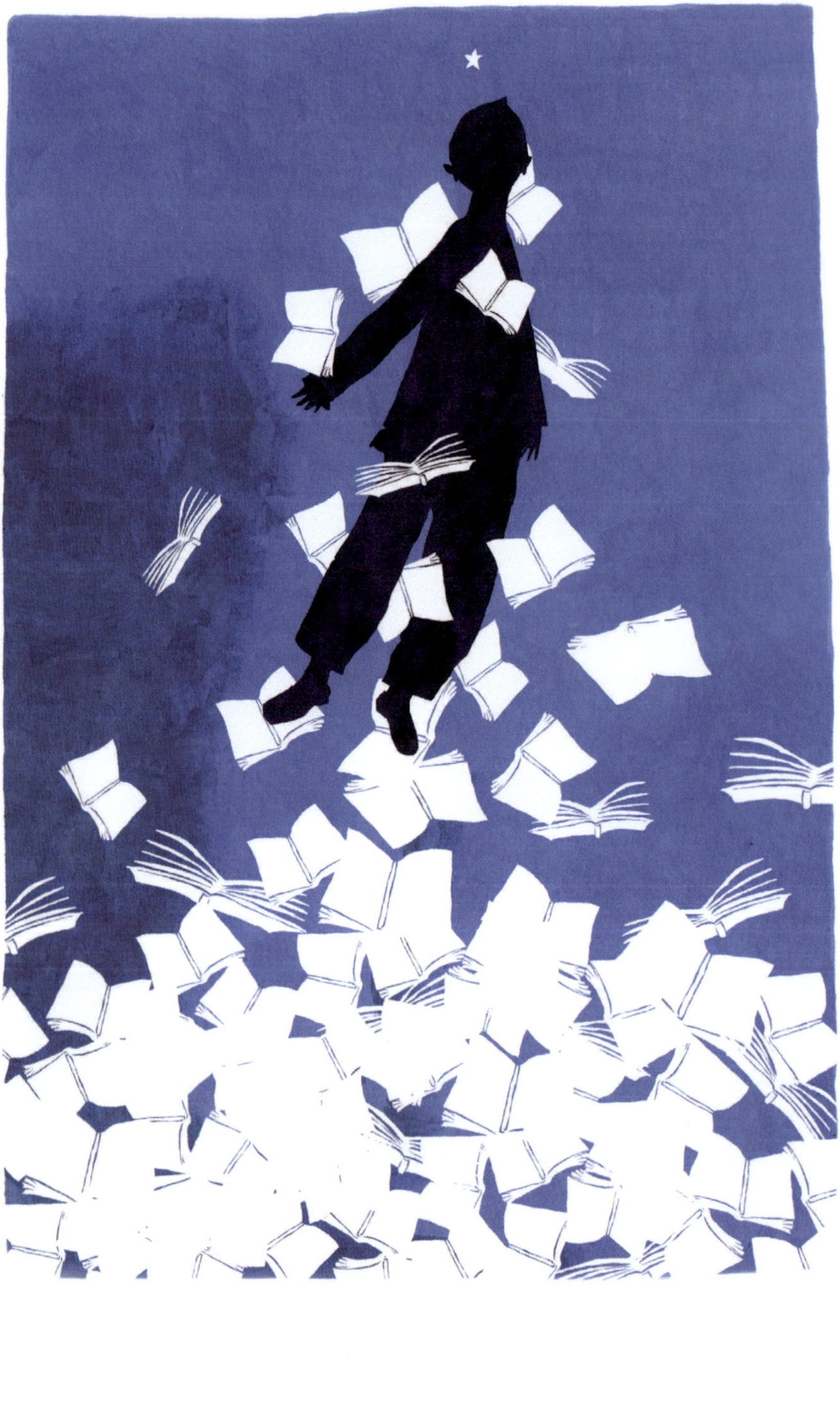

Kapitel 16

Echinacea und Büchermeer

1994 – 1996

Im Frühjahr 1994, nachdem ich bereits eineinhalb Jahre beim neuen Arbeitgeber beschäftigt gewesen war, kam der Heimleiter auf mich zu. Er versicherte mir, wie froh sie alle seien, dass ich hier tätig sei, und dass sie gerne wollten, dass ich noch lange bliebe. Deshalb sei es ihm ein wichtiges Anliegen, mit mir über meine berufliche Zukunft zu sprechen. Ihm sei noch immer wohl bewusst, dass ich Arzt sei. Und er habe lange darüber nachgedacht, was man tun könne, damit ich mich noch weiterentwickelte. Man habe beschlossen, mir eine Ausbildung zu einem examinierten Pfleger zu ermöglichen. Ich glaubte zunächst nicht, was ich da gehört hatte. Ich hätte nicht gedacht, dass die Heimleitung sich Gedanken machen würde über meine berufliche Entwicklung. Ich selbst hatte nie über solch einen Schritt nachgedacht und wusste deshalb nicht, was ich sagen sollte. Mein erster Gedanke war: *Warum nicht?* Und schon kam die Antwort von selbst: *Weil du Geld verdienen musst und dir eine neue Ausbildung in deinem Alter nicht leisten kannst.* Ich bedankte mich bei ihm für seine gute Idee und für seine Bereitschaft, mich zu unterstützen, aber ich könne aus finanziellen Gründen keine Ausbildung aufnehmen. Doch er ließ nicht ab. Auch darüber hätten er und das Leitungsbüro nachgedacht. Man sei bereit, mir weiterhin mein Gehalt auszuzahlen, während ich meine Zeit und Kraft investierte und diese Ausbildung absolvierte. Er sagte, er wisse, dass er mich mit alldem überfalle. Aber auch die Einrichtung habe ein Interesse daran, qualifiziertes Personal zu haben, weil die gesetzlichen Vorgaben ständig härter würden und es bald einen Mangel an examiniertem Pflegepersonal geben werde. Ich solle es mir noch einmal in Ruhe überlegen, und sie hofften, ich werde zusagen. Sie trauten es mir zu, diese Ausbildung zu absolvieren, weil sie gesehen hätten, welche Leistungen ich erbringen könne. In meinem Inneren wirbelten die Gefühle durcheinander. Er meinte es ernst. Sie wollten meine Ausbildung finanzieren, und schon längst hatte ich mir gewünscht, mehr über diesen Beruf zu erfahren, mehr Tricks zu lernen und auch mehr über den rechtlichen Rahmen zu erfahren, weil ich beobachtet hatte, dass in Deutschland die rechtlichen Vorgaben wirklich galten und man sie gut kennen musste. Ich bedankte mich bei ihm und sagte, ich brauchte nicht darüber nachzudenken. Ich würde sofort zusagen und hoffte sehr, dass sie mir helfen würden, weil ich hier fremd sei und mir vorstellen könne, dass mir viele große Herausforderungen bevorstünden. Er begann zu lächeln. Er hatte nicht mit einer so schnellen Zusage gerechnet und freute sich aus ganzem Herzen. Noch am selben Tag forderte er alle nötigen Unterlagen zur Bewerbung an und füllte diese mit mir zusammen aus. Ich schlug vor, dass ich an vielen Kursen, die die medizinischen Kenntnisse erforderten, nicht teilnehmen müsse und dass ich außerdem zuhause lernen wolle. Einige wichtige Kurse, wie Pflegerecht oder Pflege würde ich jedoch gerne als Gasthörer besuchen. Wir stellten den Antrag auf die verkürzte Ausbildung bei der Akademie des Roten Kreuzes in Mannheim und es stellte sich heraus, dass ich schon im kommenden Herbst an den Prüfungen teilnehmen könnte. Ich war einverstanden. Der Heimleiter kaufte für mich alle Bücher und alle Schulmaterialien, die ich benötigte, er meldete mich für die Prüfung an und bezahlte die fünftausend Mark Teilnahmegebühr. Er bescheinigte mir meine Praxiserfahrung in seiner Einrichtung, so dass diese anerkannt wurde. Ich hatte, was ich brauchte und mein Arbeitgeber hatte alles getan, was in seiner Macht gestanden hatte. Nun war ich dran und ich wollte ihn nicht enttäuschen. Ab Juni besuchte ich die Kurse und lernte bald einige nette Klassenkameradinnen kennen, die mir ihre Unterlagen und Mitschriften zur Verfügung stellten. Dafür half ich ihnen in Anatomie, Hygieneschutz, Diagnose und anderen Fächern, die ich als Arzt gut beherrschte. Ich bemerkte jedoch bald, dass ich nicht mehr der war, der mit Leichtigkeit studierte und lernte. Es war für mich sehr schwer, mich in all diesen neuen Fächern zu orientieren. Es gab Fächer, wie etwa Gerontologie, von denen ich nichts verstand, egal wie sehr ich mich im Unterricht konzentrierte oder wie oft ich die Unterlagen durchlas. Hier beschloss ich bald, einfach alles, was meine Mitschülerinnen als wichtig markiert hatten, auswendig zu lernen. Andere Fächer, die schwierig waren, wie Berufs- oder Rechtskunde, wollte ich jedoch unbedingt verstehen und investierte viel Zeit darin und bat meine Mitmenschen um Hilfe. Während dieser intensiven dreimonatigen Lernphase dachte ich oft an meinen Kollegenkreis und an die Heimleitung. Ich freute mich darauf, bald wieder an den Arbeitsplatz zurück zu gehen. So bat ich Mehrdad, mir eine Postkarte zu entwerfen. Ich wünschte mir das Motiv eines Menschen, der in einem Büchermeer schwimmt. Das Bild wurde wunderbar. Mehrdad zeichnete das Büchermeer und einen Schwimmer. Auf diesen kopierte er meinen Kopf als Foto. Es war sehr witzig. Ich schrieb an meine Kollegen und Kolleginnen: „Ich vermisse euch alle sehr. Wenn ich durch das Büchermeer geschwommen bin, treffe ich euch hoffentlich am Ufer. Ich freue mich darauf." Als ich an den Arbeitsplatz zurückkehrte, war diese Karte eingerahmt und hing noch viele Jahre in unserem Pausenraum. Ich hatte eine Heimat an diesem Arbeitsplatz gefunden und blieb diesem Arbeitgeber bis zur Rente treu. Im Oktober standen die Prüfungen an. Ich bestand vier Prüfungen mit der Note 2, fünf Prüfungen mit der Note 1 und die Deutschprüfung mit der Note 3. Meine praktische Prüfung absolvierte ich in meiner Einrichtung. Ich hatte die Aufgabe bekommen, einen halbseitig gelähmten Bewohner so zu aktivieren, dass er mit der gelähmten Hand mithilfe der gesunden Seite sein Gesicht wusch und sich eincremte. Dafür suchte ich einen sehr liebenswürdigen Bewohner aus. Wir mochten uns gegenseitig sehr. Wir trainierten einen Monat lang. Ich versuchte, so oft wie möglich ins Heim zu fahren und sein tägliches Duschen zu übernehmen. Das Training war nicht umsonst gewesen. Zwei Prüfer suchten uns im Heim auf und wir absolvierten unser tägliches Duschprogramm. Der Bewohner erledigte seine Aufgaben mustergültig und wir lachten sehr viel miteinander. Die Prüfer waren beeindruckt. Doch bevor sie mir die Note gaben, fragten sie mich, wie ich selbst die Leistung einschätzte und ich antwortete, dass ich glaubte, dass es nicht besser als das, was sie gesehen hatten, ginge und dass ich dem Bewohner sehr dankbar sei, denn ohne seine Unterstützung wäre meine Leistung nichts gewesen. Jedoch sei das, was ich dachte, nicht relevant. Sie sagten, dies sei ein Lehrstück gewesen für das, was man *Aktivieren in der Altenpflege* nenne und dass ich nichts anderes als die Note 1 verdient hätte. Ich war anerkannter Arzt und examinierter Pfleger und stieg auf eine höhere Lohnstufe auf. Ich empfand große Dankbarkeit. In der Vorbereitungsphase der Prüfungen hatte ich von einer Kollegin erfahren, dass auch sie sich nebenberuflich für Prüfungen vorbereitete. Da ich mich sehr dafür interessierte, zeigte sie mir ihre Unterlagen. Sie hatte entschieden, Heilpraktikerin zu werden. Ihr Traum war es, nach einigen Jahren Erfahrung eine eigene Praxis zu eröffnen. Damit hatte sie meine volle Aufmerksamkeit. Da ich nun die unbefristete Aufenthaltserlaubnis besaß, würde ich bald die Aufenthaltsberechtigung beantragen können und damit die Erlaubnis erhalten, mich in Deutschland selbständig zu machen. Ich hatte nicht nur den Traum, eines Tages wieder eine eigene Praxis zu eröffnen. Es war auch unbedingt notwendig, diesen Schritt zu tun. Ich war vierundfünfzig Jahre alt. In zehn Jahren würde ich in Rente gehen. Mehri würde keine staatliche Rente zustehen und mir standen nur ein paar hundert Mark zu, die nicht einmal die Miete decken würden. Ich hatte erkannt, dass ich nach meiner Pensionierung weiterarbeiten musste. Ich würde diesen körperlich und seelisch harten Beruf des Altenpflegers nicht mehr ausüben können. Die einzige realistische Möglichkeit für mich, im Alter weiter zu arbeiten, war eine eigene Praxis. Ich entschied also, meine Ausbildung zum Altenpfleger zu Ende zu bringen, damit ich weiterhin Geld verdienen und nebenbei als Heilpraktiker eine Praxis eröffnen konnte. Das war mein neues Ziel. Ich hätte somit etwa zehn Jahre Zeit, bevor die Praxis uns allein ernähren musste. Als ersten Schritt musste ich mich um die Erteilung der Heilpraktikererlaubnis kümmern. Ich bat Mehrschad, mich in Karlsruhe zum Gesundheitsamt zu begleiten, wo ich mich beraten lassen wollte. Dieses Amt in Karlsruhe war für das Regierungsbezirk Karlsruhe, wozu Heidelberg gehörte, zuständig. Wir stellten an Ort und Stelle einen Antrag auf die *Erlaubnis zur Ausübung der Heilkunde als Heilpraktiker gemäß des Heilpraktikergesetzes*, nachdem wir erfahren hatten, dass ich die Ausbildung verkürzen konnte und lediglich an den Prüfungen teilzunehmen hätte. Ich war nicht einmal verpflichtet, eine Schule zu besuchen. Auf die Frage hin, wann ich an den Prüfungen teilnehmen wollte, antwortete ich, dass ich zwölf Monate bräuchte. Der Berater fragte, ob ich sicher sei, dass ich schon in einem Jahr alle Prüfungen ablegen wollte. Ich bejahte. Ich hatte bereits alle Unterrichtsmaterialien meiner Kollegin gesichtet und wusste, dass es machbar war. Ich wollte so schnell wie möglich meine Papiere haben, damit ich noch genügend Zeit hatte, um verschiedene Praktika zu machen, bevor ich die Praxis eröffnete. Im folgenden Jahr besorgte ich mir alle nötigen Bücher und arbeitete sie jeweils mehrere Male durch. Wenn ich im Seniorenheim arbeitete, nutzte ich die Pausen zum Lernen. Meine gesamte freie Zeit zuhause setzte ich zum Lernen ein. Und so kam im Frühjahr 1995 die Einladung des Gesundheitsamtes zur Teilnahme an der Prüfung im folgenden Sommer. Die schriftliche Prüfung bestand aus fünfzehn Fragen aus der Medizin. Diese Fragen waren für mich nicht schwer. Ich konnte sie alle ausführlich beantworten. Danach musste ich an der vierstündigen, mündlichen Prüfung teilnehmen. Ich war sehr aufgeregt, da es bei diesen Prüfungen eine Durchfallquote von achtzig Prozent gab. Ich musste also einer der besten zwanzig Prozent sein. Ich traute es mir zu, aber ich war mir bewusst, dass ich nicht mehr zwanzig Jahre alt war, sondern ein fünfundfünfzigjähriger Vater von vier Kindern und ein Flüchtling. Zudem erschwerte mir die fremde, deutsche Sprache die Situation ungemein. Was, wenn es mir schwerfiel, die Fragen auf Deutsch zu beantworten? Könnte ich vier Stunden durchstehen? Die Prüfer stellten mir zunächst eine Frage aus dem medizinischen Bereich. Diese Frage konnte ich mit Leichtigkeit beantworten. Ich erzählte dazu Geschichten und Fallbeispiele aus meiner Praxis in Isfahan und von der neurologischen Station. Die Prüfer waren beeindruckt. Sie sagten, sie wollten mir nun keine Fragen mehr aus der Medizin stellen. Sie konzentrierten sich auf Fragen aus dem Bereich der Pflanzenheilkunde. Auch diese Fragen konnte ich alle beantworten. Nach zwanzig Minuten beendete der leitende Prüfer die Fragerunde mit der Bemerkung:

„Meine Herren, wir alle haben die hervorragende, schriftliche Prüfung gesehen. Lassen Sie uns die mündliche Prüfung beenden. Er weiß ohnehin alles."

Die anderen waren einverstanden. Er wandte sich an mich: „Herr Zaeri, Sie wissen, dass es für ausländische Heilpraktiker nahezu unmöglich ist, eine Praxis zu eröffnen? Wie schätzen Sie Ihre Chancen ein?"

Ich antwortete: „Diese Ausbildung ist meine zweite in der mir fremden, deutschen Sprache. Ich habe hier auch die Ausbildung zum Altenpfleger erfolgreich abgeschlossen. Ich bin vor zehn Jahren nach Deutschland gekommen. Sagen Sie mir, wie Sie meine Chancen einschätzen. Sie haben mich hier erlebt. Sie können selbst einschätzen, ob ich die Erlaubnis zur Ausübung des Heilpraktikerberufs verdient habe. Geben Sie sie mir, wenn ich sie verdient habe."

Er lächelte und nach einem Blick zu den anderen sagte er: „Wir müssen uns gar nicht erst beraten. Wir gratulieren Ihnen zur bestandenen Heilpraktikerprüfung. Willkommen in unsere Mitte. Ich möchte Ihnen zwei Ratschläge auf Ihrem Weg mitgeben. Sollten Sie eines Tages eine Praxis eröffnen, und das werden Sie bestimmt, geben Sie bitte auf Ihrem Praxisschild an, dass Sie in Isfahan Medizin studiert haben, weil hier viele Menschen das Buch *Der Medicus* gelesen haben. Sie kennen die abenteuerliche Geschichte des jungen Mannes aus Europa, der nach Isfahan wanderte, um bei Ibn Sina Medizin zu studieren."

Ich hörte den Namen *Ibn Sina* und war sehr stolz, dass die Menschen hier auch von diesem Meister gehört hatten. Es war für mich ein wunderbares Gefühl, da ich bestanden hatte, und da mir dieser Prüfer eine solche Anerkennung bezeugt hatte. Ich dankte ihm. „Und bitte verheimlichen Sie nicht, dass Sie auch ausgebildeter Mediziner sind und den Titel *Dr. der Medizin* tragen. Tragen Sie ihn mit Stolz."

Diese Worte streichelten meine Seele. Ich ging mit leichten Schultern nach Hause, um mich in mein Bett zu legen und alle verpassten Ruhepausen und wachen Nachtstunden nachzuholen. Bereits zwei Monate später schickte mir die Stadt Heidelberg eine offizielle Erlaubnis zur Führung einer Praxis der Heilkunde. Meinem Traum, eine eigene Praxis zu eröffnen, standen nun keine behördlichen Hindernisse mehr im Wege. Schon am Tag nach der Prüfung machte ich mich auf die Suche nach einem geeigneten Praktikumsplatz. Ich musste Erfahrung sammeln und herausfinden, auf welches Gebiet der Heilpraxis ich mich spezialisieren wollte. Doch noch vielmehr musste ich endlich die Praxis erleben. Bisher hatte ich nur die Theorie der Heilkunde kennen gelernt. Ich hatte alles, was es darüber gab, gelesen und hatte mich darin mit einer Bestnote prüfen lassen. Doch ich war nicht überzeugt. All diese Dinge, von denen ich erfahren hatte, klangen eher nach Zauberei oder gar Scharlatanerie. Ich wusste, dass die Wissenschaft die Wirksamkeit bislang nicht nachgewiesen hatte und dass aus diesem Grund die Krankenkassen die Kosten der Behandlungen nicht übernahmen. Und dennoch war der Heilpraktikerberuf meine einzige Chance, meinen Traum der eigenen Praxis zu verwirklichen und meinen Dienst an Kranken fortzuführen, denn ich hatte den Eid des Hippokrates geleistet und war Arzt. Mit der Heilkunde würde ich wenigstens die schulmedizinische Behandlung der Kranken positiv unterstützen, insbesondere bei Krebserkrankungen, wie mir berichtet worden war. Ich beschloss, unabhängig von der Wissenschaft, mir die Arbeit der Heilpraktiker anzuschauen und selbst ein Urteil zu fällen. Schließlich konnte ich mir das mit fünfundfünfzig Jahren Lebenserfahrung und fast zwanzig Jahren Erfahrung als Arzt erlauben. Schon bald fand ich etwa zwanzig Kilometer von Heidelberg entfernt, in der Gemeinde Sankt Leon Rot, eine erfahrene Heilpraktikerin, die mit Homöopathie, Bioresonanz und Elektro-Akupunktur nach Voll praktizierte. Die Elektro-Akupunktur war ein Diagnoseverfahren, das an die traditionelle Chinesische Medizin anlehnte. Mit einem Metallstift maß die Heilpraktikerin den Hautwiderstand an vierzig bis fünfzig bestimmten Punkten an den Fingern und Zehen der Kranken. Diese Messpunkte lagen an den Meridianen und konnten somit Einblick in die Funktionsfähigkeit der Meridiane und über die Gesundheit der einzelnen Organe geben, die jeweils den Meridianen zugehörig waren. An einer Skala am Gerät konnte man pro gemessenen Punkt einen Wert von Null bis Hundert ablesen. Ein Ergebnis von fünfzig zeigte, dass an dieser Stelle alles gesund war. Ein Wert zwischen vierzig und sechzig konnte als noch normal betrachtet werden. Ein Messwert unter fünfzig zeigte mangelnde Energie an. Ein Wert von über fünfzig zeigte einen Energieüberschuss an, wie etwa aufgrund einer Entzündung in dem entsprechenden Organ. Auch die Ursachen für die gesundheitlichen Probleme konnten angeblich mit diesem Gerät ermittelt werden, mithilfe geschlossener Testampullen, die mit verschiedenen Substanzen, wie allergieverursachenden Lebensmitteln oder auch Medikamenten gefüllt waren. Mit diesen Tests anhand der Proben in den Ampullen sollte man angeblich viele Arten von Belastungen unterscheiden, ob Umweltgifte, Hormonungleichgewicht, Darmpilze, Elektrosmog, Lebensmittelzusatzstoffe, Zahnmaterialien, Übersäuerung oder andere. Die Substanzen konnten in den Kreislauf des Menschen gegeben werden, ohne die Ampulle zu öffnen. Man musste die Ampulle einfach in eine Arte Metallwabe stellen. Und schon konnte die Ursache herausgefunden werden. Mit den Ampullen konnte man auch herausfinden, was der Körper brauchte, beispielsweise welche Medizin oder welche Kräuter und in welcher exakten Dosierung. Durch die ungeöffneten Ampullen konnte man dann dem Körper das geben, was er brauchte. Für jeden Patienten konnte man ein eigenes, einzigartiges Rezept zusammenstellen und die Symptome würden nach ein paar Wochen oder auch Monaten nachlassen. Wie konnte das sein? Eine Behandlung ohne Medikamente oder wenigstens pflanzliche Substanzen? Und das völlig schmerzlos für die Patienten. Es war für mich nicht einfach, das zu glauben. Die Heilpraktikerin hatte Verständnis. Sie sagte: „Ich kann verstehen, dass du das jetzt noch nicht glaubst. Aber du wirst sehen, wie das wirkt." Sie war sich sehr sicher. Dies machte mich neugierig. Doch manchmal musste ich innerlich lachen. Ich hielt es einfach für unmöglich, dass Menschen mit geschlossenen Ampullen behandelt werden könnten. Ich beobachtete und begleitete die Kranken und befragte sie ausführlich nach ihren Symptomen. Ich erstellte Diagnosen, die häufig vom Gerät bestätigt wurden. Und die Behandlungen zeigten ebenso Erfolge. Dafür gab es, nach gesundem Menschenverstand, nur eine Erklärung: Placebo-Effekt! Die Patienten mussten sich wohl so stark einbilden, dass dieses Gerät hilft, dass es kurzfristig tatsächlich half. Sie mussten ja daran glauben, denn sonst würden sie nicht diese horrenden Rechnungen bezahlen. Die Wände in der Praxis waren behängt mit einem Regalsystem mit unzähligen, kleinen Fächern, in denen die verschiedenen Ampullen standen. Es war für mich sehr schwer, jeweils die richtige Ampulle unter diesen zigtausenden Ampullen zu finden, und später wieder an die richtige Stelle zu räumen. Noch nach Monaten war ich nicht überzeugt von diesem Gerät und seiner Wirkung. Ich registrierte, dass die Behandlungen in der Regel positiv verliefen. Ich hatte aber keine richtige Erklärung für diese Behandlungserfolge. Doch eines Tages kam der Beweis. Es kam ein Patient in die Behandlung, in dessen Akte stand, dass er eine Allergie gegen Echinacea, also dem gemeinen Sonnenhut, hätte. Während der Testphase mit den Ampullen kollabierte der Patient plötzlich. Aus seinem Gesicht wich jegliche Farbe und er kippte um. Wir leiteten sofort Erstmaßnahmen gegen die Schockreaktion ein. Nachdem der Schreck vorüber war und es dem Patienten besser ging, schauten wir uns die Ampulle an. Es war Eupatorium mit dem Inhaltsstoff Echinacea. Dieser Patient wusste nicht, dass wir ihm diese Testdosis Sonnenhut verabreicht hatten. Er hätte sich nichts einbilden können. Offensichtlich war ihm der Wirkstoff wirklich verabreicht worden und hatte tatsächlich gewirkt. Sein Körper hätte eine deutlichere und klarere Reaktion nicht zeigen können. Ich war sprachlos. Zum ersten Mal konnte ich akzeptieren, dass durch bloßen Hautkontakt mit dem Metallgriff, den der Patient in der einen Hand hielt und dem Metallstift, den die Heilpraktikerin an seine Akupunkturpunkte gesetzt hatte, welche beide durch Kabel mit dem Gerät verbunden waren, wo die geschlossene Ampulle in einer Metallwabe stand, Substanzen in den Kreislauf des Mannes gebracht worden waren, ohne eine Injektion oder ohne diese durch den Mund einzunehmen. Ein weiterer Fall überzeugte mich vollends. Eine Frau hatte ihren Urlaub wegen starker Halsschmerzen abgebrochen. Sie fühlte sich müde und hatte leichte Erkältungssymptome. Wir untersuchten sie beide. Doch wir fanden beide nichts. Die Untersuchung durch das Gerät ergab die Diagnose einer Seitenstrangangina. Die Patientin berichtete, dass ihre Tochter auch gerade eine Angina hinter sich hatte. Es war also klar, dass sie die Angina im Anfangsstadium hatte, so dass wir die Entzündung noch nicht mit bloßem Auge sehen konnten. Aber das Gerät hatte die Entzündung entdeckt. Ich war begeistert. Ich stellte mir vor, was man alles mit dieser neuen Technologie machen könnte, wenn es die Krankheiten schon in einem so frühen Stadium erkannte. Ich verstand nicht, warum die Nachricht über diese Technologie nicht durch die Welt gegangen war. Sie revolutionierte die Medizin und veränderte die Arbeitsweise der Heilberufe radikal. Ich sprach mit meiner Kollegin darüber. Sie lächelte nur und sagte: „Hosein, schau doch mal, wie lange ich gebraucht habe, um dich zu überzeugen? Obwohl du jeden Tag die Ergebnisse gesehen hast, wolltest du nicht glauben, dass es wirklich wirkt. Diese Technologie ist wissenschaftlich nicht anerkannt. Es fehlen seriöse Studienergebnisse. Und wenn ich ehrlich sein soll, ich glaube nicht, dass es ein Interesse gibt, dass das bekannt wird. Wir haben in Deutschland eine sehr starke Pharmaindustrie und in Europa eine mächtige Pharmalobby. Glaubst du, sie wären erfreut, wenn die Menschen weniger Medikamente bräuchten."

Ihre Antwort war logisch, aber bitter enttäuschend. Wieder einmal hatten politische und Machtinteressen ein stärkeres Gewicht als Logik und Vernunft. Das war wohl überall auf der Welt so, unabhängig davon, ob es ein demokratisches Land war oder nicht. Für mich war es klar. Dies war die Richtung, die ich als Heilpraktiker wollte. Wie sehr würde ich meine schulmedizinischen Kollegen und Kolleginnen unterstützen können. Ich empfand eine große Freude darüber, dass ich nun nicht nur Arzt war, sondern auch Heilpraktiker. Der Prüfer hatte Recht. Ich war stolz darauf. Indes hatte ich bei vollem Lohn im Seniorenheim gearbeitet und hatte mich nicht vom Schichtdienst befreien lassen wollen. Meine Kollegen und Kolleginnen hatten schon so viel für mich getan. Doch oft spürte ich eine tiefe Erschöpfung. Während der Nachtschichten, gegen vier Uhr morgens, bekam ich unkontrollierbare Zitteranfälle und mein Körper wollte, dass ich mich hinlegte. Doch ich konnte die drei Stationen, für die ich zuständig war, nicht aus dem

Auge lassen. Eine kleine Unaufmerksamkeit könnte einem Menschen das Leben kosten. Tagsüber in der Praxis fühlten sich meine Beine schwach an. Doch die Arbeit dort konnte ich nur im Stehen erledigen. So hielt ich das praktische Jahr einfach durch. Im Seniorenheim tauschte ich mich mit der Kollegin aus, die ebenfalls den Traum hatte, eine eigene Heilpraxis zu eröffnen. Sie befand sich noch in der Ausbildung. Wenn die Arbeit nicht gewesen wäre, hätten wir uns Stunden unterhalten können. Wir waren begeistert von diesem Beruf und seinen Möglichkeiten. Es war, als hätten wir einen bislang unbekannten Kontinent entdeckt. Mein praktisches Jahr in Sankt Leon Rot ging zu Ende und wir nahmen Abschied. Ich werde dieser Heilpraktikerin immer dankbar sein für ihre Gastfreundschaft. Meine Belohnung für diese harte Arbeit war, dass ich nun wusste, was ich wollte. Meine Kollegin erzählte mir von einer Praxis in Speyer, wo der Heilpraktiker sich auf die Bioresonanz spezialisiert und vor allem in der Behandlung von Allergien, Neurodermitis und Asthma sehr große Erfolge erzielt hätte. Das wollte ich unbedingt kennenlernen. Durch die Vermittlung der Kollegin führte ich ein Gespräch mit diesem Heilpraktiker und nahm schon bald ein dreiwöchiges Praktikum auf. Hier gab es die Variation, dass es nicht nur einen Wabenbehälter gab, wo man die Ampullen hineinstellen konnte, sondern ein größeres Behältnis, wo man Gegenstände aus dem Alltag der Patienten, wie Schmuck oder Kleidungsstücke, daraufhin untersuchen konnte, ob diese Allergien auslösten. Schon bald fragte ich den Kollegen, ob er Mehrdad und Mehrnaz behandeln würde, die unter sehr starken Allergien litten. Als Bezahlung wollte er nur Bilder von Mehrdad, die er in seiner Praxis ausstellte. Wir schrieben nun das Jahr 1996 und das persische Neujahr stand uns bevor. Ich war Arzt, Altenpfleger und Heilpraktiker und ich wusste, wie meine berufliche Zukunft aussehen würde. Meine Familie war nicht mehr von Abschiebung bedroht. Wir hatten endlich unser neues Leben in Deutschland, unserem neuen Heimatland, begonnen. Doch all diese Erfolge, die mich an den Rand der Erschöpfung gebracht hatten, forderten ihren Preis, der mehr war, als beispielloser Fleiß und unerschöpfliche Zuversicht. Unsere Ehe lag in Scherben. Mehri war viele Jahre lang dazu verdammt gewesen, die schwere Hausarbeit und die Begleitung der Kinder allein zu stemmen. Sie war nicht mehr in meiner Welt und ich nicht mehr in ihrer. Mehri fühlte sich zwischen Iran und Deutschland verloren. Sie empfand Deutschland nicht wirklich als ihre neue Heimat und in Iran gehörte sie nicht mehr bedingungslos dazu. Dort war das Leben ohne sie weiter gegangen. Doch sie hatte noch immer den Schmerz des Verlustes nicht verwunden. Wir sprachen nicht mehr miteinander, denn ich war nicht da. Wenn ich zuhause war, schlief ich. Wir hatten gemerkt, dass wir uns gegenseitig keine Stütze mehr waren, sondern einander die Energie nahmen. So beschlossen wir im März, am persischen Norous 1996, auch räumlich voneinander Abstand zu nehmen, obwohl es für uns beide unvorstellbar war, jemals ohne einander zu leben. Doch wir waren nüchtern geworden. Warum sollte es uns anders ergehen, als all den anderen iranischen Ehepaaren. Wir waren aus der ursprünglichen Community, die zehn Jahre zuvor in Heidelberg im Haus der Jungend willkommen geheißen worden war, eines der letzten Paare, das noch nicht geschieden war. Es wurde mir wieder einmal bewusst, dass wir uns getäuscht hatten, als wir uns bereit erklärt hatten, unser Leben für das unserer Kinder aufzugeben, in dem Glauben, wir könnten unsere Ehe behalten. Unsere Ehe war nur ein Teil unseres Lebens, das wir geopfert hatten. Ich zog in ein Ein-Zimmer-Appartement in Nachbarschaft meines Arbeitsplatzes. Einerseits sorgte die Trennung für Ruhe, doch andererseits zerriss sie uns. Nach etwa fünf Monaten erbrach ich Blut. Ich wusste, dass der Krebs mich wieder heimgesucht hatte und wurde stationär aufgenommen. Es wurden Untersuchungen gemacht und ich musste eine Woche lang auf die Ergebnisse warten. Inzwischen hatten die Kinder Mehri erzählt, dass ich im Krankenhaus war. Sie konnte keine Minute aushalten. Wir hatten uns fast ein halbes Jahr lang weder gesehen noch gesprochen. Sie kaufte einen Blumenstrauß und besuchte mich. Als sie ins Zimmer trat, war es, als wären alle Angst, alle Last und jeglicher Kummer von mir abgefallen. Sie war so schön. Ohne Worte trat sie zu mir und wir nahmen unsere Hände. Ihre Anwesenheit, ihre Wärme und Liebe waren für mich die beste Medizin. Von nun an warteten wir gemeinsam auf die Ergebnisse, die endlich eines Tages da waren und verkündeten, dass es kein Krebs war, sondern ein sehr schweres Magengeschwür. Es brauchte noch lange, bis ich von diesem Geschwür befreit war, doch ich trug ihm nichts nach. Vielleicht war es nur gekommen, um Mehri und mir den Blick für das Wesentliche zu öffnen. Mehri und ich näherten uns an und nach meiner Entlassung ging ich im Herbst wieder zurück nach Hause, wo wir unser neues Eheleben wieder aufnahmen. Ich fühlte mich stark genug, um nun endlich meinen Traum der eigenen Praxis wahrwerden zu lassen. Die verschiedenen Praktika bei meinen Kollegen hatten mir bestätigt, dass ich mich in meiner zukünftigen Praxis auf Bioresonanz, Elektroakupunktur und Homöopathie spezialisieren wollte. Allerdings störte mich ein Punkt. Das System mit den tausenden Ampullen erschien mir unpraktisch und zeitintensiv. Außerdem konnte ich mir nicht vorstellen, dass ich mir eine derart große Praxis leisten könnte. Ich wollte mich auf die Suche nach einem System machen, das diese Ampullen nicht benötigte, auch wenn dies mir unmöglich vorkam. Ich wurde Mitglied in einem Verband freier Heilpraktiker und erhielt von nun an die Rundbriefe mit den neuesten Informationen und Einladungen zu Fachmessen und Seminaren. So oft ich es ermöglichen konnte, reiste ich zu diesen Veranstaltungen und kehrte immer mit neuem Wissen nach Hause zurück. Ich lernte viel über die neuesten Entwicklungen, Trends und über die Pflanzenheilkunde. Auch technologische Neuheiten wurden hier vorgestellt. Und eines Tages fand ich das Gerät, das ich so lange gesucht hatte. Dieses System arbeitete ähnlich wie Elektroakupunktur und Bioresonanz und nannte sich Holopathie, was übersetzt *Das gesamte Empfinden des Menschen* bedeutete. Es war ein modernes, elektrophysikalisches Verfahren und war Teil der übergeordneten Energiemedizin. In der Energiemedizin geht es darum, nicht die Symptome zu behandeln, sondern die Ursache zu finden und die Energie des Körpers zu erhöhen. Dieses Verfahren, das in Österreich entwickelt worden war, behandelte nicht nur nach dem ganzheitlichen Ansatz akute und chronische Krankheiten und Beeinträchtigungen durch die Umwelt, sondern erkannte sowohl Reaktionsblockaden im gesamten Nervensystem als auch psychische Blockaden. Es war nicht nur geeignet als begleitende Therapie zur Schulmedizin, sondern sogar als ergänzende oder eigenständige Therapie, beispielsweise bei Patienten, für die die Schulmedizin keine weitere Therapie mehr wusste. Der Patient hielt nicht nur einen Metallgriff in der Hand, sondern zwei in beiden Händen und saß mit dem Körper in einem Magnetfeld. Das Revolutionäre daran war, dass die verschiedenen Substanzen, die bislang analog in kleinen Ampullen vorhanden sein mussten, nun nicht mehr gegenständlich gebraucht wurden. Sie waren alle digital im System gespeichert. In der Testphase musste man lediglich per Computer die Testsubstanzen über die zwei Metallgriffe dem Patienten verabreichen. Auch die Therapie konnte nun digital verabreicht werden. Der Computer erkannte das einzigartige Schwingungsspektrum einer jeden Substanz und merkte sich dieses. Die Substanzen konnten genauso gut Spurenelemente, Heilpflanzen oder Medikamente sein wie Umweltgifte oder Metalle. So konnten die Meridiane und die drei Körpersysteme, die von ihnen versorgt werden, Organe, Bindegewebe und Nerven, durch richtig dosierte Schwingungsspektren positiv beeinflusst werden und die Energie erhöhen. Es hörte sich wie science fiction an. Doch ich hatte beschlossen, nicht mehr in diesen Kategorien zu denken. Man musste mit der Zeit gehen, so wie es Mutter mir einst beigebracht hatte. Warum sollte ich mich vor – zugegebenermaßen unglaublichen – Technologien verschließen, nur weil es sie bisher nicht gegeben hatte? Ich besuchte in Stuttgart ein Seminar des österreichischen Arztes Doktor Christian Steinert, dem Entwickler dieses Verfahrens. Er hatte nicht nur die klassische medizinische Ausbildung, sondern hatte jahrelang die traditionelle Chinesische Medizin in China gelernt und hatte dann, genau wie ich, eine Ausbildung zum Heilpraktiker absolviert. Um seine Ideen zu realisieren, hatte er in zehnjähriger Entwicklungsarbeit mit Experten aus der Informatik zusammengearbeitet. Ich erfuhr, dass auch dieses Verfahren wissenschaftlich nicht anerkannt war. In Deutschland praktizierten gerade einmal eine Handvoll Heilpraktiker mit diesem Gerät, das erst seit zwei Jahren auf dem Markt war. Ich wusste, dass dieses Gerät das Fundament meiner Praxis sein würde. Es gab keinen Zweifel! Ich wollte dieses Gerät haben, das für mich einen geradezu astronomischen Preis hatte, siebzigtausend Mark. Nichtsdestotrotz informierte ich mich darüber. Es war auf dem neuesten Stand der Technik und darin waren mehr als zweihunderttausend Substanzen, wie Bakterien, Viren, Elektrosmog, Pflanzen, Bachblüten, Vitamine, Edelsteine, Spurelemente, Pilze oder Parasiten gespeichert. Man konnte jede Substanz mit einem einzigen Mausklick verwenden. Ich erinnerte mich an meine Dozenten an der medizinischen Fakultät in Isfahan, die zu uns sagten, dass die Medizin nicht immer heilen könne. Hier wollte ich ansetzen und die Menschen ansprechen, welchen die chemischen Medikamente nicht geholfen hatten. Jenen, die die Schulmedizin aufgegeben hatte.

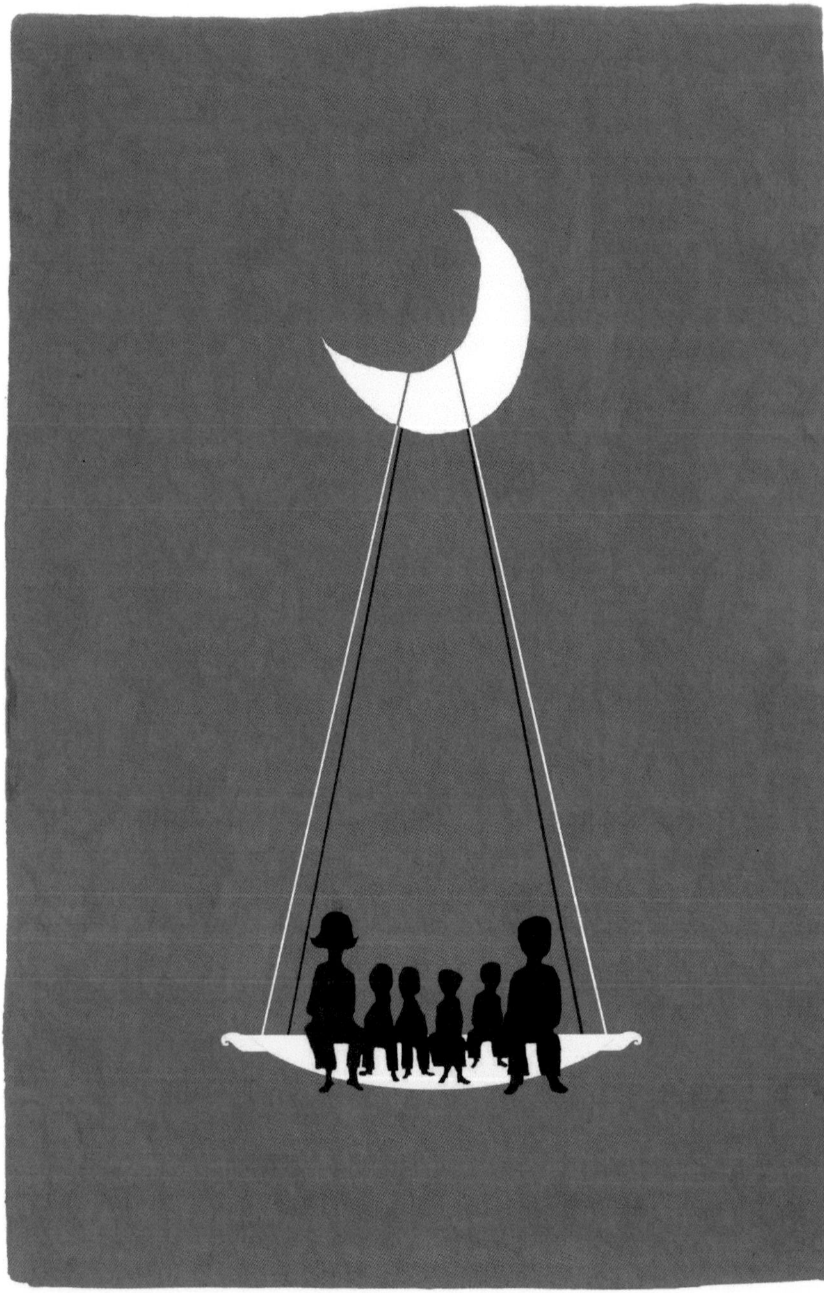

Kapitel 17

Sonnenaufgang und Sonnenuntergang

1996 – 2002

Im Sommer 1996 erhielt ich aufgrund meiner Berufstätigkeit und meines guten Einkommens eine Aufenthaltsberechtigung, die beste Aufenthaltsstufe, die ein Fremder in Deutschland erlangen kann. Entscheidend war, dass ich nun endlich die Erlaubnis hatte, mich als Ausländer selbstständig zu machen. Die Idee einer eigenen Praxis hatte schon klare Konturen. Ich wusste, worauf ich mich spezialisieren wollte. Mehri unterstützte mich in diesem Vorhaben und in unserem Leben schien die Sonne. Mehrschad und Mehrnousch gingen ihren Studien nach. Auch wenn Mehrschad entschieden hatte, von der *Technischen Universität* auf die *Fachhochschule Karlsruhe* zu wechseln, wusste ich, dass er seinen Weg machen würde. Mehrdad hatte eine gewisse Bekanntheit erlangt. Seine Bilder veränderten und entwickelten sich unaufhörlich. Wiewohl uns seine Kunst gefiel, liebten wir das, was neu entstand, noch mehr. Er hatte sein Ziel im Auge behalten und hatte seit jenem Tag, als er zu mir gesagt hatte, er brauche weder Brot noch Wasser, tatsächlich jeden Tag gezeichnet und gemalt. Es war faszinierend, seine Lebensweise zu betrachten und von ihm zu lernen. Oft machte er genau das Gegenteil von dem, was Mehri und ich ihm geraten hätten. Und trotzdem schien er Erfolg zu haben. Er hatte nun angefangen, immer weniger Farbe zu benutzen. Seine Zeichnungen wurden immer kleiner und der schlichte, schwarze Stift beherrschte seine Skizzen. Er erzählte von der Kunst der Reduktion und wir staunten. Er hatte den Zwang zur Perfektion überwunden und lebte die Leichtigkeit, die die meisten Menschen Zeit ihres Lebens vergeblich suchen. Es war der Sommer 1996 kurz vor dem Beginn der Ferien. Mehrnaz war nun in der Oberstufe und wählte ihre Leistungskurse, die sie ab dem nächsten Schuljahr besuchen würde. Sie wusste genau, was sie wollte und wählte Mathematik und Kunst. Mehri war stolz, dass drei ihrer Kinder Kunst als Leistungsfächer für ihr Abitur gewählt hatten. Denn sie war der kreative Part, der unseren Kindern die Liebe zur Kunst gezeigt hatte. Ich hatte nun durch Mehrdad verstanden, dass das Fach Kunst den gleichen Wert hatte wie die anderen Fächer. Ich war jedoch trotzdem sehr froh, dass Mehrnaz sich auch für Mathematik entschieden hatte, und dass sie tatsächlich darin stark war und ich sie in den zwei Abiturjahren gut unterstützen konnte. Mehrnaz hatte mittlerweile auch zusammen mit Freunden eine Band gegründet mit dem Namen *Drift Kickers*. Sie hatten Auftritte in Gaststätten und auf kleinen Festen. Auch die Schule gab ihnen immer wieder Gelegenheiten für Auftritte. Sie schien diese zwei Jahre zu genießen. Sie legte großen Wert auf Freundschaften. Nach wie vor war sie beliebt und ein Ruhepol in ihrer Klasse und ihrem Freundeskreis gleichermaßen. Ihr gelangen die Dinge scheinbar nebenbei. So vergingen die zwei Jahre und wir besuchten als stolze Eltern ihren Abiturball. Wehmut lag dennoch in der Luft, da wir nun kein Kind mehr an der Schule hatten. Eine Schule, die für die ganze Familie zur Heimat geworden war. Ein Ort, wo Lehrer und Lehrerinnen nicht nur engelsgleich unsere Kinder an die Hand genommen und durch schwierige Jahre begleitet, sondern auch ihnen das Leben gezeigt hatten. Es war mir ein Anliegen, mich in besonderer Weise zu bedanken. Mit Mehrnaz Einverständnis fragte ich die Schulleitung an, ob ich eine kurze Rede halten dürfte. Der Rektor war von dieser Idee sehr angetan. Während Mehri und unsere Kinder am Tisch saßen und der ganze Raum besetzt war mit Mehrnaz Freunden, Klassenkameraden und ihren Familien, hielt ich eine Dankesrede nicht nur im Namen unserer Familie, sondern auch im Namen der Migranten und Minderheiten, die ausnahmslos an dieser Schule willkommen geheißen wurden. So nahmen Mehri und ich nun Abschied von der Kindheit unserer Kinder. Mehrnaz wusste schon vor ihrem bestandenen Abitur, dass sie Logopädin werden wollte. Da es unmöglich war, direkt nach der Schule einen Ausbildungsplatz zu bekommen, hatte sie bereits zwei Praktikumsstellen gefunden, jeweils in einer logopädischen Praxis und in einem Kindergarten für sprachbehinderte Kinder. Mir gefiel ihre Entscheidung sehr gut, weil ich sicher war, dass

Logopädie ein Bereich war, wo Mehrnaz sich mit ihrem Können, mit ihren Erfahrungen und ihrem Charakter sehr gut einbringen könnte. Ich selbst hatte mich in den vergangenen zwei Jahren auf meine Arbeit im Seniorenheim konzentriert und gleichzeitig mein Netzwerk als Heilpraktiker erweitert. Durch großes Glück hatte ich an einem weiteren Holopathie-Seminar mit Doktor Steinert in Österreich teilnehmen können. Mehri und ich hatten beschlossen, das Quint-System von Doktor Steinert zu kaufen und eine Praxis zu gründen. Zum Norous des Jahres 1999 war es nun endlich soweit. Ich eröffnete, sechs Jahre vor meiner Pensionierung im Jahr 2005, meine eigene Naturheilpraxis in der Heidelberger Weststadt, spezialisiert auf Schwingungstherapie, in Anlehnung an Bioresonanz, Elektroakupunktur und Homöopathie.

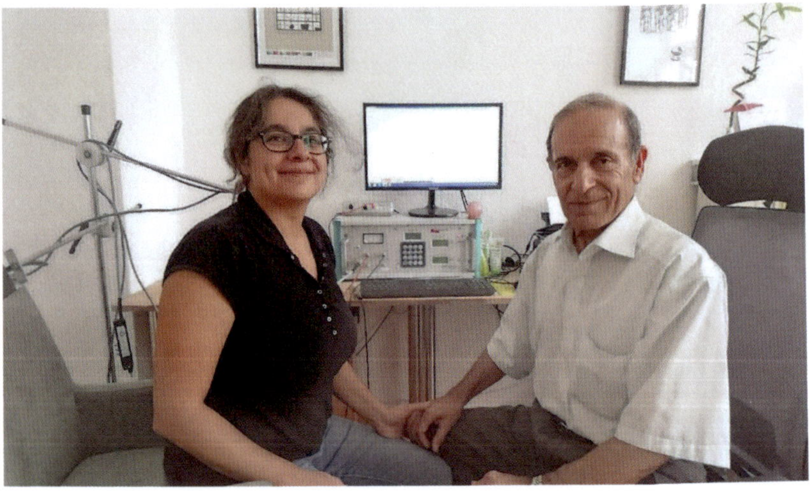

2019, Heidelberg, Mehrnaz und Hosein in der Naturheilpraxis mit Quintstation

Von meinem Arbeitsplatz, wo ich zwölf Jahre lang den Alten und Kranken gedient hatte, konnte ich mich mit gutem Gefühl verabschieden. Der Abschied von den liebegewonnenen Bewohnern und Bewohnerinnen und vom Kollegium fiel nichtsdestotrotz nicht leicht. Ein weiterer Lebensabschnitt war zu Ende gegangen in dieser Zeit am

Ende der Neunziger und zum Beginn des neuen Jahrtausends, ein Abschnitt, der so voller Abschiede und beendeter Lebensphasen war. Auch unsere Kinder waren nun keine Kinder mehr. Mehrnousch hatte sofort nach ihrem Abschluss als Sozialpädagogin eine Stelle in der Flüchtlingssozialarbeit der Diakonie angetreten. Mehrschad befand sich im praktischen Jahr seines Studiums, das er für sieben Monate in Südafrika in Kapstadt absolvierte. Wir waren besonders stolz, weil man sich auf diesen Praktikumsplatz nicht bewerben, sondern dafür nur vorgeschlagen werden konnte. In dieser Zeit erhielten wir von ihm einen vierseitigen Brief, worin er uns seine große Liebe und Lebensgefährtin Pia ausführlich vorstellte, deren Vorname *die Gerechte* bedeutet. Pia und Mehrschad waren in den Anfangsjahren Schulkameraden gewesen. Dann hatte Pia eine Ausbildung begonnen, und sie hatten sich aus den Augen verloren. Nun hatten sie sich wiedergefunden. Wir freuten uns sehr für sie beide. Auch Mehrnaz verliebte sich und zog im Jahre 2000 aus. Doch sie blieb in Heidelberg, wo sie sich an der Universitätsklinik Heidelberg in der Schule für Logopädie einen Ausbildungsplatz ergattert hatte. Sie hatte uns vom schonungslosen Bewerbungsverfahren berichtet, welches einen ganzen Tag lang aus vielen verschiedenen Tests, Interviews und Planspielen bestanden hatte. Beim kleinsten Fehler wurde man sofort aussortiert. Die Schule hatte schließlich auf eintausend Bewerbungen nur zehn Plätze zu vergeben. Und Mehrnaz hatte einen dieser Plätze erkämpft. Mehrnousch und Jens waren weiterhin ein Paar und führten ein gutes Leben mit doppeltem Einkommen in Freiburg. Mehrdad feierte Erfolge, was seiner permanenten Geldnot jedoch keinen Abbruch tat und Mehri und mir Sorgen bereitete. Auch wenn wir wussten, dass er sich bewusst für dieses Leben entschieden hatte, fiel es uns sehr schwer, seine Armut auszuhalten, weil er nicht bereit war, von uns finanzielle Hilfe anzunehmen. Im Jahr 2000 beschlossen Mehri und ich, mit Mehrschad, Mehrnousch und Mehrnaz die deutsche Staatsangehörigkeit zu beantragen. Mehrnousch hatte ein festes Einkommen. Mehrschad und Mehrnaz waren in der Ausbildung mit Aussicht auf Anstellungen. Mehrdad beschloss, sein Einkommen als

Taxifahrer zu erhöhen, um die Bedingungen erfüllen zu können, und stellte ebenso einen Antrag auf die deutsche Staatsangehörigkeit. Nun begannen unsere neuen bürokratischen Abenteuer. Wir hätten niemals gedacht, dass die Einbürgerung mit so vielen Hürden gespickt sein würde, die sie fast unmöglich machten. Das deutsche Staatsangehörigkeitsrecht befand sich auf der Schwelle zum zweiten Jahrtausend noch immer auf dem Stand des Reichs- und Staatsangehörigkeitsgesetzes vom Jahre 1913, wie Mehrnousch es erläuterte. Die Schwierigkeit für uns lag nicht darin, dass wir die vielen harten Bedingungen nicht erfüllten, sondern dass wir unsere iranische Staatsangehörigkeit nicht abgeben konnten. Und da in Deutschland die doppelte Staatsangehörigkeit nicht möglich war, hatten wir keine Chance, eingebürgert zu werden. Zwei Jahre lang bemühten wir uns um die Ausbürgerung. Doch die iranische Vertretung in Frankfurt amüsierte sich über uns. Sie überhäufte uns mit lächerlichen Vorgaben, wie etwa dem achtfachen Ausfüllen eines Formulars auf Arabisch, einer Sprache, derer wir nicht mächtig waren. Oder sie verlangten Schwarz-Weiß-Passfotos in absurd hoher Stückzahl im Profil und von vorne inklusive der Negativabzüge. Sie beschimpften uns offen als Verräter und duzten uns. Sie ließen uns stundenlang warten, um uns wieder mit leeren Händen nach Hause zu schicken. Und sie waren nicht bereit, uns zu bestätigen, dass sie uns niemals aus der iranischen Staatsangehörigkeit entlassen würden. Dieses Schmierentheater von Ausbürgerungsverfahren war bloßes Alibi. Doch wir gaben nicht auf und erfüllten all ihre Vorgaben. Im Jahr 2002 wendete sich das Blatt. Das Land Baden-Württemberg erkannte an, dass iranische Staatsangehörige in der Regel nicht entlassen wurden. Für die einbürgerungswilligen iranischen Staatsangehörigen wurde eine Ausnahme eingeführt. In diesen Fällen hatte die Vermeidung der Mehrstaatigkeit, die das oberste Prinzip bei Einbürgerungen war, keine Priorität mehr. So erhielten wir von der Behörde eine Einladung, um unsere deutschen Pässe abzuholen. Mehrnousch hatte von der Freiburger Behörde bereits ihren deutschen Pass erhalten. Doch sie wollte diesen denkwürdigen Tag nicht verpassen und begleitete uns fünf zur Heidelberger Einbürgerungsbehörde. Wir wurden über unsere Rechte und Pflichten aufgeklärt. Schließlich mussten wir unterschreiben, dass wir akzeptierten, dass unsere deutsche Staatsangehörigkeit in Iran nicht gelte. Sie sei dort nicht gültig und sollte einem von uns etwas zustoßen, würde die deutsche Botschaft sich nicht um unsere Freilassung bemühen. Wir unterschrieben alle und bekamen unsere Pässe und Einbürgerungsurkunden ausgehändigt. Es herrschte eine fröhliche und ausgelassene Stimmung. Das alles erschien uns unglaublich. Es war, als würden wir aus einem Gefängnis in die Freiheit entlassen. Sowohl uns als auch unserer Sachbearbeiterin war klar, welche weiteren Auswirkungen diese Einbürgerung auf unser aller Leben haben würde. Wir hatten ab diesem Tag nicht mehr nur die Bürgerpflichten sondern auch deren Rechte. Wir durften uns endlich an der Demokratie in diesem Land beteiligen. Wir würden nie wieder einen Fuß in diese Ausländer- und Einbürgerungsbehörde setzen, die für uns in den ersten zehn Jahren nach unserer Ankunft zu einem traumatischen Ort geworden war. Mit Ausnahme von Mehrdad! Da in seiner Akte ein Schreiben und ein Stempel fehlten, um die er sich hätte vorher kümmern müssen, konnte die Sachbearbeiterin ihm seinen neuen Pass nicht aushändigen. Mit einem fassungslosen und einem schmunzelnden Auge schaute ich Mehrdad an. Nach dieser feierlichen Stunde besuchten wir gemeinsam ein persisches Restaurant, wovon es mittlerweile neben den vielen iranischen Lebensmittelmärkten im Raum Heidelberg und Frankfurt mehrere gab. Dort bestellten wir Kabab und Dugh und stießen auf unser neues Leben in unserer neuen Heimat an. Das war ein schöner Tag, so fern von heute und doch erst vor achtzehn Jahren. So nah, als wäre es gestern gewesen.

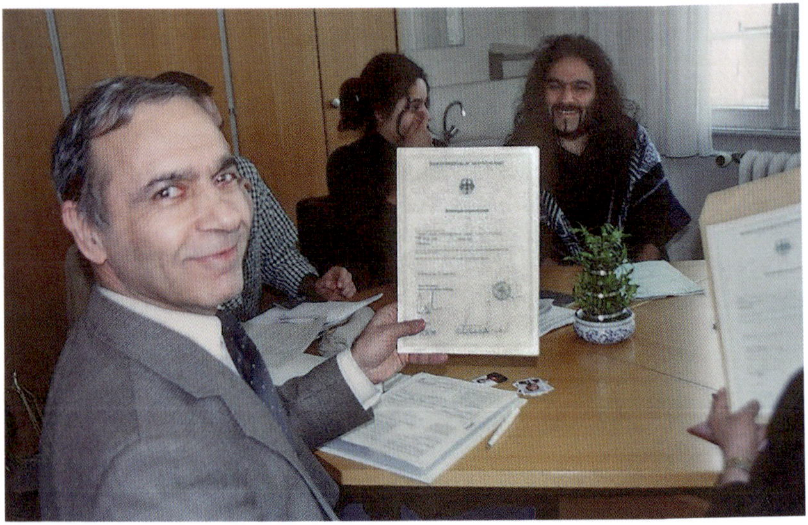

2002, Heidelberg, Einbürgerungsbehörde, Hosein mit Urkunde,

Hinten: Mehrschad, Mehrnaz, Mehrdad

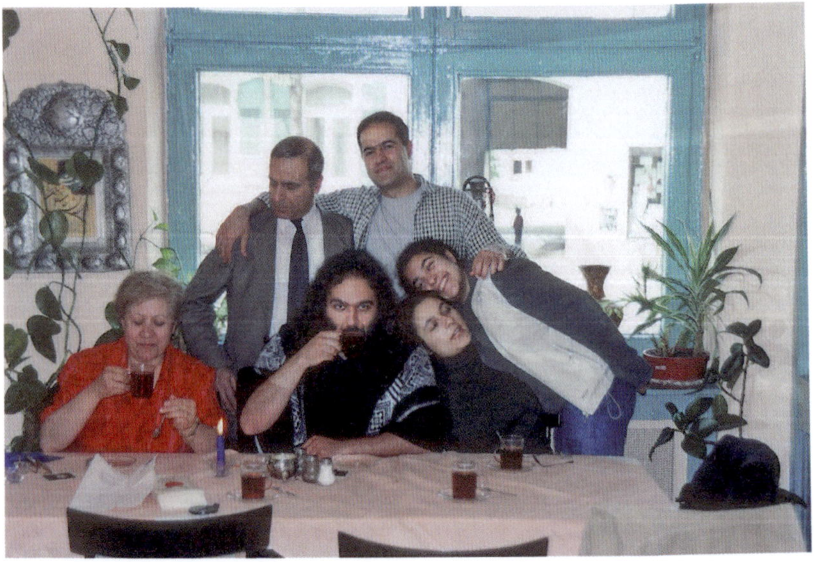

2002, Heidelberg, Kabab-Essen nach Einbürgerung, Hinten: Hosein und Mehrschad,

Vorne: Mehri, Mehrdad, Mehrnaz, Mehrnousch (von links)

Nun stehe ich heute hier vor einem Spiegel und sehe einen hageren Mann. Einige Falten haben sich in diesem Gesicht ihren festen Platz eingefordert, wie die zwei schiefen Falten quer auf der Stirn. Sorgenfalten sitzen über der Nasenwurzel und zwinkern mir zu, mit den Worten: *War doch gar nicht schlimm!* Und die Lachfalten um die Augen geben ihnen recht. Und woher stammen die zwei tiefen Falten rechts und links auf meinen Wangen? Ich erinnere mich nicht mehr, ob ich als Kind Grübchen hatte. Es ist schlicht zu viel Zeit vergangen. Die Narbe am Kinn, die mit sechs Jahren im Männerbad zu meinem Initiationssymbol wurde, prangt noch immer hell auf meiner dunklen Haut. Die Operationsnarben am Rücken und auf der Brust erzählen vom dunklen Tal der Heimatlosigkeit. Die Haare sind grau und licht. Doch der Glanz in den Augen ist geblieben und ein Lächeln. Jenes ungezwungene, das als kleiner Rest übrig blieb von dem Lachen und dem Leuchten, welche einst der kleine Hosein mit sich trug, während er im großen Garten seines Geburtshauses zusammen mit seinem großen Bruder auf den alten Walnussbaum kletterte. Ich habe meine geliebte Mehri nicht verloren. Ich bin Vater von vier Kindern und Großvater von acht Enkelkindern. Ich habe den hippokratischen Eid eingehalten und werde den Kranken und Alten bis zum letzten Atemzug dienen. Ich bin zufrieden und frage nicht, wofür das alles gut war, denn der Shahname[67] geht, wie die Perser sagen, am Ende immer gut aus. Ich sage es mit Firdausi: „Könige und Helden kommen und gehen. Doch was bleibt, sind Sonnenaufgang und Sonnenuntergang."*

67 Siehe Seite 81, Fußnote Nr. 19: Persisches Heldenepos

* Angelehnt an ein Zitat aus Firdausis Shahname

Epilog

2002 – 2020

Nach ihrer Einbürgerung kann Mehri endlich zwischen 2002 und 2016 insgesamt dreimal nach Iran reisen und ihre Eltern und ihren Bruder wiedersehen. Ihr Bruder Bijan heiratet und wird Vater zweier Kinder. Ihre Mutter Robabeh stirbt im Jahr 2016. Mehri kann von ihrer Mutter kurz vor deren Tod Abschied nehmen. In Deutschland erfährt Hosein in den Neunzigern vom Tod seines Bruders, Asghar. Er kann nicht zur Beerdigung in den Iran reisen. Im Jahr 2004 werden Mehris und Hoseins ersten beiden Enkelkinder innerhalb von drei Tagen geboren.

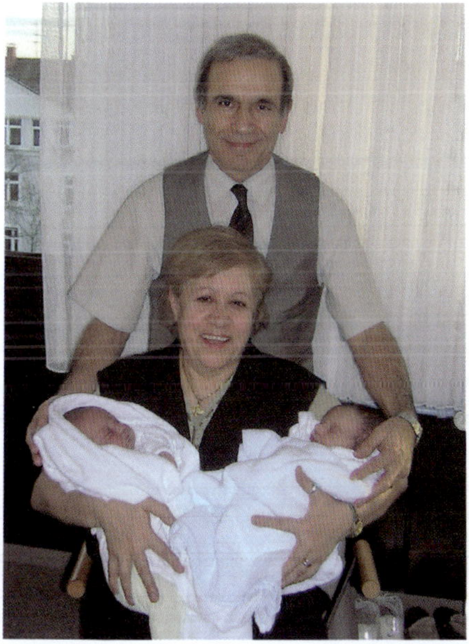

Karlsruhe, 2004, Geburt der ersten beiden Enkel, Mehri und Hosein mit Lydia und Miad (rechts)

Bis 2014 erblicken sechs weitere Enkelkinder das Licht der Welt. Alle Kinder bleiben in der Region Nordbaden. Die Großfamilie trifft sich regelmäßig und unternimmt einmal im Jahr eine gemeinsame Reise. Hoseins Praxis wird sehr erfolgreich. Seine Patienten schätzen seine geduldige, freundliche und humorvolle Art. Doch vor allem sind sie dankbar um sein unerschöpfliches Wissen und seine beachtliche Erfahrung. Hosein wird im Jahr 2005 pensioniert. Im Jahr 2014 führt das *Junge Theater Heidelberg* unter Regie von Franziska-Theresa Schütz in der Fassung von Karoline Felsmann auf Grundlage des Manuskripts von Mehrnouschs Autobiografie *33 Bogen und ein Teehaus* das Jugendstück unter dem Titel *Weil wir kein Deutsch konnten* auf. Das aufwändige Bühnenbild wird von Mehrdad gestaltet. Zur Premiere lädt die Familie unter anderem den ehemaligen Lehrer und Freund Bill, Wilfried Hoffmann, und seine Ehefrau Marijke Hoffmann ein.

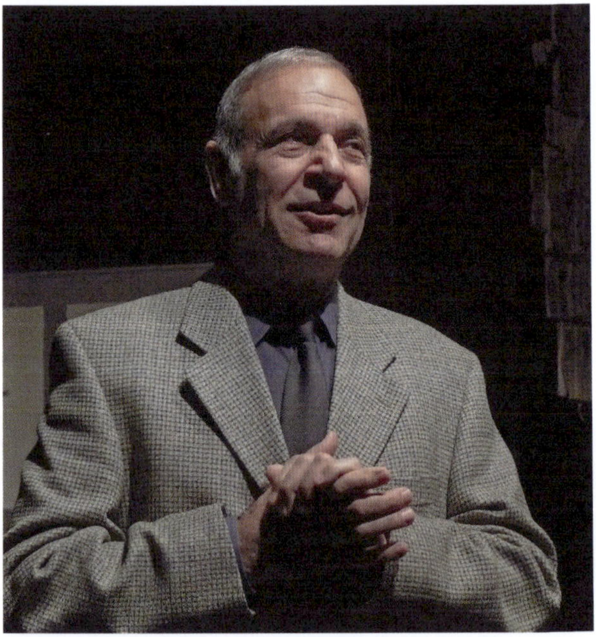

2014, Heidelberg, Junges Theater, Matinée zu *Weil wir kein Deutsch konnten*

Hosein hält Dankesrede

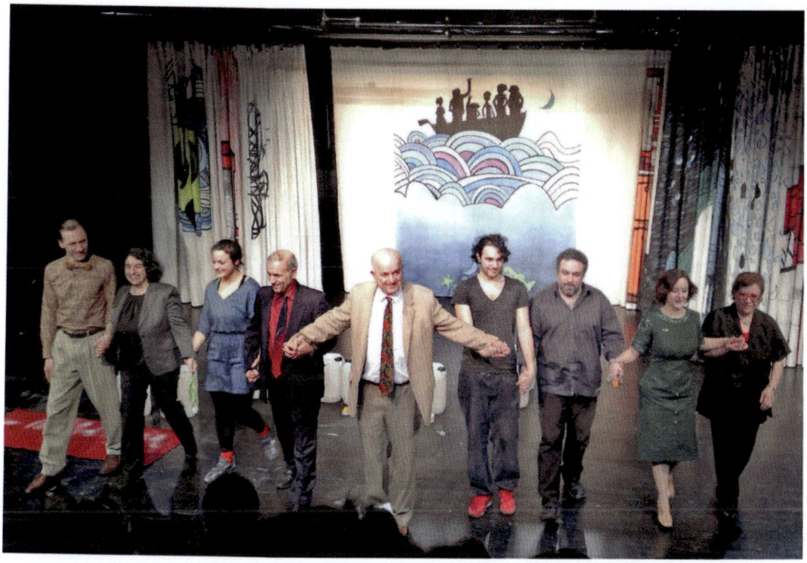

2014, Heidelberg, Junges Theater, Premiere Verbeugung, Peter Lindhorst, Mehrnousch, Anouk Wagener, Hosein, Massoud Baygan, Ali Berber, Mehrdad, Felicity Grist, Mehri (von links)

Einige Wochen nach der Einbürgerung seiner Familie im Jahr 2002 erhält auch Mehrdad seinen deutschen Pass und seine Einbürgerungsurkunde. Er schafft seinen Durchbruch im Jahr 2008 mit seiner ersten Veröffentlichung bei der *Büchergilde Gutenberg*. Er illustriert eine bibliophile Edition der Anthologie *Das Chinesische Dekameron*. Von diesem Tage an erhält er immer häufiger Aufträge für Illustrationen. Mit seinen Kalendern *Kuriose Gedenktage*, in denen er außergewöhnliche Gedenktage, wie den *Welttag der selbst gemachten Musik* oder den *Tag der vermissten Kinder* illustriert, erreicht Mehrdad zunächst in der Büchergilde Gutenberg und dann im Verlag *DUMONT* das große Publikum und bundesweite Bekanntheit. Parallel geht er mit verschiedenen Liveprogrammen auf Tournee im deutschsprachigen Raum als Solokünstler und Geschichtenerzähler zu Themen wie Flucht und Ankunft, Abschied und Neubeginn oder Melancholie und Leichtigkeit. Im Jahr 2009 heiraten er und die Fotografin, Papierkünstlerin und Autorin

Christina[*1] Laube in Mannheim. Im Jahr 2016 ist Deutschland das Gastland auf der Internationalen Kinderbuchmesse in Bologna. Mehrdad darf als einer der dreißig ausgewählten Kunstschaffenden Deutschland vertreten. Er illustriert jährlich zahlreiche Bücher auch in persischer Sprache bei diversen iranischen Verlagen. Mehrdad erlangt internationale Bekanntheit und erhält zahlreiche Preise und Auszeichnungen. Im Jahr 2018 gründet er mit seiner Frau Christina das *Duo Sourati*, das bereits seit mehreren Jahren gemeinsam Papier, Wand und Haut gestaltet. Sie veröffentlichen Bücher, bemalen Häuser mit großen Wandmalereien im Auftrag von Städten und bemalen und fotografieren Menschen. Gemeinsam erhalten sie mehrere Literaturpreise und Nominierungen. Mehrdad illustriert seit 2006 mehr als dreißig Bücher.

Mehrschad geht neben seinem Studium seiner ehrenamtlichen Tätigkeit beim *Freundeskreis Asyl e.V.* in Karlsruhe nach, wo er Geflüchtete in ihrem Asylverfahren begleitet. Im Dezember 2000 erhält er den *DAAD-Preis* des *Deutschen Akademischen Austauschdienstes* des *Auswärtigen Amtes*. Nach seiner Diplomarbeit erhält er im Jahr 2001 die Urkunde als Diplom Informatiker (FH) und das Zertifikat *„Großes Ethikum für Ingenieure"* für den Abschluss des Philosophiestudiums an der *Fachhochschule Karlsruhe*[*2]. Die nächsten Jahre bis 2013 ist er beruflich beschäftigt als Softwareentwickler, Requirements-Engineer, Projekt-Manager und Service Manager. Im Jahr 2003 heiraten Mehrschad und Pia in Karlsruhe und ihr erstes Kind, *Lydia Siba*[*3], erblickt im Jahr 2004 das Licht der Welt. Zwei weitere Kinder namens *Felix Kaweh*[*4] und *Nils Dariush*[*5] folgen in den Jahren 2006 und 2010. Ab 2009 erhält er einen Lehrauftrag an der Fakultät für Informatik. Im Jahr 2013 gründet

---

[*1] Christina = Die Gesalbte

[*2] Die Hochschule mit dem ehemaligen Namen *Fachhochschule Karlsruhe* trug zu diesem Zeitpunkt bereits den Namen *Hochschule Karlsruhe Technik und Wirtschaft*

[*3] Lydia = Die Kämpferin; Siba = Die Schönheit

[*4] Felix = Der Glückliche; Kaweh = Name eines Schmieds aus der Persischen Mythologie, der den Aufstand gegen den grausamen Tyrannen Zahak anführte

[*5] Nils = Der Glücksbringende; Dariush = Altpersisch, Das Gute festhaltend

Mehrschad die Firma *ParsQube GmbH*, wo er gemeinsam mit seinem langjährigen Freund Manuel Montero Pineda europaweit Firmen im Bereich der Datenanalyse begleitet und berät. Der Teil *Pars* im Namen der Firma ist angelehnt an das englische Verb *to parse* und steht somit nicht nur für das Parsen, die Analyse der Syntax einer formalen Sprache sondern auch für die alte Bezeichnung der iranischen Provinz *Fars* mit der Provinzhauptstadt Shiras, und damit ein stiller Hinweis auf Mehrschads persischer Herkunft. In seinen Trainings- und Coachingansätzen geht es Mehrschad neben der reinen Methodik in erster Linie um die Vermittlung eines neuen Verständnisses, eines Perspektivwechsels gegenüber der Arbeit und der Projekte. Dabei werden Hierarchien von Unternehmen, die Gestaltung der Führung und die Art der Zusammenarbeit auf operativer Ebene hinterfragt. Mit der Methode Story Telling veranschaulicht Mehrschad, durch das Geschichtenerzählen, die Notwendigkeit von stetiger Anpassung und unbedingter Aufrichtigkeit auf allen Ebenen eines Unternehmens.

Mehrnousch erhält im Februar 1999 ihre Urkunde zur Diplom Sozialpädagogin (FH) an der *Evangelischen Fachhochschule Freiburg*[*6]. Ab März desselben Jahres nimmt sie bis Ende 2016 mehrere Stellen bei verschiedenen Arbeitgebern an, wo sie Geflüchtete mit Duldungsstatus berät und begleitet und sowohl hauptamtliche als auch ehrenamtliche Flüchtlingsbegleiter koordiniert und schult. Nach einem gemeinsamen Sprachaufenthalt in Mexiko heiraten Jens und Mehrnousch im Jahr 2003 in Karlsruhe. Ihr erstes Kind, *Miad Luis*[*7], erblickt 2004 das Licht der Welt. Zwei weitere Kinder namens *Nane Minou*[*8] und *Hana Ev*[*9] werden in den Jahren 2005 und 2009 geboren. Für ihre sozialen Projekte erhält sie mehrere Auszeichnungen, darunter auch den *Demokratiepreis des Deutschen Bundestages*. Ab 2012 betätigt sie sich als Autorin und erhält Auszeichnungen für ihre Beiträge in Anthologien.

---

*6 Seit 2012 *Evangelische Hochschule Freiburg*

*7 Miad = Der Ort, wo sich Okzident und Orient treffen; Luis = Der Berühmte

*8 Nane = Die Göttin; Minou = Das Paradies

*9 Hana = Die Begnadete; Ev = Die Leben Spendende

Im Jahr 2016 feiert sie ihr Autoren-Doppeldebüt. Der Roman *Das Mondmädchen* wird für den *Oldenburger Kinder- und Jugendbuchpreis* 2015 nominiert. Ab 2018 erscheint die Autobiografie als Schullektüre. Mit verschiedenen satirischen oder erzählerischen Bühnensoloprogrammen geht sie mit Abendlesungen und Schulveranstaltungen auf Deutschlandtournee, wo sie wiederholt auch gemeinsam mit Mehrdad auftritt. Daneben entwickelt sie ab 2014 die Denkwerkstatt *Gemeinsam leben - Aber wie?* und die Demokratiewerkstatt *Was hat das mit Demokratie zu tun?* mit denen sie als Geschichtenerzählerin mit persischer Erzählkunst und der Methode *Story Telling* mit bürgerschaftlich Engagierten und hauptamtlich Tätigen über den Zusammenhalt in der Gesellschaft spricht. Ab 2017 macht sich Mehrnousch als Referentin und Autorin selbstständig.

Mehrnaz erhält nach ihrer Ausbildung zur Logopädin in den Jahren 2000 bis 2004 an der Schule für Logopädie des Universitätsklinikums Heidelberg/Sprachabteilung ihre Urkunde zur staatlich geprüften Logopädin. Ab 2004 bis 2018 arbeitet sie in der logopädischen Praxis. Im Jahr 2010 heiratet sie ihren langjährigen Lebenspartner Dirk[*10] in Heidelberg. Ihre Kinder, *Parastoo Lili*[*11] und *Frederick Babak*[*12], erblicken in den Jahren 2011 und 2014 das Licht der Welt. Während ihrer Beschäftigung bildet sich Mehrnaz im Konfliktmanagement fort. Sie spezialisiert sich im Laufe der Jahre auf die Elternarbeit in Familien mit Migrationsgeschichte und auf interkulturelle Konfliktsituationen. Ab 2009 bis heute lässt sie sich von ihrem Vater Hosein in seiner Praxis in die Heil- und Kräuterkunde und in die Funktionsweise des *Quint-Systems* einweisen. Sie erhält von ihm zudem Grundkenntnisse über Medizin und Anatomie. Im Jahr 2019 macht sie sich als freischaffende Logopädin und Referentin selbständig und bietet Fortbildungen mit der Methode *Story Telling* und mit persischer Erzählkunst mit den Schwerpunkten *Zusammenarbeit mit Familien und Kindertageseinrich-*

---

*10 Dirk = Der mächtige Herrscher des Volkes

*11 Parastoo = Persisch für Schwalbe; Lili = Blume

*12 Frederick = Friedlicher Herrscher; Babak = Kleiner König aus dem Heldenepos Shahname *tungen* an. Zudem berät sie Eltern bei Mehrsprachigkeit und betätigt sich als interkulturelle Elternmentorin.

Patientenmeinungen

Auszug aus www.heilpraxis-drzaeri.de

Mai 2019, Lisa:
Seine langjährige Erfahrung als Arzt und Heilpraktiker, seine warme Herzlichkeit und aufrichtige Fürsorge führen dazu, dass man sich sofort wohl und gut aufgehoben fühlt. Dank Herr Zaeri habe ich heute eine ganz andere Lebensqualität! Ich bin ihm einfach unbeschreiblich dankbar. Er ist ein wunderbarer Mensch.

Mai 2018, Konstanze:
Ich habe Herrn Dr. Zaeri wegen einer Reihe chronischer Erkrankungen aufgesucht. Er hat mich in seiner Praxis liebevoll wie ein Familienmitglied betreut und behandelt. Aufgrund seiner langjährigen umfassenden Erfahrung mit Holopathie in Kombination mit einer klassischen schulmedizinischen Ausbildung als Arzt waren die Behandlungen bei ihm sehr erfolgreich, so dass sich nach und nach immer mehr die mit schulmedizinischen Maßnahmen nicht therapierbaren Krankheiten verabschiedeten. Ich danke Herrn Dr. Zaeri für sein großes Engagement, sein Einfühlungsvermögen und seine niemals endende Geduld bei immer neuen Herausforderungen.

Dezember 2015, Ingeborg:
Ich war ziemlich verzweifelt, bevor ich zu Herrn Dr. Zaeri kam. Über Holopathie wusste ich nicht viel, konnte mir auch nicht vorstellen, dass es gegen meine heftigen, fast täglichen Migräneschmerzen helfen könnte. Nach einer sehr gründlichen Diagnose begann Herr Dr. Zaeri die Behandlung der Migräne. Nach nur drei Monaten Behandlung bin ich heute fast frei von Migräne. Die letzte Attacke liegt bereits 5 Wochen zurück. Es erscheint mir wie ein Wunder! Herr Dr. Zaeri hat mir sehr geholfen und mir wieder Mut und Lebensfreude gegeben. Ich bin ihm von Herzen dankbar dafür.

Mai 2015, Davood:
Ich möchte mich bei ihm bedanken für seine Großzügigkeit. Ich bin sehr froh, dass ich bei ihm bin.

Mai 2015, Tatjana:
Dr. Zaeri ist ein Arzt aus Überzeugung und das kann man sofort merken. Ich komme zu ihm nicht nur wegen der wunderbaren Behandlungen sondern auch um Energie zu tanken. Feinfühlig, offen und großzügig ist Dr. Zaeri. Schade, dass nicht alle Ärzte so sein können. Ich bin sehr dankbar, dass ich diesem Menschen begegnet bin.

März 2012, Gabriele:
Lieber Dr. Zaeri, seit vielen Jahren bin ich Ihre treue Patientin und durch Ihre Therapie habe ich volle Energie und bin ohne Schmerzen. Inzwischen bin ich 58 Jahre alt und fühle mich dennoch wie ein junges Mädchen, die gleiche Abenteuerlust, ungebrochene Aktivitäten, Freude am Leben. Jedoch: Immerzu passiert etwas in meinem Leben, Gutes wie auch Schlechtes und Sie helfen mit Geduld, guten Ratschlägen und gezielten Einstellungen mit Ihrer Quint-Station damit es mir gut geht, ich nicht traurig bin und schlafen kann, wie ein Baby. Meine Erfolge auf Arbeit habe ich maßgeblich auch Ihnen zu verdanken. Dann passierte der schreckliche Motorradunfall in Gran Canaria. Mein rechtes Bein war unter dem stürzenden Motorrad begraben und wurde über den Asphalt gezerrt. Die Folge war ein offener doppelter Bruch des Sprunggelenkes. Beide Knöchel waren gebrochen, das Bein sah völlig zerschunden aus und schwoll bis zur Unkenntlichkeit an. Im Hospital von Las Palmas wurde kein Bruch festgestellt und ich setzte meinen Urlaub unter großen Schmerzen fort, bis zum Rückflug nach München. Dann erst in Deutschland stellte man die niederschmetternde Diagnose und man behielt mich sofort im Krankenhaus zur Operation. Nur der Gedanke an Sie und Ihre fast wundersame Hilfe gab mir die Kraft, das alles auszuhalten, das ganze Metall in meinem Fuß, der ständige Säbeltanz der Nerven, das Einsetzen der Taubheit im Bein, das Vollstopfen mit Tabletten während meines KH-Aufenthaltes. Noch im

KH machte ich einen Termin mit Ihnen aus. Seit der OP sind nunmehr erst 2 Monate und 1 Woche vergangen und ich kann die ersten Schritte bereits wieder laufen – auch ohne Krückstöcke. Sie und ich sind überglücklich, dass ich meinen Fuß nicht verloren haben, da ich wochenlang unbehandelt in Gran Canaria herumgehüpft bin. Aber das hat eine Ursache: nämlich, mein sehr gutes Immunsystem durch die regelmäßige Therapie bei Ihnen. Das hat mir meinen Fuß gerettet. Ich habe während des gesamten Heilungsprozesses keine unkontrollierten Entzündungen bekommen, nur solche die der Körper zur Genesung selbst entwickelt. Ich danke Ihnen sehr, lieber Herr Dr. Zaeri. Immer Ihre Gabriele

März 2012, G.:
Lieber Dr. Zaeri, damals war ich sehr unglücklich und sehr krank. Ich hatte viel zu wenige weiße Blutkörperchen, schlimme Akne und beinahe unerträgliche Verdauungsbeschwerden. Aber das waren nur die körperlichen Symptome. Viel schlimmer noch war der mich verlassende Lebensmut: 8 Monate vor meinem 30. Geburtstag dachte ich, diesen nicht mehr erleben zu können. Meine Augen waren so trüb und traurig – Bilder aus der Zeit zeigen mich als kleines Häufchen Elend. Ich wurde damals von einem Facharzt zum nächsten gereicht, aber keiner konnte mir sagen, was mit mir los ist und vor allem warum. Der Tropfen, der das Fass zum Überlaufen brachte, war die Diagnose einer Rheumatologin: „Ihre Blutwerte führen zu folgender Diagnose: Sie leiden an systemischem Lupus Erithematodes – einer Autoimmunkrankheit. Ihr Körper zerstört sich selbst! Wenn Sie das verhindern wollen, müssen Sie sofort Cortison nehmen." Ich kann mich noch so gut erinnern, wie verzweifelt ich damals war. Aber irgendetwas in mir hat sich geweigert, diese Diagnose anzunehmen, ihr Glauben zu schenken. Irgendetwas in mir hat mich zu Ihrer Telefonnummer greifen lassen, die schon seit mehreren Wochen an meinem Kühlschrank hing. Das war der Moment, in dem sich mein Leben geändert hat: Zwei Tage später saß ich in Ihrer Praxis und erlebte etwas ganz Wunderbares: Das erste Mal in den letzten Monaten beschäftigte sich ein Arzt wirklich

mit mir als Person. Sie hörten mir zu, untersuchten mich fast zwei Stunden mit Hilfe des Quint-Systems und teilten mir Ihre Diagnose mit: „Das Immunsystem muss gestärkt werden, Sie haben keinen Systemischen Lupus Erithematodes.“ Völlig ungläubig starrte ich Sie an: Mein Immunsystem, so hatten mir diverse Ärzte zuvor bestätigt, sei doch in Ordnung. Ich verstand die Welt nicht mehr, aber ich beschloss mich auf Ihre Behandlung einzulassen. Was folgte waren regelmäßige Therapien, in denen ich nicht nur holopathisch behandelt wurde, sondern in denen Sie mit mir sprachen, mir zuhörten, mir so vieles über mich und die Welt beibrachten. Hinzu kam eine Ernährungsumstellung: Obwohl ich mich zuvor sehr gesund ernährt hatte, fanden Sie mit Hilfe des Quint-Spektrums heraus, dass ich einige vermeintlich gesunde Lebensmittel überhaupt nicht vertrage. Etwa einen Monat später kam die nächste Blutuntersuchung: 3530 weiße Blutkörperchen. Sechs Monate nach Start der Therapie: 4770 weiße Blutkörperchen – kein Nachweis einer Leukopenie mehr! Ihr umfangreiches medizinisches Wissen und Ihre Erfahrung als Schulmediziner und Heilpraktiker, aber auch Ihre sehr klare Sicht auf die Dinge, Ihre unglaublich gute Menschenkenntnis, Ihre weisen Ratschläge und Ihre unermüdliche Geduld und Ruhe stärkten mich und halfen mir, gesund zu werden. Dass ich heute lebe, gesund und glücklich bin und 5220 weiße Blutkörperchen (aktuelles Blutergebnis) besitze – daran sind Sie maßgeblich beteiligt. Sie haben mir das Leben gerettet, Dr. Zaeri! Vielen Dank!!!

Mai 2005, Benjamin:

An dieser Stelle möchte ich einige Erfahrungen schildern, die ich mit der Holopathie gemacht habe. Das ausgesprochen sonderbare an dieser Therapieform scheint zu sein, dass sie im Gegensatz zu allen schulmedizinischen Methoden, die ich kennengelernt habe, wirklich etwas tiefgreifendes bewirken kann, da sie die Krankheit an der Wurzel packt und nicht einfach nur überdeckt. Ich kam zur Therapie überwiegend wegen körperlicher Beschwerden, nach kurzer Zeit ist für mich jedoch der Eindruck entstanden, dass viele (wenn nicht sogar alle) körperliche Probleme Entsprechungen in der Seele haben. Dementsprechend haben sich oft nach der Besserung der körperlichen Anteile der Krankheit, die seelischen Konflikte herausgelöst. Dies war zum Teil schmerzhaft, gab mir dadurch aber die Möglichkeit die Konflikte zu bereinigen und zuletzt stellte sich immer ein tiefes Gefühl von Befreiung und Stärke ein. Es gäbe an dieser Stelle sicher noch viel zu erzählen, aber Worte drücken nur unzureichend die Empfindung meiner persönlichen Erfahrungen im Laufe der Behandlung aus. Die Holopathie ist eine Chance, die mir das Leben gegeben hat. Last but not least, möchte ich Herrn Dr. Zaeri danken für seine kompetente und einfühlsame Art die Therapie zu begleiten! Er ist einer der wenigen Mediziner, welche die Bedeutung der Holopathie erkannt haben und an die Menschen weitergeben. :)

November 2004, Mehrdad Zaeri:
Lieber Vater, man braucht sich nur die Gästebucheinträge Deiner Patienten durchzulesen und die große Bewunderung Deiner Kinder für Dich wird nachvollziehbar. Ich wünsche Dir weiter viel Kraft und Erfolg. Dein Sohn, Mehrdad

November 2004, Natalie:
Dr. Zaeri gibt mir immer das Gefühl nicht seine Patientin, sondern seine Tochter zu sein. Voller Dankbarkeit, Natalie.

Zeittafel

1940	· Geburt in Isfahan
1946	· Einschulung
1947	· Wiederholung der 1. Klasse
1951	· Neue Schule: Grausamer Rektor
1953	· Operation AJAX
	· Basketballmannschaft
	· Asghar heiratet Batul (10 Jahre alt)
1954	· Wiederholung der 7. Klasse
	· Hosein entdeckt das Lernen, möchte Klassenbester werden
1956	· 9. Klasse: Klassendrittbester
	· Asghar zieht aus. Sein zweites Kind stirbt mit einem Jahr
1957	· Klassenbester in der 10. Klasse
1958	· Teilnahme an den Landeswettbewerben von Ramsar: Wird bester Schüler Irans in den Naturwissenschaften
1960	· Abitur: Bester Abiturient der Provinz Isfahan
1960	· Studium an der medizinischen Fakultät der Universität Isfahan
1963	· Weiße Revolution in Iran
	· Chomeyni wird wegen Hetzrede aus Iran ausgewiesen
1966	· Physikum und Hammerexamen
1966	· Praktisches Jahr in der Tausend-Betten-Klinik Isfahan
	· Verliebt sich in Mehri
1967	· Verlobungsfeier mit Eheschließung
	· Abschlussprüfung und Doktorfeier
	· Begegnung mit totgeweihtem Mädchen
	· Militärdienst in Doshan Tappeh bei Teheran
1968	· Hochzeitsfeier: Mehri wird in ihrem Elternhaus symbolisch abgeholt
	· Umzug nach Shiras
	· Wehrdienst in Shiras: Militärarzt bei Fallschirmjägern

1969	· 7 Jahre Dienst für den Staat im Dorf Saadabad bei Borazjan – Mehri im Sommer in Isfahan · Fall: Hysterie des Katkhoda bringt ihm Respekt der Dorfbevölkerung ein
1970	· Geburt des ersten Kindes: Sohn Mehrdad · Neue Freunde in Shiras Bagher und Karim mit Familien · Immobilienkauf in Isfahan in Baterkhan
1971	· Umzug in neues und modernes Gesundheitszentrum mit Anliegerwohnung für Arztfamilie · Neid, Missgunst und gefährliche Intrigen gegen Hosein
1972	· Erdbeben in Saadabad: Entscheidung Saadabad zu verlassen · Hosein zahlt Ablösesumme, um vom 7jährigen Pflichtdienst befreit zu werden · Umzug nach Shahrekord: Neue Arbeit im dortigen Gesundheitszentrum · Großes Erdbeben in der Nachbarprovinz Fars mit 30.000 Todesopfern · Mutter stürzt und stirbt später an Herzstillstand · Vater erkrankt an Krebs · Kündigung in Shahrekord: Neue Stelle im Gesundheitszentrum Gaz Borkhar · Umzug nach Isfahan in das eigene Haus
1973	· Geburt des zweiten Kindes: Sohn Mehrschad · Eröffnung Praxis · Familie ist wohlhabend: Anstellung der Haushaltshilfe Pari
1974	· Geburt des dritten Kindes: Tochter Mehrnousch · Vater stirbt an Prostatakrebs · Pilgerreise nach Mekka
1976	· Hohe Konsumrate in Iran, Anwerbung von Gastarbeitern, Wohlstand · Hosein und Mehri unternehmen Urlaubsreisen ans Kaspische Meer · Einschulung Mehrdad

1978 · Neue Stelle als Assistenzarzt in der Neurochirurgie in der Tausend-Betten-Klinik in Isfahan
· Geburt des vierten Kindes: Tochter Mehrnaz
· Umzug in eigenes Haus in Isfahan und Wohlstand
· Artikel erscheint gegen Chomeyni: Aufstand von Studenten wird gewaltsam niedergeschlagen, Chomeyni ruft zum Sturz der Regierung auf, Brandanschlag auf Cinema Rex, Demonstrationen im ganzen Land, Zusammengehörigkeitsgefühl, Chomeyni wird aus Irak nach Frankreich ausgewiesen, macht Propaganda, politische Streiks, Wirtschaft liegt am Boden, Revolution

1979 · Konferenz von Guadeloupe, Shah wird von den vier Mächten fallen gelassen
· Shah verlässt Iran
· Einschulung Mehrschad
· Geiselnahme in der US-Botschaft Teheran

1980 · Shah stirbt in Ägypten
· Einschulung Mehrnousch
· Irakische Invasion an iranischer Grenze, Beginn des Ersten Golfkrieges

1981–1985 · Wirtschaft bricht zusammen, Lebensmittelkarten, öffentliche Hinrichtungen und Verstümmelungen, Schikane am Arbeitsplatz, Denunziantentum, Bombenangriffe auf Städte, Ausreiseverbot für Jungen ab 15 Jahren

1984 · Mehrnaz wird eingeschult

1985 · Flucht der Familie über Türkei und DDR nach Westberlin

1986 · Asylantrag und Umverteilung nach Baden-Württemberg/Heidelberg
· Einschulung der Kinder, 5 Jahre Arbeitsverbot, Hosein wird zum Vorsitzenden des Heidelberger Rates der konstitutionellen Monarchie des Iran gewählt

1987 · Exilpolitische Tätigkeit in Heideberg
· Asylantrag abgelehnt: Klage beim Verwaltungsgericht Karlsruhe

1988 · Tagelöhnertätigkeiten
1989 · Bandscheibenvorfall: Operation
· Scheitern vor dem Verwaltungsgericht Karlsruhe
· Antrag auf Zulassung der Berufung beim Oberverwaltungsgericht
1990 · Tumor im Magen: Operation
1991 · Oberverwaltungsgericht lässt die Berufung nicht zu, Aufforderung iranische Pässe verlängern zu lassen, damit die Abschiebung durchgeführt werden kann: Duldung
· Neue Stelle als Pflegehelfer in einem Seniorenheim
· Erteilung der Aufenthaltsbefugnis an die ganze Familie
1992 · Unbefristeter Arbeitsvertrag
· Mehrdad macht Abitur: Zieht in eine Wohngemeinschaft und wird Taxifahrer
· Aghajan stirbt an einem Herzinfarkt
· Anerkennung des Doktortitels
· Neue Stelle im Seniorenheim, bessere Bezahlung, frei von ergänzender Sozialhilfe
1993 · Mehrdad gestaltet seine erste große Ausstellung mit 27 Bildern in Frankenthal
· Mehrschad macht Abitur: Beginnt Informatik-Studium in Karlsruhe
1994 · Mehrschad zieht nach Karlsruhe in ein Studentenwohnheim
· Mehrnousch macht Abitur: Zieht nach Freiburg zum Studium der Sozialpädagogik
· Hosein macht Prüfung zum examinierten Altenpfleger
1995 · Prüfung zum Heilpraktiker und Erlaubnis, eine Praxis der Heilkunde zu eröffnen
1996 · Ein Jahr nebenberufliches Praktikum in einer Naturheilpraxis mit Elektroakupunktur nach Voll, Homoöpathie und Bioresonanz
· Unbefristete Aufenthaltsberechtigung mit Erlaubnis, selbstständig zu arbeiten
· Trennung von Mehri

	· Magengeschwür und Krankenhausaufenthalt
	· Mehri und Hosein kommen wieder zusammen
1997	· Teilnahme an Messen und Seminaren des Verbandes freier Heilpraktiker
1998	· Holopathieseminare mit Dr. Christian Steinert in Österreich und Deutschland
	· Mehrnousch erhält ihr Diplom als Sozialpädagogin
1999	· Eröffnung der eigenen Naturheilpraxis
	· Mehrnousch wird als Sozialpädagogin eingestellt
2000	· Mehrnaz beginnt eine Ausbildung als Logopädin
2001	· Mehrschad erhält sein Diplom als Informatiker und macht den Abschluss des Philosophiestudiums mit Ethikum für Ingenieure: Er wird als Softwareentwickler angestellt
2002	· Gesamte Familie erhält die deutsche Staatsangehörigkeit
2004	· Mehrnaz besteht die Prüfung zur staatlich geprüften Logopädin und wird angestellt
2005	· Hosein wird pensioniert
2003 – 2020	· Alle Kinder heiraten, acht Enkelkinder werden geboren, Mehrdad, Mehrnousch und Mehrnaz arbeiten als freischaffende Künstler, Erzähler oder Referenten. Mehrschad gründet seine eigene Firma ParsQube mit mehreren Angestellten
2106	· Khanomam stirbt

Namensliste

A

- Abbas Ali Namakizadeh-Esfahani (Der erhabene Löwe): Patriarch der Familie Namakizadeh-Esfahani (Salzgeborener aus Isfahan) und Mehris Großvater väterlicherseits
- Abbas (Der Löwe): Hoseins Vermieter in Shiras
- Abdol Khalegh, Hadji (Der Diener des Himmlischen): Mehris Onkel väterlicherseits
- Abu Torab Naficy, Dr. (Vater des Staubes): Präsident der medizinischen Fakultät Isfahan, Leiter der Internistischen Abteilung der Sorayaklinik, Hoseins geistiger Vater
- Aghajan (Lieber Herr): Kosename für Mehris Vater Gholamreza
- Ahmad (Der Dankbare): Zaris Sohn in Shiras
- Ahmad Abshahi, Hadji (Der Dankbare): Leiter einer Reiseagentur für Mekka-Reisen, Führer der Karawane
- Ali (Der Edle): Teilnehmer der Wettbewerbe von Ramsar 1958 in Literaturwissenschaften, Hoseins Freund
- Amir (Der Engel): Hoseins Großcousin mütterlicherseits, Offizier in Shiras
- Ardeshir Khan Shabankareh (Der mächtige Löwe): Angehöriger eines alten Khangeschlechts, Grundbesitzer in Borazjan und Saadabad
- Asghar (Preisen und Loben): Hoseins älterer Bruder

B

- Baba Abbas Ali: Kosename für Abbas Ali Namakizadeh-Esfahani
- Bagher (Der Forscher): Chef der Bankfiliale in Saadabad, Hoseins Freund
- Bakhshdar (wird hier nicht beim Namen genannt, sondern beim Rang): Zuständiger für die Gesundheitspflege auf der Ebene des Dorfes Saadabad
- Bakhti, Dr. (Name geändert): Dr. Taheris Nachfolger als Leiter der Neurochirurgie in der Emdadklinik
- Bakhtiar, Shapur (Sohn des Königs): übernimmt mit Einverständnis der Westmächte die erste Übergangsregierung nachdem Shah Iran verlässt
- Batul (Jungfrau): Asghars Ehefrau
- Bazargan, Mehdi (Erlöser): leitet ab April 1979 die zweite Übergangsregierung nachdem Shah Iran verlässt
- Bijan (Altpersischer Held aus dem Shahname, dem persischen Heldenepos): Mehris Bruder
- Bill: Spitzname für Wilfried Hoffmann

C

- Christian Steinert, Dr.: Österreicher Arzt, Begründer der Methode Holopathie
- Christina (Die Gesalbte): Lebenspartnerin und Ehefrau von Mehrdad

D

- Dariush Homayun (Das Gute festhalten): Shahs Informationsminister 1978
- Dirk (Der mächtige Herrscher des Volkes): Mehrnaz' Lebenspartner und Ehemann

E

- Ebrahim, Seyyed (benannt nach dem Propheten Abraham): Putzhilfe in der Praxis in Saadabad
- Esmail, Hadji (Gott möge hören): Nachbar von Hoseins Elternhaus
- Esmail (Gott möge hören): Sohn des Hausbesitzers in Saadabad
- Esmailu (Esmails Kosename in Saadabad)

F

- Fahimeh (Die Gebildete): Hoseins Privatschülerin
- Farahi, Dr. (Name geändert): Zuständiger für die Gesundheitspflege auf der Ebene des Kreises Borazjan Saadabad
- Farmandar (wird hier nicht beim Namen genannt, sondern beim Rang): Zuständiger für die Gesundheitspflege auf der Ebene des Verwaltungsbezirks Bushehr
- Felix Kaweh (Der Glückliche; Name eines Schmieds aus der Persischen Mythologie, der den Aufstand gegen den grausamen Tyrannen Zahak anführte): Pias und Mehrschads zweites Kind, viertes Enkelkind von Mehri und Hosein
- Frederick Babak (Friedlicher Herrscher; Kleiner König aus dem Heldenepos Shahname): Mehrnaz' und Dirks zweites Kind, achtes Enkelkind von Mehri und Hosein

G

- Ghandu (Zuckerwürfel): Tochter des Hausbesitzers in Saadabad
- Gholamhossein (Der Diener des Hossein): Rechte Hand des Dorfvorstehers von Saadabad, Khatkhoda
- Gholamreza Namakizadeh-Esfahani (Der Diener des Imam Reza): Mehris Vater

H

- Habibeh (Diejenige, die geliebt wird): Mehris Großtante, Abbas Alis Schwester
- Hakami, Dr. (Der Weise urteilt): Arzt an der Sorayaklinik
- Hamideh Zaeri-Esfahani (Lobenswert): Hoseins Mutter
- Hana Ev (Die Begnadete; die Leben Spendende): Mehrnouschs und Jens` drittes Kind, fünftes Enkelkind von Mehri und Hosein
- Hassan (Der Schöne): Mehris und Hoseins Chauffeur
- Hosein (Der Gute): Protagonist dieser Autobiografie

J

- Jens (Gnädig sein): Mehrnouschs Lebenspartner und Ehemann

K

- Karim (Der Großzügige): zuständig für Angelegenheiten der Kultur in der Region Saadabad, Hoseins Freund
- Katkhoda (wird hier nicht beim Namen genannt, sondern beim Rang): Dorfvorsteher von Saadabad
- Keray: Hotelbesitzer in Istanbul
- Khadije (Die Frühgeburt): Tochter des Hausbesitzers in Saadabad
- Khanomam (Meine Dame): Kosename für Mehris Mutter Robabeh
- Kurosh (Das Licht): Leiter des Elektrizitätswerkes in Shahre Kord; Hoseins ehemaliger Mitschüler

L

- Lydia Siba (Die Kämpferin; Die Schönheit): Pias und Mehrschads erstes Kind, erstes Enkelkind von Mehri und Hosein

M

- Maanu (Die Echte): Tochter des Hausbesitzers in Saadabad
- Mahbubeh (Die Geliebte): Privatschülerin
- Majid (Der Ruhmvolle): Batuls und Asghars zweiter Sohn
- Mamma Sekkineh: Kosename für Mehris Großmutter mütterlicherseits
- Manije (Altpersische Königstochter aus dem Shahname, dem persischen Heldenepos): Mehris Schwester
- Manuel (Gott ist mit uns): Mehrnouschs Klassenkamerad, Mehrnouschs und Jens' langjähriger Freund und Trauzeuge, Mehrschads Geschäftspartner und langjähriger Freund
- Maryam (Die Schöne): Zaris Tochter in Shiras
- Mehdi (Erlöser): Hoseins Mitschüler, schärfster Konkurrent und Freund
- Mehrdad (Das Geschenk der Sonne): Mehris und Hoseins erster Sohn
- Mehri (Die Sonnige und Freundliche): Hoseins Ehefrau
- Mehrnaz (Die Herrlichkeit der Liebe und die Schönheit der Sonne): Mehris und Hoseins zweite Tochter
- Mehrnoush (Die unsterbliche Liebe): Mehris und Hoseins erste Tochter
- Mehrschad (Sonnenschein): Mehris und Hoseins zweiter Sohn
- Miad Luis (Der Ort, wo sich Okzident und Orient treffen; Der Berühmte): Mehrnouschs und Jens' erstes Kind, zweites Enkelkind von Mehri und Hosein
- Mirza Assad (Der Löwenprinz): Hausbesitzer des Doktorhauses in Saadabad
- Mokhtari, Dr. (Name geändert): Chef der Gesundheitspflege aller Häfen und Inseln der Provinz Bushehr
- Mortaza (Der Auserwählte): Teilnehmer der Wettbewerbe von Ramsar 1958 in Naturwissenschaften für die neunten Klassen, Hoseins Freund

- Mortaza Aghili (Der Auserwählte): Teilnehmer der Wettbewerbe von Ramsar 1958 in Gesang und später bekannter Sänger und Schauspieler
- Mustafa Ç. (anonymisiert): Angeblicher Mitarbeiter des Ministerpräsidenten Turgut Özal in Ankara, Scharlatan

N

- Naficy Dr., Abu Torab (Vater des Staubes): Präsident der medizinischen Fakultät Isfahan, Leiter der Internistischen Abteilung der Sorayaklinik, geistiger Vater von Hosein
- Namakizadeh-Esfahani (Salzgeborene aus Isfahan): Mehris Nachname
- Nane Minou (Die Göttin; Das Paradies): Mehrnouschs und Jens' zweites Kind, drittes Enkelkind von Mehri und Hosein
- Navab, Dr.: Einer der einflussreichsten Ärzte Isfahan, leitet Prüfungskommission bei Hoseins Abschlussprüfung im Medizinstudium
- Neematollah (Segen Gottes): Hoseins Onkel mütterlicherseits
- Niloofar (Seerose): Name der Gasse, wo Hosein und Mehri in Iran zuletzt lebten
- Nils Dariush (Der Glücksbringende; Altpersisch = das Gute festhaltend) Pias und Mehrschads drittes Kind, sechstes Enkelkind von Mehri und Hosein
- Nosrat (Die Hilfe Gottes): Amirs Mutter in Shiras

P

- Parastoo Lili (Persisch für Schwalbe; Blume): Mehrnaz' und Dirks erstes Kind, siebentes Enkelkind von Mehri und Hosein
- Pari (Die Fee): Kindermädchen und Haushaltshilfe in Mehris und Hoseins Haushalt
- Pia (Die Gerechte): Lebenspartnerin und Ehefrau von Mehrschad

R

- Rabani (Der Göttliche): Hoseins Schuldirektor in der fünften und sechsten Klasse
- Rahim Arbab, Hadji und Ayatollah (Der Barmherzige): einflussreicher Ayatollah Isfahans
- Rastegar (Derjenige, der die Wahrheit sagt): Mitarbeiter im Ministerium für Gesundheitspflege
- Reza (Der Friedliche): Manijes Ehemann, Mehris Schwager
- Riyahi, Dr.: Ehrenamtlicher Arzt in der Sonbolestanklinik, Präsident der medizinischen Fakultät der Universität Isfahan
- Robabeh Namakizadeh-Esfahani (Laute, persisches Musikinstrument): Mehris Mutter

S

- Saberi, Prof. (Name geändert): Bundesweiter Vorsitzender des Rates der konstitutionellen Monarchie des Iran in der Bundesrepublik Deutschland und West-Berlin, RKMI 1984 – 1987
- Saddam Hussein (Derjenige, der gewaltsam streitet und zu Kollisionen neigt): 1979 bis 2003 Staatspräsident des Irak
- Sadegh Khalkhali (Der Ehrliche): Oberster Richter der Revolutionsstandgerichte, verantwortlich für Massen-Hinrichtungen
- Saïd (Der Glückliche): Batuls und Asghars dritter Sohn
- Sekkineh Namakizadeh-Esfahani (Die Bewegungslose und Ruhige): Mehris Großmutter mütterlicherseits
- Shahnaz (Die Liebste des Königs): Abbas' Ehefrau (Vermieter in Shiras)
- Shahram (Der Kaiser): Manijes und Rezas erster Sohn, Mehris Neffe
- Shahrooz (Der König des Tages): Manijes und Rezas zweiter Sohn, Mehris Neffe
- Shariatmadari Ayatollah: einflussreichster iranischer Großayatollah Anfang der 60er Jahre

- Shohreh (Die Berühmte): Batuls und Asghars zweite Tochter, Hoseins Nichte
- Shohreh (Die Berühmte): Manijes und Rezas erste Tochter, Mehris Nichte
- Shojayan, Dr. (Der Tapfere): Arzt in Saadabad, Vorgänger von Hosein
- Siavash Zendegani (Derjenige, der schwarze Hengste besitzt): Teilnehmer der Wettbewerbe von Ramsar 1958 in Violine, erlangte später große Berühmtheit als Musiker

T

- Taheri, Dr. (Name geändert): Leiter der Neurochirurgie in der Tausendbettenklinik
- Takb Alizadeh, Hosein (Der Gute): Attentäter der Brandstiftung des Cinema Rex in der Stadt Abadan im Jahr 1978
- Torkzadeh (Der aus der Türkei Stammende): Sprechstundenhilfe in der Praxis in Saadabad
- Turgut Özal: Ministerpräsident der türkischen Regierung 1983–1989

W

- Wilfried Hoffmann (Der Willensstarke und Beschützer): Ehemaliger Lehrer an der Internationalen Gesamtschule Heidelberg, gab in den ersten Wochen nach Ankunft allen vier Kindern von Mehri und Hosein privaten Deutschunterricht und wurde zur Vertrauensperson

Y

- Yadollah Zaeri-Esfahani (Gottes Hand): Hoseins Vater

Z

- Zaeri-Esfahani (Pilger aus Isfahan): Hoseins Nachname
- Zari (die Goldene): Amirs Verwandte in Shiras
- Zohreh (Planet Venus): Batuls und Asghars erste Tochter, Hoseins Nichte

Danksagung

Wir danken Susanne Koppe, unserer Agentin und Freundin, deren Vorname bedeutet *die Lilie*. Sie erweckte die Autorin in Mehrnousch zum Leben. Susanne, ohne dich wären wir im Literaturbetrieb verloren.

Wir danken Peter Schenk, unserem geliebten Buchhändler und Freund, dessen Vorname bedeutet *der Fels in der Brandung*, und der uns stets mit seiner Großzügigkeit, seiner Liebe und seinen Kaffee-Gesprächen unterstützt hat.

Peter und Susanne, Ihr habt immer an uns geglaubt. Etwas Schöneres kann Künstlern nicht passieren!

Wir danken der Autorin, Rechtsanwältin und Freundin Jutta Wilke, deren Vorname *die Gepriesene* bedeutet, für das Lektorat, das Löschen hunderter sinnloser Kommata, für das Mitfiebern, für die Hungerattacken während des Lektorierens, die sie durch Kabab-, Ranginak- oder Dönergeschichten erlitt, und für das geduldige Geheimhalten.

Wir danken dem Grafikdesigner und Freund Fabian Wippert, dessen Vorname bedeutet *der Edle*, für das Grafikdesign, für seine sanfte und wertschätzende fachliche Begleitung, für seine unglaubliche Geduld und für das Geheimhalten.

Wir danken Ute und Martin Fuchs, Ute, Freundin und Sonderpädagogin, Theaterpädagogin, Jogleurin, Masken- und Theaterverrückte und Verlegerin deren Vorname bedeutet, *der Reichtum* und Martin, Freund und Puppenspieler, Jongleur, Masken- und Theaterverrückter und Schattenspieler, dessen Vorname ihn zum *Sohn des Kriegsgottes Mars* macht. Wir danken euch für euren Mut, dieses Buch zu verlegen und danken für das geduldige Geheimhalten.

Wir danken Mehrnaz für das inhaltliche Korrekturlesen des 16. Kapitels über Vaters Karriere in der Homoöpathie und über die Quintstation, für das heimliche Sichten, Besorgen und Einscannen hunderter Familienfotos, für die Antworten auf die offenen Fragen, die sie unseren Eltern nebenbei entlockte, für das Fotografieren des Porträt-Teppichs und der Quintstation mit vorgeschobenen Ausreden.

Wir danken Mehrschad für die finanzielle Unterstützung, für die Informationen, für das Beantworten vieler Zeitfragen und für seinen Zuspruch und das Mutmachen in schwierigen Momenten.

Natürlich danken wir allen Familienmitgliedern der Großfamilie Zaeri-Esfahani und Namakizadeh-Esfahani für ihre unermüdliche Unterstützung, fürs Korrekturlesen und fürs EILT-Emails-Beantworten. Ganz besonders danken wir den Enkelkindern für die tröstenden Worte, wenn Nostalgietränen flossen, und für die vielen Gespräche rund um die Recherchen, um die Geschichten und während der Zeitreise in unsere Vergangenheit, in das Leben unserer Vorfahren nach Isfahan. Ihr habt bis zum Schluss Mamanjun und Babajun kein Wort verraten! Danke!

Wir danken unserem Vater, der mit seiner Autobiografie unsere Familiengeschichte für uns alle festgehalten hat und dadurch ungeheuren Mut und Größe gezeigt hat.

Wir danken unserer Mutter, die das Unerträgliche ertragen hat und damit für uns alle diese Last geschultert hat. Dies schaffte sie nur durch ihren Mut, ihre Offenheit und ihren Humor.

Wir lieben euch, Mutter und Vater, Mamanjun und Babajun!

Mehrdad und Mehrnousch